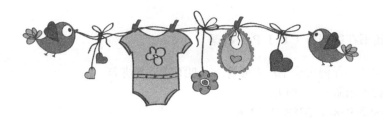

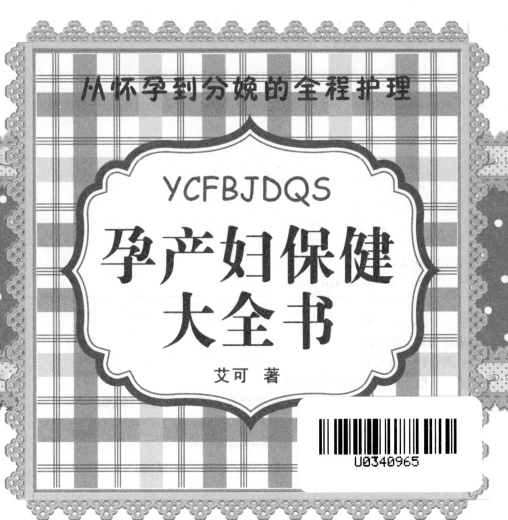

从怀孕到分娩的全程护理

YCFBJDQS

孕产妇保健大全书

艾可 著

U0340965

为准妈妈解答孕期不同阶段的疑问
帮助新妈妈顺利渡过
既幸福又担心的分娩旅程

黑龙江科学技术出版社

图书在版编目（ＣＩＰ）数据

孕产妇保健大全书/ 艾可著. -- 哈尔滨: 黑龙江
科学技术出版社，2014.2
ISBN 978-7-5388-7822-6

Ⅰ. ①孕… Ⅱ. ①艾… Ⅲ. ①孕妇－妇幼保健－基本
知识②产妇－妇幼保健－基本知识 Ⅳ. ①R715.3

中国版本图书馆 CIP 数据核字(2014)第 034954 号

孕产妇保健大全书

YUNCHANFU BAOJIAN DAQUANSHU

主　　编	艾　可	
责任编辑	李欣育	
封面设计	赵雪莹	
出　　版	黑龙江科学技术出版社	
	地址：哈尔滨市南岗区建设街 41 号　邮编：150001	
	电话：（0451）53642106　传真：（0451）53642143	
	网址：www.lkcbs.cn　www.lkpub.cn	
发　　行	全国新华书店	
印　　刷	北京市通州兴龙印刷厂	
开　　本	787 mm×1092 mm　1/16	
印　　张	25	
字　　数	430 千字	
版　　次	2014 年 5 月第 1 版　2014 年 5 月第 1 次印刷	
书　　号	ISBN　978-7-5388-7822-6/ R・2288	
定　　价	36.80 元	

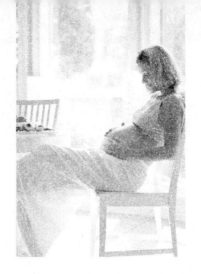

FOREWORD 前言

随着科学技术的飞速发展和人们生活水平的不断提高,孕育宝宝——这项上天赋予女人的神圣使命,也在人们的无比关注下有了一个全新的概念。从过去单纯的传宗接代到如今的科学孕育、从被动的完成到有选择的孕产等等都有了一个质的飞跃。对于女人来说,十月怀胎是一段既神圣又美丽的生命历程,那么,我们如何在孕育出健康、聪明宝宝的同时,又可让自己的健康与美丽永驻呢?

针对这一美好心愿,本书集录了最新的科学孕育方法及生育养护手段,并由专家对孕前、孕中、产中、产后护理等方面的知识进行了最直接的解答,以轻松的形式、呵护的口吻详尽地告诉准备怀孕或已经怀孕、待产或已经分娩的女性朋友,在不同时期应具备什么样的心理、遇到紧急情况该怎样去应对、怀孕前后如何进行优生胎教、孕前、孕中、产中、产后该摄取哪些营养及生活上的宜与忌等等。可以说,这样一本集知识性、科学性、实用性于一体的书,是每一位孕产妈妈的贴心朋友,它将陪伴你孕育出最聪明、最健康的宝宝,养护出最美丽、最自信的妈妈,并与你一起度过幸福无比的孕产期。

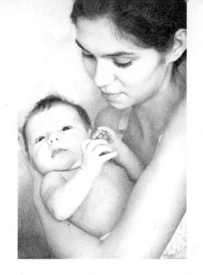

CONTENTS 目录

 孕妇保健全书

1

产妇保健全书

第一篇 待产与分娩

第二篇 月子中的护理与保健

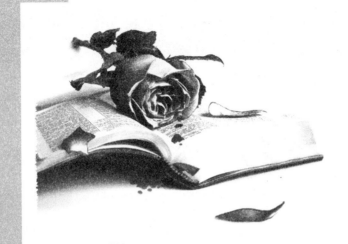

上
卷
孕妇保健全书

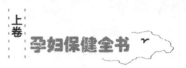
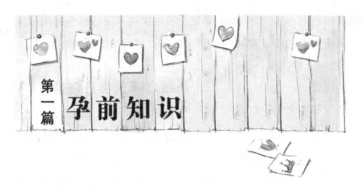

第一篇 孕前知识

第一章　新婚性生活

第一节　婚期与初夜

一、怎样选择婚期

　　青年男女习惯选择良辰吉日结婚,例如元旦、春节、五一国际劳动节、国庆节等,值此佳节,远亲近朋相聚在一起,共贺喜庆,其乐融融。这本乃人之常情,然而事有凑巧,有时婚期正值月经来潮,而"撞红"易造成生殖器感染,轻则引起痛经,重则引起输卵管炎症,影响日后怀孕,遗恨终身。因此,结婚佳期的选择,不能单纯考虑喜庆,还要考虑到女方月经的周期,从而避免"撞红"。如果一定要选择喜庆日,而又巧遇月经来潮之日,则可提前数天服药,用人工周期方法将月经向后推延,

这样可两全其美,既逢节日热闹一番,又符合生理要求及防病的目的。当然,人工周期需在妇科医生的指导下进行。

二、怎样消除初夜紧张

　　初夜,是指刚结婚的夫妇第一个同床共枕的夜晚。对夫妻而言,这是一个重大的日子,是新婚夫妇开始共同生活的出发点。夫妻双方身体的健康、经济的稳定、彼此互相信赖等都是幸福婚姻不可缺少的条件,但性生活的和谐对幸福的婚姻尤为重要。因此,初夜的成功性交对夫妻日后的生活幸福将产生积极的影响,意义非凡。当然,对于结婚前从未有过性经验的男女而言,初夜对他们来说会有一定程度的不安,尤其女性,对性交不只是不安,

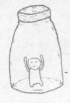
甚至还感到恐惧。

概括来说，新婚夫妻之所以对初夜感到不安，除了精神上的因素外，同时还有身体方面的因素。女性的不安，绝大多数都是因为过分夸大或幻想处女膜破裂所产生的疼痛。事实上，东方女性的性发育和西欧妇女的差距正在缩小，所以，发育正常的女性的初次性交，一般没有想象中那样痛苦。当然，也不否认仍有些发育不全，或阴茎插入阴道的角度不正确，以致初夜无法完成性交的夫妇。在初次性交无法顺利进行的情况下，双方最好不要着急，应该隔夜再继续进行。

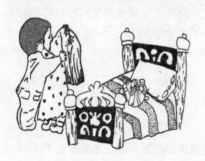

就女性而言，单是外阴部的接触，往往就会产生兴奋与快感，因此，实在不必急于在初夜一定要将阴茎插入阴道。有些男性将初夜性交不顺利过分夸大，使得妻子产生自卑感，夫妻日后的性生活将深受影响。也有正好相反的情况，由于男性的过早满足，而忽视了女性的心理特点，这种情况同样也会产生不良后果。

结婚初夜即使只是两人同床共枕，彼此也可以感受到深深的喜悦与

满足，所以实在不必太性急地渴望能进行完全的性交，或是达到高潮。

三、新婚之夜夫妻应注意哪些事项

新婚之夜，男女即将进行性生活，初次性交时，双方都要互相体贴，密切配合。第一次性行为，女方的心理状态比较复杂，有些恐惧和紧张。这时，男方要关心女方，切莫急躁和粗鲁。同时，女方也要主动配合，这样可以减轻疼痛和紧张。

新婚之夜，要注意以下几点：

1.亲吻要节制

在人体的颈部外侧中段，分布有颈部压力感受器——颈动脉窦。如果亲吻不当，手指压迫颈动脉窦，轻则导致心率减慢，血压降低，重则导致"猝死"。

2.玩笑勿过分

新婚狂喜，玩笑过分，有失文明，甚至招惹是非。新婚夫妻应相互尊重对方的感情。

3.不宜随意猜疑

新婚之夜未见"红"，并非女子不贞洁。要知道，女性处女膜很薄，很娇嫩，婚前会因许多情况而导致处女膜破裂。如果丈夫随意猜疑，既冤枉了妻子，又影响夫妻间的感情。

4.勿恣情纵欲

新婚之夜，纵欲过度，容易头晕、眼花、耳鸣、腰腿酸痛、四肢无力，影响

身心健康与优生优育。另外，花烛之夜同房，有的女子或男子可因过度兴奋而晕厥过去，一般会自行清醒，也可用手指掐其人中穴，促其清醒。

第二节　夫妻性生活常识

一、性生活的过程

1.准备阶段

要获得和谐的性生活，必须在性交前做些准备工作。在准备阶段中，可采取多种方式来激起女方的性欲，如通过听觉、视觉、触觉等刺激以促进女方的性兴奋，特别是触觉，能充分刺激女方的"动情区"(如阴蒂、小阴唇、阴道口、阴道壁、乳房、口唇等，其中阴蒂最为敏感)，使女方的性欲急剧亢进。准备工作时间的长短，可根据具体情况而定，一般地说，大致10~30分钟，待女方十分激动，引起性欲的兴奋时，前庭大腺就会分泌出大量黏液，湿润阴道口，此时即可开始正式的性交活动。

2.性交阶段

性交时勃起的阴茎放入阴道由浅而深，并宜稍加变化。性器官接触以后，最好稍休息一下，以免射精过早。继而使阴茎轻轻抽动，使阴茎与阴道壁摩擦，男女双方可获得一定的快感。由于在性交过程中，女方阴蒂受到刺激，所以可增加女方的快感。当刺激与兴奋积累到一定程度后，性的兴奋就急剧增高，此时阴茎增大，于是输精管、精囊、前列腺和尿道肌肉都会出现有节律的收缩，随着这种收缩，精液喷射而出，伴随出现一种快感，此时进入性欲高潮。在性欲高潮时，女方阴道分泌物增多，有些妇女阴道会出现节律性收缩，更增加了性交的快感。

3.结束阶段

泄精以后，男方的性欲已经满足，高潮急速下降，但女方的性欲高潮持续时间较长，因此不要立即结束性器官的接触，暂不要将阴茎抽出，略停片刻，以满足女方的性要求。

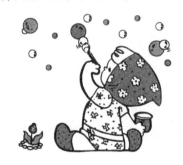

经过性交高潮以后，性的兴奋迅速下降，男方阴茎很快软缩下来，女方性器官充血逐渐消退，双方性欲趋于平复，情绪开始平静，彼此都感到疲倦。性交完毕后，男方最好不要立刻独自酣睡，宜与女方继续交谈，直到双方都有睡意，方宜入眠。

二、性生活不和谐的原因与措施

性生活不和谐有两方面原因：

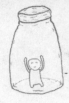
1.男女性欲高潮曲线不重叠

男子对男女性欲特点不了解，性交前不做准备工作，认为女子冲动和男子一样迅速。因此，男方一有性欲，就急于性交。男方满足性欲后，女方性欲仍未获得满足。

2.男女性欲差距太大

如男方性欲特别旺盛而女方性欲低，或女方出现性冷淡。性冷淡可因女方的疾病而引起，也可因性交无快感，而对性行为不感兴趣，甚至非常厌恶。还有精神因素，如有些女性顾虑妊娠和分娩；有些则由于男方的早泄而得不到快感；有些由于性交痛，而产生恐惧心理，性欲慢慢趋向抑制而造成性冷淡等等。

性生活不和谐应采取以下措施：

1.性交前，不要急于求成，需做准备工作，以刺激女方的动情区，再行性交，以期使双方动情曲线高潮接近重叠。

2.男方性欲旺盛，性交要求频繁时，最好能夫妇分床睡觉，以避免性的冲动；另外男方可加强运动锻炼，临睡前用热水洗脚，多参加一些富有思想教育意义的文娱活动，以分散性方面的注意力等，这些对于获得高质量的性生活，都是十分有益的。

3.如女方性冷淡，应及时就医诊治，以恢复正常的性需求；如顾虑妊娠，可在医生的指导下采取科学的避孕方法；如有其他影响性功能的疾病，则要及时就医治疗。

4.男方有早泄者，宜及时到医院泌尿外科诊断治疗。

三、性交时间的选择

一般说来，最好在夜晚入睡前性交。性交以后接着就睡眠休息，这样有助于体力的恢复。有些妇女身体较弱，也可考虑让其先休息一段时间，待其精神好些，再于下半夜开始性交。有些男子日间工作繁重，下班后身体自感甚为劳累，若上半夜接着过性生活，易发生早泄，可先睡片刻，待精神较好时，再行性交，较为合适。当然，新婚夫妇往往对性生活要求迫切，久别重逢的夫妇常常一见面即有很强的性要求，也可选择白天性交，这也是正常的。

四、性生活的间隔时间多长为宜

通常在新婚阶段，夫妻对性的要求较为迫切，性交的次数比较频繁。婚后数月，多数夫妇逐渐采用每周一两次的规律，随着双方年龄的增长，性欲逐渐减弱，大致维持一两周一次。

当然，性交的频率不能机械地规定，每对夫妻因年龄、体质、健康状况、疲劳的程度、气候以及环境的不同而各有差异。普通壮年期的男子每周有一两次的性交，是比较合适的。但身体较差的人,间隔时间必须延长。根据性交后的自觉症状来判断是否适度,如性交后不感觉到疲劳,甚而感觉精神爽快、活泼轻松,这是适度的现象。如性交后浑身疲倦无力、心神恍惚、头重腿酸、气短、心慌、不思饮食等,就说明性交次数过度,应及时纠正。纵欲过度大多发生于男子,发展下去,往往可产生早泄或泄精困难等现象,若有此种情况出现,最好短期节欲,待性功能恢复后,再过性生活。

大部分男女一夜中性交一次已感满足,个别男子或女子的性欲要求强,需要一夜中连续性交或再次性交,方能满足,此称为重复性交,也应以性交后第二天不感觉疲劳为原则。重复性交,第二次的持续时间往往较长,排出精液也少。有些男子,性交时泄精较早,对方性欲未能满足,也可考虑采用重复性交弥补。但此法并不是妥善方法,不要经常采用。

第三节 性器官的卫生

一、男性性器官卫生

男性外生殖器构造简单,清洁起来比较容易,每次沐浴擦洗范围,应包括阴囊、阴茎、龟头和阴阜,并注意肛门周围,特别注意包皮垢的清洗,以免积聚污物,助长细菌繁殖,引起生殖器发炎。

二、女性性器官卫生

1.月经期

月经期夫妇双方均应克制自己,严格避免性生活。因为此时子宫内膜剥脱,子宫腔有创伤面,此时性交容易引起性器官的炎症,另外,加重盆腔充血,可引起月经量增多及月经期延长。如果原来已患盆腔炎,经期性交还可能招致盆腔炎急性发作。有些妇女月经净后两三天月经重又回潮,此种情况应特别注意,以免性交感染。

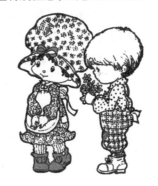

2.妊娠期

在妊娠初期的头三个月里,应避免性生活,以防性的冲动引起子宫收缩,而导致流产。妊娠末三个月,也应该避免性生活,以防性刺激,引起早产。特别是妊娠末一个月,更不宜进行性生活,以免发生产道炎症或阴道出血。至于其他时间,虽不是绝对禁止,也应有节制。同时要注意性交时女方腹部不要受压,性交动作不宜过分剧

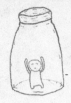

烈。如果有流产或早产史的，应遵医嘱，在整个妊娠过程中实行夫妇分居。孕妇洗澡最好不要坐在水中，盆内可放只小凳坐着洗或擦身，以防止细菌进入阴道。

3.产褥期

妇女怀孕后，生殖器官及身体其他部位所产生的变化在产后逐渐复原，这一段时间大约需要6~8周，称为产褥期，俗称"月子"。此时妇女身体抵抗力较差，加上产后子宫内胎盘剥离后留下了创面，更容易得病。因此，产褥期应特别注意休息，在此期间不宜有性生活，以免引起产道发炎或妨碍会阴、阴道伤口的愈合，如产后阴道血性分泌物持续时间较长，则节欲时间应相应延长。产褥期还要禁止盆浴或坐浴，以免细菌进入宫腔而感染。

4.哺乳期

哺乳期妇女对性的要求较少，同时由于日夜照看孩子，比较辛苦，性生活应有节制。哺乳期阴道壁较为脆弱，性交时动作不宜过猛，以防止阴道壁裂伤出血。

5.绝经期

此时卵巢功能衰退，不再排卵，卵巢分泌激素的作用减弱，但过去性生活的经验，在大脑里留下了深刻的印象，故此时仍有性的要求。绝经后相当长时间，生殖器完全萎缩，阴道变短变窄，会妨碍性生活的进行。

第二章 最佳孕龄与孕期的选择

第一节 最佳生育年龄与受孕期

一、受孕过程

怀孕,是女性的卵子和男性的精子两厢情愿的结合,从而萌芽出人类新的一代,也就是一个生命的开始。新生命的起始,是一个不平凡而又复杂的过程:精子是男性的生殖细胞,它产生在睾丸的曲细精管里,体积很小很小,需借助显微镜才能看见。外形像蝌蚪一样,有头、颈、体、尾等四部分,可算得上人类装备最完善的单性生殖细胞。据观察,精子每分钟能游动2~3毫米,性交时,男子每次可射出的精液为2~5毫升,里面含有生龙活虎般的精子3~5亿个。但不幸的是,这些为人类繁殖事业冲锋陷阵的亿万个小勇士,一进入女性阴道内,就开始被阴道内酸性环境杀死。剩余下来的小勇士以惊人的速度朝子宫口奔去,但是由于宫

颈口很小,而精子数目却很多,因而由于碰撞而伤亡的数字必然很大,一小部分奋起挺进的小勇士,可通过子宫颈管内口,直达子宫腔。这些到达女性宫腔的无比智勇的精子,混在少量的子宫腔分泌物中,依靠子宫的收缩和子宫腔内液体的协助,才能闯过死亡关卡,而到达子宫角和输卵管交界处,再继续向输卵管内游动。这时,又有一部分小勇士,因为长途跋涉已衰竭或遇白细胞被吞噬掉,剩下的精子则兵分两路,经左右输卵管进入,可惜的是一半精兵锐卒扑空,从输卵管伞管峡部、壶腹部连接处,经过上述的生死搏斗,最后仅剩一些幸运的精子,在输卵管内与成熟卵子相遇。在相遇时,这些千里迢迢而来的精子包围着一个卵子,仿佛抢亲似的猛扑卵子的怀抱,每个精子都想用自己的头部钻入卵子内。在此时,众多精子利用头盔分泌的一种特殊蛋白质,群起而攻之,来溶解卵子"外衣",从而打开一道裂隙。这道裂隙的开辟却牺牲了无

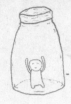

数先驱者,为某个精子开辟了一条进入卵子内部的道路。当一个一马当先的精子进入卵子之后,卵子的外围组织即形成一层膜,将其余一度出力围攻的精子统统拒之门外。这种精子与卵子的微妙结合,便是新生命的起始,医学上称为受精。

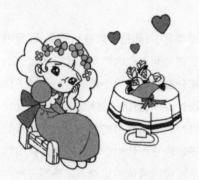

卵子受精以后,称为受精卵。受精卵一面在输卵管内发育,一面被输卵管的收缩蠕动送到子宫腔里去,这个时间为4~5天,与此同时,子宫内膜也作做了一切准备,有疏松的温床,有丰富的养料,迎接未来小客人的到来。

二、最佳生育的年龄

年轻的夫妻建立家庭后,何时生育最为合适呢?科学家们的调查结果表明:女性25~34岁是生育的最佳年龄,男性的最佳生育年龄为30岁左右。

女性本身尚未发育完善时,就过早生育,不但孕妇本人发病多,而且胎儿畸形发生率也较高。调查结果显示,23岁前生育者,所分娩的新生儿体格

发育的62项指标(体重、身长、头围、胸围、上臂围等)均比23岁后分娩的新生儿落后。

据科学家最新研究显示:年龄介于30~35岁之间的父亲所生的孩子无论是身体还是智力,都是最优秀的。这是因为,男子精子素质在30岁左右时达到最高峰,大约持续5年到男子35岁时为止,精子素质逐渐下降。另外,男子在这个年龄段,大都事业有成,家庭生活稳定,从而为优生提供了较好的物质条件。

三、为什么说新婚期不必马上怀孕

婚后马上怀孕好不好呢?可以说是弊多利少,最起码不是最佳受孕期。这是因为:

1.婚前装修房子、购买东西、筹备婚事,双方体力消耗较大;再加上操办婚礼,迎来送往,或者是旅行结婚,长途跋涉,休息不好,饮食不习惯等原因,造成男女双方的身体状况处于低谷期。

2.此时与烟酒接触较多;新婚燕尔,性生活比较频繁。诸如此类种种因素都会影响精子和卵子的质量。

3.新婚期女方对性生活往往还不适应,雌激素的分泌不是很正常,这些都对优生不利。

4.夫妻生活刚刚开始,彼此都需要有个相互适应的过程,如果此时怀孕,

夫妻双方在心理上和生活上都缺乏足够的准备，势必影响下一步的胎教。

因此，新婚期应采取避孕措施，不宜马上要孩子，最好婚后一两年再怀孕。

但是，如果双方年龄较大，特别是女方年龄较大，生育时间不宜再拖时，可以在婚前充分准备的基础上，于结婚3个月后受孕。

四、什么季节是最佳怀孕时间

在什么季节怀孕比较好呢？

在美国，有人调查了45000名大学生的结果表明，智力与受孕的月份有关。还有人统计《大英百科全书》上的10832名知名人士，发现其中大部分是在4月受孕，来年1月出生的。即春天受孕，冬天分娩。这个结果在一定程度上反映了自然规律。4月，春意盎然，草木茂盛，百花吐艳，正是人们心情欢快、身体状况最好的时节。在这时受孕，生机勃勃、赏心悦目的大好春光正好可以作为胎教的第一课。更重要的是，在春天、夏天及接踵而来的秋天里，各种蔬菜、水果、肉类、鱼类、蛋类供应丰富，可以充分保证孕期营养，也解除了孕妇和家庭的后顾之忧。而且，孩子在冬天出世，从妈妈那儿与生俱来的半年免疫期正好伴他安然度过春天里流行性感冒及其他疾病的危险期，等到炎热的夏天时，孩子已经半岁有余，初步具备了一定的生活能力，可以抵挡

夏日的酷暑和其他病患了。当然，这只是对一种统计结果的解释，至于究竟何时怀孕好，还有待专家们的进一步研究。

有一点已被科学证实，即选择夫妇双方心情最愉快、思维最敏捷、体力最充沛的时机受孕，可为后代的良好发育打下坚实的基础。有的学者提出一种用生物钟选择受孕时机的方法，但目前尚未被医学界所有专家承认，在此，也不再详谈。然而，要选择好受孕日，还必须掌握女性的排卵日。因为性交后，精子在女性生殖道内最多只能存活三天，故选择好排卵日就更为重要。

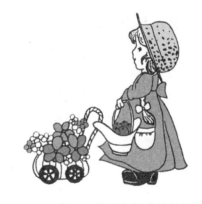

下面介绍一种用宫颈黏液拉丝法判断排卵日的方法：在排卵前五天，宫颈黏液的数量增多并变得较清澈，而宫颈黏液又具有相当的延展力，当黏液能被两个手指拉展成长、清、亮的细丝时，这通常是月经周期中最易受孕的一天。这时夫妇同房，就会有新鲜的

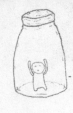

精子进入阴道并行至输卵管壶腹部与卵子相遇。顺便要提一下的是：夫妇俩在预期排卵前最好禁欲一周左右，使丈夫能够提供足够而成熟的精子；此外，丈夫在同房前切忌用热水进行盆浴，因为高温会使精子的数量和活力下降。要想顺利受孕的话，丈夫最好在预期排卵前四周不用热水盆浴。

至于在一天的什么时候受孕好，一般在晚上九十点钟。因为此时，机体反应迅速，神经活动正常，大脑记忆细胞兴奋，血液中白细胞达一天中的密度最大值，是人体一天中体力较好的阶段之一。在这时间同房，是比较合乎习惯又符合生理规律的。

五、哪个月份怀孕好

从优生的角度来说，选择合适的出生季节，把温度变化，疾病流行等不利因素降低到最小限度，最大限度地发挥利于胎儿生长发育的有利因素，是十分必要的。

严格地说，我国幅员辽阔，气候差别较大，是不能简单地用某个季节来划分的。从我国大部分地区的生活、地理条件来考虑，6~8月份怀孕比较理想。

虽然此时正值夏季，天气炎热，胃口不佳，但经过冬春的休养生息和营养储备，夫妻双方都会处于体质较好的状态。同时，此时的胚胎还只是萌芽状态，所需的营养很少，不至于因妊娠反应影响发育。等到胚胎进一步生长发育时，各类瓜果蔬菜、鱼肉禽类等均已大量上市，为孕妇和胎儿及时摄取各种营养创造了有利条件。待多雪的冬天和乍暖还寒的初春携带着流行性感冒、风疹、流脑等病毒姗姗而来时，胎儿已超过了3个月，平安地度过了致畸敏感期。此时的食品供应等条件虽差些，但孕妇已"胃口大开"，弥补了自然条件的不足。接着，是春暖花开、万物复苏的季节，又为胎教的进一步实施提供了良好的外界环境。等到婴儿呱呱坠地时，正是气候宜人的春末夏初阶段，各种新鲜主副食品又开始充足供应，使产妇获得全面丰富的营养，保证了母乳的质量。同时，初生婴儿轻装上阵，衣着单薄，便于四肢自由活动，有益于大脑及全身的发育。孩子满月后，时令已入夏，绿树成荫，空气新鲜，阳光充足，便于室外活动。孩子半岁该增加辅食时，又已顺利地避过夏季小儿肠炎等肠道疾病的流行季节。到了孩子学习走路，开始断奶的周岁，则又是春夏之交，气候温和，新鲜食品充足，为孩子的生长发育提供了有利的条件。

当然，这里是就我国中部和北部等大部分地区而言。我国各地气候条件差别很大，应该因地制宜来考虑，不可生搬硬套。如在温差对比不强烈的南方一些地区，则可根据当地流行病发生情况及营养供应条件，选择适宜的季节。

第二节　受孕环境与不良影响

一、怎样创造受孕环境

对于每一对重视优生、讲究胎教的父母来说，受孕时的良好环境，是必不可少的条件之一。在我国古代的胎教学说中就很重视受孕时夫妇双方的环境和情绪等因素，指出不要在"弦望晦朔，大风大雨，大雾大寒大暑，雷电霹雳，天地晦暝，日月薄蚀"的不正常天气中受孕。虽然其中带有一些迷信色彩，但也包含了一定的道理。因为恶劣的自然环境会给双方心理上带来不利的影响。

因此，理想的受孕日最好是空气清新，令人精神振奋、精力充沛的日子。卧室的环境应尽量安静，不受外界条件的干扰，并保证室内空气的流通。室内陈设的摆放应整洁而有条理。床上的被褥、床单和枕巾等物品应该是干净的，最好是刚洗晒过的，能散发出一股清新的味道。这种恬静的环境，往往能对人们产生较好的心理暗示作用。于是，夫妻双方恩爱缠绵，以最佳的状态播下爱情的种子。

二、孕前要做好哪些准备

优生受孕是胎教的基础工程，应从孕前做起。为提高宝宝的优生系数，怀孕前要调整好生理及心理状态，为宝宝创造最佳的受孕条件，具体做好以下准备工作。

1.建立良好的饮食起居习惯

在孕前3个月，根据孕前饮食的要求，搞好小家庭的饮食生活调剂，养精蓄锐，为男女双方提供健康优良的精子和卵子创造有利的条件；养成良好的生活习惯，早睡早起，如无必要尽量不熬夜；因地制宜，进行必要的体育锻炼；夫妻间加强感情交流，使小家庭充满祥和愉快的气氛。

2.确定排卵期

根据女方的排卵期安排夫妻同房，以保证有效的受孕。综合各方面的条件，选择最理想的受孕日。

3.节制性生活

排卵期前，应有计划地减少同房的次数，以保证精子的数量和质量。

4.避免各种不良因素的伤害

由于卵子从初级卵细胞到成熟卵子时的14天内最易受药物等因素的影响，所以女方在怀孕前20天内不宜服用药物，不宜大量饮酒，也不宜接受X线检查及有毒化学品等不良因素的刺激。由于内服避孕药物的排泄速度较为缓慢，所以采用避孕药避孕，或夫妇一方因病

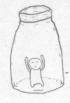

长期服药的应在孕前6个月停药。

从优生的角度出发，如果您刚经过一次流产或早产，那么，您应过一年后再怀孕，以便使子宫有一个休养生息的时间；如果您一直用节育环避孕，则应于怀孕前3个月取出节育环，使子宫黏膜得到恢复，以便更好地担负起孕育未来胚胎的重任。

三、孕前饮食要注意什么

提到优生，一般人可能认为只是要注意孕期的胎教。其实这是不够的。严格地说来，时间还应提前，要注意到怀孕前父母双方的身心健康和精、卵的健壮，为胎儿的形成和孕育提供良好的基础，这就得从加强营养，搞好饮食入手。那么，对未来父母的孕前饮食应有什么要求呢？

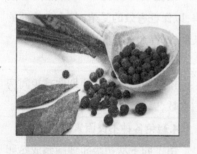

1.养成良好的饮食习惯

不同食物中所含的营养成分不同，含量也不等。有的含这几种，有的含那几种；有的含量多，有的含量少。所以，应当吃得杂一些，不偏食，不忌口，什么都吃，养成好的饮食习惯。

2.加强营养

在饮食中注意加强营养，特别是蛋白质、矿物质和维生素的摄入。各种豆类、蛋、瘦肉、鱼等都含有丰富的蛋白质；海带、紫菜、海蜇等食品含碘较多；动物性食物含锌、铜较多；芝麻酱、猪肝、黄豆、红腐乳中含有较多的铁；瓜果、蔬菜中含有丰富的维生素。孕前夫妇可以根据各自家庭、地区、季节等情况，有选择地科学安排好一日三餐，并注意多吃水果。这样，经过一段时间健体养神的缓冲期，双方体内储存了充分的营养，身体健康，精力充沛，从而为优生打下了坚实的基础。

3.避免食物污染

食物从其原料生产、加工、包装、运输、贮存、销售直至食用前的整个过程中，都有可能不同程度地受到农药、金属、霉菌毒素以及放射性核素等有害物质的污染，对人类及其后代的健康产生严重危害。

因此，孕前夫妇在日常生活中尤其应当重视饮食卫生，防止食物污染。应尽量选用新鲜天然食品，避免服用含食品添加剂、色素、防腐剂等物质的食品，如市售饮料、罐头、卤肉、糕点、香肠及"方便食品"等。蔬菜应充分清洗干净，必要时可以浸泡一下，水果应去皮后再食用，以避免农药污染；尽量饮用白开水，避免饮用各种咖啡、饮料、果汁等饮品。在家庭炊具中应尽量使用铁锅或不锈钢炊具，避免使用铝制品及彩色搪瓷制品，以防止铝元素、铅元素对人体细胞的伤害。

四、受孕成功的必备条件是什么

1.“良好的种子”

卵巢必须排出成熟而健康的卵子。卵子是女性生殖细胞，发育成熟的妇女每月由卵巢产生并排出一个成熟的卵子，睾丸要产生足够数量的、有相当活动能力的精子。精子是男性生殖细胞，健康男性每天可产生几百万至几亿个精子，但只有健康且有活动能力的精子才能使卵子受孕。

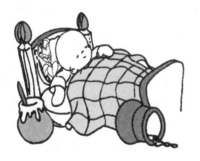

2.“道路畅通”

男女双方运输卵子、精子及合子(受精卵)的道路必须畅通无阻。也就是说女子的阴道、子宫、输卵管及男子的输精管、尿道等要完好通畅，没有炎症或其他病变。

3.“按期赴约”

卵子排出后的24小时内必须与精子顺利相遇，并进一步结合。

4.“肥沃的土壤”

子宫内的环境必须适合受精卵成活及发育，使其能够胜任培育胚胎茁壮成长的重任。

以上四个环节环环相扣，缺一不可。否则，将无法顺利完成受孕的使命。如果其中的某一环节发生了故障，比如通道不畅，有炎症；子宫位置不好，有毛病；或者是精子数量少、质量差等等，可先求助于医生，通过一定的治疗手段消除障碍后再考虑怀孕。

第三节 影响受孕的各种不利因素

一、什么情况下不宜受孕

人们在长期的实践中认识到，从优生的角度来看，在以下几种情况下不宜受孕：

1.过度的体力劳动和脑力劳动。

2.剧烈的体育运动。

3.连续的夜班。

4.长途旅行。

5.久卧病床。

6.激烈地争吵或暴怒。

7.习惯于夜生活。

8.宴请较多的客人或宴席久久不散。

9.性生活过于频繁。

归纳起来就是一句话，在身心极度疲劳的情况下不宜受孕。这是因为人体在过分疲劳的情况下抵抗力下降，血液

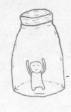
中化学物质发生变化，直接影响生殖细胞的活动能力。尤其是男性睾丸对外界刺激特别是劳累非常敏感，劳累可以大大降低精子的质量，从而严重影响优生。

二、怎样掌握人体生物钟

什么是人体生物钟？人体生物钟是科学研究人员根据人体生理变化规律总结出来的理论。

生物钟理论认为：我们每个人体内都有着生物节奏，其中对人体影响比较大的体力、情绪、智力每天都在按照一定的规律周而复始地呈周期性变化。分别称为体力节奏、情绪节奏和智力节奏。在这些节奏的高潮期，人体常常是体力充沛，情绪高昂，思维敏捷；在其低潮期，则往往是疲劳乏力，情绪低落，精神恍惚，反应迟钝，容易出差错。

根据生物钟理论推测，在人体生理节奏的低潮期，出现异常生殖细胞的可能性将大大增加，遗传上不健全的生殖细胞参与受精活动的机会也相应增加，因而产生劣质胚胎的机会也就会随之增加；反之，当人体生理节奏处于高潮期时，人体将处于最佳状态，由优质生殖细胞参与受精后形成优质胚胎的机会就大大增加。有人认为：胎儿的质量不仅取决于双亲的遗传素质及胎儿所处的宫内环境，而且还与受孕时父母的生理状态有着极其微妙的

关系。有人甚至认为孩子体质、智力的优劣，也与受孕父母双方的生物节奏有关。那些双亲生物节奏处于高潮期受孕的孩子，往往体质健康，智力优良；反之，则体质、智力较差。且不管这种说法是否完全合理，但有一点是可以完全肯定的：在双方精力旺盛、思维敏捷、体力充沛的情况下受孕，肯定要比筋疲力尽、委靡不振时受孕要理想得多。

那么，怎样把握人体生物钟规律，选择最佳受孕时机呢？

首先算出您的出生日到计算日的总天数。然后用总天数分别除以23，28，33所得到的余数A，B，C，就是你想了解的三个周期的天数。当A大于0小于11时，为体力节奏的高潮期，当A大于12时为低潮期；当B大于0小于14时为情绪节奏的高潮期，B大于14则为低潮期；当C大于0小于16时为智力节奏的高潮期，C大于17为低潮期。

当您掌握了自身体内的生物节奏后，应尽可能选择夫妻双方体力节奏、情绪节奏以及智力节奏都处于高潮期或大部分处于高潮期时受孕为宜。

三、受孕过程的被动心理
　　表现在哪里

良好的受孕心理是胎教不可缺少的组成部分。未来的父母应充分重视这一环节，在充分的准备下，在极大的

喜悦中，等待与您血肉相连的新生命的诞生。

"太好了，盼望中的宝宝终于来了！"这是一种健全的受孕心理。持有这种心理的夫妇，当然对受孕有了积极的心理准备，成功地将情感与理智合二为一，选择最佳受孕时机，创造最好的孕育条件，施行最积极的胎教手段，为即将降临人世的孩子奠定了良好的生理基础。

"嘿，怎么这么快就有了？既然有了就要着吧。"显然这类父母缺少受孕的心理准备，糊里糊涂地就怀孕了，一切任其自然发展。对即将出生的孩子来说，是不够负责任的。当然也就不能产生积极的影响。

"怀孕了?！那怎么办？"由于工作、学习、生活等诸多因素的影响，有些青年夫妇暂时没准备要孩子，但又未能有效地采取避孕措施，而是怀有侥幸心理。一旦怀孕，他们往往犹豫不决，"亦真亦幻难取舍"。这种矛盾的心理状态如不及时纠正，势必对胎儿产生消极的影响。

四、中医学对孕育有哪些见解

孕前要养精蓄锐，认真调理，并做到五个方面："一曰寡欲，二曰节劳，三曰息怒，四曰戒酒，五曰慎味。""慎味"指的是要注意调节饮食。"男子当益其精而节其欲，使阴道之常健。女子当养其血而平其气，使月事以时下。"

注意在以下几种情况下避免同房受孕："神力劳倦，愁闷恐惧，悲忧思怒，疾病走移，发赤面黄，酒醉食饱，病体方痊，女子行经。以上所忌，不可交合。盖肾为精府，凡男女交合，肾气必要震动，肾主闭藏，肝主疏泄，二脏皆有相火，而其系上属于心，心君火也。怒则伤肝，而相火动，动则疏泄者用事，而闭藏不得其职，贵在息怒。酒能动血，人饮酒则面赤足红，是扰其血而奔驰也。一夜大醉，精随荡，故贵戒酒。浓郁之味，不能生精。夫妇之间情益密益浓，其时所孕之子必健全而贤明。"意指在心情抑郁时及酒后不宜交合，而当夫妻双方情绪高涨，欲念迫切时交合，受孕的孩子聪明健康。

有关孕育的道理："孕育之理，天然生化，胎者，两精相搏，翕合而成者，媾合之际，其情既洽，其精乃至，阳精至而阴精不至，阴精至而阳精不至，皆不能成。阴阳交媾，胎孕乃凝。"这就是说精子和卵子结合才能受孕。"妇人月经方绝，经水才生，此时子宫正开，乃受精结胎之候。"这里指出了排卵期受孕的有效时机。

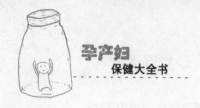
第三章 生男生女的奥秘

第一节 胎儿的性别是由什么决定的

一、精子与胎儿性别有什么关系

孩子性别的问题一直困扰着许多女性，因为一般人都认为女性体质或环境等因素，是影响孩子性别的重要因素。其实真正决定孩子性别的是男性的精子，与女性的卵子无关。

人类的身体由很多细胞构成，男性的精子与女性的卵子称为"生殖细胞"，其他的则称为"体细胞"。1883年，欧洲的科学家皮耶望·贝尼丁发现了卵子和精子中包含有人类体细胞中所有的染色体。

后来，随着对染色体的进一步研究，发现卵子中所含的染色体形状、大小皆很均衡。

但是精子中所含的染色体中，有一组并不均衡。这组不均衡的染色体中，大染色体称为"X染色体"，小染色体称为"Y染色体"。

这一组不均衡的染色体，在距今约100年前，由美国的动物学家C.E.马克伦格研究发现，它是决定男女性别的染色体。刚开始时，马克伦格利用动物的精子和卵子进行研究，发现了有关性别的原理。后来发现，这个原理同样适用于人类。

这个原理是，带有X染色体的精子进入卵子中就会生下女孩，带有Y染色体的精子进入卵子中就会生下男孩。所以，带有一个X染色体的精子称为X精子，带有Y染色体的，就称为Y精子。

当时虽然知道人类有X精子、Y精子，但由于科学技术发展水平有限，马克伦格还很难用肉眼加以确认，首次成功办到这一点的是协特尔兹博士。

他认为Y精子比X精子小，这个差距应该是出现在精子的头顶部分，因此利用位相差显微镜观察活的精子，终于在1960年9月15日，发现两种不同形态的精子。

协特尔兹认为，形状像蝌蚪的精

子中,头部稍尖、较小的是Y精子,是生男孩的决定性因素;长圆、形状较大的是X精子,是生女孩的决定性因素,这种说法都是有科学依据的。

首先,协特尔兹博士在还没有发现X精子与Y精子的形状之前,就已经观察了100位多名男性的精子。任何一例中都发现了X精子与Y精子二者的存在。此外,在偶然的机会中发现了只有头部稍尖的精子(Y精子)存在,追溯这位男性的家庭系统直到256年前,发现这期间这个家族几乎是只生男孩。

当然这个家庭系统也会生下少数女孩,大约有2人,因此并不是说完全没有X精子。但是,由这个例子我们就可以明白,当Y精子与卵子结合时,一定会生下男孩。

当我们举出这个例子时,也许有人会感到不安,认为自己家庭的精子系统如果是Y精子系统或X精子系统,恐怕就会生下同一性别的孩子!但是,请不要担心,因为目前有很多的夫妻接受专门医生的诊治,并没有发现上述极端的例子,也就是说,单纯的Y精子系统或X精子系统存在的概率极小。

二、染色体与胎儿性别有什么关系

染色体是细胞核中由DNA、蛋白质和少量RNA组成的易被碱性染料着色的一种丝状或杆状物。它是细胞状中最重要的遗传结构。

细胞与其他物质相比,非常地小,只能用显微镜才能观察到。而染色体是小小细胞中的极小一部分,只有利用特别的色素加以染色才能看清楚,因此命名为"染色体"。

1882年德国的学者佛莱明哥,用显微镜观察出这小小的人类染色体。后来又有许多学者在此基础上继续研究,并在1956年召开的国际染色体会议中正式宣布,人类染色体的数目为46个。

人体细胞中有46个染色体,但成为生命根源的精子和卵子则分别只有一半,也就是23个染色体。当精子与卵子结合时,才有46个染色体。

虽然数目不同,但所有的生物同样具有染色体。广义地说,染色体的主要作用就是使同种生物得以一直繁衍下去。

以人类为例,像肌肤、眼睛、头发的颜色、体形和体质等,都是借由染色体遗传给子女的。此外,又有一些大家不喜欢的,例如色盲、血友病等,也是由遗传而来的。

染色体不仅能将父母的特质遗传给子女,还可决定婴儿的性别。

将正常男性和女性的染色体加以比较就可以知道,男女都拥有44个成对的染色体,也就是具有同形、同样大

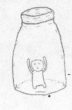
小的染色体22组,这些是构成身体的染色体,称为"常染色体";剩下的第23组染色体是决定性别的"性染色体"。

观察性染色体时发现,女性具有同样大小、同样形状的两个染色体合成一组,这个染色体称为"X染色体"。男性则有形状和大小都不同的两条染色体形成一组,而这两条男性的性染色体中的一条和女性的性染色体一样,称为"X染色体",另外一个形状和大小不同的则称为"Y染色体"。

因此,不同的染色体组合,决定男女的性别。

三、酸碱环境与胎儿性别有什么关系

酸碱环境与精子有什么关系呢?答案就在Y精子的数目为X精子的两倍。只要明白导致Y精子数为X精子数两倍的原因,就能理解酸碱环境与精子的关系,这一点也是协特尔兹博士的研究成果之一。

科学家在研究精子时发现,不管是哪一种人,射精后的精子中,Y精子都比X精子多一倍。

Y精子的数目为什么会这么多呢?目前仍是谜。此外,虽然Y精子很多,但是男性并未因此比女性更多。

观察出生婴儿的性别比例,我们会发现男孩与女孩之比约为105:100,大致维持平衡。

虽然男孩稍多一些,但是考虑到平均寿命不论在任何时代都是女性稍长,因此,男女比例仍然能够维持平衡。

射精瞬间的精子数,Y精子为X精子的两倍,但是出生的男女数却没有很大的差距,这是什么原因呢?原因在于精子与卵子结合之前,Y精子遇到一些麻烦而死亡了一部分,而这麻烦就是Y精子不能久居于酸性环境中。

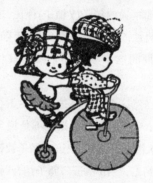

协特尔兹博士从阴道和子宫颈管分别取出分泌液,放入毛细血管的入口,然后滴入少量精液,以观察X精子与Y精子的活动,从而弄清了许多以往不了解或误解的事实真相。

实验的结果大致分为以下三种:

1.放入阴道分泌液中时,毛细血管呈酸性,在其中的X精子比Y精子活得更久。

2.放入子宫颈管分泌液时,毛细血管呈碱性,Y精子比X精子活动更活泼。

3.接近排卵日时,子宫颈管会分泌碱性的黏液。也就是说,排卵之前女性

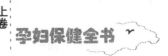
的子宫颈管黏液充塞在阴道内,使Y精子的活动旺盛,因而比X精子活得更久。

基于以上实验,协特尔兹博士得到了以下的结论:

在酸性液中,X精子和Y精子的活动都很迟钝,但Y精子的活动力会减弱更多。在碱性液中,X精子和Y精子都有旺盛的活动,但其中Y精子的动作更为敏捷。

也就是说,形成女孩的X精子耐酸,而形成男孩的Y精子耐碱。X精子与Y精子的性质,为以后实践生男生女法提供了重要的理论依据。

虽然形成男孩的Y精子比形成女孩的X精子多一倍,但是出生的男女数却大致相同,为什么呢?

关于这一点,协特尔兹博士有以下的看法:

经由性交,精子射入到阴道内部。阴道是直接与外界接触的器官,为了防止外部细菌的侵入,必须经常充满强烈的酸性液。精子讨厌酸性,所以进入阴道时活动变迟钝,但具体到X精子与Y精子,它们对酸性的反应又有所不同。如果待在酸性液中同样的时间,则Y精子比X精子更早丧失活力。

在这种情况下,当然剩下较多的X精子,如此一来世间可能就只剩女孩了,可是精液中的X精子与Y精子相比,Y精子约多了一倍,因此,最后出生

的男女比例仍然维持平衡。

女性的生殖器在排卵、妊娠、分娩期会发生变化。例如,接近排卵日时,子宫颈管会分泌强碱性黏液,中和阴道内部的酸性。这时,在普通状态下原本在阴道内缺乏元气的Y精子可以活泼地活动。

接近排卵日时,阴道内形成碱性环境,精子进入时有很多的Y精子,所以容易生男孩。反之,X精子较有元气,受精几率较高,所以容易生女孩。

四、性高潮与胎儿性别有什么关系

巧妙享受性交之乐的夫妻,或是浓情蜜意的性行为后容易生下男孩,不知你有没有听过这种说法。

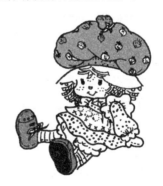

虽然这只是民间流传的带有迷信色彩的传说,但也不是完全没有根据。

这是因为女性在性交高潮时,子宫颈管会分泌强碱性液体,阴道环境由酸性逐渐变为碱性。

但是,女性阴道内的酸性度具有

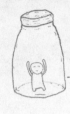

个人差异，并不是每个女性都能借着高潮而使阴道环境变为碱性。

根据报告，如果酸度过强时，即使感到高潮，阴道内也无法成为碱性。

下面是性交高潮中不同阶段的pH值(此处所说的pH值是指酸性度)。

1.普通阴道内的酸性度为pH3.8~4.2。

2.最初高潮刚过后pH5.2~6.0。

3.第二次高潮刚过后pH6.3~6.8。

pH的数值小于7为酸性，大于7为碱性。

日本著名医学家临见干也进行了同样的研究，在他所著的《生男生女法》中有以下资料：

1.通常阴道内的酸性度为pH4.0~5.6。

2.进行前戏时pH值上升（酸性度减弱）。

3.最初高潮时pH6.4。

4.第二次高潮时pH7.2。

5.射精刚过后pH8.4。

6.以后阴道内逐渐呈现酸性倾向。

临见干的报告显示，在第二次高潮时阴道内会由酸性变为碱性。

此外，刚射精后pH值较高，可能是受精液的影响。

如果想生男孩，当然阴道内保持碱性较容易达到目的。

如果想生女孩，阴道内最好保持酸性，为此，女性在过性生活时就最好

不要高潮。因此，本段开头提及的传说：巧妙享受性交之乐的夫妻容易生男孩的理由就在于此。

五、同房日的选择与胎儿性别有什么关系

通常呈现酸性的阴道，在接近排卵日时呈现碱性，考虑到X精子与Y精子的性质，有目的地选择性交日，也许在某种程度上可以达到控制性别的效果。

1.排卵日前两天的特点

(1) 子宫颈管还没有分泌碱性黏液。

(2)阴道内为酸性。

(3)X精子比Y精子的耐力强。

(4)生女孩的几率较高。

2.排卵日当天的特点

(1)子宫颈管分泌强碱性黏液。

(2)阴道内的碱性度增高。

(3)Y精子比X精子的功能旺盛。

(4)生男孩的概率较高。

3.想生女孩

(1)为使X精子与卵子结合，阴道内必须保持酸性环境。

(2)排卵日前两天进行性交。这时阴道内的酸性度较高，形成女孩儿的X精子动作活泼，受精的机会增多。

(3)性交前不需要禁欲。Y精子的数目原本就比X精子多，因此如果到预定日之前禁欲的话，则Y精子的数目更多，Y精子受精的概率增高。在预定

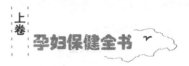
日前每隔三天进行性交以减少当天的精子数。

（4）排卵日前两天性交后要禁欲一周，或是避孕。如果在排卵日前两天性交没有受精，那么在排卵日当天性交而受精，就可能会生下男孩，所以要禁欲。

4.想生男孩

（1）为使Y精子容易与卵子结合，就要调整阴道的酸碱环境，保证阴道内为碱性。

（2）排卵日当天性交。子宫颈管会分泌出强碱性黏液，这时阴道内的碱性度会提高，Y精子的行动活泼，容易与卵子结合。

（3）在排卵日之前禁欲五天。在性交日之前，尽可能储存较多有元气的Y精子。

（4）过了排卵日后要避孕。过了排卵日后，阴道内的碱性度降低，保持在酸性的状态。如果在排卵日性交而没有受精，过了这天性交时，X精子受精的概率会增高。如果希望生男孩，到下一个排卵日之前一定要避孕。

第二节 控制生男生女的几种人工办法

一、测量基础体温法

1.如何用测量基础体温来推测排卵日

正确测量连续若干个月的基础体温，就可以准确地推测自己的排卵日。希望生男孩或生女孩的人，则依希望的不同，以推测的排卵日为基准，选择受孕的性交日。

基础体温就是在早上清醒时，在还没有活动的状态下测量的体温。健康成熟的女性每月排卵和月经会有一定的周期，体温会有微妙的起伏。

一般说来，月经开始时，卵泡荷尔蒙的分泌增加，体温会逐渐下降。排卵时体温会下降到最低点，排卵结束后又开始急速上升。这个规律大致以一定的周期重复出现。所以测量两三个月的体温，填在基础体温表上，就可以推测出自己的排卵日。

月经和排卵使女性的体温产生变化的温差约为0.55℃。

家用体温计的最小刻度为0.1℃，所以，靠这种体温计当然无法准确测得这细微的变化。因此，要测量基础体温，必须使用前端为圆形的特殊体温计——"妇女体温计"，它的最小刻度为0.05℃，即使很细微的体温变化也能测出。

排卵日是什么时候呢？一般而言，基础体温表上的女性基础体温，大都以28天为周期，重复体温较高的时间与较低的时间。

（1）低温时期为卵泡期，具体为月

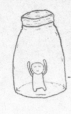

经开始日到终了日，及终了日到排卵日为止的期间。

(2)高温时期为黄体期，具体为排卵过后到下一次月经开始之前的期间。

从月经的开始日期算起，本次月经开始到月经结束以及接下来的几天共约两周内会持续低温期。然后就进入高温期，从低温期进入高温期之前，有一天的体温比以往低温期的体温下降得更多，这一天就是排卵日。

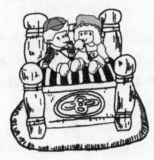

从温差这个角度观察时，从月经中到月经后两周内，体温会在0.1℃的范围内变动。而在低温期结束当天的早上，会出现比前一天低0.3℃~0.4℃的体温，这时就是排卵日。

2.测量基础体温的正确方法与禁忌

有些女性决心"要测量基础体温，以便知道自己的排卵日"，于是购买妇女体温计，每天测量。但是，却没出现起伏的曲线图，这是怎么回事？难道是测量方法错误吗？

测量基础体温的原则是，早上清醒时，在身体仰躺着还没有活动的状态下立刻测量。因此，最好醒后不要有找寻体温计之类的行为，因为仅是用手摸索都会使体温产生变化。所以，最好晚上睡觉前将体温计放在枕边，以免第二天到处寻找。

测量的方法是，身体尽可能不要动弹，将体温计慢慢地放入口中，体温计一定要放在舌下。在这种状态下静静地呼吸，测量5分钟，如果是电子体温计则测量1分钟。从口中取出后立即将体温填写在基础体温表上。

基础体温至少要连续测量两三个月以上，在这段时间尽可能维持规律的就寝时间和起床时间。此外，睡眠时间一定要达到6小时以上。测量基础体温的原则就是清醒后尽可能不要活动身体。在测定前哪些动作不可以做呢？

首先，清醒后应该避免立刻去上厕所、洗脸或漱口等动作。也不可以为了找寻体温计而挺起上半身。就算未做出这么大的动作而只是躺在被子中伸懒腰或打呵欠、翻身，或是接触睡在旁边的孩子或和丈夫说话等，都会使体温产生微妙的变化，影响测量的结果。

此外，精神状态对体温也有影响。例如即使身体静静地躺着，可是前一天和丈夫吵架，清醒时仍然觉得焦躁，或为了孩子而感到烦恼时，体温也会上升。人类的体温受精神的影响很大，测量基础体温时,不只是身体,连心情都要保持平静,这一点非常重要。

保持身心的平静虽然必要,可是在几个月内,想要平安无事,每天都保持同样的状态还是不太可能。此外,有一些急事或不可避免的疾病出现时,在基础体温表的备注栏中要详加记录。牙痛、头痛、感冒、睡眠不足或是睡眠较浅等都会使体温上升,所以最好记录下来。人们经常"疏忽"这些小事,而这些小事又可能使你前段时间的努力化为泡影。比如,测体温前千万不能活动身体,可是有些人就不以为然,她们说,跟丈夫说说话又有什么关系呢?身体又没动,应该不会有影响吧! 结果测得的体温不准确。

3.月经周期不规律的基础体温测量

"基础体温测量了3个多月,可还是不知道排卵日是哪一天。"

有上述烦恼的人很多。

女性的生理期一般而言是28天为一周期,但是并非所有的人都如此。

有的人生理期为21天,属于较短的周期,有的人为30天,有的人是45天,因此,28天周期只是一般情况而已。总之,只要明显出现低温期和高温期,就可以发现自己的排卵日。即使稍有生理不顺的现象,只要有耐心地持续测量基础体温3个月,就可以掌握自己的生理规律。

不过,生理不顺非常严重的人,一定要先接受治疗。

此外,有的人并没有出现高温期,这些人必须和妇产科医生商量,以确定到底有没有排卵,如果没有,则必须先进行以排卵为目的的治疗。

排卵日是指从一直持续的低温期进入高温期之前体温骤然下降的日子。

但是,也有一些特殊的例子。例如从低温期进入高温期时,并没出现排卵的征兆,而在进入高温期后过了两三天才排卵。这种例子1000人中大约有四至五人。这些人想要利用基础体温的测定来推测排卵日是很困难的。

但是,基础体温并非推测排卵日的唯一方法。因此,即使不知道排卵日是哪一天也不要紧,不要影响心情的平静。可以先测量基础体温几个月,如果还是不行,再利用其他方法推测排卵日。

二、分泌物推测法

要知道排卵日,基本方法就是测

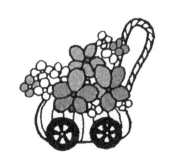

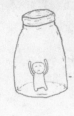

量基础体温表。但是,生理不顺或排卵日特殊的人,仅是测量基础体温还无法判断排卵日。但是不要失望,除了测量基础体温以外,还有一些判断排卵日的方法。其中准确率较高的,是借检查分泌物黏度测试排卵日的方法。

女性到了排卵期,子宫颈管会分泌一种好像蛋白一类的液体,而且量比平常更多。

这种液体就是颈管黏液。射到阴道内的精子就在其间游动,并在它的帮助下到达子宫。

不过,如果黏液太少或黏性太强,精子就无法自然地运动。在颈管附近就死亡了,很难进入子宫内。

也就是说,子宫只有在排卵期会分泌大量的稀薄黏液,以利于精子的进入。其他时间颈管入口封闭,不让精子进入。

排卵期子宫排出大量的分泌物,不过分泌物的量与黏度则因时期的不同而异。

为了检查黏度,可以用指尖蘸取一些分泌物,然后轻轻张开附有分泌物的手指。

通常情况下黏度较小,张开手指立刻就会断裂,但是接近排卵日时,透明的黏液会拉长,好像线一般,不会轻易断裂。

利用分泌物的这种性质,就可以知道排卵日。你可以参照基础体温表,在体温下降时自己测试,方法如下:

1.用肥皂洗净手部,保持手指的清洁。双腿轻轻张开,放松腹部的肌肉,放松下半身的力量。进行自由的呼吸,右手食指和中指伸入阴道中。

2.用指尖摸索阴道深处,碰到硬而突出的部分,这就是子宫颈管的位置。在排卵期这里会充满黏液,用指尖取出黏液。

3.将取出的黏液用拇指和食指捏住,然后轻轻张开手指,观察分泌物能伸展的长度。如果能拉很长,比如拇指和食指完全张开(大约15厘米)也不断,说明你现在的日子可能是排卵前,甚至几小时后就有可能排卵。

但是,这个测试具有个人差异,所以不能用某个数字来判断"伸长到几厘米时就是排卵日"。最好是观察基础体温表,在接近排卵日时进行测试。

如果自己对这个测试结果拿不定主意,最好请教医生。

指导医生进行这个测试时,会利用注射器吸取黏液,然后测试它的黏度、混浊度、酸性度、结晶,最后将测得的各种结果综合起来判断。

有经验的产科医生只要一看基础体温表或是进行分泌物的黏度测试,就可以正确地决定排卵日,如果你对自己测得的结果有所怀疑,可以找医生商量。

三、中期痛推测法

在两次月经中间，有些女性会感觉下腹部疼痛，这就称为"中期痛"，中期痛的原因是因为卵子从卵巢里排出，所以中期痛作为排卵的信号之一已引起人们的广泛关注。

不过，这个中期痛据说100人中只有15人感受得到。所以，准确说来，与其说是疼痛，不如说是有肚子发胀的感觉，故而很容易被忽略。

中期痛通常在排卵的两三小时前出现钝痛，但是敏感的人在排卵的前一天就能够感受到。

中期痛的特征是，在排卵的时期疼痛会增加。

疼痛的巅峰会持续30分钟到3小时，24小时后疼痛才能完全停止。

疼痛的部位几乎都是在右下腹部，而有的人每个月左右下腹部交互疼痛，或是耻骨上方附近感觉疼痛。中期痛也会集中出现在下腹部，因此，有时候会误以为是阑尾炎。

但是，一般能感觉到中期痛的人比较少，所以只要具有中期痛的知识并给以足够的注意的话，大部分的人都能感觉到中期痛。

然后，将中期痛与基础体温法综合比较，就可以更准确地知道排卵时间。

为什么正确知道排卵时期很重要呢？因为卵子排出后会生存两三天，可是具有受精能力的时间大约只有6小时左右。

正确知道排卵日，多拥有一些情报对你当然有利。而中期痛也是测知排卵日的重要方法，因此一定要善于利用。

四、尿液检查法

尿液检查法就是检查尿中是否分泌有"促黄体激素(LH)"的方法。如果有，表示这个时候就是排卵日。

五、超声波检查法

超声波检查法就是使用超声波观察卵巢的大小，测定卵泡的大小，从而推定排卵期。卵泡一般情况下约2~3毫米，接近排卵日时会逐渐增大，在排卵日的前两天约1.8厘米，排卵当天会增大到2厘米。

观察日如果正好是排卵日，有时甚至可以在超声波上看到卵泡破裂的过程。

六、用专用凝胶控制生男生女

生男孩或生女孩，阴道内是酸性还是碱性非常重要，考虑排卵日或者是否感受到高潮等，都与这点有关。

既然如此，那么是否可以以人为的方式制造出酸性或碱性环境呢？答案是：能。"凝胶"就是其中之一。

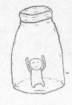
这是由英国的一位妇产科医生约翰·普拉德博士研究出来的。想生女孩时使用粉红胶,想生男孩时用绿胶(在英国为蓝胶)。因为可以自由选择运用,所以将其命名为"Choice"(选择)。

据说,该产品的研究成功缘于普拉德博士从他妻子和朋友的对话中获得的灵感,她们说:"想生女孩使用醋,想生男孩使用发粉。"

醋是酸性的,发粉是碱性的。博士想:"那么,同样的东西是否能制成化学物质,并且无害呢?"于是,他将醋利用化学变化制成了"粉红胶",同时,将发粉经化学变化制成"绿胶"。

普拉德博士所研发出来的凝胶,在性交时放入阴道内使用。据试验结果表明,即使性交时激烈运动,也不会使凝胶发生化学变化。而且,其所使用的原料是醋和发粉等食物,所以没有副作用,对人体无害。

1.想生女孩儿应如何使用粉红胶

X精子容易受精的条件之一,就是阴道内的分泌物具有较高的酸性度。而粉红胶能保持阴道内适度的酸性,使X精子容易受精。

英国的约翰·普拉德博士所研发出来的这种凝胶,虽然并没有公开其详细的组成成分,但是对人体非常安全。

只要使用这种凝胶,不必特别选定性交日。也就是说,无论阴道是酸性或碱性,凝胶都能够在阴道内维持适度的酸性,因此可以自由选择性交日。

粉红胶通常是硬的,因此在性交前要加热溶化,然后再注入阴道内。

杯子里加入八分满滚水,放入整瓶粉红胶,盖上盖子,搁置3~5分钟,使其溶解,按照以下的方法使用:

(1)将装有溶解了的粉红胶的容器打开,用注射器吸取5~7毫升。

(2)确定溶液温度为人体肌肤的温度,将注射器里的凝胶直接注射到女性的阴道内。注意,要静静地、慢慢地将其注入阴道深处。

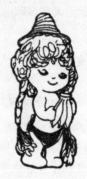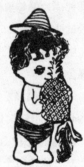

(3)注入后,为避免凝胶流出,必须在腰下垫枕头,抬高阴道的位置,双腿紧闭。这时也许会稍微流出一些,如果只是两三毫升就不要紧。

(4)注入凝胶后,保持腰抬高的状态5分钟后,然后进行性交。

使用粉红胶应注意的事项:

(1)准确地把握注入阴道内的分量。

(2)剩下的凝胶,要收存保管好。

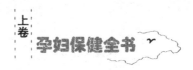

保管场所必须是阳光无法直接晒到的阴凉处,在常温下保存,保存期为5年。

(3) 用后的注射器用热水充分洗净后干燥,下次仍可继续使用。

2.想生男孩儿应如何使用绿胶

想生男孩的第一个条件就是排卵日性交。

形成男孩的Y精子在碱性液中比X精子的力量更强,而排卵日时,阴道内会分泌碱性的黏液。

绿胶就是用来增加排卵日当天阴道内的碱性度的。

绿胶和粉红胶一样也是硬的,因此在性交前要加热溶化,然后再注入阴道内。

杯子里加入八分满滚水,放入整瓶绿胶,盖上盖子,搁置3~5分钟,使其溶解,按照以下的方法使用:

(1) 将装有溶解了的绿胶的容器打开,用注射器吸取5~7毫升。

(2) 确定溶液温度为人体肌肤的温度,将注射器里的凝胶直接注射到女性的阴道内。注意,要静静地、慢慢地将其注入阴道深处。

(3)注入后,为避免凝胶流出,必须在腰下垫枕头,抬高阴道的位置,双腿紧闭。这时也许会稍微流出一些,如果只是两三毫升就不要紧。

(4)注入凝胶后,保持腰抬高的状态5分钟后,然后进行性交。

使用绿胶应注意的事项:

(1)准确把握注入阴道内的分量。

(2)剩下的凝胶,要收存保管好。保管场所必须是阳光无法直接晒到的阴凉处,在常温下保存,保存期为5年。

(3) 用后的注射器用热水充分洗净后干燥,下次仍可继续使用。

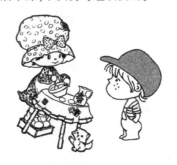

要生男孩只要阴道内保持碱性就可以了,因此还有一种方法就是利用重碳酸钠液灌洗阴道。将一小匙重碳酸钠加入180毫升的温水中,然后将溶解的重碳酸钠液放入阴道洗净器内,在性交前15分钟每隔2~3分钟仔细地灌洗阴道。但是,这个方法容易失败,最好与其他方法同用。

七、服用天然钙与生男孩儿有什么关系

天然钙原本是孕妇为了预防生下无脑儿等先天性异常的孩子所服用的补充营养素,结果服用天然钙的孕妇生下的孩子不仅都是正常儿,且全部都是男孩儿。

日本大孤贝冢医院的井手辰夫博士要求"想生男孩儿的人"服用天然

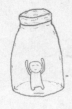

钙,18年内生下男孩儿的概率为90.4%。

天然钙除含有钙外，还含有微量铁质，其本身没有副作用。

天然钙既是营养剂，又能提高生男孩儿的概率。

希望生男孩儿时，女性早晚要各服用2颗，一日4颗，持续服用两个月以上。

有的人认为服用愈多,效果愈好,因此一天用30颗。

的确，作为营养剂的天然钙能补给母体营养，即使服用稍多些对身体也无害。但是，就生男生女的效果而言,即使使用得再多也无法增强效果。因此，一天4颗就足够了。

但是，不管是谁都会有"疏忽"的时候。如果有一天忘了服用,这不会成为问题。

如果连续三天忘了服用，药物在血中的浓度会降低，如果五天忘了服用，就根本没有效果，又要回到出发点重新开始服用。如果因为旅行而需外出几天时，一定要随身携带，不要忘了服用。

还有一点是服用天然钙时必须注意的，那就是，长期服用天然钙无法妊娠，而终止服用天然钙后在排卵日性交却易受孕，这可能是因为放弃了生男生女法，而使得性交时的心情变得轻松，因而提高了受孕的概率。

此外，自觉在预定性交日已经受孕 (实际未受孕)，因此终止服用天然钙,然后进行性交，也可能会妊娠。

二者都是希望生男孩儿，结果却生下女孩儿。

有的人认为既然钙具有提高生男孩儿的概率，那么只要随便服用市售的钙剂就可以了。可是生男生女法所用的天然钙与市售钙剂并不相同。

我们不建议各位为了营养摄取钙时服用天然钙。因为天然钙是为了想生男孩儿时服用的钙剂，如果要摄取钙质，可以使用市售的方便钙剂。

第四章 孕前的准备与怀孕的判定

第一节 孕前的注意事项

一、孕前应注意哪几方面事项

1.饮食

孕前增强饮食是为了提高胎儿的身体素质和智力素质。合理的饮食给准备怀孕的妇女提供了在体内储存一定养料的机会。妊娠早期，胚胎需要的养料不是靠母亲每日饮食和胎盘输送到胎儿体内的，而主要是从子宫内膜储存的养料中取得的。倘若在怀孕前

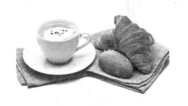

期营养不足，无法储备，怀孕后又因妊娠反应较大，呕吐频繁，不思饮食，势必影响到胎儿大脑发育时所需要的养分供给。另外，孕前的饮食不要太精细，应食用五谷杂粮和花生、芝麻等含有丰富的能促进生育的微量元素锌及各种维生素等，再适量的食用一些含动物蛋白质较多的猪肝、瘦肉、新鲜蔬菜及各种水果。

2.运动

现代科学表明，通过体育锻炼保持身体健康，能为下一代提供较好的遗传素质，特别是对下一代的心肺功能的摄氧能力、减少单纯性肥胖等遗传因素产生明显的影响。孕前锻炼的时间每天不少于15~30分钟。最好在清晨进行，锻炼的适宜项目有跑步（慢跑）、散步、做健美操等。

3.年龄

专家认为，最适当的生育年龄应在18~30岁间。但通常来说，许多妇女到了30岁才能安定下来。虽然不育的机会是随年龄而增加的，但以往许多例子证明年龄偏大的妇女也可以生育。曾有医学研究证明：年龄超过50岁的妇女怀孕及分娩均为正常。母亲的健康因素比她的年龄更重要，如果你

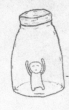
的健康一直良好，生育的计划不应因年龄问题而放弃。

4.现存病症

有些妇女因为身体有某些疾病而影响怀孕及生育。但是若在产前作过认真护理并可将病情控制，再在临近分娩时提早进行观察，她们一样能够顺利生产。需要特别注意观察并长期服药的疾病包括糖尿病、心脏病及血液RH因子不相符的病症;而患癫痫症(羊癫风)者，必须要在受孕前同医生商量，听取医生的意见，是否可以怀孕、怎样预防及治疗等。

二、孕前怎样停止避孕

1.采用避孕药者

如果你一直都用口服避孕丸来避孕，你应在决定怀孕前3个月停止服用，使生育功能有足够时间逐渐回复过来。停服避孕药期间可以采用别的避孕方法，如男用避孕套及女用子宫帽等。许多例子证明，妇女曾经长期服用避孕丸的，在停止服用避孕药后的一两年内都能怀孕。

如果你怀疑自己在服用避孕丸期间有了身孕，就应尽快去请教医生。因为避孕丸中的激素有危险性，可能影响胚胎的早期发育。

2.采用避孕器械者

如果你是采用子宫环来避孕的，在计划怀孕前只需请医生代为摘除子

宫环便可，无须再用别的方法避孕。假如你在配戴子宫环后发觉怀孕而又想保全胎儿，你便应尽快请医生将子宫环摘除。子宫环留在受孕的子宫内可以引起流产或婴儿先天不足。

三、怎样判定排卵期

大多数妇女的月经周期都长短不一,应将连续4个月的月经周期变化记录下来。女性在排卵期前体温会首先降低，然后再回升。早晨醒来在起床前先测体温，将体温记录在基础体温表上,几个月之后，你便可以得到一个固定的图表，它可以帮助你计算出排卵期及月经周期。在排卵前后的一两天内受孕概率最大。

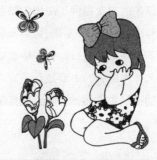

妇女的阴道分泌是随着月经而转变的。在月经刚完的时候,阴道分泌量很少,分泌物质浓而浊,且黏性大。接近排卵期时,则分泌量会增多,分泌物质稀和清。如果你留意到上述阴道分泌的情况,你便可以把握最佳受孕时机。到受孕期开始减退时,分泌会逐渐减少,变回浓浊和黏性。

四、孕前如何过性生活

频繁性交可以增加怀孕概率的想法是不对的。事实上刚好相反，男性如果射精太频繁，精液内的精子便会减少，精子的数量可能会少至不可能达到受孕的要求。如果你要计划生孩子，最好在受孕期前后几天停止性交，然后在受孕期间每天只进行1次性交。

第二节　怎样判断是否受孕

一、从体征上判定自己是否怀孕

1.情绪反应

每个妇女从怀疑自己有身孕开始到证实已经怀孕，都会有一种感觉。这

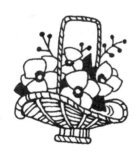

种感觉并不是由猜想所引起，而是身体所产生的异样充实感造成的。这和受孕后分泌的荷尔蒙有关，它会影响孕妇日后怀孕的情绪和行为。

2.身体反应

另一个怀孕迹象是疲倦。虽然有少数妇女在怀孕后感到精力充沛，但大部分的孕妇都有容易困倦的感觉。有时觉得随时都会打瞌睡，有时在起床后数小时便想再睡。而一部分孕妇的感觉是一到下午便感到疲倦，要闭目养神一会儿才能继续工作，有些孕妇虽可支持到傍晚，但会感到极其疲倦。

3.月经停止

怀孕最明显的征兆是月经过期不来，一般在受孕后两星期内便会停经。然而怀孕只是停经的理由之一，并不能因月经未来而立刻判断自己已怀孕。其他可能引起月经停止的因素：如内科疾病、严重休克、长途乘搭飞机、忧虑或外科手术之后等也应加以考虑。另外，在刚怀孕后短期内会有少许经血流出，这是很常见的现象。有些妇女误以为这是正常经期，这正好解释了为何有些妇女怀孕期只有9个月而不是10个月。

4.清晨呕吐

大部分的孕妇在怀孕初期都有恶心、呕吐的现象，但严重程度因人而异，这取决于血液里的荷尔蒙增加多少，所以验尿便可以知道有没有怀孕。当荷尔蒙在血液内增加时，孕妇恶心的现象便相对增加，不过这种现象只维持12~14个星期。绒毛膜促性腺荷尔

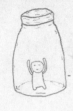

蒙突如其来的骤增，会直接刺激胃内壁黏膜，造成呕吐现象。它又会令血糖降低，使孕妇感到饥饿和眩晕，有时恶心和呕吐会同时发生，不过只是维持6个星期左右。很少有孕妇会持续呕吐超过3个月的。

5.口味的改变

有些孕妇在怀孕初期，甚至停经之前，口味会突然改变。有些人表现对某种食物特别爱好，如酸味食物。怀孕后通常要禁吃的食物和饮品包括油炸肥腻的食物、咖啡、含酒精食物等，并禁吸香烟。孕妇对某些食物偏爱，亦可能与体内的荷尔蒙分泌有关，不过切勿过于偏吃那些热量高而营养价值低的食物。

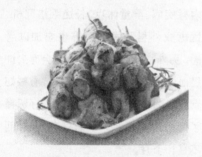

6.小便频繁

怀孕期内子宫不断增大，压着与它相邻的膀胱，所以常有需要小便的感觉。每次小便量通常不多，有些孕妇甚至于需要每小时如厕1次。小便频繁的现象最早开始于受孕后1星期，然后持续到分娩之后才恢复正常。

7.白带增多

孕妇阴道的分泌物会比平时增加许多，因此白带增多未必是受到感染，所以不必过于担忧。除非分泌物过多，同时，有外阴瘙痒的症状，才表示可能受了感染，应立刻到妇产科检查治疗，千万不可以擅自用药物冲洗阴道。

8.乳房胀痛

有些妇女在月经后期会感觉乳房沉重、刺痛。在妊娠初期，乳房亦有同样的感觉，甚至比平时加剧。有些妇女在停经前已感到乳头刺痛、乳房增大沉重及有触痛。在怀孕早期时，乳房表皮下的静脉会扩张，很明显地可以看到分布在乳房上的脉胳。与此同时，乳腺会扩大，乳头亦会增大和变成深褐色。

9.基础体温居高不下

基础体温会因激素分泌的作用而增高或降低。如果在月经迟迟不来的时候，不妨测量一下基础体温，若呈现持续高温37℃就可能怀孕了。因为怀孕会使体内黄体素的分泌增加，造成体温居高不下，这种情形会持续3个星期左右，所以很容易判断是否怀孕。

二、验孕的其他办法

验孕的方法通常是取小便化验。胎盘形成后，人体内便产生一种内分泌叫"绒毛膜促性腺荷尔蒙"，由尿中排出。若想要检验出是否怀孕，必须在停经两星期之后才能化验出来。以下是诊断怀孕的方法：

1.家用验孕器

这种方法是用尿液做试验样本。由于各制造商的家用验孕器都有些分别，所以在采用时应先小心阅读说明

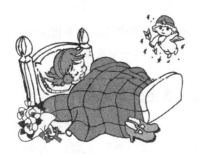

书。验孕方法是将1滴尿液滴入装有特别化学物的试管里，等1小时后再看结果。若透明箱中的反射影子形成一个环，便表示没有成孕。假若没有形成一个环，便表示小便中含"绒毛膜促性腺荷尔蒙"。

2.尿液试验

用一个清洁不沾碱质的器皿盛载早上第一次尿的样本，将它交给医生或化验师，他们会给你答案的。通常第一次试验是阴性反应未必准确，你应在7日后再重复小便试验。家庭试验器和化验室的验孕可靠性达95%。

3.阴道检查

在第一次产前检查前，医生会为你做阴道检查。过程是将两个手指伸入阴道直至触摸到子宫头，而另一只手则按在下腹。由于在妊娠初期子宫会变大，子宫头及子宫下端会变得柔软，因此在受孕两星期时作阴道检查的准确性达100%。虽然在检查时有少许不舒服，但无须担心，胎儿是不会受到影响的。

另外，可服用大量荷尔蒙丸来测试是否怀孕，不过，这可能会影响胎儿的成长，此方法应遵医嘱慎用。

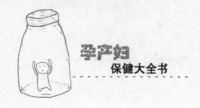
第五章 遗传与子女的健康

第一节 遗传的知识

一、什么是遗传

中国有句俗话,叫做"种瓜得瓜,种豆得豆"。这句话包含了遗传的全部内涵。就是说,自然界的万物都是按照

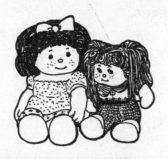

一定的规律来繁衍后代的。各类生物只能产生同种的后代,并继承前代的基本特征。猫的后代只能是猫,而绝不会是老鼠;苹果树只能开苹果花、结苹果,而不可能结出葡萄。具体到人类,孩子在容貌、举止、神态等方面都多少和父母有些相像。只是有时候某个地方像父亲,某个地方又像母亲,甚至还

有一些地方像祖父母、外祖父母或其他亲属,这种现象就叫做遗传。

二、遗传的奥秘是什么

19世纪末,科学家才在人体细胞核内发现了一种形态、数目、大小恒定的物质,这种物质甚至用最精密的显微镜也观察不到,只有在细胞分裂时,通过某种特定的染色法,才能使它"现身",由此取名为"染色体"。

人们发现,不同种生物的染色体数目和形态各不相同,而在同一种生物中,染色体的数目及形状则是不变的,于是才有子女像父母的遗传现象。在总数为46条的染色体中,有44条是男女都一样的,被人们称为常染色体。另外两条男女不一样的染色体则称为性染色体。男性的性染色体为"XY",女性的性染色体为"XX"。有趣的是,人体染色体的数量,不管身体哪个部位的细胞里都是成双成对存在的,具体有46条23对,可是唯独在生殖细胞——卵子和精子里,却只剩下23条。

而当精子和卵子结合成新的生命——受精卵时，则又恢复为46条。可见在这46条染色体中肯定有23条来自父亲，另外23条则来自母亲，也就是说，一半来自父亲，一半来自母亲，既携带有父亲的遗传信息，又携带有母亲的遗传信息。所有这些，共同控制着胎儿的特征，等到胎儿长大成人，生成精子或卵子时，染色体仍然要对半减少。如此循环往复，来自双亲的各种特征才得以一代又一代地传递，使人类代代复制着与自己相似的后代。

三、遗传的决定因素有哪些

现在给大家介绍一位新朋友，它就是染色体所要携带的遗传因子，亦即神通广大的"基因"。基因是贮藏遗传信息的地方，一个基因往往携带着祖辈的一种或几种遗传信息，同时又决定着后代的一种或几种性状和特征。所以说正是它掌握着遗传的"生杀大权"。

基因是一种比染色体小许多倍的极为微小的物质，即使在光学显微镜下也不可能看到。它是由一种名叫"脱氧核糖核酸"的化合物构成的。它们按照一定的顺序排列在染色体上，由染色体将它们带入人体细胞。每条染色体都是由上千个基因组成的。

我们知道，世界上所有的人最初都是由一个受精卵经过不断的分裂增殖发育而成的。而受精卵的发育则要受基因的控制。在这个受精卵里蕴涵着无数个父母遗传基因，详尽地描述了后代的容貌、生理、性格、体质，甚至于某种遗传病，子女就是按照这些特征发育成长的。于是就出现了孩子某个地方像父亲，某个地方像母亲的情况。

由于基因内部的排列顺序和组合方式的差异，决定了世界上没有任何一种相同的生物，也没有任何同种生物的相同个体，即使是兄弟姐妹之间，甚至孪生兄弟姐妹之间也存在着一定的差异。

值得注意的是，基因在人体一般细胞中都是成双成对、双双并存的，只有当它形成配子时（如精子细胞和卵子细胞)，才彼此分离。基因有显性和隐性之分，在一对基因中只要有一个是显性基因，其后代的相应特征就能表现出来，这种现象叫表现型。而隐性基因则只有当成对基因中的两个基因同时存在时，其特征才能表现出来。以人的相貌特征为例，在胚胎形成时，胎儿要分别接受父亲和母亲的同等基因。假如孩子从父亲的基因里继承了黑眼睛，而从母亲的基因里继承了棕色眼睛，但是他最终却长了一双黑眼睛。这是因为，在这里黑色是显性，棕色是隐性。黑色基因压倒了棕色的基因。因此表现型为黑色。然而，在这个

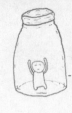
孩子的染色体中仍存在棕色眼睛的隐性基因，在他长大成人后，如果他的妻子和他一样，体内也存在棕色眼睛的隐性基因，那么他们的孩子就会有一双棕色眼睛。这就是显性基因和隐性基因的区别。

基因还具有稳定性和变异性。稳定性是指基因能够自我复制，使后代基本保持其祖先的样子。变异性是说基因在某种因素的刺激下能够产生"突变"，因而人类才有可能不断进化，由古代人演变成更为高级的现代人。

四、父母能将哪些东西遗传给后代

孩子最初只是由父亲的一个精子和母亲的一个卵子组成的受精卵，经过许多次分化，才逐渐发育成为相似于父母的胎儿。这是由于父母的遗传基因传递给了这个受精卵的结果。因此，孩子身材的高矮、体形的胖瘦、肤色的深浅、眼睛的大小、鼻子的高低、耳朵与牙齿的形状、毛发的密度、智力的好坏、寿命的长短以及血压、血型、红细胞数量、一些疾病和抵抗能力等等，都与父母的遗传有关。比如说，父母的遗传基因里有"高"的符号，生下来的孩子日后往往长成高个子；反之，子女的身材就比较矮。

体形也是由遗传决定的，有的人"喝口凉水都长肉"，不管吃什么总是要胖；而有的人则不管怎么吃也长不胖。当然，诸如身高、体形、寿命、智力等一类的遗传，在遗传学中被人们称为多因子遗传，它们既决定于父母的遗传性状又受环境因素的影响。这就是为什么在同一个家庭的孩子中，那些从小有较好的环境和营养条件，经常进行体育锻炼的孩子，个子长得比较高的原因。

五、手纹与遗传病有什么关系

现代科学已经证实，手纹与优生、手纹与后代的健康有直接关系，看一眼孩子的手纹，便可以了解是否为遗传病的携带者。手纹是遗传基因决定的，不同的遗传基因产生不同的手纹。从孩子的手纹可以看到遗传、智力、健康等多方面的人体生命信息。学会一些简单的手纹知识，对优生优育大有益处。

指纹的基本类型：指纹有三种类型，即弓形纹、箕形纹、斗形纹。弓形纹——全部由弓形的平行嵴纹组成，从手指端的一侧走向另一侧，中间没有回转，中间隆起如弓形。箕形纹——我国人民俗称为"簸箕"纹。就是嵴纹从手指一侧起始，斜向上弯曲，然后又回落到原侧近处。箕纹又有"正箕"和"反箕"之分，箕口开口朝向手的尺侧的箕纹，称为"正箕"，也就是箕口对着小指的方向。开口朝向手的桡侧称为反箕，也就是箕口对着拇指方向。斗形纹——斗形纹类型很多,简单地说,就是指纹的中心部由多条峭纹环绕而成圆圈,成为斗形纹。

atd角:在手指的指根部,有三条纹线汇合而成的三角。a,b,c,d即为食指、中指、环指、小指的指三角的代名词。在手掌接近手腕处大、小鱼际交界的地方也有一个三角,通常用t表示。以t为顶点向a,d做两条直线,这就形成了在临床上有非常重要意义的atd角。

通贯手:手掌中的近侧掌横褶纹和远侧掌横褶纹连成一条线,俗称为通贯手或断手纹。

悉尼线:近侧掌横褶纹单独横贯手掌,远侧掌横褶纹呈正常走向。这种掌纹线常见于澳大利亚的悉尼人,所以称为悉尼线。

单一指褶纹:指褶纹就是指间关节掌面手纹区内的屈褶纹。正常人的大拇指褶纹为一个,其余四指为两个。单一指褶纹是指在某一手指上屈褶纹缺失一个。

什么样的指纹表示是健康遗传的呢?一般说来,正常人的指纹或是弓形纹,或是箕形纹,或是斗形纹。如果是弓形纹,少于7个为健康人。如果是箕形纹,正常人的指纹很少见到"反箕",尤其是在第四、五指。箕纹向小指方向开口的是健康人。如果是斗形纹,则属于健康人。atd角度40度左右的是健康人。

什么样的指纹表明是遗传病的携带者呢?据国外皮纹专家研究,先天愚型等遗传性疾病基因的携带者,其指纹一般有以下特征:

1.第四、五手指出现反箕。

2.双手手指弓形纹占7个以上。

3.atd角大于60度。

4.双手手掌通贯型或悉尼型。

5.第五指出现单一指褶纹。

如果手纹呈现单一的非正常指标,仍属于健康人的范畴。若出现多项不正常指标时,必定带有遗传性疾病。从优生优育的观点考虑,手指纹异常的人应尽可能避免结婚,以免把遗传病基因传下去。

第二节 父母健康与遗传

一、什么是遗传性疾病

遗传病是一种严重危害人类健康的疾病。它以其特有的方式,程度不同地一代又一代地往下传递。也就是说,在遗传病家族中,每一代都可能发生这种疾病。

我们已经知道人类遗传的奥秘在于细胞的基因。基因把握着遗传的"大权",假如它们出了毛病,就要发生遗传病。来自父母的许多遗传信息通过基因由染色体携带传给下一代,人的23对染色体上约有50000对基因。在如

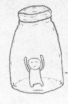
此庞大的队伍中出现几个"异己分子"是不足为奇的。因此,我们每个人都不同程度地带有几个有缺陷的因素。也就是说,我们每个人几乎都可能至少是一种或几种遗传病基因的携带者。只是在受孕时父母一方的某个异常基因往往被另一方的正常基因所掩盖。例如,父亲的一个基因不正常,母亲与之相应的基因是正常的,这样一结合,不正常基因往往被正常基因所掩盖,得不到表现的机会。所以绝大多数孩子的体内尽管存在潜在的缺陷基因,但是却不发生遗传病。而当双亲带有同样的缺陷基因时,两个致病基因在孩子体内相遇,便无法被掩盖,这个孩子就难以避免遗传性疾病的厄运。这种概率尽管很小,但是总会出现。

有一些病仅由夫妻一方的一个缺陷基因即可构成,也就是显性遗传病。如镰状细胞贫血,是一种直接危及生命的血液病,子女发病的可能性为25%。

另外,遗传病也可能由影响胎儿的染色体数目、结构或排列异常所引起。但这一类型的遗传缺陷发生在同一家庭的危险是很小的。

二、传性疾病的特点有哪些

1.遗传性

患者携带的致病基因将会通过后代的繁衍而继续遗传下去,给人口素质带来不可低估的危害。据国外报道,在喀里卡克家族中,大马丁的上三代均无异常,大马丁与一位低能的女子结婚所生育的小马丁及其下四代482人中有143人属低能,而大马丁与另一智能正常的女子结婚后生下的五代496人中全部正常,无一个低能。可见,遗传病具有很强的遗传性。

2.家族性

19世纪英国维多利亚女王家庭就是一个著名的血友病家族。在女王的后裔中,血友病患者屡见不鲜,并通过携带致病基因的女儿的联姻,将血友病传给了欧洲的一些皇族,从而产生了一系列的血友病患者和血友病基因携带者。对于一个家族来说,这不能不说是一个具有灭顶之灾的悲剧。

3.先天性

往往在孩子出生前就带有先天性畸形或遗传性疾病,以致孩子一来到人世,就已经是个遗传病的"老病号"了。当然,也有一些孩子出生时是正常的,但若干年后才会出现临床症状。如X连锁隐性遗传病的发病年龄为16岁,遗传性舞蹈症则要到30~40岁时才有临床表现。尽管是出生多年后才发病,祸根却是在精卵结合的瞬间就已种下,因此,仍属于遗传性疾病。

4.终身性

多数遗传病都很难治愈,具有终身性的特点。

当然，有少数遗传病可以通过治疗手段避免发病，如显性遗传病多指趾和蹼指。然而，这类病人即使通过手术矫形，并与健康人结婚，但体内的致病基因却是终身不变的，后代出现症状的概率约为1/2。

5.发病率高

遗传病患者的后代，很有可能重蹈覆辙，尤其是近亲结婚带来的遗传病，患病比例更为突出。因此，为了减少遗传性疾病的患病率，要坚决制止近亲结婚。

三、遗传性疾病是怎样遗传的

遗传病是指由亲代将致病基因传递给子代并表现出异常症状的疾病，是先天性疾病中的主要部分。不过，先天性疾病并非都是遗传病，有不少是由环境有害因素造成的。遗传性疾病可分为单基因遗传病、染色体病、多基因遗传病三类，各自遗传方式有所不同。

1.单基因遗传病

指仅有一对基因发生了突变或病态所引起的疾病。单基因遗传病绝大多数是代谢病，包括氨基酸、糖、脂肪、粘多糖、嘌呤、羟化酶等的代谢失调，引起数以千计的疾病。这类遗传病是按照孟德尔定律来遗传的，即按基因分离律、自由组合律和连锁互换律进行的。

(1)基因分离律

基因分显性和隐性基因。可分为常染色体显性遗传、常染色体隐性遗传、传递性遗传或性连锁遗传。

常染色体显性遗传：一对基因中的显性基因发生了病变。只要父母任何一方是患者，传给子孙后代，就有半数发病的可能。有临床表现的发病者称表现型，显性遗传并不完全都是表现型。受内、外因素及基因表现力强弱的影响而有所不同。有完全显性、不完全显性、不规则显性、延迟性显性、从性显性、共显性等。

常染色体隐性遗传：由父母遗传来的两基因如果是相同的基因结合而成的合子，称为纯合子；如一个是显性一个是隐性相结合的合子称杂合子。隐性遗传病则必须是纯合子才发病，杂合子不发病，表现正常，称基因反作用携带者。常见的有糖压原沉积病、白化病、苯丙酮尿病。

性连锁遗传：致病基因位于性染色体上的遗传病，在X染色体上较多见，称X~连锁遗传。以隐性基因为多，显性基因极少。女性后代以纯合子发病，杂合子携带，故女性发病少。男性易发病症有甲型血友病、红绿色盲、营养不良等。

(2)自由组合律

如父亲为多指畸形，母亲表现正常，其子女却先天性聋哑，这是自由组

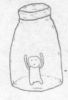
合的结果。

(3)连锁互换律

如两对病基因位于一条同源染色体上,则表现为连锁遗传。

2.多基因遗传病

指两对以上的多对基因突变,这些基因有共显性,表现出一种症状或综合征,又受环境因素的共同性影响而表现的遗传病。血缘关系越远,再现率越低。

3.染色体病

一般遗传下代会导致畸形,绝大多数会引起严重畸形或不能存活。

四、什么是显性遗传病

当每两个为一组的遗传基因中,有一个是引起疾病的病理性遗传基因,这个遗传基因又是显性(能力较强,较同组的正常遗传基因力量大)时,就会出现显性遗传病。

这个病理性遗传基因来自亲代(即父母)中的一方,进一步讲,在祖父、祖母、外祖父、外祖母中至少有一人有这个病理性遗传基因,患这种遗传病。看一看显性遗传病家庭的血型或家谱,就可以知道,无论哪一代都有患此病的人,并且一直延续至今。

患显性遗传病的人,一般都有着一个引起疾病的病理性遗传基因。这类患病者(显性遗传病患者)如果与正常人结婚,他们的下一代就会从有病

的父亲或母亲那儿或者继承病理性遗传基因,或者继承正常遗传基因,二者必居其一。因此,子代中可能会有半数健康、半数患病,即有1/2的子代可能继承父母亲的病理遗传基因,患与父亲或母亲相同的显性遗传病。此时,假如孩子继承的只是正常遗传基因,则身心各方面发育完全正常,丝毫不必担心有这一遗传性疾病。假如将来这个孩子长大成人,再同健康人结婚,就再也不会将这种病遗传给子孙后代了。

如常染色体中带有一个显性遗传病理基因并将这个基因传递给子代,子代表现出与亲代之一相同的病态,叫做常染色体显性遗传病。其表现有:软骨营养障碍、青色巩膜、短指(趾)症、马方氏综合征、无虹膜症、先天性白内障等。

同样,当性染色体带有显性遗传病理基因并将此基因由亲代传递给子代,又由子代传递给孙代时,称做性染色体显性遗传病。这种性染色体显性遗传病(伴性显性遗传病)中,有牙齿发育不全等。

患显性遗传病的亲代所生的子女有1/2与亲代呈同种显性遗传病态,但实际上,如果只有一两个孩子,也有可能全部为正常的健康儿,再加上其他各种影响,这类子女患有显性遗传病的概率在50%以下。

五、什么是隐性遗传病

当父母双方都带有引起隐性遗传病的基因并传递给子代两个隐性病理性基因时,子代有可能患隐性遗传病。但是,引起隐性遗传病的病理性基因较正常基因力量弱,因此,带有一个隐性基因和一个正常基因的人就不会患隐性遗传病。两个遗传基因中一个为隐性病理性基因,一个为正常基因的人称为病理性基因携带者。

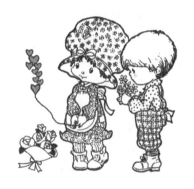

双方均有隐性遗传病的男女结婚或病理性基因携带者与有此病的病人结婚时,容易生出隐性遗传病儿。就是病理性基因携带者之间联姻,也会生出患这种病的孩子。一旦患了隐性遗传病,这个隐性遗传基因就很难从该病人家庭血统中消失,其子孙后代大多为病理性基因携带者。

六、什么是伴性遗传病

显性遗传和隐性遗传中的大部分病症不分男女,都可能发病,但先天性代谢异常中的某些病症则根据男女性别,决定是否有发病之可能。伴性遗传病的特征就是病人多见于男性,按性别不同,男女发病人数差别相当大。

调查一下患者家族,可发现伴性遗传病患者是男性,但传递该病理性基因的却是女性携带者,通过亲代女性传递给子代男性,从而引起发病。有代表性的病症是血友病。该病因外伤或牙齿、鼻子等部位轻微受伤,便流血不止,患此病的人大部分难以长寿,过早夭折(最近,已研制出含补血止血成分的药物)。此外,还有色盲、幼年型肌营养不良等症。

在丹麦,妇产科医生如发现妊娠者为伴性遗传病携带者,通常会预先检查胎儿是男是女,如为男婴,则采取相应的措施,尽量避免患血友病等伴性遗传病儿的出生。

七、特殊遗传病有哪些

1.不规律的多基因遗传病

这种遗传病,是有一定遗传基础,但其遗传形式不是取决于一对基因,无一定遗传规律,从而不同于遗传病中显性、隐性、伴性中的任何一种。这种遗传也并不少见。其中包括巴塞多氏病、糖尿病、心脏畸形、唇裂、腭裂以及一部分先天异常,如脊椎裂、无脑儿、斜视、内翻足等。

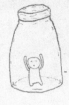
2.不是异常,但也属遗传病

这种情况主要有双卵性双胎 (用鸡蛋来打个比方,就是从有两个蛋黄的鸡蛋里出生的双胞胎)。这种现象在欧美发生较多,与单卵性双胎出生的双胎不相同。

3.容易误解为遗传的疾病

主要有现在几乎绝迹并能完全治疗的麻风、梅毒、结核等,它们均通过病原体传染。假如孕妇本人健康,当然不会传染给他人或即将出生的子女。

第三节 近亲结婚与遗传病

一、近亲结婚有什么害处

近亲结婚是指直系血亲和三代以内旁系血亲者互相婚配。直系血亲就是直接血缘的亲属,如祖父母、外祖父母、父母、子女、孙子女、外孙子女。三代以内的旁系血亲是指除直系血亲以外,在三代以内有共同祖先的亲属,如兄弟姐妹、表兄弟姐妹、堂兄弟姐妹及叔伯、姑姨、舅父等。

近亲婚配是不科学的。自然界中,自花授粉的植物往往是一代不如一代,常常被淘汰,而异花授粉则比较优越。一样的道理,近亲婚配可以使隐性致病基因相遇的机会明显增加,隐性遗传病的发病率也随之增加。这是因为父母与子女间有一半的遗传基因相同,表兄妹、堂兄妹之间则有1/6的遗传基因相同。

我们知道,每个人身上都带有几个隐性的致病基因,近亲结婚时两个相同的致病基因结合的概率就大得多,很容易危及子女,发生遗传疾病。英国著名的生物学家达尔文与其表姐结婚,共生有子女10人,其中2人夭折,4人患精神病,3人终身不育,连达尔文最喜欢的小女儿也于10岁时不幸死亡。据报道,大别山区患痴呆症儿童的父母近亲结婚率为37.5%,近亲结婚所生子女患病率41.6%。

国外的研究资料还表明,非近亲结婚的新生儿死亡率为24%,而近亲结婚的新生儿死亡率达81%,为前者的3倍以上。据统计,近亲婚配的子女患遗传病的发病率比一般婚配的高150倍,死亡率也高出3倍多。可见,近亲结婚害国害民害己,有百害而无一利,必须坚决禁止。

根据我国的习俗,堂兄妹之间通婚常常被认为是犯忌的乱伦行为,而表兄妹之间通婚则是名正言顺的 “亲上加亲”。其实,这两者之间并没有什么区别,同属近亲结婚,同样危及子孙,最后只能是“痛上加痛”。应当看到,随着《婚姻法》的深入人心,表兄妹结婚的比例已明显下降。但在一些边远地区和交通不便的山区,近亲婚配的比例却仍然相当高,应当引起各有关方面的充分重视。

二、近亲结婚和隐性遗传病有什么关系

显性遗传病患者的家庭中，几乎每一代都有患遗传病的人出现，因此，这种近亲结婚的可怕后果人们已一清二楚。但隐性遗传病则不太一样，有时即便这个家庭中有隐性遗传病基因，但携带者较多而患者较少，这样，后果就容易为近亲联姻者们所忽视。因此，这家血统中的表兄弟姐妹之间结婚时，也就变成携带者双方的结婚，后代患病的危险性就非常大了。这种近亲结婚的恶果是，后代中将会出现许多隐性遗传病患者。其实，调查其祖先及其亲属可发现很多都是无任何异常的人，就是因为隐性遗传，携带者再多也不会表现出病态的缘故。

最近，对于先天性代谢异常的研究已取得了相当的进展。根据对患者的调查，发现父母为近亲结婚的非常多。在先天性代谢异常疾病中，有苯丙酮尿症等150余种，还有能够引起身心障碍的大脑麻痹等。其中，有些疾病明明知道是某种先天性代谢异常病，也知道是由于什么原因引起的，但因为目前人类还找不到治疗该病的方法，医生和家属只好眼看着不幸的婴儿夭折。

以前，除了色盲之外，人们单单知道很少几种遗传病，如白化病、血友病

等。而现在，通过调查研究，人们已了解到更多的遗传病，如先天性耳聋、小口症、缺过氧化氢酶症等，并且查明，父母是近亲结婚的，其孩子患有上述有代表性疾病的发病率接近正常儿童的512倍。

隐性遗传只要能完全彻底地避免表兄弟姐妹之间的近亲结婚，至少可使发病率减少到1/50，也就是说，100人中可能有98人健康无患，仅有2名病人。况且，随着诊断医疗方面研究的进步，像苯丙酮尿症等，只要在怀孕的后6个月之内早期诊断、治疗，病儿就能与正常健康儿同样发育成长。但要做到这些，还需病儿家长及周围的人付出很大的努力才行。与其出现这种后果，毋宁首先考虑避免近亲结婚，防止生出此类病儿。万一已经近亲结婚了，也不要过分顾虑，因为生下的孩子有隐性遗传病表现的只占半数以下，并不是所有的孩子都会患此类疾病。但孩子出生之后一定要去医院接受诊断、治疗。万一已生出有遗传病的患儿也不要忧心忡忡，应请医生治疗。

第四节　哪些父母易产生遗传病后代

一、父亲健康对胎儿有什么影响

大量的事实已经证实，父亲与胎

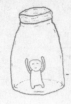
儿的健康情况有关,因为胎儿有1/2的基因来自父亲。这1/2的基因是否正常对胎儿来说非常重要。那么,父亲健康对胎儿到底有什么影响呢?

1.如果丈夫在妻子怀孕前反复接触有毒有害物质,如农药、汞、铅、一氧化碳、某些病毒感染等,均可致精子畸形,活力不足,成活率低或数量少,这样的精子如果受孕,容易导致胎儿畸形或流产。

2.男性多嗜烟、酒,而烟、酒对生殖细胞均有毒性,影响精子的质量,故酒后所受孕的胎儿在体力和智力上都比正常儿差一些。西方曾流行一种"星期天婴儿病",就是因父母在周末酒后性交怀孕所造成。

3.丈夫在妻子受孕前穿紧身裤将对产生精子不利,导致受精卵质量下降。

4.丈夫因服用某些药物致精子畸形,若受孕则会出现痴呆儿、无脑儿等。

5.父亲若是常染色体显性遗传病者,则即使与正常妇女结婚,也会有一半子女发病;若父亲是常染色体隐性遗传病者,与正常妇女结婚后,后代为致病基因携带者。事实上,许多遗传病都是父亲传给子女的。

二、哪些父母需做产前遗传病检查

1.年龄超过35岁的孕妇。

2.有过流产史的孕妇,尤其反复流产者。

3.本人有过畸形儿、多次宫内死胎史。

4.家庭中有遗传病史。

5.夫妇一方或双方为可疑或已知的遗传因子携带者,或患病者。

6.夫妇一方或双方有染色体核型异常者。

7.有致畸因素接触史(如药物、病毒、放射线、公害、烟、酒、农药等)。

对上述人员应详询病史,尤其是患病者的特征,必要时进行家庭系谱分析,以便初步估计遗传病的类型。如本人为患病者则可测定缺乏的酶或其代谢物及多基因病的致畸因素。已孕者则可按胎儿大小进行产前诊断。目前临床上常用的产前遗传病检查手段有染色体检查、甲胎蛋白检查、B超检查、羊膜腔造影、胎儿镜检查等。B超检查应用较普遍,可用于诊断多胎妊娠、胎盘定位定级、内脏畸形、胎盘形态异常、胎盘肿瘤、胎儿畸形、胎儿水肿、巨腹、肾积水,预测流产及死胎,测胎头双顶径、长骨长度及羊水量等等。

三、哪些父母易产生遗传病后代

据遗传学家统计,下列父母有生出严重遗传病后代的风险:

1.35岁以上的高龄孕妇

资料表明,染色体偶然错误的概

率在接近生殖年龄后期时明显增高。我们知道,女性一出世,卵巢里就储存了她一生所有的卵子细胞。当她的年龄较大时,卵子就相对老化,发生染色体错误的机会随之增加,因此生育染色体异常患儿的可能性也就相应增加。据统计资料显示,这种可能性约为4.5%。

2.双亲之一为平衡易位染色体携带者

他们的子女有1/4将流产,1/4可能性是易位型先天愚型,1/4可能性是平衡易位染色体携带者,仅有1/4可能性出生正常孩子。因此,如果通过染色体检查,发现夫妇一方是平衡易位染色体携带者,可以考虑不再生育或在妊娠后进行产前遗传学诊断,以防止患儿出生。

3.有习惯性流产史的夫妇

统计资料表明,其染色体异常的概率比一般人高12倍。由于染色体异常的胎儿容易发生流产,所以有习惯性流产史的夫妇应有所警惕,在再次妊娠前应进行男女双方详细的体格检查及遗传咨询。

4.已生出一个"先天愚型"孩子的孕妇

若第一个孩子为"先天愚型",其第二个孩子为"先天愚型"患儿的概率为2%~3%。已生过一个常染色体隐性代谢病患儿(如苯丙酮尿症、白化病、先天性聋哑、侏儒等)的妇女,下一胎

的风险为25%。

5.孕妇为严重的性连锁疾病(如血友病)患者

男性胎儿全部是患儿,女性胎儿则不发病,只是此疾病基因的携带者。如孕妇为性连锁疾病基因携带者时,男性胎儿是患儿的风险为50%。

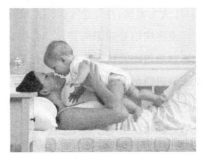

6.经常接触放射线或化学药剂的工作人员

对上述有生出遗传病的先天畸形胎儿风险的父母,应做好遗传咨询的产前诊断,采取选择性流产异常胎儿的办法避免患儿出生。而对那些有生出严重遗传病患儿风险的父母来说,唯一的办法就是采取积极的避孕措施。倘若夫妇都是罕见隐性致病基因携带者,则应采取绝育手术,从根本上阻断遗传病的传递。

四、怎样预防遗传病

由于医学遗传学的迅速发展,不断揭示出许多遗传疾病的发病机理,再加上遗传工程的迅猛发展,遗传病已逐步变为"可治之症"。在治疗遗传

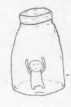
病方面,目前主要是采用环境工程和遗传工程疗法。至于遗传病的预防,根据遗传病多具有先天性、终身性和遗传性的特点,除了要避免近亲结婚、进行产前诊断、禁止有些遗传病人结婚和生育外,还应从如下几个方面入手:

1.大力宣传、普及遗传病相关知识

遗传病相关知识的普及,会提高大家对遗传病的认识,尤其是青年男女在确定自己的婚姻大事时,若能从遗传学的角度考虑,则会大大降低遗传病的发病概率。

2.尽量减少与致变剂的接触

遗传学上把凡是能诱发遗传基因改变的物质称之为致变剂,按其作用的不同,可分为诱变剂和染色体断裂剂。诱变剂是能导致基因突变的一类物质,日常生活中经常接触到的有亚硝酸盐、乙烯亚酸类、杀虫剂砷类等。染色体断裂剂是指能诱发染色体畸变的一类物质,如咖啡因、抗生素(丝裂霉素C、放射线菌素D、柔毛霉素)、镇静剂(氯丙嗪、眠尔通),此外,酒精、尼古丁等也是重要的致变剂。

3.检出携带者

在人群中,虽然有些人表现正常,却具有致病基因或易位染色体,能把疾病传递给自己的子女,这种人遗传学上称之为携带者。检出这类携带者对遗传病的预防有积极的意义。

4.发病前预防

有一些遗传性疾病,要在特定条件下才会发病,比如,G6pD缺乏症患者在服用了抗疟药、解热止痛剂或进食蚕豆等之后才会发生溶血。对于这样的遗传病,如能在症状出现前尽早检出,让患者禁服上述药和不吃蚕豆等就会终身正常,无病症出现。而某些有遗传病家族史 (包括丈夫的家族)的孕妇一定要提早请教医生,采取积极的预防措施。

五、怎样避免连续生出遗传病患儿

1.认真听取医生的指导

在生出一个遗传病儿之后,无论哪一对夫妻都会陷入深深的不安与忧虑之中,担心下次妊娠还会生出一个可怜的病儿。在这种情况下,夫妇一定要多了解掌握一些有关遗传的科学知识,不要被第三者及周围的言行所左右。要严格遵照医嘱去做,树立坚定信念,努力争取在下次妊娠时生个健康的宝宝。

2.调查家族病史

调查时,应就遗传学上的有关事项调查家族及其亲属病史并绘制成图表。调查内容中较为重要的有:家族血统中有患何种疾病的人,因何病何时死亡,是否有出现身体异常、缺陷的人,病人出生在哪一代等等。

在日本,如果孕妇生出患遗传病

的新生儿，当丈夫的都强烈地要求医院保密，不但希望背着其他人，甚至不愿让妻子知道。因此，妻子不了解婴儿真正死因的事例并不稀奇。其实，无论是丈夫还是妻子，都应该懂得，只有互相信任，互相合作，坚信一定会生出好孩子，毫不隐瞒地互相说出一切心里话，才是唯一正确的方法。假如夫妻都了解真相，又互相隐瞒，说话小心谨慎，尽量不涉及死去的病儿，这种精神状态，反而对妻子下次的妊娠不利。因为怀孕的妻子承受的精神负担过重，会影响身体健康。

第五节 遗传性疾病主要有哪些

一、神经管畸形

神经管畸形是一种神经系统遗传性疾病，主要表现为神经管闭合不全，如颅裂、脊柱裂、脑脊膜膨出及脊膜髓膨出等，临床上以脊柱裂多见。

脊柱裂是指椎管背侧先天性闭合不全。完全性脊柱裂多为死胎，部分患者有隐性和显性之分。显性又有脊膜膨出和脊髓脊膜膨出两种。脊膜膨出除局部椎板缺失外，脊膜还由椎板裂口膨出，形成内含脑脊液肿块。脊髓脊膜膨出则在膨出的脊膜内含有神经根和发育不全的脊髓。如表面皮肤闭合不全，

会有脑脊液溢出，还可伴脑积水等症。

隐性脊柱裂多无临床症状，仅少数人有局部酸痛不适感。椎板缺失部位可成为细菌感染入侵之地。随着青春期来临，一小部分人出现尿急及遗尿等。显性脊柱裂多有症状，包括括约肌功能障碍、肢体瘫痪、大小便失禁等。X线照片可明确病变性质。隐性型一般不需治疗，显性型多需手术治疗。

二、苯丙酮尿症

苯丙酮尿症属常染色体隐性遗传病。这种先天性代谢疾病是由于致病基因使人体内不能合成苯丙氨酸羟化酶。该酶是促使苯酸转化为酪氨酸的催化剂，由于它的缺乏，导致苯丙氨酸的转化受阻，造成人体血液和其他组织中苯丙氨酸的积聚。过量的苯丙氨酸和它的衍生物——苯丙酮酸就在尿中排出，所以称之为苯丙酮尿症。苯丙氨酸及其代谢产物在脑中聚积会使脑组织的生化代谢紊乱，阻碍脑的发育，造成智力低下，这就是该病患者痴呆的原因。另外，过量的苯丙氨酸及其代谢产物可能会抑制酪氨酸向黑色素的转化，故而这种人往往伴有肤色和发色较淡的症状等。

患苯丙酮尿症的孩子应尽早地开始饮食治疗，在出生前几周内采取限食疗法，即给予低苯丙氨酸饮食，以避免脑损害的发生；以米粉及奶糕为主

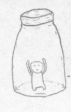

食,随患儿年龄增长,可选用大米、小米、大白菜、土豆及菠菜等,这些食物中苯丙氨酸含量均少,若有条件,可给予特殊制备的低苯丙氨酸蛋白质食物。最好每天允许服入苯丙氨酸约30g/kg,以满足生长及代谢的最低需要。

三、兔唇

"兔唇"即是唇裂,是属常染色体遗传病。它是13号染色体增加了一条,叫"13体综合征",表现为患儿头小,前额低斜,小眼球或无眼球,虹膜缺损或视网膜病变,眼间距大,畸形低位,小颌,唇裂和腭裂。造成染色体数目增加的原因主要是减数分裂时,染色体不分离。这种病的发病率很低,新生儿中的发病率约为1/25000。

13体综合征的发病率随母亲的年龄增加而升高。因此,我们在提倡晚婚晚育计划生育的同时,也要避免妇女的生育年龄过大,尤其不要超过35岁。否则,不仅带来分娩的困难,而且影响生育的质量。

四、白化病

白化病是一种隐性遗传病,它有两种类型:一种是"酪氨酸酶阳性型",另一种是"酪氨酸酶阴性型"。第一种类型病人的皮肤、毛发里决定其颜色的黑色素并不是完全缺乏,只是随着

年龄增长,色素会发生一些改变,使肤色、发色也随着改变。第二种类型病人的毛发、皮肤完全白化而且终身不变。

白化病因为是隐性遗传病,故其遗传特点也同其他隐性遗传病相类似。

1.两个白化病人结婚,他们的子女将都是白化病人。

2.白化病人同正常人结婚,他们的子女不表现病态,但可能是疾病基因携带者。

3.白化病人和白化病基因携带者结婚,子女约有一半可能患上白化病,也可能只是基因携带者。

在阴阳两类酪氨酸酶类型中,白种人和黄种人的酪氨酸酶阴性多于阳性,黑种人阳性多于阴性。

五、高度近视

近视一般分为普通近视和高度近视两种类型,普通近视可以从儿童时期发病,到20岁以后就很少发展,戴眼镜以后,视力可矫正到正常,而且,这种近视一般在600度以下,现代医学认为普通近视是不会遗传的。

高度近视多在600度以上,并且随着年龄的增长,眼球前后直径增长,戴眼镜也很难矫正到正常。在对高度近视患者家族的调查中发现,有高度近视家族史的发病率比没有近视家族史的发病率高。同时还发现,高度近视与

环境因素也有关，如母亲在妊娠期间患病、服某种药、照X光等，都可能引起子女近视。

普通近视大多与儿童缺乏某种营养有关，如缺乏蛋白质和维生素；生病，如患麻疹；不注意用眼卫生，如长时间阅读书报或光线不好、边走路边看书等等，都可能造成眼睛近视。

高度近视是一种常染色体隐性遗传病。若父母都是高度近视患者，其子女发病率为100%，如父母中一人高度近视，另一人为致病基因携带者，子女的发病率为50%，如果父母均不是患者而只是基因携带者，子女的发病率为25%，父母一方高度近视，另一方正常，其子女不会出现患者，但有可能是基因携带者。

六、血友病

血友病是一组先天性凝血因子缺乏，以致凝血活酶生成障碍的出血性疾病，包括血友病甲（因子Ⅷ缺乏）、血友病乙（因子Ⅸ缺乏）和血友病丙（因子Ⅺ缺乏），其中以血友病甲最多，血友病丙较少。各型可单独出现，也可同时存在。

血友病最主要的表现是出血。其特点是：

1.出血部位广泛且严重，且不易止血，出血常持续数小时甚至数周；

2.终身有轻微损伤和手术后长时间出血；

3.常有自发性关节积血，并反复发生而引起血友病关节炎。

血友病甲和乙均为X染色体伴性隐性遗传。如女性基因携带者与正常男性结婚时，所生女儿全部不表现病态，但有一半机会为血友病基因携带者；所生的男孩则有一半的概率患病。若男性患者与正常女性结婚时，所生儿子均正常，所生女儿均为血友病携带者。患者男性与传递者女性婚配，所生男孩半数有血友病，所生女孩半数为血友病，半数为传递者。约30%无家族史，其发病可能因基因突变所致。

血友病丙为常染色体显性或不完全隐性遗传，所生男女均可患病及为血友病携带者。

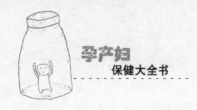
第六章 优生的知识

第一节 怎样才能实现优生

一、什么是优生

所谓优生,就是生育健康聪明的下一代。"优生"这两个字是源自英文的"Eu-genies",即希腊字"Eu"和"genous"组合而成;前者是优良的意思,后者则为诞生之意,合起来就是"生好的"或"生健康的孩子",简称"优生"。1883年英国科学家高尔登提出"优生学"这个名词,是指遗传健康,在社会控制下,全面研究能改善和损害后代的遗传素质和遗传结构,以提高人类的智能和体能素质。

人们通常把防止或减少有严重遗传性和先天性疾病的患儿出生称之为"消极的优生学",而将怎样增加健康聪明的后代称之为"积极的优生学"。事实上,前者是消极的防止,后者则为积极的扩展,从它们对人类社会的意义来说,均可算是积极的;而"消极优生"应

可说是一个国家对民族延续和发展最基本的要求,因为如不尽量减少白痴、畸形儿的出生,就谈不上人口质量的提高;在"消极优生"的同时,做好"积极优生"是民族与家庭的大事,特别是中国大陆的生育政策,规定城镇一对夫妻只能生一个孩子,就更显现优生在每个家庭中的地位有何等重要了。

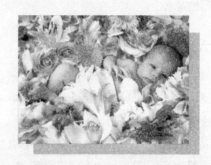

既然优生学是一门科学,那么它究竟是属于什么性质的学科呢?回顾其发展历史,我们知道人类用以实现优生目标的措施,从政策、立法到产前诊断、人工流产,都是综合性的措施,因此,优生学也必然是一门综合性的科学学科;其中包含了社会学、医学、

生物学等，且互为补充。而优生学在生物医学成分中，不仅和遗传学、妇产科学、小儿科学有关，并和胎儿医学、精神病学、神经病学、眼科学、职业病学、环境卫生学、毒理学、畸胎学等生物医学分支学科有密切关系。因而认识并在实际生活中尊重优生学这一综合性科学，对确立及发展优生工作是必要的。而即将为人父母的年轻夫妇，更应对优生的基本概念有所了解，不但为了民族和国家，也是为了了女一生的幸福，要主动和妇产科医生合作，与一切和优生有关的部门合作，让精子和卵子在结合之初便在优生学的指导下孕育成长，使其成为健康聪明的宝宝，为以后的养育奠定良好的基础。

二、为什么要提倡优生

凡是做父母的，谁不希望生一个健康可爱、聪明活泼的小宝宝呢？但有时却是事与愿违。"盼来盼去盼了一个透心凉！"孩子智力低下，先天畸形，或者是伴有遗传性疾病。这样的孩子，不仅本人遭受痛苦，而且给家庭带来极大的不幸，同时也给社会增加了沉重的负担。

调查表明，我国各类残疾人总数约占总人口的5%，仅1987年，全国就有29万以上明显可见的较严重的缺陷儿出世。目前，全国先天性愚型患者可能超过120万；智力和生理上有先天性缺陷的儿童至少有1000万以上；每1000人中就有2~4人患遗传性精神分裂症，而精神分裂症患者的一级亲属中患病率达3.6%；新生儿畸形达2%，个别山区呆小病患率达2%~4%。这些遗传病绝大多数至今还没有满意的治疗方法，如不采取有效的措施，还会遗传给后代，贻害子孙，后患无穷。因此，我们这样一个人口众多的社会主义国家，要早日实现四个现代化，步入世界先进之林，使所有的家庭幸福美满，不但要加强精神文明和物质文明建设，而且要有效地控制人口，积极提倡优生。这样才能使全民族的整体素质得到明显的提高。

三、怎样才能实现优生

1.开展婚前检查和遗传咨询，有效地避免大部分遗传病的延续。

2.选择最佳生育年龄和受孕时机，为胎儿各方面的发育创造人为的"天时""地利"条件。

3.进行早孕指导，做好孕期保健，使胎儿健康地孕育生长。

4.避免有害环境对胎儿的影响。

5.施行有效的胎教手段，积极给予胎儿有益的刺激，在良好的环境中孕育胎儿。

6.加强孕期营养，保持孕妇的良好心境，在愉快轻松的氛围中孕育胎儿。

总而言之，优生涉及的范围很广，

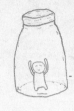

有教育学、心理学、遗传学、妇产科学、社会学和营养学等等，每一个有志于优生的父母，都应潜心研究，努力实践，使你未来的孩子体智双优。

四、婚前检查有哪些好处

1.婚前检查能防患于未然，及早发现男女双方的健康隐患，特别是那些不宜或暂时不宜结婚和生育的疾病。如青年男女患有心脏病、高血压、糖尿病、肝炎、结核病、甲状腺机能亢进等疾病时，如不治愈就结婚，婚后怀孕就会影响下一代的健康。若女方患有心脏病，一旦妊娠，会加重心脏负担，分娩时可以引起心力衰竭，甚至影响胎儿的生长发育，严重的还会危及母子双方的生命。当然，男女双方如果在婚前得了影响婚后生活及子女健康的疾病，应毫无保留地坦诚相告，以免给婚后的生活带来阴影，造成许多不必要的痛苦和烦恼，以致贻害子孙后代。然而，有许多疾病往往是自己所不能认识和觉察的，所以，婚前检查就显得更为重要。

2.婚前检查能极大程度地阻止遗传病的发生，有利于后代的健康和民族健康素质的提高。未婚男女通过婚前检查可以从医生那里得到优生的忠告，确认是否有遗传性疾病和遗传缺陷；是否能结婚生育；是否有遗传病发生的风险以及怎样预防等等。从而有

效地控制某些方面有缺陷的孩子出世，控制和减少遗传病的延续。

婚前检查还能对婚前青年进行必要的性知识教育。如婚后性生活怎样才能和谐美满，婚后不想马上要孩子的青年夫妇，用什么方法避孕更妥善，从事某种特殊职业或服用过某些药品之后怀孕，对胎儿会不会有影响，影响有多大……这些都可以在婚前检查时得到科学的指导。

3.婚前检查有利于婚后生活的美满和谐。有些生理缺陷，不经检查是很难发现的。如男性隐睾症、小睾丸症，女性的卵巢发育不良、先天性阴道闭锁等。若男女双方一方有病，婚后性生活不和谐或影响生育，久而久之必然会影响夫妻感情。通过婚前检查，及时发现这些疾病，可及早得到治疗。即使不能治疗，也可以让双方都有思想准备，以作出妥善的决定。

第二节 怎样才能孕育出聪明宝宝

一、孩子的智力由什么决定

智力也是有一定的遗传基础。我们看到，有较高智商父母的子女往往比较聪明，反之亦然。统计资料表明，双亲智力正常者，其子女73%的智力正常；若双亲为一个智力低下一个智力

正常者，其子女64%的智力正常；双亲均为智力低下时，其子女只有28%的智力正常；双亲一个智力低下一个智力缺陷时，子女只有10%的智力正常；两个智力都有缺陷的父母，其子女只有4%的智力正常。这说明智力与遗传有着密切的关系。

但是，如果仅根据上述数字就认为"龙生龙，凤生凤"，孩子的聪明或愚笨完全是父母给的，那就未免失之偏颇了。在我们周围不乏有这样的例子，有些父母都是高级知识分子，而子女却连中学都只勉强毕业；而有的父母文化程度都比较低，孩子却得到了高等学位。这是因为产生智力的温床是大脑，而大脑的生长发育又受遗传和环境两方面因素的调节控制。

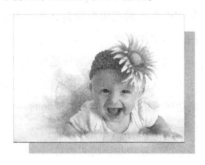

1.只有先天遗传素质较好的孩子，才有可能在后天的培养教育因素的影响下，获得较高的智能。而对那些先天素质较差，例如，有遗传缺陷等问题的孩子，施行同样的教育手段则收效甚微。同样道理，对那些天赋很好的孩子，如不适时进行教育，为其创造良好的生长环境，那么其先天具有的优越条件将随着时光的流逝而消失殆尽。历史上这样的例子并不少见。宋朝有个叫方仲永的神童，5岁即能吟诗作赋，曾名噪一时，但其后一生却很平庸，没有在文坛上留下只言片语。

2.某些有害因素的刺激也会影响胎儿的大脑发育，进而影响智力。比如孕妇在怀孕期间患了某些疾病、受到放射线照射、吸烟、酗酒、服药不当以及营养不良等等。可见，对孩子的智力来说，遗传与环境因素关系密切，缺一不可。我们既不能片面夸大遗传的作用，忽视环境的因素，也不能不顾遗传的影响，一味追求环境因素。只有二者兼顾，相辅相成，才能"外因通过内因而起作用"，使孩子的智能潜力得到最为充分的发挥。

二、先天愚型孩子的产生原因

产房里，不时传出产妇的阵阵呻吟；产房外，即将为人父者焦急地徘徊着，翘首等待宝宝的降临。然而，等待着他们的却是一个十分冷酷的现实：刚出生的孩子不那么对头，只见他眼裂小、眼距宽、鼻梁塌、耳朵小、舌头外伸、指头短粗……不仅如此，医生还告诉他们，这孩子将智力低下，心脏功能缺陷，生活不能自理。这种疾病在医学上叫做"先天愚型"。

"先天愚型"是一种常见的遗传性

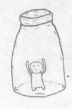

疾病。据估计,目前我国至少有120万人患有此类疾病。它是由于染色体的数目、结构或排列发生错误而引起的。男性患者没有生育能力,女性患者虽能生育,但却会把病遗传给后代。这不仅给自己带来痛苦、给父母带来极大的精神和经济压力,同时也给社会带来很大的负担。值得庆幸的是,怀孕时发生这种染色体错误往往是偶然的,再次受孕发生此病的可能性仅为3%。

先天愚型综合征是常染色体数目异常引起的疾病。染色体分析表明,先天愚型患儿的模型往往为47,XX(XY),+21表示比正常人多了一条第21号染色体(实为22号),此型也叫21三体形。这是由于卵子发生分裂过程中减数分裂发生了不分离,形成染色体异常的卵子,受精后所形成。随着母亲年龄的增大,卵子发生不分离的机会增多,40岁以上的母亲生出先天愚型儿的几率比25~34岁母亲要高10倍以上。

本病的表现呈现一定的临床特殊性,较容易识别:患儿呈特殊的呆滞面容,眼裂小,眼间距宽,眼裂上倾,鼻根低平,颌小,腭狭,口常半开,舌常伸出口外,四肢关节过度屈曲,肌张力低,所以也叫软白痴。指短,小指内弯,其中间指骨发育不良,拇指与第二指之间相距较大。50%左右的患儿有先天性心脏病,其中间隔缺损约占50%。患儿生长迟缓,体力和智力发育均有障碍,坐、立、走都很晚,智力低下,只会说"爸""妈"等单音节语音,缺少抽象思维能力。男儿常有隐睾,无生育能力。患儿易患呼吸道感染等疾病。

三、聪明的父母为什么会生出痴呆儿

小王和小李同是外语学院的高才毕业生,在单位又都是业务尖子。一年前,两口子又是听胎教音乐,又是给胎儿进行运动训练,忙得不亦乐乎。谁知孩子一出生,兜头一盆冷水——盼望已久的孩子竟是一个痴呆儿。

"怎么会呢?别说我们俩,就我们家几辈人和亲属中都没有傻的,怎么会生出个傻儿子呢?"夫妻二人百思不得其解。经人指点,他们去医院做了遗传咨询和细胞遗传学检查,终于弄明白了事情的根蒂。

原来是常染色体隐性遗传基因在作祟。我们已经提到过,隐性遗传是由染色体上的一对等位基因控制的。它不同于显性遗传的是,只有在这一对基因同是隐性致病基因时才表现出症状来。也就是说,父母双方往往都不是患者,甚至其祖辈亲属中也没有同类患者,而只是隐性致病基因携带者。虽然除近亲婚配外,这样的概率很小,但一旦碰上,其子女患病的风险却很大。这正是小王、小李遭遇悲剧的原因所在。

现在,已被人类认识的这类遗传

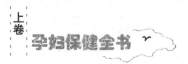

病有1000多种,如先天性聋哑、侏儒等等。对于这些疾病,目前尚没有较好的治疗手段。因此,新婚夫妇及每个家庭都应学习掌握一定的优生学常识,必要时做好遗传咨询,以避免不健康或有缺陷的孩子出生。

第三节 孕前需慎重对待的疾病

一、肺结核病

肺结核病是结核杆菌引起的一种传染病,它主要是通过呼吸道传染,这种病没有遗传性。对于结核病患者尤其是开放性结核病患者来说,发病期不仅有细菌排放,会传染他人,而且病人本身由于体内营养的大量消耗,体能明显下降,只有经过很好的休息,加强营养,及时进行治疗,才能使病情好转。女患者如果婚后怀孕,会使身体许多器官的负担加重,同时出现的早期妊娠反应也会影响病人的营养供应,而且随着腹内胎儿的生长,所需的营养增加,会使母亲变得更加虚弱,抵抗力下降,病情加重。另外治疗结核病的药物还能使胎儿发生畸形,比如先天性耳聋,甚至死胎。因此处于开放期的结核病人不应当怀孕,必须治愈肺结核病后,调理好身体再怀孕。

二、肝炎

择中止妊娠。因为继续妊娠会增加肝脏的负担,使肝炎不易好转,这对孕妇和胎儿都有一些不良影响。对孕妇来说,如果怀孕早期患了肝炎,可使呕吐、厌食等反应加重,增加孕妇的体能消耗;如果是在怀孕晚期患了肝炎,则容易合并妊娠中毒症,严重威胁母子生命;分娩时也可能因为肝炎病人的凝血功能障碍而发生产后大出血。对胎儿来说,由于肝炎病毒可以通过胎盘直接损害胚胎或胎儿,可造成流产、早产、死胎、死产及新生儿窒息等。而且,若在怀孕早期患肝炎,可能会导致胎儿畸形,应加强产前宫内诊断来决定是否引产;如果怀孕晚期患病,应注意防治妊娠中毒症,以免加重肝脏负担。

所以,怀孕前最好做一次彻底的健康检查,确认身体没有肝炎后方可怀孕。

三、糖尿病

糖尿病病人在病情较重或病情不能控制时不宜生孩子。因为糖尿病对孕妇和胎儿以及妊娠对糖尿病均有复杂的相互影响。糖尿病在妊娠时容易合并尿路感染、羊水过多和妊娠毒血症,甚至诱发酮症酸中毒。对在妊娠时才出现或已患的妊娠期糖尿病人,在

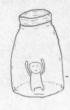
整个妊娠期都需要对孕妇的血糖水平和胎儿的生长、发育、成熟情况进行密切预防监护，并给予饮食治疗，控制好血糖水平。若饮食治疗不能控制血糖水平，对绝大多数病人都应采用胰岛素来治疗，不宜选用口服降糖药治疗，因为这会对胎儿造成不良影响，在妊娠32~36周时宜住院治疗直到分娩。

四、高血压

患有高血压的妇女在怀孕后血压可能升高较多，这种高血压妇女很易得合并妊毒症，且症状较重，因此，应该注意定期测血压、产前检查并进行积极治疗。

患高血压的妇女在怀孕5~6个月后，如果血压只是比原来增高30/15mmHg，在医生指导下合理使用降压药，是可以继续怀孕的。其中绝大多数孕妇在胎儿出生后血压很快恢复正常，而且对孕妇和胎儿不会产生很大的影响。如果同时出现下肢水肿、蛋白尿、血压顽固不降，一般要住院治疗，听从医生决定继续怀孕还是中止妊娠。

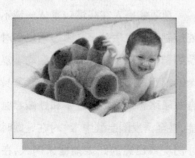

有的孕妇血压高是由肾脏疾病、内分泌疾病等引起的，这种高血压，随着原有疾病的治愈，血压可恢复正常。因此，这种患者应首先积极治疗原发病，然后再考虑怀孕问题。如果原发病在短期内无法治愈，那也要使身体维持在最好状态时怀孕。

特发性高血压妇女如果怀孕会使循环系统增加不少负担，可导致孕妇出现脑溢血、心力衰竭等症状，且早产、死胎、妊毒症、胎盘早剥亦多见。只有在年轻并且血压可控制在正常范围内时才可考虑怀孕，否则不能妊娠。

五、贫血

贫血是指血液中红血球的数量或红血球中血红蛋白的含量不足。孕妇如果贫血，不仅自身会受到影响，而且还会影响到胎儿的健康发育。所以，孕妇一旦患上贫血，必须尽早治疗。

怀孕中的妇女容易贫血。这是因为胎儿发育需要吸收大量的氧和铁质的缘故。也有人一开始怀孕就贫血，那是因为她们在怀孕之前就已经贫血了。

贫血的人即使处在平常的状态下，气色也不太好，而且容易疲劳，甚至身体稍微摇摆一下，就会产生心悸的现象。怀孕又贫血的人，特别容易罹患妊娠中毒症，因此贫血的孕妇必须注意自己的健康状况。如果不幸患了妊娠中毒症，母亲和胎儿均会受到不良影响。

一方面，妊娠中毒症会造成母体生产时的宫缩微弱，使得生产时间拖长，出血量增多，容易昏厥，并且产后母体的恢复也较缓慢。

另一方面，胎儿也会因为氧气不足而发育不良，出生后1至2个月，还会产生贫血的现象。

因此，孕妇在怀孕初期就应检查有无贫血的现象，到了怀孕中期仍须再检查一次。假如不幸患有贫血，就必须依照医生的指示，服用铁剂或其他药品。

"药补不如食补"，在食物方面孕妇应该多摄取蛋白质和铁质多的食品，如：蛋类、大豆、豆腐、动物的内脏、绿色蔬菜和文蛤、蚬等贝类以及鲣鱼等。

六、心脏病

轻度心脏病女子婚后是可以生育的，不过最好能在妇产科大夫和内科大夫的指导下怀孕，并且整个妊娠期间要定期检查，及时治疗可能发生的并发症，还要注意休息和营养，特别在临产前一个月应卧床休息，不宜运动；心功能一、二级者，可妊娠，但应密切观察，防止发生心力衰竭。

冠心病二尖瓣狭窄者必须先进行矫治，待心脏功能恢复正常后再怀孕；药物不能控制心功到一级或二级者，应手术后再怀孕，以免发生心力衰竭。

二尖瓣闭锁不全者肺水肿少见，心功好可产后再手术，但整个孕期中应加强休息。

先天性心脏病，轻症心功好者可怀孕。重症需矫治后视心功而定，一般心功在二级以下方可怀孕。

七、肾病

肾炎是一种比较常见的疾病，主要表现有尿蛋白、水肿、高血压等症状与不同程度的肾功能障碍。患者怀孕以后，会使肾脏的负担加重，上述症状很易出现且病情加重，使患者无精打采、全身乏力、腰酸、头痛、眩晕、视力障碍、食欲差，严重时还会引起慢性肾功能衰竭、尿毒症，严重危害孕妇的身体健康。孕妇患有肾炎对腹内胎儿也有不利的影响，因为胎盘毛细血管发生变化，使母亲供给胎儿的血液和营养物质不能满足胎儿正常发育的需要，同时胎儿体内代谢的一些有毒产物也无法及时排泄，使胎儿死亡率高达50%，并且早产儿多，出生后小儿生命力也很弱。

八、各种性病

1.梅毒

梅毒是由苍白螺旋体主要通过性

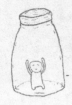

接触而传染的一种慢性传染病，其症状与体征较复杂并反复时隐时现。梅毒可分为先天胎得性梅毒和后天获得性梅毒两种，前者是由母体内的梅毒螺旋体通过胎盘殃及胎儿而引起的一种性病，后者多由不洁性交引起。后天显性梅毒可分为一、二、三期梅毒。

患有梅毒的妇女应避免或中止妊娠，这是因为：

(1)梅毒破坏性强，对妊娠影响很大，常导致流产、早产、死胎、死产或分娩梅毒婴儿。

(2)梅毒孕妇可通过胎盘使胎儿感染。未经治疗的早期潜伏梅毒的母亲，可将梅毒胎传给40%的婴儿，且婴儿的死亡率高。即使未死亡，除皮肤黏膜和骨骼病变外，以后还常有发育不良、智力障碍、视力和听力受损以及留下有损美容的永久性标记的可能，也可发生神经梅毒和心血管梅毒。总之，梅毒婴儿不死即残，这真是一个可怕的疾病，对后代的影响远比其他性病严重。故不宜妊娠。

(3)患梅毒的母亲一旦怀孕，将影响病情，如有心血管梅毒者，将加重心脏负担。

医治梅毒有特效药，即青霉素，妇女一定要彻底治愈梅毒才可怀孕。

2.淋病

淋病是由淋球菌通过性接触而传染的一种性病。成年人患淋病，主要通过不洁性交而传染，一次不洁性交的感染率达60%~90%。孕妇一旦患有淋病，会由母体产道分泌物传给新生儿，出现新生儿淋病性眼结膜炎。患此病的新生儿在出生后两三天会出现眼睑红肿，有大量黏稠脓性分泌物等症状。

因此，患有淋病的妇女，应速去治疗，其配偶也应一同治疗，以防交叉感染，待夫妻两人都治愈后再怀孕。

3.尖锐湿疣

尖锐湿疣是由人类乳头瘤病毒感染而引起生殖器或肛门周围的菜花状、乳头状赘生物。主要表现为在患者外生殖器及其周围皮肤、黏膜或皮肤黏膜交界部产生柔软、粉红色的乳突瘤状的增生，多数通过不洁性交引起。部分感染本病毒的孕妇，可通过自然分娩，经产道而传染给婴儿。故患本病妇女不宜怀孕。

近年发现本病与某些恶性肿瘤的发生有某些内在联系。生长在阴道、阴茎及肛门周围的尖锐湿疣，个别可能变为癌，这种转变约需5~40年时间。因此，患本病的妇女应尽早治疗，避免在病情恶化时必须进行的外阴彻底切除术。

第七章 有关人工授精的知识

第一节 什么是人工授精及其过程

一、人工授精的道理

经由性交而射精，男性的精液由阴道进入子宫内称为自然受精。将采取的精液作筛检处理后注入子宫内则称为人工授精。

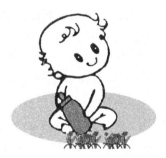

不论自然受精或人工授精，精液都要进入子宫内。人工授精有两种方式。

一种是将丈夫的精液以人工的方式注入妻子子宫内的配偶间人工授精；另一种是将丈夫以外的男性精液注入妻子子宫内的非配偶间人工授精。

利用人工授精的方式妊娠，人们的最大不安就是可能生下畸形儿。

日本某医院妇产科以不孕症患者为对象，分析了非配偶间人工授精资料9000例，发现比起自然受孕来，发生畸形儿的几率体形却比较少。

人工授精与自然受精的差别，在于前者在授精时采取人工的手段，因此在采取精液以及授精的过程中，如果某一个环节没把握好，比如采取的精液被污染，则后果不堪设想。除此之外，二者没什么区别，其受精原理是相同的——精虫被保送一段路，直接进入子宫后，仍然需靠自己的力量游到输卵管，与卵子在自然状态下受精。因此，将人工授精视为畸形儿发生的原因是不合理的。

二、人工授精的过程

也许大家会觉得利用人工授精是很特别的方法，不过在操作上并不困难，对患者也不会造成很大的负担。大

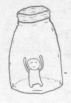

部分人在结束时才惊讶地说道："就这样而已吗？"

为了生男生女而实施人工授精的人，都是过去有过生产经验，而利用一般的生男生女法却一直无法妊娠的人，所以不必像不孕症患者般必须进行详细的检查。

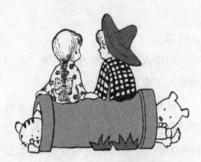

人工授精与自然受精同样需要女性将体能调整好，持续测量基础体温，确认自己的排卵日。找出排卵日后，到了受精的时期，为了确保更有元气的精子，必须抑制平常的性交。原则上在最后月经刚过后只能进行一次性交，三天后再性交一次，其他的日子必须禁欲，等待排卵日到来。

人工授精的进行顺序及注意事项：

1.排卵日当天，女性的身体保持清洁，前往医院。丈夫的精液可以在家中采集带往医院，若没有事先采集，丈夫也要一同前往医院。

2.丈夫的精液未采集时，就要在医院采集。

3.采集了丈夫的精液后，妻子和接受妊娠时的定期检查一样，仰躺在内诊台上。

4.医生使用内诊用的器具扩大阴道。然后用人工授精注射器吸取事先采集好的精液，由子宫颈管慢慢地将精液注入子宫内（目前医院在进行人工授精时，会先采取一系列方法，再注入子宫，以减少感染及子宫抽痛的副作用，很少有人直接将精液注入子宫）。

以上就是人工授精的顺序，精液注入子宫内只需两三分钟，不会有明显的痛感。

三、人工授精后的注意事项

人工授精在两三分钟内就会结束，这时如果立刻离开诊台，则好不容易注入的精液就会从阴道流出。

因此，人工授精结束后，女性要紧闭双膝，稍微抬高腿部，并在这种状态下静躺十几分钟（目前人工授精的精液，经洗涤浓缩成0.3毫升左右后，才注入子宫深处，流出的机会不多，不需久躺），就可直接回家。回家后不必躺在床上，可和平常一样做家事。

但是，当天一定要避免跑跳等剧烈运动。当天可进行淋浴，但不可以泡在浴缸里洗澡。

第二节 精液的采集

一、如何采集精液

精液的采集，可以利用手淫的方式。采集时为避免细菌污染，要洗净双手及阴茎，保持清洁再进行手淫。

在医院采集时，丈夫往往因为紧张而无法射精，或是量很少，因此往往要妻子帮忙，这时女性也要洗净双手。

此外，丈夫独自用手淫采集的精液，不如在妻子的协助下，使丈夫感觉兴奋时采集的精液质量高。这是因为，到达高潮后射精的精液质量较佳，量也较多，进行人工授精时，最好使用这种精液。所以，夫妻要互助合作，才能取得大量有元气的精液。

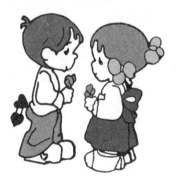

进行人工授精时，采取精液后在两小时以内注入子宫内都有效。医院和家里的距离如果在一小时里程以内时，可在家里采集精液。

事先从医院处领取采集瓶，将精液放入其中。将瓶子夹在妻子的胸罩间带往医院。这是因为精液必须保持在男性体内时同样的温度。

由家里到医院如果要花很长时间，则夫妻应一起前往医院。

二、不孕症的原因有哪些

女性不孕症有以下原因：

1.卵巢功能异常

没有月经，或有月经却无排卵。若是这种情况，就要立刻到产科医生处接受治疗。

2.输卵管异常

输卵管阻塞或狭窄会阻碍精子的进入，而无法妊娠。造成输卵管异常的原因是输卵管炎、子宫内膜炎、腹膜炎、子宫内膜异位症以及腹部手术后的粘连、人工堕胎的后遗症等。

3.子宫异常

由于黄体荷尔蒙异常和子宫肌瘤等原因，受精卵无法着床。

4.子宫颈管黏液异常

到了排卵时期，具有使精子容易进入阴道作用的颈管黏液，由于荷尔蒙的异常等，反而阻碍了精子进入。

5.阴道异常

由于阴道炎的原因，分泌物阻碍了精子的进入。

6.其他

糖尿病或药物中毒等全身性障

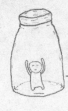

碍，或心理疾病造成荷尔蒙平衡失调等。

男性不孕症有以下原因：

1.精液、精子的异常

(1)精液量较少。正常情况下一次射精至少需有2毫升的精液。

(2)精子的数目较少。1毫升精液中，如果精子数在2000万个以下时，则妊娠的可能性较小。此外，还有完全没有精子存在的"无精子症"。

(3)精子的活动率较低。采取精液1小时后70%,4小时后40%~60%的精子能够活泼地活动，则能够妊娠。否则，很难妊娠。

(4)畸形的精子较多。没有受精能力的畸形精子如果占全体精子的20%~30%以上时，就很难妊娠。

2.输精管障碍

精子本身没有异常，但是输精管有缺陷，精子无法通过。

3.发高烧

男性在青春期和成人后如果罹患发高烧的疾病，其后遗症可能会导致不孕症。包括腮腺炎或肺结核等。

此外，酒精、尼古丁、药物中毒以及照射X光、压力等都可能是不孕的原因。

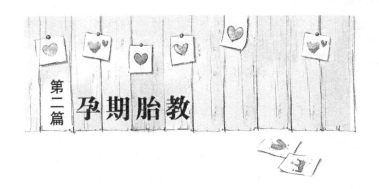

第二篇 孕期胎教

第一章 影响胎儿成长的因素

第一节 孕妇的修养对胎儿的影响

一、为什么怀孕要做好心理准备

在您怀着喜悦的心情接受怀孕这一事实后，您是否已经做好了充分的心理准备？在长达266天的孕期生活中您的生理及心理上都将发生很大的变化，而这些您又都从未经历过。因此您除了做好各种物质准备外，在心理上也应做好相应的准备。事实证明，有心理准备的孕妇与没有心理准备的孕妇相比，前者的孕期生活要顺利、从容得多。

您必须懂得，怀孕意味着责任，这是您作为一名女性最重要的时刻，未来孩子的养育和责任从现在开始就交给您了。您从事的是一项伟大的创造人类的工程，这是一件多么神圣和愉悦的事情。虽然，您的身体将发生很大的变化，您精神上和体力上也会有很大的消耗，会出现许多麻烦，令您不适，令您烦恼，但是如果您充满了信心和自豪，并用积极的态度去战胜困难，排除烦恼，那么您会很快地适应身体的变化，减轻不适的感觉。您将怀着满心的喜悦盼望和等待您的孩子，不遗余力地奉献出您的精力、创造力和生活的一大部分，创造丰富的物质基础和优美的胎教环境，让这个幼小的新生命健康成长。

如果是这样的话，您的孕期生活一定是轻松愉快的，您的胎儿一定是健康的，您的家庭也一定是幸福安宁的。

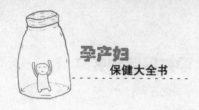
二、怎样培养胎儿的性格

1.言为心声

胎儿就像一株小树，多么希望能在春风的抚慰下茁壮成长。也许年轻

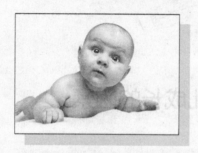

夫妻会说孩子是不会听见我们说话的，但要知道言为心声，优美的语言是花朵，会给你的心田增添春色。只有温柔美丽的春天，才会带来秋天的收获。

2.培养精神

一个人的精神、性格或气质的产生和发展，是在懂语言前这一段时期就开始了的，所以必须从出生前开始养育孩子的身心健康。

本来，性格等一直被认为是天生的，但是，由于临界期比较早，当周围人意识到婴儿的性格和品德时，早已失去了时机，再不容易改变它了。个人的素质和性情，一直被看做是天生的，这并非不可思议。例如，上学以后，无论怎样说"对弱者应该温和""必须体谅对方"，想让孩子理解这些问题，但是，这种教育往往无法顺利进行。因为

在利用言语进行教育之前，要从不懂语言的时候开始反复进行教育。这种精神方面的教育，要在孩子掌握各种知识之前来进行，同时要在这一时期更加牢固地学完它。

谈起培养精神问题，令人觉得似乎是个非常困难的问题。但，决不是特别高深和困难的。出生后的首次爱抚，吃奶时安详地相互凝视，母亲逗婴儿发出的笑声，婴儿发声对母亲作出回答母亲和婴儿的这种相互交往形成母子之间的纽带，是这一时期最重要的东西。我们必须把有效的早期教育作为另外问题来考虑，进一步挖掘人的潜力。

3.心情舒畅

对胎儿心理影响最大的，莫过于孕妇的心情郁闷和不良情绪；孕妇悲伤、忧虑、抑郁等不良心境持久，大怒、过喜、骤惊等强烈刺激，都对胎儿不利。例如，孕妇焦虑不安，惊恐不安，可引起胎儿缺乏安全感，易形成不稳定的性格和脾气。

当然，孕妇节制不良情绪，并不是强行控制自己，忍气吞声，而是有意识培养自己宽广的胸怀、坦然的态度、愉快的心境、稳定的情绪；同时努力创造一个良好的环境，如家庭和谐、与人和谐相处、使室内整洁雅观等，经常到空气清新、风景秀丽的地方游览，多听听悦耳动听的音乐，以调节情趣。这样不仅可使孕妇心情舒畅，气机调顺，而且

还可以培养胎儿性情温和。

三、孕妇自身修养对胎儿有什么影响

胎儿是由母亲孕育出来的。孕妇与胎儿不仅血肉相连，而且在心理上也有着微妙的天然联系，孕妇的一言一行、一举一动都对胎儿产生潜移默化的影响。在我国古代就十分重视并强调孕妇的个人修养，主张"自妊娠之后，则需要行坐端严，性情和悦""常处静室，多听美言，令人诵读诗书，陈说礼乐，耳不闻非言，目不观恶事""如此则生男女福寿敦厚，忠孝贤明，不然则生男女鄙贱不寿而愚顽"。也就是说，酗酒、嗜烟、爱搬弄是非、没有修养的妇女，是不会孕育出智力超群、身心健康的孩子的。不难想象，一个具有良好文化修养和生活情趣、不怕困难、乐观生活的女性与一个经常出入赌场、酒会，看黄色书画，听震耳欲聋的摇滚乐，喝令人咋舌的烈酒的女性孕育出的胎儿，必然会有很大的差别。因此，为了更好地承担胎教的重任，使孕育中的胎儿充分感受到美的呼唤，每一个孕妇都应从自己做起，从现在做起，努力提高自身修养。

1.提高自身素质

基点是自尊、自爱、自信、自强。也就是说在心理上要相信自己的力量，勇于战胜自己；在人格上要尊重自己，

保护自己的尊严；在事业上要有志气，奋发向上，有所作为。

2.加强文化修养

文化修养给人以内心世界的美，是人生的无价之宝。可有计划地阅读一些有益于身心的文学作品、知识读物以及人物传记，品评一些精美的摄影、绘画作品，欣赏一些优美的音乐等等，以获得知识的源泉。

3.培养健康的生活情趣

充实自身的精神生活，热爱大自然，热爱人生。

4.建立良好的习惯

这是良好的精神修养的外在形式，要从一点一滴的小节做起，如服饰要整洁、言谈要文雅、声调要柔和、举止要端庄等等。

此外，孕妇在学识、礼仪、审美、情操等方面，对胎儿均有某种程度上的影响，尤其在妊娠后期，胎儿已具备了听觉、感知能力，并能作出一定的反应，因而孕期加强情操言行修养，实属必要。

如果孕妇的文化知识多一点，语文修养高一点，多看一些优秀的文学作品，便会从中吸取无尽的营养，充实、丰富、美化自己的语言。用诗一般的语言，童话一般的境界，向腹中的宝宝描述祖国的伟大，人间的真、善、美，进而激发他的生长，培养他的美感，使他出生后更加聪明，更加可爱。

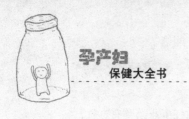
四、孕期读哪方面的书好

书是知识的源泉，是孕妇文化修养的基础，也是胎教必不可少的精神食粮。孕妇担负着孕育培养胎儿的重任，更应注意从书籍中吸取精神营养，获得知识和智力的启示。那么，孕妇适宜阅读哪些方面的书刊呢？

从胎教的角度出发，孕妇宜选择阅读一些趣味高雅、给人启迪、使人精神振奋、有益于身心健康的书籍。因为读一本好书、看一篇好的文章，无异于在精神上获得一次美的净化，使人心情开朗，精神振奋，耳目一新。同时，对深居腹中的胎儿也起到潜移默化的渗透作用。而那些单纯为了吊人胃口的庸俗小报，惊险离奇的凶杀、武打读物以及下流卑俗的黄色书刊，则像是精神上的噪音，使读者心理感到压抑、紧张、卑劣，处于一种不良的情绪状态中，显然，对于胎儿的身心发育是极为不利的。因此，孕妇的阅读内容宜选择那些名人的传记、名言，优美的抒情散文，著名的诗歌、游记，有趣的童话故事，艺术价值高的美术作品以及有关的胎教、家教、育婴知识等书报杂志，从中获得知识和力量。

五、为什么孕妇的求知欲会影响到胎儿

怀孕后，许多孕妇往往容易发懒，什么也不想干，什么也不愿想。于是有人认为，这是孕妇的特征，随它去好了。殊不知，这正是胎教过程中的一大忌。

胎儿能够感知母亲的思想。如果怀孕的母亲既不思考也不学习，胎儿也会深受感染，变得懒惰起来。显然，这对于胎儿的大脑发育是极为不利的。而倘若母亲始终保持着旺盛的求知欲，则可使胎儿不断接受刺激，促进大脑神经和细胞的发育。因此，怀孕的母亲要从自己做起，勤于动脑，勇于探索，在工作上积极进取，努力创造出第一流的成绩。在生活中注意观察，把自己看到、听到的事物通过视觉和听觉传递给胎儿。要拥有浓厚的生活情趣，凡事都要问个为什么，不断探索新的问题，对于不理解的问题可以到图书馆查阅资料或请教有关专家，弄清根源。总之，孕妇要始终保持强烈的求知欲和进取心，充分调动自己的思维活动，使胎儿受到良好的教育。

六、夫妻感情对胎儿会有什么影响

情绪心理通过三条途径影响人体的内环境：

1.大脑至下丘脑

大脑的信号传至下丘脑，下丘脑主管分泌性激素，直接影响精子和卵子发育，也包括性器官发育。

2.肾上腺

肾上腺髓质是内分泌器官,分泌肾上腺素和去甲肾上腺素,与人的代谢有关。

3.神经介质

是从中脑、脑干产生的,对全身许多功能都有影响。因此,男女双方从婚前到婚后乃至受孕,都应注意心理卫生。同房前半个月的心理状态对卵子都有一定影响。所以,两性媾合,应在情绪最饱满的时候受孕,则以双方都达到性高潮时为好;孕期,在母亲的视觉和脑海里应该充满美好的景象,夫妻双方相互爱慕,争取达到最佳心理状态。这对优生一定会有极大的好处。

感情融洽是幸福家庭的一个重要条件,同时也是优生和胎教的重要因素。在幸福和谐的家庭中,受精卵会得到良好的生长环境,健康顺利地成长,生下的孩子往往健康聪明。反之,夫妻感情不和睦,彼此间长期的精神刺激,过度的紧张、忧愁、抑郁,则会使大脑皮层的高级神经中枢活动受到障碍,引起一些疾病,并直接影响胎儿。现已证实,母腹中的胎儿对来自外界的刺激是有反应的,孕妇所感觉的事物都可影响胎儿。在怀孕早期,夫妻之间经常争吵,孕妇情绪极度不安时,可引起胎儿兔唇、腭裂等畸形。在怀孕晚期,如果夫妻感情不和,精神状态不好,则可增加胎动次数,影响胎儿的身心发育,而且出生后往往烦躁不安,哭闹不止,睡眠差,消化功能不好,严重时甚至危及孩子的生命。

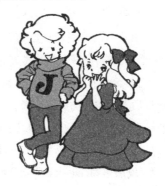

因此,妊娠期间,丈夫应承担更多的责任,处理好夫妻之间的一些矛盾,与妻子共同分担所承受的压力。夫妻双方应互相尊重,互相理解,耐心倾听对方的意见,理智地、心平气和地对待彼此间的分歧,以极大的爱心共同关爱母腹中的小生命,注视着胎儿的每一次蠕动,探寻胎儿的每一点进步。

七、孕妇的情绪变化对胎儿有哪些影响

孕妇的情绪与胎儿的发育有着极其密切的关系。在长达266天的宫内生活中,胎儿一方面通过胎盘和脐带从母体摄取营养,排泄废物;另一方面又通过胎盘和脐带与母体进行情感沟通。这是因为:母体与胎儿的神经系统之间虽然没有什么直接的联系,但当母体情绪变化时,能激起其植物神经系统的活动,于是由神经系统控制的

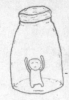

内分泌腺就会分泌出多种多样的激素。这些激素又可以经过血液循环进入胎盘,使胎盘的血液成分发生变化,从而刺激胎儿的活动。

如果孕妇情绪长期过度紧张,如发怒、恐惧、痛苦、惊吓、忧虑或严重刺激等,将对胎儿下丘脑造成不良影响,致使日后患精神病的概率比较大。即使能够幸免,往往出现低体重儿,此类婴儿好动,情绪欠佳,易哭闹,消化功能紊乱,发病率高。此外孕早期孕妇情绪的过度不安,可致胚胎发育不良,导致流产,并可引起胎儿唇裂及腭裂等畸形。在妊娠中晚期会引起胎儿心率增快或减慢,胎动增加,导致胎儿出生后体重低,心脏有缺陷,身体功能失调;还可造成难产及胎盘剥脱,子宫出血,甚至导致胎儿死亡。据报道,长期处于情绪焦虑不安中的母亲所生的孩子往往躁动不安,易哭闹,不爱睡觉,这样的孩子长大后往往对环境适应不良。

胎内教育的第一步,与母亲的心情有很大的关系,可以说孕妇的精神状态和情绪的变化与胎儿息息相关。因此,为了孩子的身心健康,您务必以对腹内胎儿的博大爱心,加强自身修养,学会自我心理调节,善于控制和缓解不健康的情绪,始终保持稳定、乐观、良好的心境,使您的胎儿能够健康地成长。

第二节 家庭成员在胎教中应起的作用

一、是什么因素影响胎儿的性格

人的性格是在其社会实践过程中逐步形成的。然而"人之初"的心理体验为日后的性格形成打下了基础。母

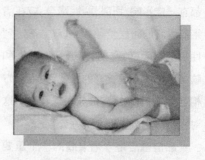

亲的子宫是胎儿的第一个环境,小生命在这个环境里的感受将直接影响到胎儿性格的形成和发展,如果这里充满和谐、温暖、慈爱的气氛,那么胎儿幼小的心灵将受到同化,意识到等待自己的那个世界是美好的,进而逐步形成了热爱生活、果断自信、活泼外向等优良性格的基础。反之,倘若夫妻生活不和谐,不美满,甚至充满了敌意和怨恨,或者是母亲不欢迎这个孩子,从心理上排斥、厌烦,那么胎儿就会痛苦地体验到周围这种冷漠、仇视的氛围,随之形成孤寂、自卑、多疑、怯弱、内向等性格的基础。显然,这对胎儿的未来会产生不利影响。

因此，未来的父母应把握这一特点，为孩子一生的幸福着想，从现在起，尽力为腹内的小生命创造一个充满温暖、慈爱、优美的生活环境，使胎儿拥有一个健康美好的精神世界，使其良好性格的形成有一个好的开端。

二、为什么说母爱是胎教的基础

母爱对于胎儿来说更是至关重要的。我们知道，是母亲以极大的爱，用自己的身体和血液孕育了胎儿。在266天的等待过程中，母亲倾听着胎儿的蠕动，关注着胎儿的成长，祈求着胎儿的平安，并积极地把爱付诸行动，用自己的心血精心周到地疼爱、照料着腹中的生命：增加营养，锻炼身体，避免有害因素的刺激，创造良好的孕育环境，施行胎教，最后又忍受着痛苦的煎熬把胎儿降生到了人世间。

在整个孕育过程中，母亲的情感逐步得到爱的升华，产生出一种对胎儿健康成长极为重要的母子亲情。正是这种感情，使意识萌发中的胎儿捕捉到爱的信息，并转入胎教机制，为形成热爱生活、乐观向上的优良性格打下基础。

令人遗憾的是，在当今这个物质文明比较发达的世界里，有些年轻女性习惯以自我为中心，把胎儿作为自己的附属品，缺乏正确和足够的母爱。因此，这样的母亲往往接收不到来自腹内胎儿的信息，错过了与胎儿之间情感交流的难得时机。显然，这样的母亲是不可能孕育出一个具有爱心的孩子的。

因此，每一个未来的母亲都应充分认识神秘的大自然交给自己的使命，在妊娠每一天的活动中，倾注博大的母爱，仔细捕捉来自胎儿的每一个信息，母子之间进行着亲切友好的交流，以一颗充满母爱的心，浇灌萌芽中的小生命。这就是我们所希望的胎教基础。

三、怎样做好胎教的主角

众所周知，胎儿是由母亲孕育的，母体既是胎儿赖以生存的物质基础，又是胎教的主体。一方面，母体为胎儿的生长发育提供了一切必要的条件，母亲的身体素质和营养状况直接关系到胎儿的体质健康；另一方面，母亲的文化修养、心理卫生情况又不可避免地在胎儿幼小的心灵中打下深深的烙印，对孩子的精神世界产生不可低估的影响。因此，孩子生命中第一任老师的重要角色责无旁贷地落在母亲的身上。

一般情况下，从发现自己的腹内已经萌芽出一个小生命时起，多数未来的母亲便意识到保护和培养这一幼小生命的责任感和使命感，她努力捕捉来自子宫内的任何一点细小的信号，自然而然地开始了和小生命的"对

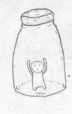
话"，进行着亲切而又温暖的交流。当然，对于每一位母亲的家庭环境、文化素养、道德修养、对胎教的认识与付出的时间和精力以及投注的爱心等方面的差异，造成了胎教的不同结局。因此，每一位即将做母亲的人都应充分认识自己所肩负的责任，增强体质，加强修养，很好地进入"主角"的角色，为孩子的超早期教育作出贡献。

说到这里，也许有些孕妇会因为自己的文化水平不高等因素感到气馁，对胎教缺乏信心。其实，在胎教过程中最为关键的莫过于母亲的爱心。只要您把培养孩子作为生活的中心，付出一切可能的精力和时间，倾注您全部的爱心，那么您未来的孩子就一定会令人满意。我想，这一点要求算不上苛刻，只要愿意，每一个母亲都是能够做到的。

四、父亲在胎教中应起什么作用

如果说未来的母亲是胎教的主角，那么未来的父亲就是胎教中母亲的第一助手。在整个胎教过程中，他与母亲心心相印，互唱互随，占据了举足轻重的位置。

首先，他和母亲一道精心选定了受孕的最佳时机，并以其最佳状态参与了造就新生命的全部过程，奠定了胎教的基础；之后，他又在制造有益的胎教氛围、创造良好的胎教环境以及调节孕妇的胎教情绪等方面发挥重要的作用。

更为重要的是，未来的父亲在与胎儿对话、给胎儿唱歌、训练胎儿运动等胎教手段的实施过程中，将发挥无可比拟的作用。也许是因为男性特有的低沉、宽厚、粗犷的嗓音更适合胎儿的听觉功能，所以每当这种声音出现时，胎儿都表现出积极的反应。关于这一点，我们不得不承认，母亲是无法取代的。父亲在对话过程中得到了感情的升华，充分体察到身为人父的责任，对做母亲的心理也是一种极大的安慰和鼓励。而且，对创造良好的胎教气氛也具有积极的作用。因此，我们希望每一个未来的父亲都应充分意识自己的责任，及时准确地进入角色，用博大深厚的父爱滋润、培育母腹中那个幼小的新生命。

五、家庭其他成员在胎教中应起什么作用

目前我们国家提倡一对夫妇只生一个孩子。因此，一些老人，尤其是爷爷、奶奶往往希望生一个"虎虎势势"的小孙子，而不想要孙女。这样，就给孕妇带来了一定的精神压力，甚至造成心理障碍，以致影响母腹中胎儿的发育。

还有一些老人，往往是孕妇的母亲或婆婆，总是滔滔不绝地介绍自己

当年的亲自感受和经验。当然,这样做不无裨益,但是,其中也有不少夸大之词,甚至把一切说得困难而又痛苦。这对于孕妇来说无疑是一种不良刺激,甚至使她产生条件反射,从而导致一场痛苦而又沉闷的妊娠和分娩,这同样会给胎儿造成极为不利的影响。

此外,还有一些老年人,对怀孕的媳妇不以为然,动辄"我们那时候"如何如何,言下之意就是眼下的媳妇太娇气。这对于孕妇来说也是一种不良刺激,往往给孕妇原本就烦躁不安的情绪火上浇油,甚至发生口角,进而殃及胎儿。

因此,在孕妇怀孕期间,家庭所有成员都应给予热情的帮助和充分的体谅,不要给孕妇造成压力,也不要给她"瞎参谋",更不要随意指责,而应共同努力在孕妇周围造成一个宽松的生活环境,使胎儿在祥和的气氛中健康地成长。这就是积极参与胎教,为胎教作贡献。

六、母子应怎样进行生理、行为、情感的沟通

1.生理沟通

胎儿是由母亲孕育的,因此母亲与胎儿血肉相连,息息相关。他们之间最早发生的沟通莫过于生理信息的传递。

首先,胎儿的存在促进了母体分泌,维持妊娠所需要的激素,并使母体产生孕育胎儿所必需的生理上的变化,如子宫增大、变软,乳腺增殖,乳房增大,基础代谢加快,激素活动增加以及全身各器官的生理功能增强等等,胎盘分泌的一系列激素可以维持妊娠的进行。总而言之,胎儿在积极地促使身体分泌一些物质,协助母亲维持自己的生命。就是说胎儿已经能够对自己的生命施加一定的影响。

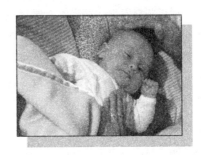

另一方面,母体也在积极地向胎儿传递生理信息,如母亲遭受不安时分泌出来的激素使血液中化学成分发生变化,从而通过胎盘对胎儿的生长发育产生影响。当母亲有嗜烟、酗酒、滥用药物、暴饮暴食以及遭受外伤等情况时,可使胎儿的生长环境发生有害的变化,进而使胎儿产生恐惧的心理,表现为胎动异常、心动过速等。

就这样,从胎儿到母亲,又从母亲到胎儿,彼此间完全对等地传递着生理信息,相互影响,相互作用。例如,当一个母亲生活在极为恶劣的环境中时,身体分泌的有害激素通过生理途

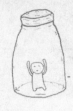

径传递给胎儿，而胎儿接收到这种有害的信息后，则又反过来停止促进母体分泌维持妊娠所必需的激素，进而使胎儿发生身心障碍，严重者甚至停止生命。

2.行为沟通

行为也是一种语言，是一种不说话的语言。由于胎儿尚不具备语言表达的能力，所以发生在母亲与胎儿之间的这种行为信息的传递就显得十分重要。

通过观察发现，每当胎儿感到不适、不安或意识到危险临近时，就会拳打脚踢向母亲报警。据报道，一位妊娠7个月的孕妇突然感到腹中的胎儿猛烈地冲撞自己，并且持续时间较长。经医生诊断，结果是前置胎盘。这是一种很可能导致胎盘与子宫分离，引起大出血的妊娠。可见，胎儿已感到即将降临的危险，于是不得不竭尽全力通知他的母亲。另一方面当孕妇因重体力劳动、大运动量活动、长途跋涉以及繁重的家务等引起极度疲劳，或者因种种原因造成巨大的烦恼、气愤和不安时，也会自然而然地传递胎儿，使胎

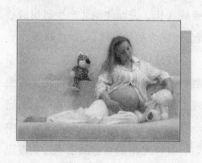

儿得到母亲行为的暗示，从而波及胎儿的健康和发育，严重时甚至使胎儿感到无法忍受而发生流产、死产等意外情况。因此，未来的母亲应重视孕期保健，注意分析来自胎儿的行为信息，以保证胎儿健康成长。

3.情感沟通

大量的研究结果表明，早在胎儿时期，母子之间不但有血脉相连的关系，而且还具有心灵情感相通的关系。母亲与胎儿分别通过不同的途径彼此传递情感信息。

首先，胎儿能够通过母亲的梦，向母亲传递信息。看上去这种说法似乎荒诞可笑，但是在大量的医学文献中都曾记载过孕妇的梦成为事实的例子。其实这并不奇怪，因为孕妇的梦恰恰是她在清醒状态下的情绪和思维的反应。所谓"日有所思，夜有所梦"就是这个道理。

同样，母亲的情感诸如怜爱胎儿、欢迎胎儿以及恐惧、不安等信息也将通过有关途径传递给胎儿，进而发生潜移默化的影响。比如说，当母亲在绿树成荫的小路上散步，心情愉快舒畅时，这种信息便很快地传递给胎儿，使他体察到母亲恬静的心情，随之安静下来。而正当母亲盛怒之时，胎儿则迅速捕捉到来自母亲的情感信息，变得躁动不安。据报道，一些毫无医学原因的自然流产正是由于母亲极度恐惧和

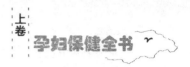

不安造成的。

据国外医学报道，有一个出生不久的婴儿始终拒绝吃母奶，而对牛奶或其他乳母的乳汁却迫不及待地大口吸吮。这种有悖于常情的举动，不禁使人愕然。经过调查分析，发现这位母亲在怀孕时一心不想要这个孩子，只是由于丈夫的原因才勉强生了下来。可见，这个婴儿在胎儿时期已感觉到母亲不希望生下自己的想法，因而在出生后仍对母亲"存有戒心"。

总之，母亲与胎儿之间是存在情感沟通渠道的。至于这条渠道是怎样建立，这些影响又是如何发生的，目前还是一个令人费解的谜。但是充分的事实已经证明，凡是生活幸福美满的母亲所生的孩子大都聪明伶俐，性格外向；而生活不幸福的母亲所生的孩子却往往反应迟钝，存在自卑、怯弱等心理缺陷。

在我国古代的《内经》上曾经这样记载："人生而有病癫疾者，病名曰何？曰名为胎病。此得之在母腹中时，其母有所大惊，气上而不下，精气并居，故令子发病癫疾也。"可见，母亲所传递的情感信息对胎儿是至关重要的，影响是极其深远的。因此，请不要忽视了母亲与胎儿之间这条情感传递途径，要随时想到，腹中的那个小生命是个善解人意的宝宝，多给他一些温暖，多给他一些爱，使他对母亲及外面的世界充满美好的愿望。

第三节 外部环境对胎儿发育的影响

一、怎样抚爱胎儿

母亲与胎儿是相互依恋的，新生儿呱呱坠地后，立即表现出许多令人吃惊的本领，这都是对母亲温柔的碰触作出的反应。所以孕妇要多同胎儿接触——抚摸胎儿。

孕妇躺在床上，全身尽量放松，在腹部松弛的情况下来回抚摸胎儿，具体做法是用一个手指轻轻按下再抬起。开始时，有的胎儿能立即作出反应，有的则要过一阵才有反应。如果此时胎儿不高兴，他会用力挣脱蹬腿反抗，碰到这种情况，就应马上停止。过几天后，胎儿对母亲的手法习惯了，母亲用手按压、抚摸，胎儿就会主动迎上去。到了6~7个月，母亲已能分辨出胎儿的头背时，就可以轻轻推着胎儿在子宫中"散步了"，这时还可以配合着轻快的乐曲，使胎儿"做操"。

二、孕妇患病对胎儿的影响

孕妇在妊娠期间身体的好坏，不仅会影响胎儿的营养和生长环境，而且孕妇患病还会给胎儿的正常发育造

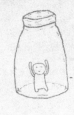
成各种畸形。例如风疹病毒就可以经由胎盘感染胎儿，造成"先天性风疹综合征"，而使婴儿出现视力、听力和心脏方面的缺陷，如先天性白内障、绿内障、聋哑、发育障碍和小头畸形、先天性心脏病、黄疸、皮疹、弱智和低智等。

除了风疹病毒会对胎儿产生危害之外，其他几种病毒如巨细胞病毒、流行性感冒病毒、单纯疱疹病毒、水痘病毒、带状疱疹病毒、腮腺炎病毒、脊髓灰质炎病毒等，都会由胎盘威胁到胎儿。

既然传染病对胎儿影响如此之大，那么孕妇应该如何预防呢？

①怀孕的头3个月，是胎儿受疾病或药物、射线作用最敏感的时期。在这段时间，又以妊娠30天左右为造成畸形最高敏感期。这段"非常时期"里，应尽量避免到公共场所，出门应带口罩以防止感染，怀孕前最好接种风疹疫苗，以获得终身免疫力，这是防止胎儿受感染而导致畸形的最好办法。如果孕妇在妊娠早期得了风疹，就应该做产前诊疗或人工流产。为了避免误诊，还应及时到医院请医生帮助辨明，到底是风疹、荨麻疹，或是妊娠皮疹。

②流行性感冒及其他病毒感染，也会引起胎儿畸形、胎儿生长迟缓及智力缺陷等，因此，在冬春季较干燥的环境中，特别是呼吸道传染病流行期间，孕妇及全家人都应尽量少去或不去人多的地方，出门带口罩，回家洗脸漱口等。如果孕妇发烧，特别是面部或身体其他部位有皮疹，耳后或枕后淋巴腺肿大，或面颊部肿胀，或咽喉疼痛、腹泻、多汗后出现头疼、嗜睡、肢体疼痛、感觉过敏、腰骶部疼痛等，就应该到医院请内科或传染病科医生诊治，一旦诊断出是风疹、流行性感冒、单纯疱疹、水痘、腮腺炎或脊髓灰炎等疾病，除了采取积极的治疗外，还要及时向妇产科医生反映情况，请医生帮忙考虑是否应中止妊娠或施行人工流产，以防将来生出一个畸形儿。

三、哪些药物会影响胎儿发育

任何药物，包括维生素一类的营养药物虽有其治疗效用，但也有其不良的副作用。这和用药者当时的身体状况有关，也与用药的剂量和方法有关。药物在孕妇体内会经由胎盘运送到胎儿体内，甚至达到和母体内的药物浓度相等的程度。以下药物会影响胎儿的发育：

四环素类药物：可导致胎儿骨骼发育障碍、变黄。

链霉素和卡那霉素：可导致先天性耳聋、肾脏损害。

氯霉素：可使骨髓功能抑制，导致新生儿肺出血。

磺胺类：可导致新生儿核黄疸。

阿斯匹林或非那西汀：可导致骨骼畸形、神经系统或肾脏畸形。

巴比妥类：可导致胎儿的手指或脚趾短小、鼻孔通联、精神委糜。

口服的鲁米那(片)、速可眠(胶囊)、戊巴比妥钠(片)、异戊巴比妥(片)、苯巴比妥钠(注射)都属于此类。

各种激素：可导致畸形。

抗癌药：可导致畸形、死胎。

孕妇用药需要注意的是，妊娠期间要少用药或根本不用药。任何药物的应用均要在医生指导下进行；由于疾病需要用药，则要选择对胎儿无害的药物。如病情必须用某种药物，而该种药物对胎儿确定不利时，就应中止妊娠施行流产。

为使胎儿营养充足，有些孕妇吃大量维生素，特别是孕妇体内并不缺乏这种维生素而又大量补给的做法，对胎儿和孕妇本人不仅无益，有时还会带来致病的危害。

四、几种对胎儿发育不利的外在因素

1.放射线

在受孕18～20天接受射线后，受精卵会因死亡而排出。在受孕20～50天接受放射线，会引起胎儿的中枢神经、眼、骨等严重畸形，量再大些则可引起胚胎死亡，因此，怀孕早期应当严禁X光线照射腹部。其他如怀孕的头3个月也应当禁止做超声波检查，因为在怀孕早期也易受其影响而引起胎儿畸

形。怀孕4～5个月以后再接受超声波检查，对胎儿不易产生不良影响。

2.职业

如孕妇是医院的麻醉师或手术室护士，由于工作性质的关系，孕期因经常接触麻醉药会引起腹内的胎儿畸形或流产；有吸烟嗜好的孕妇由于尼古丁的毒性刺激，会造成胎儿发育迟缓、

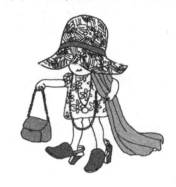

体重减轻，再加上其他有害成分的毒害，还会引起胎儿畸形、流产、早产或胎儿死亡。

3.嗜好

除了吸烟之外，喝酒的嗜好也会影响胎儿的发育。孕妇喝酒过多，会使胎儿发生"胎儿酒精中毒综合征"。胎儿酒精中毒综合征引起的胎儿生长发育上的缺陷有：胎儿的出生体重低、中枢神经系统发育障碍、小头畸形、面部的前额突起、眼裂小、斜视、鼻底部深、鼻梁短、鼻孔朝天、上口唇向里收缩、扇风耳等，另外还有心脏及四肢畸形。

4.环境污染

环境污染中的影响，噪音对胎儿

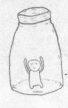

的影响最大。噪音刺激会使胎儿的大脑受损。环境噪音对胎儿的影响，不仅有机器噪音或马路车辆噪音，其他如比较吵闹的流行音乐、流行歌曲也应格外注意。孕妇避开噪音环境，不仅是保护孕妇本身，更是保护胎儿免受其害的根本之道。为了胎教的正常进行，以期达到有利于胎儿大脑发育的目的，应当格外重视，并坚决抵制或完全避免环境噪音。

五、什么样的居室对孕妇有好处

家庭，是孕妇休养生息的场所，是胎教的外环境。因此，您和未来的爸爸完全有必要重新设计您的孕期居室，为你们的胎儿创造一个优雅宜人的胎教环境。

总的设计原则是整洁、安静、幽雅、舒适。怀孕后，由于体内内分泌的变化，孕妇容易心情烦躁，加之职业妇女经过一天紧张的工作，往往身心疲惫。因此，居室的整体色彩应以淡蓝色或湖蓝色为基调，整个房间应整洁舒适，使您尽快摆脱烦躁情绪，从精神上及体力上得到很好的休息。您不妨在房间内挂上几张活泼可爱的娃娃画像，引导您联想到您的宝宝，对优化您的心境产生极佳的效果。您还可以根据您的住房情况选择几幅湖光山色、风景优美的画及书法作品悬挂于室内，使您心清神悦，充满美的享受。您

可以养几条金鱼，种几盆花，摆几盆玲珑精巧的盆景，给您以大自然的诱惑力，激发您热爱生活、蓬勃向上的精神。还可以在卧室及餐桌上的花瓶里插上一两束花，使您精神大振，胃口常开。毫无疑问，这样一个优美恬静、整洁舒适的休息环境，将使您情绪稳定，精神愉快，从而对您的胎儿产生意想不到的胎教效果。

六、阳光对孕妇有什么好处

太阳光不仅给我们的生活带来了光和热，而且还能使人体产生维生素D，进而促使体内的重要元素钙、磷的正常吸收。

孕妇由于腹内胎儿生长发育以及母体自身的代谢变化，需要比正常人更多的钙、磷等营养物质。常常看到一些孕妇抱怨体内缺钙，腿部抽筋，要求医生为她们开一些钙片服用。其实，她们这样做是舍近求远，因为，太阳光简直就是她们取之不尽的营养仓库。只要她们尽可能地参加一些户外活动，常晒晒太阳，就能从慷慨的阳光中得到她们所需要的钙、磷等宝贵营养成分。

由于阳光中的紫外线具有杀菌消毒的作用，因此，孕妇本身，孕妇的被褥以及为婴儿准备的被褥、衣物等用品常晒晒太阳，都可以达到消毒防病的目的。天气好时不妨打开窗户让阳

光进入室内，同样可以起到对空气消毒的作用。

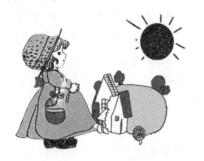

当然，什么时候晒太阳，应根据季节、时间以及每个人的具体情况灵活掌握。例如盛夏季节，烈日炎炎，完全不必专门晒太阳，因为此时室外活动多，树荫里的散射阳光就足以满足孕妇的需要了。一般来说，根据我国的地理条件，春秋季以每天9点至16点，冬季以10点至13点时阳光中的紫外线最为充足，孕妇可以选择在这段时间内晒太阳。有些人喜欢在室内隔着玻璃晒太阳，其实这样做并不能算是晒太阳，因为阳光中的紫外线不可能通过玻璃进入室内。

七、新鲜空气对胎儿有什么好处

新鲜空气也是孕妇及胎儿必不可少的营养品。空气与阳光一样，是大自然赐予人类的生存条件，空气中的氧气直接参与并主持了人体的新陈代谢过程，离开它，人类片刻都不能生存。新鲜空气中氧气含量高，有害物质少，能有效地提高人体血液中的含氧浓度，有助于人体的健康，对于孕妇自身的代谢及胎儿的生长发育具有更为重要的作用。因此，新鲜空气对于孕妇来说，不亚于一剂良药。

但是，随着现代工业的发展，空气污染已成为现代城市的文明病，严重地危害着人类的健康，被污染的空气中一些有害的气体随着母体的呼吸进入肺部，直接参加血液循环，进而加入胎盘血液循环系统，对胎儿的生长发育带来不良的影响。因此，孕妇应有意识地净化生活环境。

首先，要在厨房安装抽油烟机，在卧室安装排气扇。劝告您的家人及客人在室内不要抽烟。晚上尽量开窗睡觉，如在冬季必须关窗时，可于清晨起床后打开窗户换换空气。

其次，孕期要尽量避免去电影院、车站、商店、闹市以及交通要道等空气污浊的场所，可以在每天清晨及傍晚到附近公园或树林、草地等空气清新的地方散步，条件允许的话还可以在星期日来一次郊游，到大自然中领略新鲜空气，以弥补室内生活的不足。

八、孕妇的穿着打扮对胎儿的影响

孕妇要从心理上认为自己怀孕期间最能体现女性美，而且注意精心装扮自己，则会保持心理平衡，有助于维护孕妇的良好心境，对于孕妇及胎儿

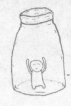
的身心健康是十分有利的。不妨把头发剪短一点儿,让脖子完全裸露出来,梳理得整齐美观,给人以生气勃勃的感觉。但不宜烫发,尤其不宜用冷烫精烫发,以免殃及胎儿。为掩饰憔悴的面容,孕妇可化淡妆,不宜浓妆艳抹,因为这时的皮肤比较敏感,化妆品的过度刺激易引起皮肤病,于胎儿不利。

孕妇的衣服应选用轻软透气、吸湿性能好的纯棉织品,不宜选用涤纶等化纤类织物,并注意宽松肥大,不宜紧身,更不能把腰带束得过紧,以免使腹部受压,影响胎儿正常发育。因为,在外来压力下,可致胎儿骨骼变形、组织器官发育不良、胎位不正等。

孕妇的鞋子应轻便合脚,最好是穿那些鞋底平厚、鞋帮松软的布鞋,而不宜穿高跟鞋。因为穿高跟鞋重心不稳,容易跌跤,而且因身体前倾,容易压迫腹部,不利胎儿血氧供给,影响其生长发育。

孕妇的乳房因怀孕而进一步发育,为防止日后出现垂乳,可选择纯棉布制作的胸罩,但不宜过紧,以免影响呼吸和肺活量以及乳腺的正常发育。

九、孕妇运动对胎儿所产生的影响

胎儿的生长发育不仅与母亲妊娠期间的营养和健康有关,而且与运动也有密切的关系。

1.胎儿的正常发育需要适当的运动刺激。运动能促进血液循环,增加氧的吸入,提高血氧含量,加速羊水的循环,并能刺激胎儿的大脑、感觉器官、平衡器官以及循环和呼吸功能的发育。

2.适度的运动能解除您孕体的疲劳,有效地调节您神经系统的平衡,使您心情舒畅,精神振奋,当然也会使您腹内的胎儿受到感染,使他和您一样处于最佳心理状态。

3.适当的运动能避免孕期肥胖,使您的肌肉及骨关节等受到锻炼,为日后的顺利分娩创造有利的条件。

4.适当的运动还可以促进母体及胎儿的新陈代谢,既增加了孕妇的体质,又使胎儿的免疫力有所增加。

总而言之,孕期适当的运动有利于优生,是胎教行之有效的辅助措施。如果您平时没有运动的习惯,那么从现在开始您应该改变一下习惯,因为您怀孕了。为了您和您的胎儿,您必须安排一些科学的、适当的运动,切不可整日静卧,懒懒散散。那样做,对您和您的胎儿没有任何好处。

孕妇不同于一般人,有其特殊的生理特点。因此,孕期运动要因人而异,适可而止,切不可进行高强度的运动,或急于求成,一味蛮干。任何过量的运动都可能给您和您的胎儿带来危险。

一般说来,运动是否适度,以不感到疲劳为标准。如果您平时不喜爱运动,那么妊娠后就不必勉强自己参加过多的活动,否则将影响胎盘血液供应,对胎儿不利。您只要每天做10分钟的体操,并选择一个空气新鲜的地方散散步就可以了。如果您是运动员,或者孕前就习惯某种运动,那么您可以继续进行这些运动,但前提是禁止高强度及过量的运动。一般情况下,以步行、慢跑、游泳等运动方式比较合适。

十、色彩对胎儿有哪些影响

色彩能够影响人的精神和情绪,它作为一种外在的刺激,通过人的视觉产生不同感受的结果,给人以某种精神作用。因此,精神上感到舒畅还是沉闷,都与色彩的视感有着直接的关系。可以说,不和谐的色彩如同噪音一样,使人感到烦躁不安,而协调悦目的色彩则给人一种美的享受。一般说来,红色使人激动、兴奋,能鼓舞人们的斗志;黄色明快、灿烂,使人感到温暖;绿色清新、宁静,给人以希望;蓝色给人的感觉是明静、凉爽;白色显得干净、明亮;粉红和嫩绿色则预示着春天,使人充满活力。基于这一点,人们很早就已经懂得利用不同的色彩服务于人的不同精神需求。例如,中世纪哥特式的教堂,室内丰富的色彩变幻,使人感到神圣和神秘;医院的病房则多选用淡雅的浅绿色和淡蓝色,显得宁静柔和;而现代餐厅则往往选用橘黄色,使人胃口大开。

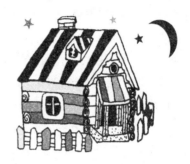

根据这个道理,我们的胎教学说引进了色彩理论。相对地说,孕妇因体内激素的变化,往往性情急躁,情绪波动较大。因此,宜有意识地多接触一些偏冷的色彩,如绿色、蓝色、白色等,以利于情绪稳定,保持淡泊宁静的胎教心境,使腹内的小宝宝安然平和地健康成长,而不宜多接触红、黑等色彩,以免产生烦躁、恐惧等不良心理,影响胎儿的生长发育。因此,在布置孕期居室,选购日常生活用品以及居家旅行时要有意识地注意这个问题。

十一、孕妇过分亲密宠物对胎儿的影响

孕妇过分亲密宠物容易感染住血原虫症。住血原虫是病原体寄生的一种,这种原虫寄生在动物身上3日后会呈新月形(分裂时呈圆形或椭圆形),它们大都寄生在恒温动物(哺乳类、鸟类)身上,有时也会感染人体。传染人体的

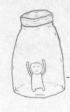
途径，多半是经由爱犬、家畜、宠物和生猪肉等作为传染媒介。

孕妇感染住血原虫症状时，其本身并不会立刻察觉有异，也无法确知胎儿是否受到感染，直到5个月前仍然不会出现明显症状，但是孕妇容易流产，如果不加以治疗的话，还有可能会造成连续流产。

根据某一外国学者的调查指出，死产儿或早产儿中，有0.3%~3%是因为孕妇感染了住血原虫症而引起子宫内膜炎的缘故。通常在受感染孕妇的子宫内膜及经血中就可发现住血原虫。

孕妇感染住血原虫症直至怀孕第6个月以后，原虫就会透过胎盘进入胎儿体内，于是胎儿就会产生异常现象，虽然在婴儿出生时还看不出有何异常，但是数年后中枢神经系统会有失调的情形，而且眼睛会与正常的婴儿不同，这就是因为原虫发作的缘故。

因此，妊娠前或妊娠中频繁接触过宠物的孕妇，应及早接受检查。诊断有无住血原虫症，可利用显微镜观测血液中及流产排出物、羊水、经血、胎盘中，是否有原虫存在。

预防此种疾病的方式，就是凡是有怀孕可能的妇女，应尽量避免与猫、狗和鸟类接触，尤其要少吃生肉。因为这种原虫畏惧高热、干燥，所以肉类必须完全煮熟才可食用。即使是接触到生肉的手指和器具，也必须彻底洗净。

十二、怀孕初期用过热的水淋浴或洗澡对胎儿的影响

浸泡热水浴对孕妇，特别是怀孕3个月以内的早孕妇会带来危害，这种危害直接影响胎儿的生长发育，严重的则造成畸形儿、低体重儿或低能儿。

经过大量的动物实验研究和对人类的流行病调查，人们逐渐认识到孕妇在早孕期如受到生物性的有害因子如病毒和细菌的感染，或物理性的有害因子如洗过热的热水浴、夏天中暑、高温作业、剧烈运动（如马拉松赛跑）等，都可使孕妇体内产热增加或散热不良而致高热。早期胚胎生活在高温环境下，极易受到伤害，特别是胎儿的中枢神经系统最易受到损伤，从而影响胚胎的正常发育造成畸胎。

在国外，有人对生无脑儿的产妇追问早孕史，发现仅有洗热水浴情况，而无其他不良接触史。美国一位儿科专家调查怀孕期每日在热水浴中维持40~60分钟的妇女，畸胎发生率明显升高。

当然，不是每个洗热水浴的孕妇都会造成畸胎。这是因为，每个人对有害因子的敏感性不完全一样，有的人比较耐热，体温不容易上升；而有的人在外界温度还不是很高时，体温已随之很快上升，造成对胚胎的损害。另外，虽然是同样的水温，但洗澡时间长

短不一,怀孕时间长短也不尽相同,所以受害的程度当然也会有差别。

为了提高人口质量,减少畸形儿出生,孕妇在早孕期,特别是从末次月经第一天算起的第6~12周内,应避免洗热水浴,尤其不要洗盆浴,洗澡时间也不宜太长。此外,应尽量避免剧烈运动或高温作业,避免感冒或其他感染性疾病的发生。一旦发热,最好用物理方法降温,如用酒精、冰水擦身或用冰枕等。非用药不可时,应选用无致畸作用的药物。

凡早孕期洗热水浴的孕妇,或有其他原因发热者,均应去妇产科优生咨询门诊进行检查,必要时做产前诊断性检查,以期及早发现有无胎儿异常情况。若发现胎儿有严重畸形,应早期中止妊娠。

十三、电器对胎儿的影响

曾有一位身体健康、婚孕各方面都正常的青年女教师,却意外地生下一个畸形男婴。经过调查,其罪魁祸首竟是家中使用的电热毯。大量的调查研究表明,电热毯产生的磁场可导致胎儿的畸变,孕早期使用电热毯是形成流产和导致胎儿畸变的危险因素之一。

其他家用电器如微波炉的使用不当或微波炉的质量不好,使孕妇接触微波,也可导致胎儿畸形、自发性流产、死胎等。此外,空调器、电冰箱等的噪音,对孕妇的影响也是不可低估的。

轻微的触电,对一般人来说并没有多大危害,但对孕妇来说却非同小可。国外曾有人对六例妊娠20~40周轻微触电的孕妇进行观察,她们并未丧失知觉或发生皮肤电灼伤,但其中有两例触电后胎动次数明显减少,一周后胎动停止并产出死胎;两例在触电后显示胎儿发育迟缓,也于12周后发生死胎;另两例发生羊水过少症。

因此,在享受家电带给人们的欢乐时,也要注意加强防护,否则会对人类自身尤其是孕妇和胎儿造成危害,影响到优生乃至下一代的安危。妇女怀孕后,最好不要使用电热毯,少接触微波炉。孕妇卧室内家电不宜摆放过多,尤其是彩电、冰箱和微波炉等,不宜安放在孕妇的卧室内,同时尽量不用空调。家用电器要定期检修,严防漏电。孕妇在使用家电时要格外小心,一旦触电,即使只有轻微的麻木感,也应到医院进行产前检查,并对胎儿做必要的监护,以防万一。

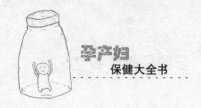

第二章 如何进行胎教

第一节 胎儿在母体中的生长发育状态

一、胎儿的大脑是怎样发育的

早在受孕后的第20天左右，胚胎中已有大脑原基存在；妊娠第2个月时，大脑里沟回的轮廓已经很明显；到了第3个月，脑细胞的发育进入了第一个高峰时期；妊娠第4~5个月时，胎儿的脑细胞仍处于迅速发育的高峰阶段，并且偶尔出现记忆痕迹；从第6个月起，胎儿大脑表面开始出现沟回，大脑皮层的层次结构也已经基本定型；第7个月的胎儿大脑中主持知觉和运动的神经已经比较发达，开始具有思维和记忆的能力；第8个月时，胎儿的大脑皮层更为发达，大脑表面的主要沟回也已经完全形成。

据有关报道，胎儿的大脑从妊娠6个月起就已具有140亿个脑细胞，也就是说已经基本具备了一生中所有的脑细胞数量。其后的任务只是在于如何提高大脑细胞的质量，若想再增加一些脑细胞，恐怕是回天无力了。

由此可见，胎儿期大脑的发育是十分关键的时期，仅仅从这一点来看，从胎儿期开始的系统科学的胎教就势在必行。当然，胎儿脑的发育还不够成熟，尤其起重要作用的脑神经鞘尚未完全形成，大概要到出生后10岁左右才能全部发育完成。未来的父母在胎教过程中应注意到这一问题，切不可急于求成，否则只能是欲速则不达。

二、胎儿的各种感知是怎样体现的

1.触觉

胎儿的触觉出现得早，甚至早于感觉功能中最为发达的听觉。由于黑暗的宫内环境限制了视力的发展，所以胎儿的触觉和听觉就更为发达。妊娠第2个月时，胎儿就能扭动头部、四肢和身体。4个月时，当母亲的手在腹部摸触到胎儿的脸时，他就会做出皱眉、眯眼等动作。如果在腹部稍微施加一些压力时,他立刻会伸出小手或者小脚回敬一下。有人通过胎儿镜观察发现,当接触到胎儿的手心时,他马上就能握紧拳头作出反应,而接触到其嘴唇时,他又努起小嘴作出吮吸反应。更为有趣的是,国外一些研究人员根据超声波图像报道,生活在子宫内的男性胎儿的阴茎居然能够勃起。这一切都充分地说明了胎儿触觉功能的存在。

2.嗅觉

胎儿的鼻子早在妊娠第2个月就开始发育,到了第7个月,鼻孔就能与外界相互沟通。但是,由于胎儿被羊水所包围,所以他虽然已经具备了嗅觉,却无法一展身手,自然其嗅觉功能也就不可能得到较大的发挥。尽管如此,胎儿的嗅觉一出生就能派上用场,新生儿在吃奶时能闻出母体的气味,而且以后只要他一接近母亲就能辨别出来。

3.味觉

同鼻子一样,胎儿的嘴巴也发育于妊娠第2个月。在妊娠4个月时,胎儿舌头上的味蕾已发育完全。尽管羊水稍具咸味,胎儿还是能够津津有味地品尝。新西兰科学家艾伯特·利莱通过一个简单的实验证明胎儿的味觉在4个月时已经出现。他在孕妇的羊水里加入了糖精,发现胎儿会以高于正常一倍的速度吸入羊水。而当他向子宫内注入一种味道不好的油时,胎儿立即停止吸入羊水,并开始在腹内乱动,明显地表示抗议。

三、胎儿是怎样喝水排便的

现在,我们已经知道,胎儿所需要的氧气及营养物质是通过胎盘和脐带供应的。他自己既不用费劲儿吃东西,也不必劳神呼吸。那么,他当然也用不着喝水。噢,这下可没说对。他每天除了舞拳踢腿锻炼肌肉和骨骼、练习呼吸动作以外,同时也在积极地锻炼喝水的能力。

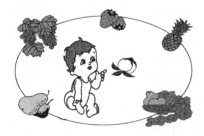

据医学研究人员介绍,胎龄满3个月时,胎儿就能够喝水。当然,他所喝的水是就地取材,饮用羊水。他所饮入的羊水中的蛋白质,通过肾脏分解后,排泄入羊水;而饮入的羊水中混杂的脱落上皮组织等物质,则形成胎粪。但不用担心羊水的污染,羊水每隔大约3小时就要更换一次,既无细菌也没有灰尘。

至于胎儿每天喝水的量,目前还不能作出精确的估计。那么,胎儿为什么要喝水呢?究其原因,恐怕是一种生存本能:为了训练自己的生活本领,通

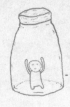
过对口腔吸吮能力的锻炼，为出生后使用口唇吃奶做好准备。

四、胎儿做梦吗

1968年，比利时一位女医生给100多位孕妇进行了试验，在她们的头部通上12个电极，连在一个电子设备上。这种设备能检查出大脑的8种主要活动，其中包括做梦。又在下腹部接上电子设备，记录胎儿的运动情况。结果观察到，就在母亲开始做梦的同时，已经有8个月的胎儿跟妈妈有同样的特点，身体停止活动，眼珠迅速转动，这说明胎儿也在做梦。

从上述情况来看，一些科学家认为：孕妇在怀孕过程中，能把她所想、所闻、所见到的一些事情，变成思维信息，不知不觉地传给胎儿，对胎儿进行教育，是很有道理的，也是很必要的。

五、胎儿会发脾气吗

胎儿在孕育过程中，个人的性格、气质特点就已开始萌芽，包括爱、憎、忧、惧等不同情感。新近的研究表明，胎儿在子宫里不仅有感觉，而且还能对母亲相当细微的情绪、情感差异作出敏感的反应。澳大利亚的洛特曼博士观察研究了114名妇女从妊娠至分娩的全过程，并将她们分为四类：

1.理想母亲

心理测验证实她们盼望得到孩子。这类母亲怀孕时感觉最佳，分娩最顺利，生下的孩子身心最健康。

2.矛盾母亲

这类母亲表面上似乎对怀孕很高兴，丈夫亲友也以为她们乐意做母亲，可是，子宫里的胎儿却能注意到母亲潜意识里的矛盾情绪和母亲内心深处对他的排斥心理。这些胎儿出生后，大部分有行为问题和肠胃问题。

3.冷漠母亲

这些母亲不想得到孩子，但她们潜意识里希望怀孕。这两种信息在某种程度上会被胎儿接受。这些孩子生下后，情绪低落、情感冷漠、昏昏欲睡。

4.不理想母亲

这类母亲不愿意得到孩子。她们在怀孕阶段生病最多，早产率最高，生下的婴儿出现体重过轻或情绪反常。

胎儿并不是传统儿科学描述的那种消极的、无思维的小东西。大量的研究表明，胎儿自妊娠5周起就能对刺激作出反应；8周时能做出许多诸如蹬脚、摇头等动作来表示他的喜好或厌恶；从6个月起，胎儿就过着积极的情绪生活，不满意时也会发点儿小脾气。

母亲的情绪对胎儿的影响极为重要。母亲的焦虑、恐惧、愤怒和长久的不安所引起的一系列生理变化，严重影响着母体内胎儿的生活环境。这些消极因素会导致母体对胎儿的供养减少，使胎儿也置于不安与恐惧之中。经常处于不安情绪下的母亲，其胎儿出生后各方面表现都差。有人调查了妊娠过程中孕妇人际关系对胎儿的影响，发现夫妻吵架、邻里不和所导致的不良心境对胎儿影响最大。特别是孕妇发怒时，大声哭叫能引起胎儿的不安和恐惧。而孕妇发怒时体内分泌大量去甲肾上腺素，使血压上升，胎盘血管收缩，引起胎儿过度缺氧，从而影响身心健康。因此，孕妇应注意保持良好的情绪状态，使胎儿得以健康发展。

第二节 胎教对胎儿的作用

一、为什么说胎儿的确能接受教育

胎儿能接受教育吗？对于这个问题，自古以来议论纷纷，莫衷一是。有人认为，深居母亲腹内的胎儿既看不见又摸不到，怎么能谈得上受教育呢？岂不是天方夜谭？

当然，就目前来讲，即使是最先进的技术手段也无法使安居母亲子宫内的胎儿直接接受教育。我们所说的胎教，只不过是对胎儿的感觉器官进行良性刺激的代名词。

我们已经知道，胎儿在6~7周时，就已经五脏俱全，并会做吞咽、握拳、眯眼、咂嘴、踢腿、翻身等各种动作，第

8周就可以用头部及四肢的动作来表示喜欢和不满的情绪了，以后的发展就更加乐观，他不仅能体验出母亲的情绪以及外界的刺激，而且还能用大幅度的活动来表达他自己的情绪。

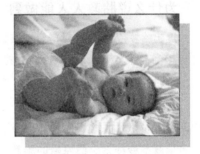

有人曾作过这样的试验，当母亲不慎摔了一跤时，胎儿虽然因羊水的缓冲作用得到了保护，但是母亲的担心和疼痛却会使母体某些激素大量分泌，胎儿受到这些刺激后极为不满，用拳打脚踢来表示抗议。当母体的情绪和身体恢复正常后，胎儿也随之安静下来。

还有人曾经通过胎儿镜对妊娠3~4个月的胎儿进行观察，发现3个月的胎儿能毫不困难地转动头部、双臂和上半身；4个月的胎儿能皱眉、动眼和蹙额，如果用实验的方法碰其眼皮，胎儿便眨眼。这说明胎儿已经能够对外界的刺激作出敏感的反应。换句话说就是具备了接受教育的条件。所以说对胎儿进行教育符合胚胎生长发育的实际情况，是科学的，可行的。

根据上述道理，我们可采取一些科学的手段，通过母体对胎儿的身心

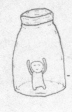
发育提供有益的刺激,使孩子在生命伊始就受到良好的教育,为日后成长为祖国建设的优秀人才奠定良好的基础。

二、为什么说胎教人人能做到

提起胎教,人们往往觉得有点玄,甚至感到高深莫测,可望不可及,其实,胎教并不神秘。

"有喜了!"这个消息给热切期盼中的父母带来无限的喜悦和希望,这些希望就是最朴素、最原始的胎教。"噢,这一定是一个最好的孩子。""眼睛像你,嘴巴像我,啊,肯定是一个漂亮孩子。"沉浸在美好愿望中的孕妇兴高采烈,容光焕发,在盼望和等待中度过了266天的孕期生活。当然,她一定会认为孕育中的胎儿是他们夫妻爱的结晶,生命的延续,是他们最心爱的宝宝。于是,她格外珍惜这次做母亲的机会,"慎起居、美环境、节饮食、戒酒浆",以其博大的母爱关注着胎儿的变化,守护着胎儿的成长。这就是一种极好的自然胎教。

相反,当一个未来的母亲不接受怀孕的情感需要,不欢迎即将到来的小生命,不愿意为此付出代价、承担责任,或者是对怀孕持模棱两可的态度时,妊娠期的10个月对她和她的丈夫来说无疑是一场痛苦的折磨。她的妊娠反应将十分强烈,恶心呕吐,疲乏不适,焦躁不安。她将一天不停地指责她的丈夫,抱怨他造成的苦难,唠叨着自己的不幸。于是,这种心理上和生理上带来的恶性循环,也将作为一种自然胎教,一种不良的胎教传递给她的胎儿。

显然,我们需要的是前一种胎教,并且在其自然胎教的基础上加以升华,充实一些科学的胎教内容,使之成为父母能够送给孩子的最珍贵的礼物。

由此可见,作为胎教的实践,任何人都能够做到,而且所有的人也都在有意或无意中自然地做着。胎教并不神秘,问题的关键在于每一个母亲是否具有高度的责任感和美好的愿望;是否能注意身心修养,保持良好的情绪;是否以极大的爱心对待生活,从中寻找美的感受,静静地等待着孩子的出生。老实说这些要求是不过分的,每一个未来的母亲都能够而且也应该做到。

三、胎教从什么时候开始好

胎教应从什么时候开始入手?自然越早越好。从广义上来讲,应该从择偶时就开始。选择对象时就应考虑对方的思想品质、性格气质、健康状况以及相貌、教养、彼此间的感情等多种因素。从狭义上来讲,则应从受孕,即从新生命诞生的"人之初"开始。

我们的祖先不愧为创造了灿烂古代文化的优秀人物。他们没有搞错,从胎儿形成那天就开始计算孩子的年龄,当孩子出生时已将近一岁了,也就是通常所说的"虚岁"。在这段时间里,胎儿不但已经有了生命,他的听觉、视觉、记忆和思维等功能也已经开始发育。研究结果表明,胎儿发育到第4周时神经系统已经开始建立;第20周开始对光线有反应;第26周时听觉反应开始发育,到了第28周时已经能够对音响刺激作出充分的反应。可以说,胎儿期是人的一生中生长发育最为迅速、最为关键的发展时期。因此,我们必须紧紧抓住这一重要时机,正确实施科学有效的、切实可行的胎教手段,如系统地对胎儿说话、放音乐、拍打和抚摸等等(关于这一点,后面将详细说明),最大限度地开发胎儿的智体潜能,使其所有的能力在飞速发展的胎儿时期得到全面的发展,从而获得优越的先天遗传素质,使我们的孩子能成为更加聪明健壮的优秀人才。

四、胎儿的学习能力从何处体现

人们发现,婴儿从出生第一天起就能辨认出母亲的声音,而且对这种声音表现出极大的兴趣。法国学者曾经对一些婴儿进行过法语和俄语的选择试验,结果发现他们对法语的发音反应更为强烈。这就说明了这样一个问题:这个小生命在胎儿时期就已经具备了学习能力。

人们都说婴儿是一张白纸。其实,早在胎儿时期这张白纸就已经开始描绘图画了。瞧,深居在母亲子宫内的小生命伸出小脚来探测他的胎盘,"这是什么东西?"经过几个回合的研究,他终于放心了,确认这是一个柔软、安全的物品;一个偶然的机会,胎儿的手碰到了漂浮在旁边的脐带,"这又是什么东西?"很快,脐带就成了胎儿的玩具,一有机会便抓过来玩弄几下;对于包围他的羊水,小生命更是潜心研究,不时地吞咽几口品尝一下;母亲子宫的血流声、肠道的蠕动声以及心跳的搏动声,对于胎儿来说无异于美妙动听的曲子,通通被收入大脑,储存进记忆系统,以至出生后依然念念不忘;对于外界传来的音乐声,胎儿也颇感兴趣,转动头部,让耳朵贴近外部世界认真倾听。久而久之,一旦这种声音传来,胎儿便产生一连串的动作作为反应。

总而言之,子宫内的小生命具有

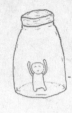

出色的学习能力,他将利用一切可能的机会抓紧学习。他学习呼吸,学习吞咽,学习吮吸,学习运动……当然,他还是一个小小的"心理学家",通过母亲传递过来的一切信息揣摩着母亲的心绪,学习心理感应。

鉴于胎儿这种潜在的学习能力,母亲在妊娠期间,尤其是后半期应强化与胎儿的交流,及时施行早期胎教,通过各种可能的渠道,使胎儿接受有益的刺激,获得良好的胎内教育。

第三节 和胎儿沟通的方法

一、怎样和胎儿对话

父母亲通过动作和声音与腹中的胎儿对话,是一种积极有益的胎教手段。在对话过程中,胎儿能够通过听觉和触觉感受到来自父母亲爱的呼唤,对促进胎儿的身心发育具有十分有益的影响。

对话可从怀孕3~4个月时开始,每天定时刺激胎儿,每次时间不宜过长,1分钟足够。对话的内容不限,可以问候,可以聊天,可以讲故事,以简单、轻松、愉快为原则。例如早晨起床前轻抚腹部,说声"早上好,宝宝"。打开窗户告诉胎儿:"哦,天气真好!"洗脸、刷牙、梳头、换衣服时都可以不厌其烦地向

胎儿解说。吃早餐时先深呼吸几次,问:"闻到了吗?宝宝。这是牛奶啊!"散步时,可以把眼前的景色生动地讲解给胎儿:"瞧,青青的草,红红的花,多美啊!"淋浴时随着冲洗的动作轻柔地介绍:"听,这是流水声,妈妈洗澡啦。"就寝前,可以由父亲通过孕妇的腹部轻轻地抚摸其中的胎儿,同时实施对话:"哦,小宝宝,爸爸来啦,起来活动活动吧。对啦,小手伸出来,小脚丫在哪呢?让爸爸摸一摸。啊,会蹬腿了,再来一个……晚安!"最好每次都以相同的词句开头和结尾,这样循环往复,不断强化,效果比较好。

随着妊娠的进展,每天还可适当增加对话次数,可以围绕父母亲的生活内容,依次教给胎儿周围的每一种事物,把所看到所感觉到的东西对胎儿仔细说明,把美好的感觉反复传给胎儿。

最后还需要提醒大家:由于胎儿还没有关于这个世界的认识,不知道谈话的内容,只知道声音的波长和频率,而且,他并不是完全用耳朵听,而是用他的大脑来感觉,接受着母体的感情。所以在与胎儿对话时,孕妇要使自己的精神和全身的肌肉放松,精力集中,呼吸顺畅,排除杂念,心中只想着腹中的宝宝,把胎儿当成一个站在自己面前的活生生的孩子,娓娓道来,这样才能收到预期的效果。

二、怎样和胎儿做游戏

科学家采用电子仪器等先进手段进行监测发现，胎儿在孕中期有很强的感觉能力。母亲对胎儿做刺激胎教训练，能激发胎儿活动的积极性，增强体质，同时有益于胎儿的智力发育。

美国育儿专家提出了一种胎儿"踢肚游戏"胎教法，通过母亲与胎儿进行游戏，达到胎教的目的。方法是：怀孕5个月的孕妇，可开始与胎儿玩"踢肚游戏"。即当胎儿踢肚子时，母亲轻轻拍打被踢部位，然后等待第二次踢肚。一般在一两分钟后，胎儿会再踢，这时再轻轻拍几下，接着停下来。如果你拍的地方改变了，胎儿会向你改变的地方再踢，注意改拍的位置离原胎动的位置不要太远。每天进行两次，每次数分钟。这种方法经150名孕妇用来施行胎教，结果生下来的婴儿在听、说和使用语言技巧方面都获得最高分，有助于孩子的智能发展。经过这种刺激胎教训练的胎儿，在出生时大多数拳头松弛，啼哭不多，且出生后学站、学走都会快些，身体健壮，手脚灵敏；与未经训练的同龄婴儿比，显得天真活泼可爱。

三、怎样给胎儿讲故事

现代医学已经证明，生活在母亲子宫里的胎儿是个能听、能看、能感觉的小生命。母亲对外界事物的感受都能通过某种途径巧妙地转化为教育因子作用于胎儿，所以作为母亲，应不失时机地加强与胎儿之间的交流，对他施以良性刺激，以丰富胎儿的精神世界。给胎儿讲故事就是一项不可缺少的胎教内容。这是因为讲故事时，母亲把腹内的胎儿当成一个大孩子，娓娓动听地诉说，亲切的语言将通过语言神经的振动传递给胎儿，使胎儿不断接受客观环境的影响，在不断变化的文化氛围中发育成长。

讲故事时方式有两种：一种是由母亲任意发挥，讲随意编就的故事；一种是读故事书，最好是图文并茂的儿童读物。内容宜短，且轻快和谐。较易引起恐惧和伤感以及使人感到压抑的故事，如《灰姑娘》、《白雪公主》等就不宜选用。

讲故事的母亲应采取一个自己感到舒服的姿势，精力要集中，吐字要清楚，声音要和缓，既要避免高声尖气地喊叫，又要防止平淡乏味地叙述，应以极大的兴趣绘声绘色地讲述故事的内容。除此之外，还可给胎儿朗读一些轻快活泼的儿歌、诗歌、散文以及顺口溜等等。

四、怎样给胎儿唱歌

如果母亲能亲自给胎儿唱歌，将会收到更为令人满意的胎教效果。一

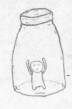

方面，母亲在自己的歌声中陶冶了性情，获得了良好的胎教心境；另一方面，母体在唱歌时产生的物理振动，和谐而又愉快，使胎儿从中得到感情上和感觉上的双重满足。这一点，是任何形式的音乐所无法取代的。

有的孕妇认为，自己五音不全，没有音乐细胞，哪能给胎儿唱歌呢。其实，完全没有必要把唱歌这件事看得过于专业。要知道，给胎儿唱歌并不是登台表演，不需要什么技巧和天赋，要的只是母亲对胎儿的一片深情。只要您带着对胎儿深深的母爱去唱，您的歌声对于胎儿来说，一定是十分悦耳动听的。因此，未来的妈妈在工作之余，不妨经常哼唱一些自己喜爱的歌曲，把自己愉快的心情，通过歌声传送给胎儿，使胎儿分享您喜悦的心情。唱的时候尽量使声音往上腭部集中，把字咬清楚，唱得甜甜的，您的胎儿一定会十分欢迎。

五、怎样教胎儿识字

教腹内胎儿识字也是一种行之有效的胎教方法。虽然这种方法至今仍没有为令人满意的科学实验所证明，但我们认为，这种方法起码对于集中孕妇精力，使其通过眼、耳、口、手等器官的刺激，专注、认真地观察、学习和讲解，对腹内的胎儿将会起到潜移默化的影响。因此，在这里也作一简要的介绍。

首先，要制作一些卡片，把数字和一些笔画简单、容易记忆的字制成颜色鲜艳的卡片，卡片的底色与卡片上的字分别采用对比度鲜明的不同颜色，如黑和白、红和绿等等。总之，应鲜艳醒目，使人一目了然。训练时母亲应精力集中，全神贯注，两眼平视卡片上的文字，一边念，一边用手沿着字的轮廓反复描画。每天抽出一定的时间定时进行，不断重复，反复强化。久而久之，将有助于条件反射的形成，对胎儿有益。

六、怎样对胎儿进行运动训练

"生命在于运动"，这对胎儿来说同样适用。可以说，运动是胎儿生长发育的必由之路，早在妊娠第7周，胎儿就开始了自主运动，从眯眼、吞咽、咂嘴、握拳到抬手、蹬腿、转体、翻筋斗，

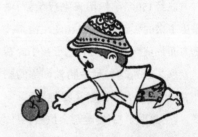

胎儿都无所不能。胎儿的骨骼、肌肉以及全身各器官都在运动中得到锻炼和发展，他在运动中日益强大。于是，到了妊娠第18周左右，母亲就能明显地感觉到来自腹内的胎动。

胎儿的生命在于运动，适时适当

地对胎儿进行运动刺激,能激发胎儿运动的积极性,促进胎儿的身心发育。研究结果表明,胎儿活动的差异直接影响着他们出生后的活动能力。凡是在子宫内受过运动训练的胎儿,出生后翻身、爬行、坐立、走路及跳跃等动作的发育都明显早于一般孩子。动作的发育直接影响孩子的智力、体力的全面发展。由此可见,对胎儿进行运动训练确实不失为一种积极有效的胎教手段。

胎儿的运动训练是建立在胎儿一定的自主运动能力基础上的。胎儿的运动训练可于怀孕3~4个月时开始。训练时孕妇应仰卧,全身尽量放松,先用手在腹部来回抚摸,然后用手指轻戳腹部的不同部位,并观察胎儿的反应。开始时动作宜轻,时间宜短,几周后,胎儿就逐渐地适应了这种训练方法,能积极作出一些相应的反应。这时,可稍微加大运动量,每次以5分钟为宜。

到了妊娠第6个月以后,腹部已能触摸到胎儿的头部和肢体,从这时起就可以轻轻拍打腹部,并用双手轻轻推动胎儿,帮助他在宫内"散步"。此外,如能配合音乐和对话等方法同时进行,将会收到更为理想的效果。

最后,还要强调一点,对胎儿进行运动训练要掌握好时机,一般说来,怀孕后3个月以内和临近产期时都不宜进行。训练的手法一定要轻柔,要循序渐进,不可急于求成,即使在怀孕7~8

个月的训练高峰时期,每次也不宜超过10分钟,否则只能是拔苗助长,适得其反。

七、怎样用美学来影响胎儿

美育是母亲与胎儿交流的重要内容,也是净化胎教氛围的必要手段。

胎教中的美育是通过母亲对美的感受来实现的。具体地说,对胎儿的美育就是音美、色美和形美的信息输入。

轻快柔美的抒情音乐,能转化为胎儿的身心感受,促进脑细胞的发育。

大自然的色彩和风貌对促进胎儿大脑细胞和神经的发育也是十分重要的。孕妇可于工作之余,欣赏一些具有美的感召力的绘画、书法、雕塑以及戏剧、舞蹈、影视文艺等作品,接受美的艺术熏陶,并尽可能地多到风景优美的公园及郊外领略大自然的美,把内心的感受描述给腹内的胎儿。如深蓝色的大海、红彤彤的晚霞、五颜六色的花朵、悠悠飘浮的白云、翩翩起舞的蝴蝶、歌声悦耳的小鸟以及沁人肺腑的花香等等。

形美是指孕妇自身的风采。首先,孕妇应具有高尚的人生理想和良好的修养,爽朗大方,举止文雅,具有内在美。其次是色调淡雅、舒适得体的孕期装束。孕妇应以舒适为美,利索的短发,明快的服装都能使自己感到精神大振,充分享受着孕育美,使腹内的生命也深

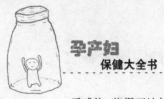
受感染,获得无比愉快的审美情趣。

第四节 音乐在胎教中的作用

一、胎教音乐对孕妇及胎儿的重要性

音乐对于陶冶性格、和谐生活、加强修养、增进健康以及激发想象力等方面都具有很好的作用。可以说,没有音乐的世界是苍白、平淡的世界。这里我们想侧重谈谈胎教音乐对孕妇和胎儿的影响。

在生活中,人们常常把那些适合于母亲和胎儿听的音乐称为胎教音乐。毫无疑问,胎教音乐对于促进孕妇和胎儿的身心健康具有不可低估的影响。而这种影响通常是通过心理作用和生理作用这两条途径来实现的。

在心理作用方面,胎教音乐能使孕妇心旷神怡、浮想联翩,从而改善不良情绪,产生良好的心境,并通过某种途径把这种信息传递给腹中的胎儿,使其深受感染。安静悠闲的胎教音乐,还可以安定孕妇的心率和呼吸频率,使之与子宫相邻的大动脉的血流声和横膈膜的活动相适应,给胎儿创造一个平静的环境。同时,优美动听的胎教乐曲能够给躁动于腹中的胎儿留下深刻的印象,使他朦胧地意识到,世界多么和谐、多么美好。

在生理作用方面,胎教音乐通过悦耳怡人的音响效果对孕妇和胎儿听觉器官的刺激,促使母体分泌出一些有益于健康的激素,从而进一步增进了母体的生理状况,使母腹中的胎儿健康地发展。同时还能较好地改善和增强人的大脑皮层及神经系统的功能。而且,胎教音乐中的节奏还能与母体和胎儿的生理节奏产生共鸣,进而影响到胎儿全身各器官的活动。

有人曾作过这样的实验,定期给一个7个月的胎儿播放胎教音乐,发现胎儿心率稳定,胎动变得舒缓而有规律。等孩子出生后再听到这段音乐时,神情安详,四下张望,表现出极大的兴趣。经一段时间的追踪调查,发现这个婴儿耳聪目明,性格良好,动作发育也明显早于同龄婴儿。

由此可见,让胎儿听音乐,的确是一种增进智、体健康的好办法。可以毫不夸张地说,在诸多胎教方法中,坐第一把交椅的非胎教音乐莫属。

二、音乐对胎儿智力的影响

胎儿在大脑发育的过程中,需要音乐这种良性的信号刺激,以促进神经细胞的增长。

1.从胚胎学可以了解到,胎儿听觉器官发育到六至六个半月左右,其外耳、中耳和内耳的结构,基本上已发育成和出生时相同，这说明了此时的胎儿，听觉系统中耳朵的部分已具备了传导声波的功能，使声波的机械振动能传递到听觉神经末梢。

2.从临床经验上来看，许多孕妇皆反映，外界突发的声响会引起胎儿突然动起来；近年来以超音波扫描发现，外界的声波尤其是突发的声响，会引起胎儿心率加快及胎动增强，证实了外面突发的声音会造成胎儿惊吓的反射。

3.噪音刺激会对胎儿造成损伤的事实，使人们意识到应如何防止有害的声波，并积极致力于利用有益的声波，从控制声波对胎儿造成好的影响方向。噪音属于有害声波，的确可以损伤胎儿的机体和器官，而对人体和胎儿来说，轻柔舒缓的音乐可看做是一种有益声波，它能使人的情绪及精神得到放松和调剂，对人体有一种良性的刺激作用。近几年来，国外许多著名大学如美国加州大学、澳大利亚堪培拉大学等，都有关于胎教的报道，其中介绍了用音乐对胎儿施教，可使胎儿的大脑发育更好，孩子出生和长大以后，无论从音乐兴趣或体质、智力等几方面，都比未受胎教的孩子发育更好。

4.从胚胎学及幼儿神经学的基础理论上，我们知道胎儿脑部成熟期，开始于胎龄6~7个月，脑的成熟是脑细胞数量增加和结构分化的结果。根据大脑发育的研究显示，大约在胚胎发育的第10~18周，是脑细胞数量增加的第一个高峰；到第23周时，脑皮质的分子层、外颗粒层、小锥体细胞层、内颗粒层、大锥体细胞层等结构均已定型。而大部分脑细胞都是在出生前分裂而成的，出生后的第3个月，则是婴儿脑细胞生长的第二高峰。

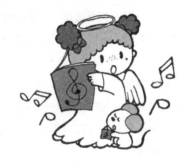

音乐(一些特殊的音乐)具有引起刺激信号的作用，传入大脑后，可诱发大脑中和学习记忆有关的"突触电位"升高，这种作用可导致大脑特殊的合成，继而进行大脑内蛋白质的合成，最后将引起涉及突触生长和记忆密码专一结构和功能的改变。

三、哪些音乐适合胎教

音乐在胎教领域里具有不可取代的重要地位。然而，读者朋友也应注意，并不是所有的音乐都是有益于胎儿身心健康的。

我们知道，不同类型的音乐能对人的心理行为产生不同的影响。例如，雄壮的进行曲能使人热血沸腾，慷慨激昂；奔放的狂想曲使人情绪高昂，思

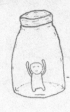
绪万千；柔美的小夜曲使人轻松愉快，心境安宁；而激烈的摇滚乐及迪斯科舞曲则使人情绪紧张，躁动不安。

具体到每一个胎儿，还应本着因材施教的原则，具体情况具体对待。对于那些胎动频繁的胎儿可侧重选一些缓慢、柔和的曲子；而对那些胎动比较弱的胎儿，则应侧重选择一些轻松活泼、节奏感强的乐曲。一般说来，那些轻松愉快、活泼舒畅的古典乐曲、圆舞曲以及摇篮曲等乐曲比较适宜。目前市面上也有大量编辑成套的胎教音乐磁带出售，未来的父母可根据个人的喜好从中选择。

音乐的曲调、节奏、旋律、响度不同，对人体可产生不同程度的情感和理性共鸣。

1.催眠

如二胡曲"二泉映月"，筝曲"渔舟唱晚"，德国浪漫派作曲家门德尔松的"仲夏之梦"等。这类作品具有轻盈灵巧的旋律，美妙活泼的情绪，而又具有安详柔和的情调。

2.镇静

如民族管弦乐曲"春江花月夜"，琴曲"平沙落雁"等。这类作品优美细致，柔和平缓，带有诗情画意。

3.舒心

如"江南好""春风得意"等。

4.解除忧郁

如"喜洋洋""春天来了"，奥地利作曲家约翰·施特劳斯的"春之声圆舞曲"等。

5.消除疲劳

如 "假日的海滩""锦上添花""矫健的步伐"，奥地利作曲家海顿的乐曲"水上音乐"等。这类作品清丽柔美，抒情明朗。

6.振奋精神

如 "娱乐升平""步步高""狂欢""金蛇狂舞"等。这类作品曲调激昂，旋律变动较快，引人向上。

7.促进食欲

如"花好月园""欢乐舞曲"等。目前有许多年轻的女性比较偏爱交响乐、摇滚乐以及迪斯科等类型的乐曲。这作为每个人的业余爱好是无可非议的，但是现在您已经怀孕，作为一位准母亲来讲就是极为不适宜的。因为，这类音乐音量较大，节奏紧张激烈，声音刺耳嘈杂，可使胎儿躁动不安，引起神经系统及消化系统的不良反应。并可促使母体分泌一些有害的物质，危及孕妇和胎儿。因此，未来的母亲应从腹内胎儿的健康着想，暂时摒弃您的这一爱好。关于这一点，我想每一个孕妇都是能够接受的。

四、怎样欣赏胎教音乐

欣赏胎教音乐对孕妇及胎儿都是一种美的享受。具体方法有两种：一种是孕妇自己欣赏，条件不限。可以戴着耳机听，也可以不戴耳机听；可以休息时听，也可以边做家务或者一边吃饭一边听；还可以一边听一边唱等等。每一位未来的母亲可根据各自的环境随意安排。总之，要尽可能地多抽出一些时间欣赏胎教音乐，让轻柔悦耳的音乐充满您所处的空间。随着音乐的节奏您还可以想象着腹中胎儿欢快迷人的脸庞和体态，在潜意识中与他进行感情交流。久而久之，您将感到这是一种妙不可言的艺术享受。

另一种方法是让胎儿直接欣赏胎教音乐，对他进行有益的音乐刺激。胎儿在5个月就已经具有听力。从这时起，可将录音机放在距离孕妇腹壁2厘米处播放胎教音乐，每天定时播放几次。要循序渐进，开始时间可以短一些，以后逐渐增加，但也不宜过长，以5~10分钟为宜。音量要适中，不可过大也不宜过小。孕妇应选取舒适的位置，精神和身体都应放松，精力要集中。

必须强调的是，在这项工作中，孕妇应与胎儿一起投入，逐渐进入艺术氛围，而不能以局外人的身份出现，认为胎儿自己听就行了。于是一边听一边胡思乱想，或是一边听一边做一些与此事无关的事情。这样做，是不能收到预期效果的。

目前的胎教音乐可分为两种：

1.是供给孕妇欣赏的，这以宁静为原则，既使人感动，又能使人产生美好的联想，通过孕妇的神经、体液将这种感受传给胎儿。

2.是给胎儿听的(可将耳机放在孕妇的腹部)，它以轻松活泼的乐声来激发胎儿对音乐的良好反应。这种有利的刺激能促进胎儿身心的健康发育。我国有关部门现在开始重视采用音乐胎教法。为配合开展这一优生措施，中华医学音像出版社录制了《秋夜》、《我将来到人间》等11首乐曲的第一盘胎教音乐磁带已问世，可供孕妇们选用。

五、向胎儿输送音乐的方法

音乐是一种重要的胎教手段。在怀孕期间，经常欣赏音乐，不仅能够陶冶情操，调节情绪，对胎儿有着潜移默化的影响，而且有利于孕妇及胎儿的身心健康，因而正日益受到人们的重视。

然而，一般人在欣赏音乐时，往往只满足于感官欣赏，也就是说，仅仅满足于悦耳动听，轻松愉快，其实这是不够的。音乐是一门艺术，作为艺术欣赏，还需要加入丰富的感情色彩。在听觉器官接收音乐的同时，根据不同乐曲在人们心理上、感情上产生的不同反应，引起各种不同的联想，诗情画意联翩而至，在头脑中形成生动的具体形象。例如，蓝天、白云和草地上奔跑的小鹿；高山、峻岭，山谷中静静流淌的小溪；夜幕下，月亮时隐时现，摇篮

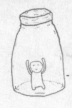
旁幸福慈爱的母亲等等，这就是我们所说的"音乐形象"。显然，与单纯的感官欣赏相比，效果更好，更有利于强化胎教的作用。

音乐胎教一般采用以下方法：

1.哼歌谐振法

孕妇每天可以哼唱几首歌曲，要轻轻哼唱，而不必放声大唱。最好选择抒情歌曲或轻歌，也可唱些"小宝宝，快睡觉"等类似摇篮曲的歌谣。唱时心情舒畅，富于感情，如同面对亲爱的小宝宝，倾诉一腔柔爱。这时，孕妇可想象胎儿正在静听你的歌声，从而达到母子心音的谐振。

2.音乐熏陶法

孕妇每天多次欣赏音乐名曲，如"春江花月夜""雨打芭蕉""江南好"等传统名曲。在欣赏音乐中，借曲移情，幻想翩翩，时而沉浸于一江春水的妙境，时而徜徉在芭蕉绿雨的幽谷。在这时如醉如痴，旁若无人，如同进入美妙无比的仙境，神驰魂荡，遐思悠悠。

3.器物灌输法

可准备一架微型扩音器，将扬声器放置于孕妇腹部，乐声响时，不断移动(要轻)扩音器，优美的乐曲将透过母腹的隔层，源源不断地灌输给胎儿。每一次可播放两三支乐曲，既要让胎儿欣赏音乐美感，又要防止胎儿听得过于疲乏，才能收到良好的灌输效果。这种方法是英国心理学家奥尔基发明的。

4.母教子"唱"法

胎儿有听觉，但胎儿毕竟不能唱。孕妇应充分合理地发挥自己的想象，让你腹中的宝宝神奇地张开蓓蕾似的小嘴，跟着你的韵律谐和地唱起来。

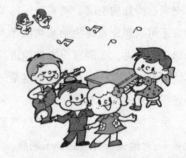

孕妇可先练音符的发音，或较简单的乐谱，这样就可使之容易学、容易记，一教即会。比如1234567，7654321，反复轻唱若干遍，每唱完一个音符，等待几秒钟，这几秒钟即是胎儿复唱的时间，而后再依次进行。

六、音乐对孕妇精神的调剂

妊娠期间孕妇的精神状况，决定了孕妇有必要接受音乐的帮助。

1.因为妊娠期间，孕妇不仅在物质的消耗及体力的负担上，随着胎儿的发育而不断增加，且体内一些激素的分泌变化，也易受情绪激动的影响；例如恐惧、暴怒可能引起肾上腺髓质激素分泌的增加，严重时可使血中浓度升高达平常分泌量的100倍。这些激素引起孕妇的心率明显增加，全身血管的阻力增大,血压增高,胎儿和脐带供血减少引起胎儿缺血缺氧,严重时可引起流产或出现兔唇、腭裂等畸形儿。

2.音乐可以影响和扭转人们的精神与情绪,它不仅是一种艺术欣赏上的特殊声波,并具有一种特殊的非语言功能。通过音乐声波传入耳朵并抵达大脑的听觉中枢,可以影响大脑的边缘系统和下丘脑。由神经生理学可知,大脑的边缘系统和动脉活动与情感反应有密切的联系,所以在实际生活中稍加留意便可见到,不同的音乐在大脑中会引起不同的感觉,以及人体内脏和情感的不同反应,例如有的音乐会使心跳变快,呼吸变急促,甚至引起血压升高;有些音乐则会使精神放松、呼吸变浅变慢,全身肌肉都得以放松,情绪安稳而愉快。

音乐是一种非语言形式的语言,尽管它没有一句话,没有半个文字,但借着它特殊的音调旋律、节奏和力度,可使不同种族、不同语系的人们,产生同样的情感和认知。这种看不见摸不

着的声波,可以经由听觉器官的帮助而被人们感知;它最大的特点便是善于抒情,能反映人们的内心世界、感情思绪及理想等,尤其在表达活生生的情感波动时,它比任何艺术形式均为明显有力。音乐中所倾注的感情,是作曲家最直接体验的声学表达,而听众则是以其本身的体验来接受音乐所抒发的情感。

音乐最善于表达情感,客观存在对人类造成的喜、怒、哀、乐、悲、恐、惊,均能被淋漓尽致地表现出来;当人们听到一首节奏铿锵的进行曲时,往往会不由自主地调整脚步,顿时情绪高昂起来。此时不论哪个国籍或民族的人,也不论文化及知识水准的高低,都会受到感染而产生情绪变化。总之,音乐就是用它的声波特性所抒发的情感来感染听众,让听众结合其自身的经历及心境而产生情绪上的共鸣,以达到调节或控制情感的作用;孕妇在整个妊娠过程中经常需要维持心平气和及轻松愉快的心情,音乐才显得尤为重要了。

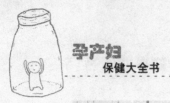

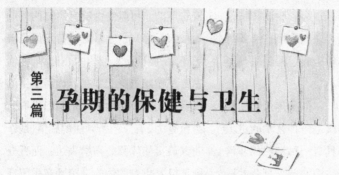

第一章 孕期应做的检查与各种注意事项

第一节 预产期的推测及产前检查

一、预产期的推测方法

确定怀孕后，将要做父母的总想知道孩子大概在什么时候出世，以便心中有数，做好分娩前的各种准备。俗话说"十月怀胎"，也就是说，从受孕到孩子出世大概需要10个月的时间。不过这里所说的"月"都是按"妊娠月"(28天)计算，10个月便是280天。就是从最后那次月经来潮的第一天算起，经过280天孩子就出世了。

预产期的推算方法如下：

将末次月经的月份加9 (如果加9后得出的数字超过12，则改为减3)，天

数加7。例如：末次月经来潮的第一天是1986年10月6日，则预产期为1987年7月13日。以上这个推算法是把2月份(比别的月份少两天)计算在内的；如果是3月份受孕，则其预产期的天数不是加7，而是加5。例如：末次月经来潮的第一天为1986年4月1日，其预产期为1987年1月6日。假如孕妇平时月经不是28~30天，而是40~45天，那么她的预产期要相应推迟10~15天。若按农历推算预产期，则将农历的月份加9或减3，天数应加14。如末次月经为当年农历四月初一，则预产期为次年农历正月十五。

用上述方法推算出来的预产期，只能说是大概的分娩日期，并不是一定会在那一天生产。据统计，恰恰在预产期生产的不到5%。在预产期前后两周内生产都属于正常现象。

如果孕妇对末次月经来潮的确切日期记不清了，其预产期的推测可参考孕妇的两个自觉症状：

1.早孕反应出现的时间，一般开始于孕后的第6周。故预产期约在早孕反应开始之后8个月。

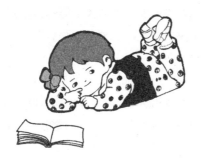

2.如早孕反应不明显，可以胎动日期来推算。孕妇自觉胎动大多在怀孕18~20周，预产期约在开始感到胎动后五个月。但孕妇自觉胎动的时间有早有迟，故依此推算出来的预产期不很准确，必要时可到医院去做阴唇涂片，检查胎儿成熟指数，或利用B型超声波测定胎头双顶径和胎盘成熟度，或测定尿雌三醇含量，或抽取羊水化验测定胎儿成熟度，来判断妊娠是否足月。

二、怎样选择产前检查的医院

在接受初诊的时候，最好提前选定医院，而且无论是产前检查或是生产，都要在同一家医院。由于各个医院的种类及处理方法都不同，所以有必要选择适合自己的医院。

1.选择医院的重点

在选择医院之前，最重要的事情是自己决定采取怎样的生产方式。现在的医院所采用的生产方式，有自然生产、剖腹生产以及无痛分娩等。

所谓的剖腹生产，即是配合生产的时间，以人工的方式来生产。至于自然生产，则是等待自然的阵痛，然后经由母体及胎儿的力量来生产。

当你决定采取怎样的生产方式之后，就必须注意选择医院的重点。

（1）生产的种类——医院是否能够进行自然生产、剖腹生产以及无痛分娩？

（2）母子是同室还是分开？

（3）是否方便给新生儿喂奶？

（4）生产的费用是多少？

（5）住在同一病房的人数是多少？

（6）对会阴切开的见解如何？

（7）附近的居民对医院的评价如何？

（8）从家里到达医院是否交通方便？

（9）丈夫的朋友是否能够到医院探望？

2.医院的种类及特征

各个医院的生产设施有好有坏，所以最好是能够详加考虑来加以选择。

譬如：当产妇有其他合并症发生时，最好选择有其他科别的综合医院。

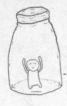
现在大多数人都喜欢选择大型的医院,但是在等待看病的过程中,往往必须花费一些时间。因此,检查仔细、服务周到的私人诊所,亦可作为选择的对象之一。不过,有些私人诊所对于某些异常的突发状况,往往不能应付自如,所以在选择私人诊所时,必须特别地小心谨慎。

三、产前检查有什么好处

为了保证孕妇和胎儿的健康,便于医生及早了解孕妇的全面情况和发现潜在的不利于妊娠和分娩的各种因素,每个孕妇都必须主动地接受产前检查。从确定怀孕时开始,就应定期到当地医院请妇产科医生作全身体格检查和产前检查。产前检查的目的:

1.通过全身体格检查,可以及时了解孕妇的健康状况。早孕期健康检查能做到无病早防,有病早治。一般性的疾病,如轻度贫血,服药和加强营养后即可得到治愈。如果心、肺、肝、肾等重要脏器有较严重的疾病而不适于妊娠的,可以及早采取人工流产的方法中止妊娠。

2.在妊娠18周前后进行产前检查,可对胎儿是否患有先天性畸形或遗传性疾病作出诊断。方法为抽取羊水作细胞培养,检查染色体及胎儿蛋白的含量测定(妊娠晚期可做B型超声波检查)。这样,可以及早发现异常情况,及

时中止妊娠。

3.经过定期检查,可以了解胎儿发育和母体各方面的变化情况。如有异常,可及早进行预防和治疗,使其不致威胁孕妇健康和影响胎儿正常发育。

4.通过孕期卫生知识的教育以及做好临产前各种准备工作的指导,可使孕妇增强体质,精神愉快,顺利地度过孕期。

5.通过全面和系统的观察,可以及时发现和纠正异常胎位。还可以结合孕妇的具体情况,早期确定分娩时的处理方式,保证安全分娩。

因此,产前检查是贯彻"预防为主"的方针,是保障母体及胎儿健康和安全分娩的必要措施。

既然产前检查的意义如此重大,那么在整个妊娠期一般要进行多少次产前检查呢?一般要求9~13次。当确定怀孕后就应到医院去作第一次全身体格检查和产科检查,以后每隔一两个月检查一次,8个月(32~36周)以后每两周检查一次,最后一个月每周检查一次。如发现异常情况,应听从医生指导,要求什么时候检查就什么时候去医院接受检查。

四、产前检查的项目有哪些

1.询问病史

2.验血

孕妇验血有两个目的:

(1)检验是否贫血。

(2)验血型，如生产时需要输血，就可以马上告诉医生孕妇是什么血型。

3.化验小便

每次作产前检查，都要先化验小便。因为妇女怀孕后，肾脏的工作量大大增加，如果肾脏不能负担这项额外的工作，经它排出来的小便就会起变化。

4.称体重

妇女怀孕后，由于胎儿的成长、胎盘的形成、羊水的增多、子宫长大等关

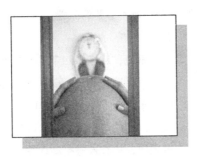

系，体重也逐渐增加。一般是从妊娠3个月开始，而在最后3个月体重增加得最多和最快，每月约增加1000~2000克。正常孕妇到妊娠足月时，体重会增加10千克左右。如果体重增加太快或太多，超出了正常范围，除了要考虑羊水过多或双胎妊娠外，常见原因是孕妇体内积聚水分太多，此时可出现水肿。水肿也是"妊娠高血压综合征"的主要症状之一，应及早治疗。如果体重增加太慢或不够，可能是胎儿发育迟

缓或停止发育，或者孕妇本身有病，此时也须进一步检查。所以，妊娠期间经常称体重是非常重要的。

5.测量血压

正常孕妇在整个妊娠期间，血压的改变是不明显的。但如在妊娠中、晚期有血压明显升高的表现时，就要引起足够重视。孕妇的血压升高是"妊娠高血压综合征"的主要症状之一。如果不及时予以治疗，任随血压持续升高，孕妇将会发生头痛、眼花、胸闷、恶心、呕吐，甚至发生抽筋、昏迷等严重现象，以致影响母子的生命安全。所以，在怀孕期间必须经常测量血压。

6.测量骨盆的大小

胎儿的自然娩出一定要通过骨盆。骨盆是产道的最重要的组成部分。分娩的快慢与顺难，与骨盆的大小和形状有十分密切的关系。

7.腹部检查

这是产前检查的最后一项工作，它包括以下几方面的内容：

(1)观察子宫的大小。了解胎儿的生长发育是否正常，羊水是否增多或减少，有无双胎妊娠之可能。

(2)确定胎儿的位置。一般怀孕六七个月后，医生通过对孕妇腹部的检查就可了解胎位是否正常，这对顺利分娩关系重大。

(3)听胎心音。大约在妊娠第8周

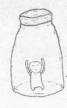
末,胎儿的心脏已形成,若此时作B型超声波检查就可见到胎儿心跳搏动。但一般要到妊娠18~20周才能听到胎心音。胎心音好像钟表的"滴答"声,速度很快,每分钟120~160次,所以很容易辨别。妊娠6个月前,胎心音的位置都在脐下正中或左右。妊娠6个月以后,胎心音在胎儿背部所在处最清楚。因此,胎心音的听取,除确定胎儿成长是否正常外,还有助于确定胎位。一个胎儿只有一个胎心音;要是双胞胎,常能在孕妇的腹部不同部位听到两个频率不一样的胎心音,所以听取胎心音又能帮助诊断双胎妊娠。

五、孕期要做哪些自我监护

孕妇自我监护的方法简便易学,经医生指导后很容易掌握。常用的监护内容有:

1.推算胎儿的大小

通常用测定子宫底的高度来间接地反映胎儿的生长发育是否正常。在妊娠20~36周内,子宫底高度每周上升1厘米;36周以后,因胎头下降或入盆,宫底上升缓慢或稍下降。孕妇自我检查时可在排尿后取平卧位,两腿屈曲,左手摸清耻骨联合上缘,右手横摸子宫底部,然后由家属或孕妇自己用皮尺测量耻骨联合至子宫底的距离。

2.胎心监护

妊娠6个月以后,可在孕妇的腹部听到胎儿心脏跳动的声音——胎心音。胎心音好像钟表的"滴答"声,速度很快,每分钟120~160次,孕妇家属可直接用耳贴在孕妇腹壁上听取,或向医院借用木听筒听,每日一至数次。胎心直接反映胎儿的安危,每分钟超过160次或少于120次,或胎心率不规则,都说明胎儿在子宫内有缺氧情况,可能危及胎儿生命,应及时就医。但应注意,胎动可引起胎心加快(胎动过后,胎心即恢复正常);有时在侧腹部可听到子宫动脉跳动声或胎盘血流声(与孕妇的脉搏数一致),这些均应加以区别,以免引起不必要的惊慌。

3.胎动监护

一般来说,从妊娠四个半月到五个月时,就会感到胎动,以后逐渐增多,在妊娠29~38周时达到高峰,以后略有减少。胎动是反映胎儿情况良好的一种表现,故有人将胎动计数作为评定胎儿在母体内的健康指标之一。胎动计数怎样计算呢?方法很简单,孕妇自己可以在家里进行,即从妊娠7个月以后,取侧卧位或半卧位,两手轻放在腹壁上。每日测三次(早、中、晚各一次),每次1小时。如3小时胎动次数相加乘4(等于12小时的胎动次数)少于20次;或者在原有基础上减少一半;或胎动过于频繁,再结合胎心的异常变化,则表示胎儿有危险,应赶快就医。

一日之中,胎动次数究竟应该多

少才算正常，往往因人而异，一般为100次左右。经临床观察和统计认为：12小时内胎动数在30次以上者，则认为胎儿情况良好。当然，胎动是孕妇的一种主观感觉，受每个孕妇的敏感程度、羊水量的多少及腹壁厚度等因素影响，还要注意和肠蠕动、动脉跳动相区别。有些药物如镇静剂、安眠药、硫酸镁等，对胎动有抑制作用，所以，在作胎动计数时，首先要排除药物的影响，然后才能作出正确的判断。

4.胎位监护

胎位是否正常，主要检查胎头的位置，胎头呈球状，较硬，是胎儿在宫内最容易被摸清楚的部分。正常胎位时，胎头应在下腹部中央，即在耻骨联合的上方。如在上腹部摸到胎头，则是臀位；如在侧腹部摸到胎头，则是横位。这两种胎位均不正常，可能造成分娩困难，应请医生检查，及时加以矫正。

5.体重监护

孕妇的体重也可间接反映胎儿的生长发育状况，一般可每周测量一次。妊娠28周以后，胎儿生长较快，孕妇体重每周增加500克。如连续数周体重不增加，则表示胎儿生长缓慢；如体重增加过快则可能孕妇发生了水肿，或因食量过大，身体迅速肥胖。如发现体重不增加或增加过快，均应请医生寻找和确定原因，

以便采取相应措施。

第二节 患病孕妇应注意什么

一、早期曾患过传染病的孕妇应注意什么

怀孕前三个月左右，由于受精卵正处于细胞不断地分裂阶段，所以是胎儿形成的最重要时期。

为了避免造成终身的遗憾，应该特别注意下列所叙述的事项：

1.德国麻疹

如果怀孕之前或怀孕初期感染德国麻疹的话，那么胎儿很可能发生天生异常的现象。例如：心脏病、白内障、重听、小头畸形症、精神衰弱等。

曾经感染德国麻疹的人，会自然地产生抗体，所以怀孕之前已感染过德国麻疹的人不必担心德国麻疹的侵袭。尚未感染过德国麻疹的人，最好是迅速到卫生单位接种疫苗，不但一劳永逸，且少有副作用。不过，接种者在三个月内应该避免怀孕。

2.药物

孕妇在用药时，一定要事先和医生商量，否则，很容易造成终身的遗憾。

如果孕妇在确知自己已经怀孕之前，已服用一些药物的话，那么应该将

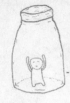

实情告诉医生,以便商量对策。

孕妇便秘时服用某些泻药可能引起早期流产。

3.X光射线

怀孕初期若是照射了X光,不但容易造成胎儿畸形,而且还有可能引起白血病。

尤其是不知道自己已经怀孕,却又照了胃部X光的孕妇,则有必要考虑是否要保留胎儿。总之,有怀孕可能性的人,最好是能够多加注意自己的身体状况,以免因疏忽而造成某些遗憾。

4.性病

(1)梅毒。孕妇若是感染梅毒,就会经过胎盘感染给胎儿,造成流产、早产、胎死腹中等现象,或是生出先天性梅毒儿。由于梅毒是经由胎盘感染,所以一旦怀孕之后,就必须作梅毒检查,愈早给予治疗愈好。

(2)淋病。胎儿一出生之后,立刻点上硝酸银眼药水,就可以预防因淋病所引起的脓漏眼症。这是因为淋病的治疗比其他性病容易些。

(3)爱滋病(后天性免疫不全症候群)。感染爱滋病的婴儿中有发育异常、精神障碍等现象,而且只有七至八年的存活时间。

5.单纯疱疹

单纯疱疹会经由胎盘感染给胎儿,让胎儿发生小头畸形症、头盖骨石灰化、脉络网膜炎等病症。

6.蛀牙

在怀孕的过程中,孕妇特别容易发生妊娠性齿根炎,不但牙龈经常发炎,而且非常容易出血。为了避免牙疼所造成的痛苦,最好是在发生孕吐现象之前治疗好,最迟也应在怀孕六个月之前完全治疗好。

7.毒浆体原虫病

寄生于猫、狗、小鸟的身上以及生猪肉上的原虫所引发的疾病,称为毒浆体原虫病。

二、患糖尿病的孕妇应注意什么

有许多人都认为糖尿病是属于老年人的疾病,所以往往不会很在意。但是,有糖尿病的人一旦怀孕了之后,其

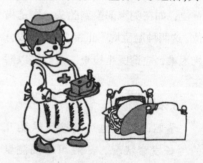

症状不但相当明显,而且还会对胎儿造成很大的威胁。由于糖尿病亦属于遗传性的疾病,所以父母亲双方都有糖尿病的人,应该接受定期的检查。

患有糖尿病的孕妇,腹中的胎儿不但容易死亡,而且还容易生出患巨

婴症的胎儿。

有糖尿病的孕妇除接受胰岛素的治疗及食物疗法外，还要多次地接受定期检查。由于怀孕至38周以后，子宫内的胎儿死亡的概率非常大，所以37周的时候分娩，可以说是最高的生存几率。不过，如果糖尿病能够控制得很好的话，一样可以生出健康的小宝宝来。

三、患高血压的孕妇应注意什么

怀孕之前就知道自己有高血压的人，应该遵从医生的指示，在饮食方面尽量少摄取盐分。

有的孕妇是怀孕之后才知道自己有高血压的，也有的孕妇是在怀孕的末期，才知道自己有高血压的。在这种情形之下，就很难判断是属于妊娠毒血症，还是高血压症。不过，由于高血压极易引起妊娠毒血症，所以在日常的生活中就要特别地注意。

患高血压的孕妇若是能够限制盐分摄取，控制体重，避免肥胖，到了怀孕末期情况一切都正常的话，那么仍然可以采用自然生产的方式。

四、患心脏病、肺结核、肾病的孕妇应注意什么

1.心脏病

若在怀孕之后才知道自己有心脏病的话，就应该注意平常的生活，尽量不要过于劳累或激动而引起心脏病发作。因为怀孕之后，血液流回至心脏的情况并不是很好，容易增加心脏的负担，所以必须特别小心注意。

2.肺结核

肺功能不好的人，最好是避免怀孕。

怀孕之后才知道自己有结核病的人，应该选择设有妇产科的综合医院，并且接受定期的检查及化学疗法。

3.肾病

本身就有肾脏病的孕妇，非常容易发生妊娠毒血症。尤其是平常就有肾炎、肾盂肾炎等毛病的人，更要和医生商量看看是否适合怀孕。

为了避免引发妊娠毒血症，有肾脏病的孕妇除了严格限制饮食外，还要多次地接受定期检查。

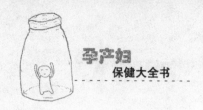

第二章　孕期生活起居的注意事项

第一节　日常生活应注意哪些事项

一、做家务活时应注意什么

怀孕中期、晚期，身体行动不便，要从头到尾地干一件完整的事绝对不行，想干又干不成，心情就容易烦躁，所以最好不要有这种不切合实际的想法。

1.打扫卫生

不要登高打扫卫生，也不要在扫除时搬抬沉重的东西。这些重物既危险，又压迫肚子，必须注意。

弯着腰用抹布擦东西的活也要少干或不干，怀孕后期最好不干。

冬天在寒冷的地方打扫卫生时，千万不能长时间和冷水打交道。因为身体着凉会导致流产。

也不要干在庭院里除草一类的活，因为长时间蹲着会使盆腔充血，也容易导致流产。

2.洗衣服

晾衣服时，因为是向上伸腰的动作，要肚子用力，虽然不能说用那么点儿力就会引起流产，但也要注意以免发生意外。

洗的衣服太多时，不要图快，一件接着一件地去晾，因为长时间站立会造成下半身水肿，所以应该干一会儿歇一会儿。

3.做饭

为避免腿部疲劳、水肿，能坐在椅子上操作的就坐着做。怀孕晚期应注意不要让锅台压迫已经突出的大肚子。

4.买东西

每天出去买东西，就当是散步，但要选择人流小的时间为好。

不要骑自行车出去买东西，特别是在怀孕早期，因为骑自行车时腿部用力的动作太大，容易引起流产。

二、行走坐立应注意什么

1.站立的姿势

站立时，两腿平行，两脚稍微分

开,把重心压在脚心附近,这样就不容易疲劳。

如果必须长时间站立的话,隔几分钟就要把两腿的位置前后倒换一下,把体重放在伸出的前腿上,也可以减少疲劳度。

2.正确的行走方法

很多人常用猫腰或挺胸的姿势行走,这会增加疲劳感,应该用正确的姿势行走。

正确的姿势是:要抬头,伸直脖子,挺直后背,绷紧臀部,好像把肚子抬起来似的保持全身平衡地行走。要一步一步踩实了再走,以防摔倒。

3.坐椅子的姿势

要深深地坐在椅子上,后背笔直地靠在椅背上,坐在椅子边上容易滑落,如果是不稳当的椅子还有跌倒的危险。

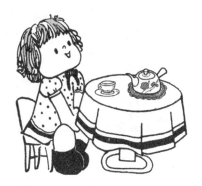

坐在有靠背的椅子上时,股关节和膝关节要成直角,大腿成水平状态。

4.在洗澡间的姿势

出入澡盆时要抓住澡盆的边缘。还要检查一下铺在地板上的垫子或凳子是否会打滑。

从浴缸出来时,起身露出胸部后要稍微休息一下,突然站起来是很危险的。

5.上下楼梯的姿势

上下楼梯时不要猫着腰或过于挺胸腆肚,只要伸直脊背就行。要看清楼梯,一步一步地慢慢上下,只用脚尖是很危险的。特别是怀孕晚期,隆起的肚子遮住视线,看不见脚下。要注意千万不要踩偏,脚踩稳了再移动身体。如有扶手,一定要扶着走。

6.从床上起来时的姿势

从仰卧的姿势起来时,先采取横卧位,再做半坐位,然后起来。禁止使用腹肌以仰卧的姿势直接起身。

7.拿起东西时的姿势

将放在地上的东西拿起或放下时,注意不要压迫肚子。不要采取不弯膝盖、只倾斜上身的姿势。那样容易造成腰疼。以屈膝落腰、安全下蹲、单腿跪下的姿势,把要拿的东西紧紧地靠住身体,伸直双膝拿起。从地上抱起孩子时也同样。拿棉被等大件物品时,要蹲下身体压在一条腿上,然后再站起来。

拾取地板上的东西时,要先屈膝后落腰,蹲好后再拾,然后站起来。一定不要弯腰拾取。

三、注意劳逸结合

活动和休息都是人们维持正常生

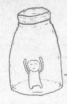
理活动所不可缺少的因素。那么,正常孕妇是否也要适当地参加一些有益的文体活动或劳动呢?又怎样掌握活动与休息的关系呢?这是每个孕妇都比较关心的问题。一般地说,健康孕妇可以照常工作或劳动,在农村应注意调做"轻"活。地里的庄稼活只要不是太重,可以做;但是,最好不要做挑担子、踩水车、推磨或割麦、栽秧、割稻等重活、弯腰活,也不要蹲得时间太长,免得引起流产或早产。妊娠八个月后,不应值夜班和承担重体力劳动(包括高空作业)。城市孕妇在整个妊娠期间,还应有适当的户外活动,如散步、逛街等,以利于消化和睡眠。但在妊娠四个月后应避免剧烈运动,如骑自行车、跑步、打球、游泳等,还要避免过度疲劳和长时间坐或立的工作。

每个孕妇都应注意适当休息。休息有各种不同的形式:停止原来的紧张劳动(包括体力和脑力劳动),适当参加一些娱乐活动,这是一种休息;静坐或安卧,使身体各个系统和各个器官保持低能量消耗,这也是一种休息;进入睡眠则可谓是休息的最高形式,因此,要求孕妇要保证有足够的睡眠时间,每晚至少保证八小时的睡眠。孕妇还应该养成午休的习惯;尤其是妊娠后半期,每日中午应卧床休息一小时;将近妊娠末期,还应增加休息时间。

一般孕妇只是注意产后的休息而忽视产前的休息,其实,我国规定的产假中包括产前两周。这个规定的意义在于:一则接近临产,要作一些必要的准备;二则养精蓄锐,把身体养好,为产时消耗体力做好准备;第三,也因为愈接近临产,身体也愈感疲劳,如照常参加工作和劳动,会感到力不从心。然而,大多数孕妇对临产前休息的意义认识不足,都不愿休临产前的两周产假,或者即使休息在家却仍做繁重的家务活。这对分娩不利,有可能发生难产,还有可能影响新生儿的体重及产后乳汁的分泌。

相反,也有孕妇过分紧张,尤其以往有过流产、早产、死胎等不良产史的,唯恐再发生同样的情况,整个妊娠期都卧在床上,连翻身都小心翼翼的,这样的休息是有害无益的。长期卧床,不但使腹壁等部位的肌肉松弛无力,影响分娩,而且由于血液循环缓慢,在有盆腔或下肢静脉损伤的情况下易诱发血栓性静脉炎,产后可能因血栓脱落而引起肺动脉栓塞等凶险病症。此种情况虽属少见,但应注意避免。另外,长期卧床休息的孕妇,往往精神不振,食欲不好,消化功能差,容易发生便秘。

孕妇适当休息,并不是什么"娇气",医务人员和家庭都应给予关心和支持,使孕妇安全度过孕产期,为产后母子的健康打下基础。

四、睡眠采用什么姿势好

妇女怀孕后的睡眠姿势也有讲究,但这一点常不被人们所注意。其实,孕妇睡眠姿势正确与否,也关系到母子的健康。根据近年来对产科医学的研究,强调孕妇取左侧卧位为最好。据研究表明,侧卧位能避免妊娠子宫对肾脏的压迫,能使肾脏保持充分的血流量,维持肾脏的良好功能,这样,就可预防和治疗妊娠高血压综合征(浮肿、高血压、蛋白尿)。另外,怀孕期间取左侧卧位,可以使因妊娠造成的右旋子宫转向前位,以减少因右旋子宫引起的胎位或分娩的异常;还可以避免妊娠子宫对下腔静脉的压迫,增加回心血量和心血排出量,减少下肢浮肿,改善子宫和胎盘的血液灌注量,有利于胎儿继续在子宫内生长发育,减少早产率和胎儿宫内生长迟缓等并发症。孕妇临产前,取侧卧位还可以预防和治疗胎儿宫内窘迫(缺氧)。

五、孕期应保证多长的睡眠时间

妊娠期孕妇睡眠时间要比平时多一两个小时左右,最低也不要少于八小时。睡眠是恢复疲劳的主要方式,这是生理需要,工作、休息是有规律的,白天从事各种工作,晚上应停止工作

去睡眠,让体力、脑力得到恢复。如果睡眠不足,会引起疲劳过度,使身体抵抗力下降,不能对抗外来的细菌或病毒感染,从而发生各种疾病;睡眠时间的长短有个体的差异,有些人仅睡五六个小时即感到体力恢复,有些人则需要更多的时间;正常成人一般需要八小时,而孕妇因身体各方面的变化,容易感到疲劳,故睡眠时间应比平时多一小时,最低不能少于八小时,怀孕七八个月后,每天中午最好保证有一小时的午睡时间,但午睡要有个限度,如果一睡就睡很长时间,反而会使晚上睡不着,影响了晚上的睡眠,午后从几点睡到几点,最好有个安排,午睡的时间,最多不能超过两小时,有工作的孕妇睡不了午觉,在晚上就更需有多一些时间睡觉,或在工作岗位上注意休息。

第二节 各怀孕期的注意事项

一、怀孕一个月时生活中应注意什么

初次怀孕的女性,在身体和心理上,都会发生一连串的变化。因为是第一次,孕妇自己往往还浑然不觉,而且原本没有生育的计划,或是根本不了解身体的反应,以致误食药物或者疏忽了生活上的细节,都很可能对胎儿

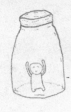

和母体产生不良的影响。

就身体反应而言，怀孕初期可能会有类似感冒的症状，若胡乱买成药吃，不仅不能达到治疗的效果，说不定还会生出畸形儿呢！所以平日在任何情况下，都不要任意服用成药，最安全的办法是去看医生，找出原因。

身体不适时，不要勉强做剧烈的运动，或在此时远游，以免造成意外流产。此外，若非必要，不要随意做X光照射，应先检查身体状况，确定有无怀孕。

这些生活上的细节，在身体健康、正常工作情况下，偶然误犯好像无关紧要，但若是孕妇，就很可能是一大致命伤，所以必须谨慎行事。

此时虽还没有特别应该准备的事，不过在怀孕约一个月时，会有孕吐的现象，应多准备一些能缓和孕吐的食物，如酸梅、水果等。

二、怀孕两个月时生活中应注意什么

由于身体情况的不正常，加上考虑到有关分娩的这样和那样的问题，又有早孕反应，这时，有的孕妇会感到烦躁，而且，感情波动激烈，有时对一些鸡毛蒜皮的小事，也要发火，或哭闹不止。

因此，在求得丈夫及家里人的理解和协助的同时，孕妇自身也要注意把心放宽些。另外，这是容易流产的

时期，性生活要有节制，其他杂七杂八的生活琐事，也都要有节制，尽可能少外出，避免疲劳，要有足够的休息和睡眠。

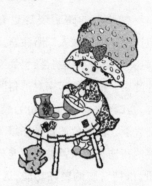

这段时间是胎儿脑及内脏形成的重要时期，孕妇不可接受X光检查，也不要轻易服药，尤其应该避免感冒。

烟酒会给胎儿带来不良的影响，两者都不宜尝试。如果家中有饲养猫、狗或小鸟等宠物，应尽量避免接触，以免感染住血原虫症。最好把这些宠物送给别人或暂时寄养在亲戚或朋友家中。

这个时期最好能将分娩地点定下来。就诊的妇产科医院和医生关系着未来的定期检查及入院分娩，应相当仔细地选择。

三、怀孕三个月时生活中应注意什么

这是最容易流产的时期，应停止激烈的体育运动、体力劳动等。平常如有做运动的习惯，仍可持续，但必须是轻松且不费力，如舒展筋骨的柔软体

操或散步。不宜搬重物和长途旅行，注意安静。上下楼梯要平稳，尤其应随时注意腹部不要受到压迫。

采取"抛开家务事"的态度。还想和平常那样做得完美是不可能的，太勉强的话也会对胎儿不利。

上班的职业妇女，应保持愉快的工作情绪，以免因心理负担过重、压力太大而影响胎儿的发育。此时若能取得同事和上司的谅解，继续工作应不成问题。

最迟应在这个时期接受初诊及定期的产前健康检查。即使一切正常，在指定的日子里也要去接受医生的检查。

如果有下腹部疼痛和少量出血现象的话，要立即接受医生的检查。因为有流产和子宫外孕的可能性，千万不可掉以轻心。

为预防便秘，最好养成每日定时如厕的习惯，下腹不可受寒，注意时时保暖，不熬夜，保持规律的生活习惯。

这个时期分泌物增多，不易保持卫生，因此要每日洗澡，以保持身体的清洁。避免性生活为好，如进行也要慎重。

建立孕期保健手册，以记录怀孕及分娩过程中母子的健康状况。在怀孕期间，每次产前检查都要带上它，就是接受其他检查时，也一定要带上它，请医生或助产士记录有关事项。

医生或助产士记录的事项是：检查的年月日、怀孕周数、子宫底的高度、腹围、血压、体重等数值，以及有无浮肿、尿蛋白、糖尿，还有其他的检查结果和指示事项等。

四、怀孕四个月时生活中应注意什么

这个时期，由于早孕反应的结束，身、心都很舒服，因而是食欲突然旺盛的时期。过去一直不太需要营养的胎儿也进入了急速生长的时期，从此开始需要充分的营养。这个时期，应加强饮食营养，摄取蛋白质、植物性脂肪、钙、维生素等营养物质。特别是有过严重早孕反应的人，身体的营养状况不好，为补回损失，更应摄取充足的营养成分。但是，要控制食用过咸及辛辣的食物，因为这些食物会成为泻肚、流产及早产的原因。

到了这个时期，还要注意多活动一下。适度的运动会给分娩及产后带来好处，同时还可以增强体力。

牙齿爱出毛病的孕妇，到这个时期应去看一次牙医，如有坏牙，应在这个时期治疗。

孕妇应充分了解有关怀孕、分娩的各项知识，除了可消除怀孕期间的不安及恐惧外，也能有助于顺利分娩。

为了使生产较为轻松，最好开始做些孕妇体操，但应以体能负荷的范围为限，千万不可过分勉强。

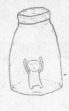
再过一个月，平时的衣服就会穿不下了，应趁着身体情况良好时先行准备几套孕妇装。上街理发时，可请师傅设计一个易梳洗、易整理的发型，除让人看起来清爽外，自己心情也愉快。而加大、宽松的内衣裤，也是必备的怀孕用品。

五、怀孕五个月时生活中 应注意什么

到了这个时期，下腹部的隆起渐渐地显眼了。为防止腹部发冷及松弛，最好使用束腹、腹带或腹部防护套。

由于子宫上升挤压胃部，饭后食物在胃里不易消化，可以每顿饭少些数量，将一日三餐分为四餐、五餐，即少食多餐。要尽量多吃些含铁多的猪、牛、鸡等的肝脏及海藻、绿色蔬菜，以防孕期患上贫血。

由于激素的分泌使乳房胀大，最好换穿较大尺码的胸罩，有些孕妇可能会有些许的乳汁排出，从这时起，就该做授乳的准备，开始乳头的保养。

为了做到有备无患，这时可制订出必需的育儿用品和产妇用品的计划，并开始一点点地作准备。

六、怀孕六个月时生活中 应注意什么

肚子越来越大，由于身体的重心有些前移，很容易跌倒。特别在上下楼梯、登高凳子时，要特别注意。从这时起是非常容易疲劳的时期，要注意充分休息，不要睡眠不足。条件允许的话，中午应睡上一两个小时的午觉。这时的身体、心情都比怀孕初期大大好转。但不能因此而过分加重工作。特别是，有工作的孕妇尤其要注意劳逸结合。

另外，不要忘记牙齿的保养。如果口腔不清洁，易患龋齿和口腔炎。

饮食上应均衡摄取各类养分，以维持母体胎儿的健康，尤其是铁、钙和蛋白质的需要量应该增加，但盐分必须特别节制。

这段时期容易便秘，应该常吃富含纤维素的蔬菜水果，牛奶是极有利于排便的一种饮品，应多饮用。便秘严重时，最好请教医生如何改善。

为了产后哺乳的顺利，此时应该注意乳头的护理问题。尤其是有扁平乳头与凹陷乳头的孕妇，必须先行矫正。

七、怀孕七个月时生活中 应注意什么

这时，过激的运动会造成早产，上下楼梯的次数要尽量减少，尽可能利用电梯。

腿抽筋和静脉曲张的人，不要长时间站立，下半身不要系带子。而且，睡觉时把脚稍微垫高一点是有好处的。如果静脉曲张破溃，会有大量出血。最好在静脉曲张处，用紧筒短袜或

紧身衣加以保护。

拿重东西、向高处伸手、突然站起来等，都是应该避免的动作。

饮食要注意摄取均衡的营养，尤其是钙质、铁质等含量丰富的食物更应多吃。水分与盐分摄取过量，很可能会引起妊娠毒血症，必须严加节制。为了不造成便秘，应在每天早上喝些牛奶和水，并多吃水果和维生素多的蔬菜。产前检查时，一定要再作一次贫血检查。

在此时期出生的胎儿几乎都是发育不良的早产儿，为防万一，住院用品应及早准备齐全。

此外，婴儿需要的大型用品、婴儿房和婴儿床都应准备妥当。

孕妇分娩后的几星期内，往往需要调养身体，可能没有时间去整理头发，所以可趁这段身体状况不错的时候，前往发廊换一款比较清爽的发型。

八、怀孕八个月时生活中应注意什么

身体越来越沉重，是懒得动弹的时期。慢慢动弹不要紧，但对脚下的注意是不可忽略的。由于肚子太大，看不清脚底下，因此上下楼梯时要一磴一磴地踩实了再走。

这个时期最可怕的是妊娠中毒症。每日生活要避免过度疲劳，饮食上注意不要吃盐过度。睡眠要充足，白天也要抓空儿就躺一会儿。

妊娠中毒症的症状只要接受产前检查，就可以早期发现。为此，两周一次的产前检查一定要去。上班工作的人特别要注意这一点。平时应多休息，不可过度劳累，严防感染流行性感冒。

此外，即使只有少量的出血，也要尽早接受医生的诊察，看是否有早产、前置胎盘、胎盘早剥的危险。在这个时期，要注意日常有无出血现象。

应开始为分娩做准备，练习分娩的呼吸法、按摩、压迫法及使力方法等分娩的辅助动作。

九、怀孕九个月时生活中应注意什么

在这个时期应开始准备分娩、住院等临产工作。这样即使在预产期以前有临产预感，也不至于惊慌。孕妇要和丈夫及家人好好商量一下诸如宫缩突然到来时的事情、住院期间家庭内的事情等，都提前商定好该怎么办。这是越发容易疲劳的时期。要忠实地服从于自己身体的感觉。休息的时间也要相对延长，但也不要忘记适度的运动。休息时，大多数人采取侧卧位感觉舒服。当然，采用自己觉得舒服的其他姿势也无妨。

由于胃部受压，一次吃不了太多的东西，可分几次吃，每次少吃些，由于分泌物增多，外阴部容易污染，因此每天要清洗，内裤要勤换，注意经常保持清洁。

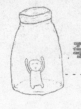
此时不可任意刺激子宫,且因有早产的可能性,最好能抑制性生活。

产前检查要坚持每两周一次。除此之外,有腿肿、头痛、恶心等症状时,要尽早接受医生的检查。

十、怀孕十个月时生活中应注意什么

此时要尽量抛开不安与担心,应该以轻松的心情迎接宝宝的降临。除了产前检查每周进行一次,还要注意以下事项:

1.尽可能每天洗澡,清洁身体。淋浴或只擦擦身体也可以。特别要注意外阴部的清洁,头发也要整理好。

2.绝对不要做对母体不利的动作,避免向高处伸手或压迫腹部的姿势。

3.充分摄取营养,保证睡眠,以积蓄体力。初产妇从宫缩加剧到分娩结束需要12~16小时,要耗费大量的体力。

4.严禁性生活。性生活可能造成胎膜早破和早产。

5.宫缩随时都有可能发生,因此要避免一个人在外边走得太远,顶多买买菜或短途散散步。

第三节 季节与日常运动

一、夏季孕妇要注意什么

孕妇在妊娠期身体的代谢加快,皮肤的汗腺分泌增多,在夏天出汗更多,易引起汗疹,甚至中暑,因此安排好夏天的生活极为重要。

1.要勤洗澡,每天最好用温水冲洗擦身,以保持身体的清洁。

2.要勤换衣,特别是内衣要勤换洗,保持身体清爽;内衣要选择通气性、吸湿性好的纯棉织品,衣服最好用较宽大又不贴身的,这可以保持凉爽。

3.卧室的通风要好,在有空调的房间,要防止室温过低,也不要让电风扇直接吹,避免因为过冷而患感冒。

4.饮食方面要吃凉爽可口的食物,或者少吃多餐,因高温天常常会使食欲减退,致使早孕反应加重。还有不食变质的食物,以防痢疾,并多饮一些清凉饮品,可消暑。

5.在大热天要减少外出,避免阳光直射,出门时应带好遮阳伞或帽,并保证午间睡眠时间。

二、冬季孕妇要注意什么

在冬季,孕妇在生活上同样需注意,这是因为:

1.冬天的天气寒冷,空气干燥,易患感冒,因此孕妇应特别注意预防感冒,不要去人多拥挤的地方,特别是有感冒流行的区域,以免被传染上。

2.冬天天寒,人们怕冷常将门窗紧闭,不注意换气,易造成室内空气污浊,氧气不足,这不但会使孕妇感到全

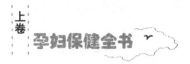

身不适，还会对胎儿的发育产生不良的影响。

3.孕妇应坚持在阳光充足、气候较温暖的时间出去散步，不要因天气冷就不外出，散步是孕妇最适宜的运动，它既可使肌肉筋骨活动，血液流通畅快，又可呼吸到新鲜空气。

4.在下雪天孕妇要尽量不外出，若要上班工作则需有伴同行，并穿上防滑的鞋，以免滑倒。

三、孕后该怎样运动

孕妇不仅可以而且必须进行一些适当的活动。研究结果表明，胎儿的生长发育不仅与母亲妊娠期间的营养和健康有关，而且与运动也有密切的关系。这是因为：

1.胎儿的正常发育需要适当的运动刺激。运动能促进血液循环，增加氧的吸入，提高血氧含量，加速羊水的循环，并能刺激胎儿的大脑、感觉器官、平衡器官以及循环和呼吸功能的发育。

2.适度的运动能解除孕妇的疲劳，有效地调节孕妇神经系统的平衡，使孕妇心情舒畅，精神振奋，当然也会使腹内的胎儿受到感染，使他和孕妇一样处于最佳心理状态。

3.适当的运动能避免孕期肥胖，使孕妇的肌肉及骨关节等受到锻炼，为日后的顺利分娩创造有利的条件。

4.适当运动还可以促进母体及胎儿的新陈代谢，既增强了孕妇的体质，又使胎儿的免疫力有所增强。因此，孕期适当的运动可以说是一种一举两得的保健妙方。

孕期运动要因人而异，适可而止，切不可进行高强度的运动，或急于求成，劳累过度。要知道，任何过量的运动都可能给孕妇和胎儿带来危险。

一般说来，运动是否适度，以不感到疲劳为标准。如果孕妇平时不喜爱运动，那么妊娠后就不必勉强自己参加过多的活动，否则将影响胎盘血液供应，对胎儿不利。孕妇只要每天做10分钟的体操并选择一个空气新鲜的地方步行半小时至1小时就足够了。如果孕妇是运动员，或者孕前就习惯某种运动，那么可以继续进行这些运动，但前提是禁止高强度及过量的运动。一般情况下，以步行、慢跑、游泳、骑自行车等运动方式比较合适。

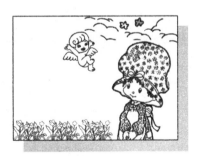

在怀孕早期，可从事一些不剧烈的活动，如短途骑自行车、打台球、跳交际舞等；妊娠进入中晚期后，可选择一些节奏缓慢的运动项目，如打太极

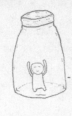
拳、散步等。此外,还可担任一些轻微的家务劳动。

第四节 对胎儿有危害的各种不良习惯

一、吸烟对胎儿有哪些危害

尽管"戒烟运动"时起时伏,但所强调的多半是烟草对吸烟者本人的危害,而吸烟对周围环境的污染,特别是对孕妇腹内胎儿的影响,却还没引起足够的重视。

烟草中对胎儿健康有危害的重要物质是尼古丁、一氧化碳和其他有害物质。胎儿在子宫内是经过胎盘从母体的血液中获得氧气和各种营养素的。烟中的尼古丁可使胎盘血管收缩,供血量减少;母体血液中一氧化碳浓度升高则使血中含氧量降低,这都会造成胎儿发育迟缓,体重较轻;再加上其他有害物质的影响,还可引起胎儿畸形、流产、早产以及胎儿死亡。

吸烟的孕妇,在妊娠早期由于烟草中尼古丁及其代谢产物的作用,使体内黄体酮分泌量不足,于是容易发生自然流产。比较吸烟和不吸烟孕妇流产的发病率,前者比后者高出一倍多;另外,因为烟草中的氰化物与人体内的硫氨基酸相结合,使孕妇体内维生素B_{12}的含量降低,从而影响胎儿的

生长发育,导致胎儿畸形的可能性为不吸烟孕妇的两倍,而且大多是严重的先天性心脏病和腭裂、兔唇等。

因此,有吸烟嗜好的孕妇,在怀孕期间要尽量避免抽烟,一天的抽烟量愈多,胎儿的体重就愈轻。

如果丈夫吸烟,也会增加烟害的危险性。这是因为,每天吸烟30支以上者,畸形精子的比例超过20%;吸烟时间越长,畸形精子也越多。同时还发现,随着正常精子数量的减少,精子的活动性也降低,这不仅会降低受孕率,还会影响后代的质量。假如丈夫吸烟而又不回避,则妻子等于在缭绕的香烟烟雾中"被动(或称间接)吸烟"。有人计算过,不吸烟者在充满香烟烟雾的房间内逗留1个小时,就等于被动吸了1支烟。如果夫妇双双抽烟,则对胎儿的危害更甚! 因此,为了你和你的下一代的健康,我们郑重地奉劝尚未生儿育女的年轻夫妇们,应该立即戒烟,尤其是孕妇在妊娠期内切勿吸烟!

二、饮酒对胎儿有哪些危害

酒精并非是使胎儿畸形的主要原因,但是孕妇大量饮酒,胎儿死亡的比率就会显著增加。

目前公认孕妇饮酒过量,可发生"胎儿酒精性综合征",它是一种以胎儿智力发育障碍、身体发育障碍以及

先天性畸形发生率增加为特征的综合征。这种疾病早在1700年即有人报道过,而后随着饮酒者增加,发病率也在增高。本病的临床特征是:

1.中枢神经系统功能障碍,出生的孩子智能低下,运动不协调,患有多动症。

2.发育障碍,表现为身材矮小,体重轻。

3.特殊的丑陋面容,症状有前额突起、小眼裂、小眼球、斜视、短鼻梁、朝天鼻孔、兔唇等。

4.心脏、脊柱、四肢畸形。

5.先天性免疫功能低下,即抗病能力差。

6.酗酒的妇女,在怀孕头两个月内,常常容易引起自然流产;在妊娠中晚期也易引起死胎。

根据国外报道,怀孕妇女如果每天喝白酒150克,可导致约1/3的婴儿发生酒精性综合征,另外1/3的婴儿有程度不等的精神障碍。本病的发病率和严重性与孕妇的饮酒量、持续时间以及妊娠月份的大小,均有密切关系。胚胎发育早期(即妊娠8~10周)是各器官的形成阶段,孕妇饮酒易引起胎儿器官畸形;如在妊娠10周以后大量饮酒易使胎儿营养不良和生长发育迟缓。

另外,还必须提出的是,如果男子过度饮酒后夫妇过性生活使女方怀孕的话,其胎儿也容易产生畸形,或者

出生后呆笨,甚至是白痴。因此,有些国家的医务界称在星期日或节假日酒后受孕的智力低下或发育不正常的儿童为"礼拜日孩子"。所以,要想生一个身体健康、聪明伶俐的小宝贝,奉劝将要做父母的以不饮酒或少饮酒为好。

三、各种饮料对胎儿有哪些危害

咖啡、红茶以及绿茶中所含的咖啡因,对胎儿也有着不好的影响,所以最好不要喝得太过量。

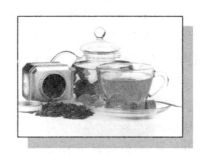

一般的人都认为咖啡中才含有大量的咖啡因,而忽略了红茶及绿茶中也含有许多的咖啡因。因此,孕妇在喝红茶及绿茶时,绝对不能过量。

由于喝太多的咖啡,会减低食欲,造成饮食不均衡,所以孕妇必须特别地注意。在睡觉之前喝咖啡,会影响正常的睡眠时间,所以孕妇最好避免在临睡前喝咖啡。

喜欢喝饮料的人,一旦怀孕之后,最好是能够稍加控制。因为过多的糖

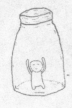
分,不但对身体不好,而且还会降低食欲。即使是喝果汁,也最好以百分之百的纯果汁为主。自己调制果汁不但营养丰富,而且味道又好,所以不妨多利用果汁机调制新鲜的果汁。

四、吃过量的辛辣食物有哪些危害

有人认为孕妇最好不要吃辛辣的食物,但是,辛辣的食物可以刺激食欲,偶尔吃一吃也无妨。

尤其是喜欢吃咖喱的孕妇,并没有必要完全禁吃,因为食欲不好的时候吃些咖喱,反而可以促进食欲。由于怀孕的时候必须严格地控制食盐的摄取量,所以可以在食物中添加一些香料。

但是,刺激的食物会使得痔疮恶化,所以绝对不能吃得太过量。尤其是有妊娠毒血症倾向的孕妇,最好是避免吃芥末、生姜、咖喱、山楂菜等刺激性的食物。

五、长时间看电脑、电视有哪些危害

妻子怀孕后,做丈夫的便主动承担了许多家务劳动,妻子回到家里,大多数时间便待在电视机前看电视。而电视机尤其是彩电,在长时间工作时,由于电子流对荧屏的不断轰击,荧屏表面会产生对人有影响的静电荷及放出一定的射线。这种射线、静电及荧屏

前被离子化的气体对孕妇及胎儿是有害的。据报道,美国18名在彩电荧屏前工作的孕妇,在1年内,竟有7人流产,1人早产,3人产下畸形胎儿。

因此,孕妇不要长时间近距离看电视。看电视时,一般应距离荧屏2米以外,并注意开启门窗,看完电视后要洗脸。

第五节 环境污染对胎儿的影响

一、空气污染对胎儿的危害

空气污染是由于工厂将燃烧过后的煤炭、重油、石油、汽油类的烟雾大量排出,而在浓黑的烟雾中含有二氧化碳、亚硫酸瓦斯、硫黄化合物、一氧化碳、氮化合物、重金属(铅、镉、锌、锰)等有害的物质。除此之外,从汽车排出的一氧化碳、碳化铅、铅化合物等,也会造成严重的空气污染。空气污染中的污浊烟雾,会对我们的呼吸器官和眼睛造成伤害。

工业发达的城市,自然无法避免空气污染,尤其是以炼油厂为主的生产化工产品为重点项目的城市,也会是公害的发源地。居住在周围的居民,患慢性支气管炎和气喘的概率极高。造成呼吸器官受损的原因,主要是因为重油燃烧时,会产生硫黄酸化合物

(亚硫酸瓦斯、无水硫酸等)以及其他易使空气污染的物质。

大气污染、环境污染已是众所周知的公害,室内微小环境的污染也开始引起重视。室内空气污染最严重的地方依次是:厨房、咖啡厅、办公室。在家中做饭总少不了炒菜,而食油在加热到60℃以上时就开始挥发,有时油温可高达280℃左右,大量的有害气体充斥室内,严重地污染了室内环境。

另外,像塑料板材、油漆、粘胶等都会释放一些有害物质。

孕期尤其是孕早期,胚胎处于细胞分裂增殖、组织器官的形成、分化阶段,脑组织也是在这一阶段形成的。当孕妇吸入含有二氧化硫、一氧化碳、浮尘、焦油等有毒有害物质的气体时,这些有毒物质通过血液循环进入胎儿体内,会严重干扰胎儿的正常发育,甚至引起胎儿畸形或自然流产,更可悲的是可能生下一个有缺陷的婴儿。

事实告诉我们,不能忽视环境质量对优生的影响。要想避免环境污染的致畸危害,就要做到孕期尽可能避免接触有害物质,孕早期少去公共场所,尽量少到油烟弥漫的厨房,孕妇的房间不宜生煤炉,必须用煤炉时要保证通风良好。孕妇应多呼吸新鲜空气。

二、噪音对胎儿的危害

一般来说,噪音会令人焦虑不安,使人容易发怒,引起情绪不稳,强烈的噪音甚至会引起听觉障碍,对人体构成极严重的损害。经过种种调查显示:作业场所的声音单位超过70分贝以上(会话40分贝,电话传达90分贝),就会使人重听;若是高达100分贝左右(虽然为时短暂),就会造成耳鸣或听觉障碍。

每个人对噪音的感受均不相同,有的人甚至短期接触到噪音,也会引起重听、耳鸣、头痛和失眠等。经由试验证明,女性比男性更容易反应噪音,而且听力也容易减退。

噪音除了影响听力以外,还会促成精神紧张,引起自律神经和内分泌系统失调。

若自律神经受到影响,末梢血管就会加速收缩,血压升高,唾液和胃液的分泌量减少,胃肠蠕动转慢,脉搏与呼吸会急速增加,从而影响胎儿的生长发育。

妇女精神紧张会影响卵巢的正常功能,使不孕、流产、胎儿畸形的情形增加,这些都已从动物的实验中获得证明。譬如对可受孕的老鼠,施以长期的噪音干扰(100分贝),则老鼠的受胎率会降低,而且所生出的幼鼠在数量上会急剧减少,死产率也会相对增高。但是人并不会长期受到强烈噪音的干扰,所以大可不必担心噪音会增多死产率,或使胎儿畸形的机会增多。

情绪急躁和失眠,或许是由于自

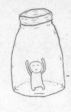

律神经失调的缘故。这时,胃肠蠕动缓慢,唾液和胃液的分泌量减少,会导致消化不良,不仅孕妇本身会疲劳,母体的营养也无法到达胎儿体内。如果您有前面列举的症状,就必须多加注意健康状况,以免对胎儿形成不良后果。

假如孕妇的工作场所充满了强烈的噪音,不妨更换一下工作的场所。住宅最好远离高速公路、铁路,如果无法避免,不妨在房间内装设隔音设备。

假期中,孕妇可以和丈夫结伴到郊外去呼吸新鲜空气,尽量使心情稳定,但不要花太多的时间,以免体力无法支持。若是情绪不稳、心烦气躁,聆听柔和的音乐也不失为良策,因为音乐具有静心安神的作用。

三、孕妇吃含有农药的蔬菜、水果对胎儿的危害

大家都知道,新鲜的蔬菜和水果营养丰富,是各类维生素的主要来源。孕妇多吃些新鲜的蔬菜和水果不但有利于孕妇本人的健康,还利于促进胎儿的生长发育。但由于蔬菜和水果的种植离不开农药,再加上使用者普遍缺乏科学使用农药的知识,一味片面追求产量,造成目前一些新鲜蔬菜和水果都不同程度地存在农药残留问题。那么,含有农药的蔬菜和水果对胎儿到底有哪些影响呢?

研究发现,多种化学农药可通过胎盘到达胎儿体内,对发育中的胚胎或胎儿产生不良影响。目前我国胎儿的畸形率仍在3%~5%,这与蔬菜中的农药残留不无关系。因为农药残留作为毒性物质有足以改变遗传基因的力量,导致胎儿的畸形,这种力量远比烟酒的危害大的多,孕妇吃了被农药污染的蔬菜、水果后,会使基因正常控制过程发生转向或胎儿生长迟缓,从而导致胎儿先天性畸形;严重的还可使胎儿发育停止而死亡,发生流产、早产甚至死胎。

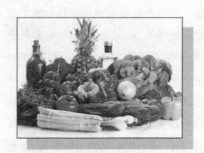

所幸的是,社会上已经开始重视残留农药对人体的危害性。政府已经明文禁止菜农、果农使用一些对人体有害的农药,并对农药的浓度也作了详细的规定。另外,有关部门也采取了相关措施,规定新鲜的蔬菜和水果必须经过了解毒期方可上市。不过,为了以防万一,在食用新鲜的水果蔬菜前,一定要注意用专用清洗剂洗干净,或者在温水里多浸泡一会儿,对于生吃或凉拌的蔬菜则应在开水中焯一下,以免残留农药对孕妇及胎儿

造成危害。

四、含有各种添加剂的食品 对胎儿的危害

有人说，胎儿的健康系在孕妇的"嘴上"。因此，孕妇选择什么样的食品就至关重要了。孕期固然应该摄取大量的营养素，但这不等于放纵口欲。特别是一些零食或添加剂过多的熟食、饮料等垃圾食物，一定要少吃或忌吃。这是因为这些食品在加工过程中，都加入了一定量的添加剂，如人工色素、香精、防腐剂等。尽管这些添加剂对健康成人影响不大，但孕妇食入过多则会对正在发育的胎儿造成不良的影响。严重的还会导致胎儿畸形。那么，孕妇应该避免吃哪些食物呢？

1.罐头食品：罐头食品营养价值并不高，经高温处理后，食物中的维生素和其他营养成分都已受到一定程度的破坏。而且罐头食品中的化学添加剂可影响胎儿的细胞分裂，造成发育障碍，引起流产和早产

2.以亚硝酸盐、柠檬黄等化工原料及一些土产"香料"加工着色制成"烧鸡"或"鸽子肉"等熟食。

3.冰淇淋、冰冻果汁露。这些食品中含各种添加剂且容易产生饱腹感，影响其他营养物质的吸收，建议少吃。

4.含糖花生酱、腌制物、沙拉酱、美

乃滋、意大利面酱。此类食品热量高，会使体重增加过快，不但使孕妇身材变形、胎儿变成巨婴，更容易造成难产。

五、中性洗洁剂对胎儿的危害

洗洁剂包括肥皂、清洗家具和地板的强碱性洗洁剂、洗衣用的中性洗洁剂、刷洗磁砖的酸性洗洁剂和厨房中使用(清洗蔬菜、水果)的合成洗洁剂等，因为确具清洁功能，所以被广泛地使用。报刊上也曾发表过，中性洗洁剂作用于动物体内，会产生致癌的可能性，但是也有些研究报告否认此种说法。

据专家研究，长期大量使用中性洗洁剂会给人体造成如下危害：

1.造成急性中毒。

2.引起皮肤炎(湿疹、角皮症)。

3.有溶血作用。

4.阻滞酵素作用。

5.有致癌可能。

6.胎儿呈现畸形。

为了避免洗洁剂引起的副作用，使用中性洗洁剂的时候，应该注意以下几点：

1.洗洁剂的使用浓度不可高于0.1%。

2.清洗蔬菜、水果时，不可将其浸入溶液中长达5分钟以上。

3.洗完蔬菜、水果后，必须再以清

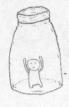

水冲洗(蔬菜、水果30秒以上,餐具5秒以上)。

4.皮肤干燥者,或长期使用洗洁剂的主妇,最好在使用的时候戴手套。

六、孕妇食用含多氯联苯的鱼类对胎儿的危害

如果孕妇的体内有大量PCB的时候,确实会对胎儿产生不良影响。

所谓的PCB就是多氯联苯的英文缩写。这是一种以煤炭和石油为原料所组成的有机化合物。其种类有200种以上,特色是不易燃、易挥发,即使经过高度加热也不会变质,是一种良好的绝缘体。虽然溶于酒精和石油,但不溶于水。

PCB如果经过胎盘大量流入胎儿体内,会导致胎儿死亡,这就是胎儿所呈现的PCB中毒症状,称为PCB胎儿症。因为死胎儿的皮肤呈黑褐色,所以我们称之为"黑婴"。

另一方面,幸运没有死亡的新生儿可能产生以下的症状 (婴儿吸吮中毒患者的母乳也具有此种症状):

1.在母体内的体重较一般胎儿轻,也就是说,在胎内发育不良。

2.皮肤与黏膜表面有深褐色的色素沉淀。

3.一出生就已经有牙齿,并且牙龈很厚。

4.头盖骨很硬(正常的婴儿刚出生时是软的),头盖内沉淀大量的石灰质。

目前,鱼类所含PCB的分量对人体不会构成太大的损害。

七、孕妇食用汞污染的海产品对胎儿的危害

我们平常所吃的分量,并不会引起汞中毒,也不会对身体构成损害。

汞中毒原本是在矿区或工厂内处理汞的人常患的一种职业病。这种疾病之所以受到人们的重视,并使得孕妇惴惴不安,主要是由于曾经发生过严重的水保病事例。

水保病的由来,是由于1953年日本熊本县的水保湾附近曾出现汞中毒的病例,所以称之为"水保病"。引起疾病的原因是由于化学肥料厂随意将剩余的汞丢弃在河海中,渐渐地汞就遗留在鱼类的体内,吃了被污染的海产,就会出现中毒症状,除了视力减退、耳聋和四肢麻痹以外,病情严重者甚至会死亡。

当时居住在水保区附近的孕妇因为吃了被污染的鱼类,汞经由胎盘进入胎儿体内,因此胎儿就染上了汞中毒,这种疾病就被称为 "胎儿性水保病"。患有此种疾病的胎儿出生后会变成低能儿。据说当时在水保区所出生的190个婴儿中,有14个(7.5%)罹患了水保病。比例之高可以想象污染情形

之严重程度。

患了"胎儿性水保病"的婴儿,除了脑神经麻痹之外,也可能产生头部变形、脑水肿、肚脐突出和知觉异常等症状,但是轻微中毒的孕妇所生的婴儿,据说没有此种情形产生。

某些农药中也含有汞的成分,而农药会间接地影响人体,所以明令禁止农药中掺入汞剂。

汞中毒会引起患者的脾、肝肥大,并产生赤芽细胞肿,也就是胎儿、新生儿所罹患的血溶性疾病。中毒者若是孕妇,就会造成胎儿死产或新生儿夭折。

第六节　孕期用药要注意什么

一、孕妇用药的原则

孕妇用药后,药物会通过胎盘进入胎儿体内,有些药在胎儿体内的浓度还相当高,其中的一些药物会影响胎儿器官的发育而致胎儿畸形,尤其是怀孕2~8周时药物影响最大,因此,孕妇用药应采取谨慎的态度。但有些孕妇及其家属却片面地认为,凡是药物都会伤害胎儿,所以生病后对医生开给的药一概不用,而是靠自身的免疫力、抵抗力硬撑着。事实上,孕妇患病就意味着她的抵抗力已经降低,免疫功能不足以抵御对抗疾病因子的

作用,如不及时治疗,反而会加速疾病本身对孕妇身体的危害,并继而影响胎儿。因此,孕妇用药应是既慎重,又不能绝对回避。具体的用药原则如下:

1.任何药物(包括中草药、中成药)的应用必须得到医生的同意并在医生的指导下应用。

2.能少用的药物则少用,可用可不用的,则不用。

3.必须用药时,应尽可能选择对胎儿无损害或影响最小的药物,如因病情和治疗需要而必须长期应用某种药物而该药又会导致胎儿畸形时,则应果断中止妊娠(流产或引产)。

4.切忌自己滥用药物或听信所谓"秘方""偏方",以防止发生意外。

5.避免应用不了解的新药。

6.根据治疗效果,注意随时减药和停药。

7.在遵循上述各用药原则的基础上,应把药物应用剂量、种类、时间等减到最少。

二、哪些药物易造成畸形儿

1.抗肿瘤药物,常可引起眼、面、脑部畸形及死胎。这是因为此类药物在抑制肿瘤细胞的同时,对快速生长的胚胎细胞亦具有很强的作用,加上其用药剂量及疗程总量较大,使致畸形的危险性增加。

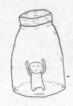
2.快速增殖的胚胎组织对X射线照射和放射性同位素也十分敏感,如妊娠前半期因甲状腺疾病而应用^{131}I治疗的妇女,分娩出的婴儿可患克汀病(呆小病)、先天性晶状体混浊等。

3.抗抑郁药丙咪嗪可致胎儿骨畸形和兔唇;苯丙胺可能使胎儿心脏损缺、畸形足、兔唇和大血管异位。

4.雄激素(如睾丸酮)会引起女胎男性化(内生殖器为女性,外生殖器为男性);孕激素可使男胎尿道下裂和女性化;雌激素使男胎尿道下裂及女性阴道腺体肿大;用大量雌激素的孕妇,出生的女孩到10岁左右时易发生阴道腺瘤。

5.抗癫痫药苯妥英钠、扑痫酮可引起胎儿唇裂、腭裂及颜面畸形(短鼻、塌鼻等)。

6.四环素可引起胎儿手指畸形、先天性白内障、骨生长障碍、牙齿着色和釉质发育不全以及囟门隆起或死胎等。

7.妊娠期间维生素的补充固然很重要,但应适量,过多则有害。

三、哪些药物容易造成流产

怀孕期间,禁用可以引起子宫平滑肌收缩的药物,如麦角、益母草、脑垂体后叶素、催产素、前列腺素、天花粉和奎宁等,因这些药物有导致流产或早产的危险。引产时如必须用催产素,也应根据子宫收缩情况及胎心跳动频率来调整滴入速度,以免胎儿在子宫内窒息。

1.泻药及强烈刺激性药物如硫酸镁、蓖麻油等,由于对肠管的刺激作用,可反射性引起盆腔器官充血和增强子宫的收缩,导致流产,故一般忌用。

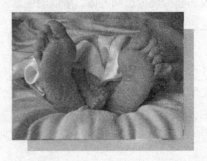

2.中药中也有不少药物会损害孕妇及胎儿,造成"轻则动胎,重则堕胎"的后果。根据药性可将中药分为妊娠期禁用、慎用和避免单独使用药三类。前两类大多属于重镇、滑利、功破、峻泻、辛香走窜、大毒、大热的药物。禁用药有巴豆、二丑、斑蝥、铅粉、水银、大戟、土牛膝、商陆、麝香、蜈蚣和莪术等。慎用药有附子、乌头、生大黄、芒硝、甘遂、莞花、三棱、刘寄奴、皂角刺、生五灵脂、穿山甲、雄黄和乳香没药等。妊娠期间应避免单独使用的药物有当归尾、红花、桃仁、麻黄、苏木、郁金、枳实、槟榔、厚朴、川椒、苦葶苈子、牛黄、木通、滑石等。以上药物中,有的对子宫平滑肌有兴奋作用,如麝香、大戟、红花等;有的因具有强烈的刺激作用,可引起盆腔充血及子宫收缩,如巴豆、芒硝、生大黄、二丑、商陆、斑蝥等;莞花、甘遂等还可用于引产,即增加子宫收缩,使胎盘剥脱而中止妊娠。狗皮膏药(活血风寒膏)、伤湿止痛膏中含有麝香、三棱、乳香、没药等成分,故常附有"孕妇忌贴于腰腹部"或"孕妇忌用"等说明。

以上所述"忌用"和"慎用"药物,一般应避免使用,但是如果遇有孕妇患有严重疾病,不使用这些药物,病痛不能消除的时候,则应根据病情需要斟酌使用。

四、哪些药物易对胎儿形成危害

一般说来,4个月以上的胎儿各器官已经形成,药物已不再能引起畸形,而主要是导致胎儿生长迟缓或某些器官机能的缺陷。

药物对胎儿的生长和功能的影响,往往与它的作用和在胎儿体内的分布等因素有关。

肾上腺皮质激素(可的松、强的松等)可促进蛋白质的分解并抑制其合成,并可促进钙、磷的排泄,从而抑制胎儿的生长。

连续注射链霉素、庆大霉素、卡那霉素等氨基甙类抗生素和奎宁、氯喹等抗疟药均可通过胎盘,聚集在内耳的外淋巴液中,损害婴儿的听觉,使听力下降甚至耳聋。有人观察17例孕妇因结核病用链霉素治疗后,出生的婴儿中有4名听力减退。氨基甙类和多菌素、头孢拉定还可损害胎儿的肾脏。氯喹、奎宁、乙胺嘧啶和氯丙嗪可引起胎儿的视网膜病变,它们对眼部黑色素组织有很强的亲和力,致使视网膜色素上皮细胞遭受损害,影响胎儿视力甚至失明。

四环素类抗生素(包括土霉素、四环素、金霉素等)容易穿越胎盘,在胎儿脐带血中的浓度约为母体血浓度的50%。它们能与新生的牙、骨中的钙相结合,在牙齿的牙釉质及下面的钙化区沉积,从而使牙齿变色(呈黄色和棕色)和牙质变脆,同时妨碍牙齿的进一步发育。乳齿齿冠的形成阶段在妊娠中期到出生后4~6个月,前面的恒齿则在孕期6个月至出生后5岁间形成;此外,四环素类沉着在发育中的骨骼内,对生长发育起暂时的抑制作用,故在妊娠5个月后至7岁以内的幼儿一般应避免使用四环素类药物。

眠尔通会导致胎儿发育迟缓。

碘剂、硫脲嘧啶、他巴唑等抗甲状腺药物可使胎儿甲状腺肿大,甚至引起新生儿窒息。

维生素B_6曾用来治疗妊娠呕吐,但是如果用量太大,持续时间过长,会引起新生儿对维生素B_6的依赖症,最明显的是抽筋,必须连续给予维生素

B$_6$才能制止。

五、感冒药会对胎儿产生什么影响

在怀孕初期感冒，并不会立刻对胎儿产生不良影响，所以必须慎选药物。引起感冒的原因很多，尤其是流行性感冒的原因和类型，往往随着时间的变化而不同。我们确曾看到由动物的实验中，测知罹患感冒的动物其体内的胎儿会有畸形现象的报道。至于对人类的影响，迄今尚无详细的报道，所以您大可不必为此忧虑。

成药的种类繁多，药店中有各式的退烧药、镇咳剂、祛痰药、抗生素、镇静剂及其他综合感冒药。引起感冒的原因和致病的滤过性病原体，并不足以畏惧，应该注意的是药物的使用。以下就是值得注意的感冒药。

1.奎宁

具有退烧的效果，又可促进子宫收缩，并具有镇痛的作用。但是将奎宁作用于怀孕中的动物，会促使胎儿死亡，或引起先天性耳聋、畸形，所以怀孕末期以不使用较为安全。

2.阿司匹灵酸

由动物的实验中测知，阿斯匹灵酸会造成胎儿骨骼异常，并使胎儿脑部不健全。

3.咖啡因

在动物的实验中，会引起血肿现象。

4.柳酸剂和解热镇痛剂

在怀孕末期服用此类药剂，会使胎儿罹患红血球症，生出的幼儿会出现强烈的黄胆症。

5.抗组织胺剂

多项报道指出，怀孕初期服用此类药剂，会引起胎儿畸形。

许多药剂作用于怀孕的动物，都会形成不良反应，因此怀孕初期以不使用较为安全，奎宁、柳酸和咖啡因尤其不可在怀孕末期使用。另外，感冒药是不可胡乱服用的，必须经过医生指导才可使用。同时前往医院挂内科或耳鼻科时，必须向医生说明怀孕月数和孕中情形。

发高烧时若是咳嗽得很厉害，往往会导致流产或早产，所以有必要时请教医生，使其提供适当治疗。

若是没发烧而有鼻塞现象时，尽量别使用药物，保持身体暖和，吃些营养而不刺激的食品，就是治疗感冒的最佳良药。

总之，预防胜于治疗。在流行性感冒肆虐的时候，尽量避免出入公共场所及人多的地方。

六、抗生素类药物对胎儿有什么危害

治疗炎症的抗生素种类很多，孕妇若是服用抗生素，药性会迅速地通过胎盘，传达到胎儿体内。其余的药物

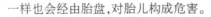

一样也会经由胎盘,对胎儿构成危害。

1.消色霉素

若是孕妇长期或大量服用,会引起肝脏功能衰退,尤其是肾脏不好的孕妇,还会因而引起排尿机能失常。因为消色霉素在体内会形成硬块,所以很容易引起肝脏机能衰退。

从另一方面来说,消色霉素往往是造成胎儿骨骼发育不良、畸形和死亡的原因。而且孕妇生产后牙齿会变黄,产后一年内还会引起白内障。

2.氯霉素

怀孕中的女性若继续服用此种药物,则生出的胎儿会有血液循环不顺畅的情形产生,或者发绀、呼吸困难、腹部肿胀,甚至会使血小板减少,而造成频频出血或血流不止的状况。

3.盘尼西林

据说对胎儿并无影响,但会使孕妇流产。此外,盘尼西林具有刺激性,所以皮肤过敏的人在使用之前,必须了解此种药物是否会引起皮内组织的反应。

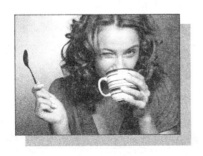

4.链霉素

此种药物可有效治疗结核病。孕妇使用链霉素后,药物会经由胎盘到达胎儿体内,形成胎儿的听力障碍。但是孕妇为了治疗结核病,而使用一般的药量,应该不会对胎儿有太大的影响。

通常情况下,抗生素对肾脏会有不良的影响,会使排尿器官的功能减退。因此药物若是在体内形成硬块,很可能会影响母体与胎儿的健康。所以在怀孕期间若是必须服用抗生素,应该在服药之前彻底地检查肾脏活动的功能。

依一般的情形来说,若只是在怀孕前服用抗生素,则不会对胎儿有影响。因为,药物仅是服用的那段时期会产生副作用,对于往后并无不良影响。

至于副肾皮质和激素软膏等,因为此类药物对人体的影响比起内服药或注射剂为轻,而且体内的吸收量较少,所以即使在怀孕前曾长期使用,怀孕后也无需担心,会对胎儿造成不良影响。

七、服用镇静剂对胎儿会有什么影响

如果曾经使用过麻醉药、镇静剂或精神安定剂,但是药物并未残留在体内的话,那么只要在怀孕期间不服用,是不会影响胎儿的。

若是孕妇平常就有服食镇静剂的

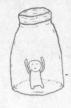
习惯，一旦药物在体内残留积存，就会危害到健康，甚至会使月经不顺，形成难以怀孕的现象，即使怀孕后也很容易流产。而且长期服用镇静剂，也会逐渐失去效力。

有些镇静剂会使胎盘畅通，让药物迅速地到达胎儿体内，继而引起种种障碍。对于此类药剂我们必须更加注意。

1.精神镇静剂

精神镇静剂有许多种，孕妇若是胡乱服用镇静剂，无论是在精神或身体方面，都会给胎儿带来危险。美国医学界曾针对此现象，作了以下的比较：他们将服用镇静剂的孕妇所生出畸形儿的数目，与未服用的孕妇相比较，明显地发现前者约为后者的6倍。而这些异常儿的症状基本上都是智能不足、心脏畸形、重听、关节障碍、肠子畸形等。

外国的学者也曾指出，如果孕妇在怀孕初期服用与抑郁有关的药物，也会造成胎儿畸形。

2.镇痛剂

吗啡、可卡因等镇痛剂，会迅速通过胎盘，使胎儿吸收，所以医生在对孕妇进行手术之时，若须大量使用此类药剂的话，应该在短期内使用。

若将吗啡作用于怀孕的动物身上，则该动物所生的幼儿会形成脑部或骨骼的畸形。但是人类大量使用镇静剂，是否会产生畸形或使胎儿死亡，

目前尚无此类报道。

美国对于精神镇静剂的研究指出：孕妇在怀孕六周之内若是服用镇静剂，对胎儿会有不良影响。很多孕妇由于怀孕初期无法确定自己是否怀孕，所以往往发生胡乱服用成药的情形，殊不知此时服用药物，正有可能影响胎儿。

一旦获知怀孕了，才开始警惕自己别再服用镇静剂，已经来不及了。因此可能怀孕的女性，在平时就不应养成乱服药物的习惯，才能确保胎儿健康。

八、为什么怀孕后不能乱服补药

怀孕后母体和胎儿均需营养，因此有些孕妇为了滋补身体，常吃人参、桂圆之类的补品，殊不知适得其反，过量或久服均有害无益。据对17名先兆流产者的调查，其中7人吃过桂圆，4人吃过人参，1人这两种均吃过。

孕妇和补品间的关系得从孕妇的身体状态和这些药品的药性谈起。怀孕后由于月经停闭，脏腑经络之血皆注于冲任以养胎，母体全身处于阴血偏虚、阳气相对偏盛的状态，"阳常有作，阴常不足""气常有作，血常不足"。

人参属大补元气之品，久服或用量过大易致阴虚阳亢，使得气盛阴耗，阴虚则火旺。有人曾对100多名服人参

一个月以上的人作了观察，发现大多出现兴奋激动、烦躁失眠、咽喉干痛、刺激感和血压升高等不良反应，谓之"人参滥用综合征"，认为其发生机理可能与神经、内分泌机能受到扰乱有关。其实这也是阴虚火旺的表现。此外，服用人参可产生抗利尿作用，易致水肿。

可见，孕妇滥服人参，可产生或加重妊娠呕吐、水肿和高血压等症状，也可促使阴道出血而导致流产。从胎儿来看，胎儿对人参的耐受性很低，服用过量有造成死胎的危险。如有一孕妇，因第一胎时羊水过多，产下足月婴儿窒息而死。第二次怀孕一个多月时，家中老人为了保胎，就让其常服人参、桂圆汤。半个月后，她出现心悸、胸闷、头痛、失眠、鼻腔流血和下肢水肿等症状，继而阴道出血并日渐加重。经中医用凉血降火、健脾利水之品治疗后，症状有所改善，但4个月后，妇产科检查胎儿已死亡，故人参切不可滥服。

桂圆有益心脾、补气血、安神的作用，在气血亏虚时可酌情使用桂圆调理；但其药性味甘、温。怀孕后若滥吃桂圆，甘甜能生痰，痰郁则气滞，气机失调，胃气上逆，必致呕吐，日久则伤阴。甘温助火，火动阴血，血热妄行，可致出血。这样，就会产生或加重妊娠呕吐，甚至发生流产。

除了人参和桂圆外，鹿茸、鹿胎胶、鹿角胶和胡桃肉等也属温热、大补之品，孕后也不宜服用。如属病情需要，应在医生指导下服用。至于其他补品，本着"产前宜凉"的原则，酌情选用清补、平补之品，如太子参、北沙参、枫斗、百合、淮山药、生白术、白芍、藕粉和莲子等。若脾胃功能良好，食欲正常，无恶心、呕吐和腹泻，也可适量服用阿胶，以养血安胎。

九、避孕药对胎儿有什么影响

服用避孕丸后，为什么就不会怀孕了呢？这是因为，健康的女性通常1个月内卵巢会排出卵子1次，这就是所谓的排卵。排出的卵若与精子会合，就会怀孕。如果服用避孕丸之后，头盖内的间脑和脑下垂体立刻会产生抑制卵巢排出激素分泌物的作用，促使排卵的活动停止，形成不会怀孕的现象。

目前在市场上有多种口服避孕丸，服用方式则随药物而异。一般的服用方法是在月经开始5天以后，连服20天，如此一来，即可抑制每月的排卵。口服避孕丸的药效仅能持续1个月，因此必须每月按照此一方法服用。

继续服用20日的口服避孕丸，在停止服用的时候，就会有类似月经般的出血，但这并非真正的经血。从出血开始算起，5天后开始服用避孕丸，连续服用20天，不可间断，若是有一天停

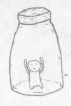

止服用,就可能恢复排卵,造成怀孕。

停止服用避孕丸3个月之后怀孕不会生出畸形儿,只有当您在不知道自己怀孕的情况下,仍然继续服用避孕丸,才会危害胎儿。如果胎儿是个女的,则会受到女性黄体激素的影响,使胎儿的外阴部位变为男性化,并有心脏畸形的可能。

因此,当您服用避孕丸之后,发现自己有停经或孕吐的情形时,必须尽快地请教妇产科医生,请他为您详细地诊断。

十、孕妇应怎样科学补钙

人体中所含的钙质,有99%是存在于骨骼和牙齿中,其余的则分散于组织和血液中。钙除了可制造骨骼和牙齿之外,尚有其他功能。譬如,出血时有凝固血液的作用,并能调节神经的活动及帮助心脏活动。

由于在怀孕期间,除了维持母体的健康之外,还得促成胎儿骨骼和牙齿的形成,所以孕妇有必要比平常多吸收钙质。尤其钙有预防胎儿畸形的作用,因此孕妇更应该多摄取钙质。钙既然扮演如此重要的角色,一旦缺乏时会出现什么情形呢?孕妇的体内缺乏钙剂,就无法充分补给胎儿所需的营养,胎儿就会发育不良。一旦胎儿养分不足时,就会从母体摄取营养,孕妇的牙齿就会逐渐地变坏、变黄。

钙质不足还会使新生儿的牙齿形成不良,进而引起种种牙病。母体缺乏钙质,细胞的抵抗力会转弱,容易引发病症,不但会使心脏的功能减退,而且生产时会大量出血。

未怀孕的女性为了维护健康,每日所需钙质平均是0.6克;怀孕中的孕妇为了保持健康,并使胎儿发育健全,就必须比平常多吸收0.4克,也就是说一日的钙需要量是1克(产后为了授乳并使母体恢复健康,每日必须摄取1.1克的钙)。

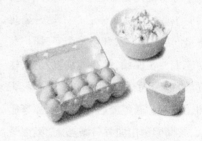

孕妇要补充钙质,应尽量从食物中摄取。而且药物钙剂全部进入体内后,必须配合体内的铁和其他营养素共同作用,才能被吸收;若只是大量地吸收钙,而其他的养分不足,仍然无法呈现出钙的功能,结果母体的肠黏膜会将多余的钙排泄出去。

除此之外,若是孕妇摄取过量的钙质,将会使胎儿的头盖骨变硬,孕妇会有难产之虞。基于此种原因,孕妇在怀孕期间最好别使用与钙剂有关的药物。体内所需的钙,从各种食物中直接摄取,才是聪明之举。

含有多量钙质的食物有:

动物性食品——牛乳或乳酪等制品、小鱼及鱼加工品(沙丁鱼、虾米、海鱼干、鲑鱼子酱等)、鱼卵、鳗鱼、鲑鱼等。

植物性食品——海藻类、豆类、葱类、菠菜及萝卜干等。

十一、怎样才算安全用药

我们介绍孕妇滥用药物对胎儿的影响,并不是主张禁止孕妇用药。药物对母体和胎儿的各种影响,都是在用药不当的情况下发生的,因此不必为此因噎废食。如果患病后连该用的药物也不敢使用,就会耽误病情,而且孕妇的某些疾病的发展也会危害胎儿。

例如,有的孕妇患了感冒,本算不上大病,但若久病不愈,长期咳嗽,容易引起支气管炎或肺炎,再加上发烧,对胎儿就有影响了,有时会造成流产、早产和死胎等;若在临产前发烧引起产后高热,治疗就更麻烦,甚至危及大人生命。而感冒早期治疗既简单又安全,故不要久拖不治。再如,妊娠高血压综合征开始表现血压升高、头痛、头晕、下肢水肿;严重时全身水肿,尿化验检查蛋白很高;进一步可导致子痫,产生抽筋,即使住院抢救也不能确保母子平安。这种病是由轻到重发展而来的,治疗及时可控制发展,中度的可

转为轻度,重度的及时住院治疗,也可使母子转危为安。倘若片面强调吃药会使宝宝不聪明,发病后不治疗,出现了明显症状也不就诊;有时医生开了药,当面接受,回家却不服用,直到出现视力模糊,甚至抽筋再急诊求医,这是非常危险的。

合理用药,不仅能确保孕妇和胎儿的安全,还能减少婴儿感染某些疾病的机会。为了安全用药,孕妇应在医生指导下,权衡利弊,选择适当的药物、适当的剂量和给药方法。根据它们的毒性及对母体和胎儿的不良反应,可将抗菌药物分为三类。

1.孕妇不能使用的药物

庆大霉素、链霉素、卡那霉素等氨基甙类(肾脏、听神经损害),两性霉素B、5-氟胞嘧啶、灰黄霉素等抗真菌药(神经系统、血液、肝脏、肾脏损害等),灭滴灵(运动实验可引起肿瘤),多黏菌素类(肾脏损害、共济失调、抽搐),四环素类(致畸、影响胎儿牙齿及骨生长、大量可致孕妇脂肪肝变性),万古霉素等。

2.妊娠的前12周或28周后不能使用的药物

氯霉素(造血系统损害);利福平、乙硫异烟胺(致畸、死胎)磺胺类、甲氧苄氨嘧啶(致畸)。

3.孕妇可用的药物

青霉素类(青霉素C、氨苄青霉素、

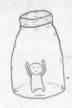
异恶唑青霉素等),头孢菌素类(头孢羟唑、头孢唑啉等),红霉素,林可霉素等。

在抗结核药的选择中,链霉素对胎儿早期听神经有损害,使用要慎重;利福平、乙硫异烟胺可能有致畸作用,故妊娠的头3个月内禁用;对氨水杨酸、乙胺丁醇、吡嗪酰胺等无致畸性,但对胃肠道和肝脏均有影响,尤其在妊娠出现恶心、呕吐等反应时,应尽量选用对胃肠道刺激较小的药物,否则会加重妊娠反应,引起电解质紊乱或妊娠高血压综合征。异烟肼是副作用较少、疗效较好的药物,孕期结核病人要坚持服用。但国外亦有报道,服异烟肼者出现畸胎的可能性增加两倍,所以对以往患肺结核、现已稳定的病人,也不要为了保险而服异烟肼进行预防性治疗。另外,对患结核的孕妇,间歇应用链霉素,每周2克,可避免发生胎儿的听力障碍。

治疗血管内栓塞的病人,最好选用分子量大而不能通过胎盘的抗凝血药——肝素。补充叶酸可降低抗癫痫药苯妥英钠对血液系统的影响。抗癫痫药可引起子宫畸形,但如因停用药物而致持续癫痫发作,则对母体和胎儿均可引起严重后果。故服药期间不一定施人工流产,待妊娠3个月后再行咨询。

现多主张为了防止药物诱发畸胎,在妊娠前两个月应避免使用药物,尤其是已确定或怀疑有致畸作用的药物。当母体有病必须用药时,可选用通常认为无致畸作用的老药;对于新药,由于对其致畸性尚未充分了解,一般应避免使用。

十二、怀孕为什么不能服用安眠药

一旦知道自己怀孕了,就要绝对禁止服用安眠药,因为安眠药和前述的镇静剂在药性上是相同的。怀孕前使用的药物,因为不会残留在体内,所以不会危害到胎儿的健康,但是怀孕后则须绝对禁止服用安眠药。

安眠药对胎儿有极为不良的影响。母亲若是服用安眠药,药物就会通过胎盘,让胎儿直接吸收,而胎儿因为对此类药物尚未具有抵抗力,所以胎儿所受的影响远比母体还大。

打算怀孕的人即使不能入眠也不可擅服安眠药。若是继续使用安眠药的话,一旦发现自己已怀孕,那么后果就不堪设想了,所以最好改掉服用这种药物的习惯。

镇静剂和安眠药若是给孕妇服用,不但会抑制胎儿的呼吸机能,引起肝功能障碍,同时会使血液中的红血球增多,引起黄胆症。因此孕妇必须注意不可以用这些药物。

而且在怀孕初期服用安眠药和镇静剂的话,会引起胎儿先天性异常,并使胎儿的脑细胞新陈代谢功能失常。总之，尽量避免长时期服用药物是极为重要的。

第七节 生活中孕妇应坚持和改正的习惯

一、孕期并非吃得越多越好

有些妇女一旦怀孕，就倾其所能，使劲加餐，拼命补充营养，结果是孕妇体重大增，营养过剩。其实，这样做对孕妇和胎儿都没有好处。

一方面，由于体内脂肪蓄积过多，导致组织弹性减弱，分娩时容易造成滞产或大出血，而且这些肥胖孕妇最有可能发生妊娠中毒症，合并糖尿病、肾炎等病症。

另一方面，孕妇吃得过多，胎儿也深受其害。一是容易发生难产。据统计，目前国内孕妇难产率达20%~30%，大多因为婴儿体重过重所致。二是容易出现巨大儿(胎儿体重超过4500克)。分娩时巨大儿使产程延长，容易影响胎儿心跳，发生窒息。而且出生后，由于胎儿期身体脂肪细胞的大量增殖，引起终身肥胖。因此，医学界呼吁：在胎儿期就应预防肥胖症。三是围产期胎儿死亡率高。统计资料表明，孕妇体重增加超过13千克时，围产期胎儿的死亡率比普通孕妇高2~5倍。因此，孕妇应合理安排饮食，不可无休止地过度进食。

一般说来妇女怀孕后，每天需要10464千焦热量，也就是说，只比以前增加2092千焦热量即可，并不需要太多的营养。因此，每日主食500克(要粗细粮搭配)，鸡蛋2个，鱼虾、肉类或豆制品150克，牛奶250克或豆浆500克，新鲜蔬菜500克，水果适量就可以满足孕妇的需要。关键是要搭配均衡，防止偏食，而不必过多地进食。

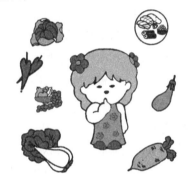

判断孕妇是否营养过剩，最好的办法是观察其体重增加的情况。在正常情况下，孕早期，孕妇体重最好增加0.75~1.5千克，以后每周增加0.4千克，至足月妊娠时，体重增加总数以12.5千克为宜。有人设计了这样一个公式来帮助判断孕妇是否营养过剩：

肥胖度%=(实际体重-标准体重)÷标准体重×100%。标准体重(千克)为本人身高(厘米)-100。

如发现体重增长过快，就应及时调整饮食结构，适当限制主食，少吃甜

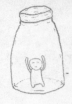
食及脂肪类食品,并适当增加活动量,尽量把体重控制在合理的水平线上。

二、喝茶对胎儿有什么影响

中国是茶叶的故乡,有着历史悠久的茶文化。在我们周围,许多人都有喝茶的习惯。那么,怀孕后能喝茶吗?这是每一个孕妇都急于了解的问题。浓茶含有高浓度鞣酸,在肠道内易与食物中铁、钙结合沉淀,影响肠黏膜对铁和钙的吸收利用,可诱发缺铁性贫血以及低钙血症影响胎儿生长发育,所以孕妇不宜饮浓茶。但是茶叶中有许多成分对人体有好处。茶素可降低血脂,茶叶中的氟化物对牙齿有保护作用。更值得一提的是茶叶中含有多种维生素,可补充人体的需要。因此,孕妇只要不喝浓茶,不过度饮茶,适当喝一些淡茶将不会带来什么副作用。

三、坚持做孕妇操有什么好处

孕妇体操的目的,大体可分两个。

第一个目的是,防止由于怀孕期体重的增加和重心的变化等引起的肌肉疲劳和功能降低。具体地讲,做体操可解除腿部疲劳,减轻腰部的沉重感。

第二个目的是,松弛腰部和骨盆的肌肉,为使将来分娩时婴儿能顺利通过产道等做好准备。

此外,由于认真坚持做孕妇体操,在精神方面也能增强自信心,在分娩

的紧急时刻,会发挥出巨大的力量。

开始做孕妇体操时,要注意以下几点:

1.从怀孕8周左右开始,但如有流产先兆时,要遵医嘱。

2.绝对不要勉强,严禁做得过分,以不疲劳为宜。

3.在做体操前,先排尿、排便。

孕妇体操的锻炼方法:

1.脚部运动

通过脚尖和踝关节的柔软活动,增强血液循环的畅通,而且对强健脚部肌肉也是行之有效的。

(1)深坐在椅子上,脚和地面呈垂直状态,两脚并拢,脚心平放在地板上。

(2)脚尖使劲向上翘,待呼吸一次后,再恢复原状。

(3)把一条腿放在另一条腿上。上侧腿的脚尖慢慢地上下活动,然后换另一条腿,要领相同。

(4)不要特意安排时间,任何时候坐在椅子上时都可以做这项运动。每次最好3分钟左右。

2.盘腿坐的运动

这项运动可以松弛腰关节,伸展骨盆的肌肉。可使婴儿在分娩时容易通过产道,顺利生产。

(1)盘腿坐好,精神集中,把背部挺直,抵住下颚,两手轻轻地放在膝盖上(双手交叉也可以)。

(2)每呼吸一次,手就按压一次,反复进行。

(3)按压时要用手腕向下按膝盖,一点点加力,同时让膝盖接近床面。

(4)时间可选在早晨起床前,白天休息时,晚上睡觉前。每次可各做5分钟左右。

3.扭动骨盆的运动

这项运动能够加强骨盆关节和腰部肌肉的柔软作用。

(1)仰卧,两腿直立,双膝并拢。

(2)双膝并拢带动大腿向左右摆动,像用膝盖画半圆形,要慢慢有节奏地做。双肩要紧靠在床上。

(3)左脚伸直,右膝直立,右脚心平放在床上。

(4)右腿的膝盖慢慢地向左侧倾倒。

(5)待膝盖从左侧恢复原位后,再向右侧倾倒,此后左右腿可交替进行。

(6)时间最好在早晨和晚上,各做5~10次。

4.振动骨盆的运动

该项运动除了松弛骨盆和腰部关节外,还可使产道出口肌肉柔软,并强健下腹部肌肉。

(1)呈仰卧位,后背紧靠床面上,双膝直立,脚心和手心平放在床上。

(2)腹部呈弓形向上突起,默数10下左右,再恢复原来体位。

(3)时间最好选在早晚,5~10次为宜。

四、怀孕期外出旅行应注意什么

在胎盘尚未发育完全的怀孕初期以及容易发生阵痛与早产的怀孕后期,都不适合去旅行。如果一定要去旅行,最好是选择怀孕16~28周的安定期去,而且尽量避免单独一人去旅行。

怀孕期间的旅行,应以避免过度的疲劳为重要的原则。因此,在订旅行计划的时候,行程的安排不宜太过紧凑。

如果到比较远的地方去旅行,中途最好能够休息一个晚上,或是开车去旅行的话,那么沿途不妨在休息站多多休息。

到达了目的地之后,也可以在同一地方多逗留几天,免去到处奔波的辛苦。

交通工具若是震动得非常厉害,就很容易引起早产,因此,最好尽量避免搭乘震动得厉害的交通工具。

由于孕妇长时间采取同样的坐姿会相当痛苦,所以孕妇的坐椅应该尽量宽大舒适。

有的孕妇在怀孕期间,仍然照常到国外去旅行。不过,在去国外旅行之前,孕妇一定要接受医生的诊察及建议,并遵守旅行时应该注意的事项。

五、孕期穿着要注意什么

怀孕后,生理功能和体形都有较

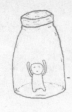

大的变化,相应地,孕妇的衣着也具有和一般妇女不同的要求,以适应需要。

有的孕妇认为穿宽大的衣服会使胎儿长得太大,于是喜欢穿紧身衣服,或将衣扣和裤带系得紧一些,甚至束缚胸部和盲目地包扎腹部,这些做法都会影响胎儿的正常发育,孕妇本身也会感到难受,而且还会影响下肢的血液循环,引起下肢和会阴部的静脉曲张。怀孕后的乳房必然要逐渐增大,如果乳房增加过大,可以戴乳罩托起乳房,但是不要戴太紧的乳罩,更不能束胸,以免影响乳房的发育,防止乳头内陷,以有利于将来给婴儿哺乳。

在一般情况下,要求孕妇穿宽大柔软的衣服,但也有少数孕妇胎位不正(如臀位或横位),经医生在腹部矫正胎位后,往往需要系上一个腹带,帮助胎位转正。还有少数孕妇腹壁肌肉太松,以致腹部悬垂,脊柱负担很大,此时也须用腹带,它可支持腹壁,托住子宫,减少孕妇腰部承受的负担。这种支撑作用,也有利于下肢的血行通畅,但使用腹带要得当,一是应系得稍低一些,将下腹部向上兜起;二是不要系得过紧。

孕妇在夏天可穿不束腰的连衣裙,或胸部有褶和下摆宽大的短衣服;裤子的腰部要肥大,也可用背带,冬天若穿较厚的裤子,用背带就更合适。

孕妇的鞋子也要选择得合适。妊娠时身体重心前移,故不宜穿高跟鞋,

以免跌倒。一般应穿松软合脚的布鞋,鞋底可稍厚,不宜穿硬底或高跟皮鞋,以免加重腹坠和腰酸。

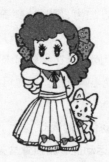

孕妇装或孕妇专用的内衣类,在百货店都有卖。

妊娠中身体的外形随着妊娠月数的增进会有改变,孕妇服必须加以讲究,清洁、保温、质地轻柔的纯棉制品最适宜,并需考虑下列几点:

1.不要穿紧身衣。

2.不能压迫到乳房,需穿孕妇专用的乳罩。

3.身体不可受寒,特别是腰、腹部受冷的话,会使肚子内部产生淤血导致流、早产,所以寒冷时衣服不要穿得太薄,裙子也不要太短。

4.注意清洁。妊娠中的分泌物很多,所有的内衣都需讲求清洁。产后不洁的内衣会使乳头感染细菌,造成乳腺发炎等不良的影响。

六、怀孕后常吃酵母片有什么好处

每当消化不良、食欲不振时,医生

往往建议我们吃上几片酵母片。然而，酵母片对于胎儿及孕妇的影响却是鲜为人知的。

事实上，酵母片是在制造啤酒时，由发酵液中滤取酵母，洗净后加入适量蔗糖，干燥粉碎后制成的，内含丰富的B族维生素，含有烟酸、叶酸等营养物质。这些营养物质，不仅对孕妇的身体健康起着积极的作用，而且有利于胎儿的生长发育。首先，其中的维生素B_2不但可促进胎儿视觉器官的发育，并可营养胎儿的皮肤，使其细腻柔嫩，防止皮肤疾患，还可促进消化液的分泌，增强孕妇的食欲，进而促使胎儿健康成长。其次，酵母片中的维生素B_1对孕早期的呕吐现象有明显的治疗效果；而且，B族维生素和叶酸是胎儿形成血红蛋白、刺激红细胞增生的重要成分，并能增强胎儿及出生后婴儿的免疫功能，保证孕妇的良好情绪和胎儿神经系统的良好发育。此外，酵母片中所含的烟酸还能促进孕妇及胎儿血液循环。所以，目前国内外一些学者都主张孕妇从妊娠开始，每天服两片酵母片，以益于母体与胎儿的健康。

七、孕妇为什么要少驾驶汽车

驾驶汽车会发生流、早产的原因有三点：

1.驾驶时姿势的影响

如果驾驶时身体过于向前倾，就会使子宫受到压迫。怀孕初期，虽然子宫很小且还在骨盆内，不会直接受到压迫，但怀孕初期是最容易流产的一段时期，即使对子宫并没有什么直接的压迫，但是仍然会受到因为驾驶而产生的腹部压力的影响。所以，最好还是避免长期的驾驶为佳。

怀孕七八个月以后，若采取前倾驾驶姿势的话，就会直接压迫到子宫而发生早产的情形。

到了怀孕末期，为了做生产的准备，子宫口会稍微地张开一些。如果由于驾驶姿势过分向前倾，而使腹部压力不断地增加，便有早期破水之虞。

2.车身震动引起的不良影响

驾驶时难免会因为道路不平而引起强烈的震动，这不但会直接影响到妊娠子宫，同时也会刺激自律神经，使血压升高，心脏的跳动增加，氧气的消耗量增加等。因此母体的新陈代谢会受到阻碍而影响到胎儿，使胎儿流产或是婴儿期的死亡率增加。

3.汽车驾驶会令人精神紧张

妊娠中神经比平常要敏锐得多，因此很容易疲倦、心情不稳，且容易入睡。驾驶汽车如果精神过分地专注，上述这些情形就会加强，而且会令人觉得疲倦不堪、食欲不振。

基于以上的几项理由，孕妇最好还是不要驾驶车为佳。若实在不能避免，最好是短距离地驾驶，且不要采取

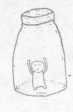

前倾的姿势驾驶。如果路况不好的话，放弃长距离的驾驶比较安全。其他的交通工具如摩托车等，在怀孕期间是绝对不能乘坐的。

八、高层住宅的孕妇要注意什么

据调查发现，住高层住宅的孕妇，流、早产率比一般孕妇要高。这是因为住在没有设置电梯的高层楼的孕妇由于上下楼的次数增多，会增加腹部的压力而引发流产、早产。但是，这并不是建议凡是怀孕的妇女，就要变更住所，而是要提醒你们注意下列几点：

1.尽可能减少每天上、下楼梯的次数。买菜尽量做一周一次的采买，并让家人陪同。日常生活有计划的话，可以省却许多出门走楼梯的机会。

2.上、下楼梯不要着急，也不要提很重的物品，以免增加腹部压力而发生流、早产，尤其在妊娠末期，这还是早产、早期破水的原因。在假日时，一切琐事还是由丈夫代劳为宜。

3.在公共场所上、下楼梯时不要太着急，尤其是在下雨天，要注意千万别滑倒。

九、孕期工作中要注意什么

一般来说，妊娠到了5个月时容易疲倦。但这仍因年龄、生产次数、生活状态等而有所不同，所以不能一概而论。工作过于激烈、睡眠不足、营养不足。都是造成疲倦的原因。

当您感觉到非常疲倦时，必须及早地寻出原因并将之去除。首先要接受全身的健康检查，还有血液(梅毒、贫血的有无)、血压、肺、心脏和尿液的检查等。如果是贫血的话，身体也容易疲倦，要设法治疗才是。

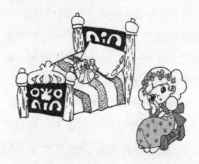

若检查的结果显示身体本身并没有什么特别的异常，则把工作量减少或工作中时时休息即可。妊娠的时间愈长，睡眠时间就要安排得愈多，并且请别忘了要摄取充分的营养。只要在每一个事项中加以注意，就可以避免疲倦的产生了。

妊娠中过度疲劳，不但会发生流产，同时它也是早产(8个月左右)的原因。

另外，过劳之余，如果母体营养又不足的话，胎儿的营养也会形成不足的现象。胎儿发育不良造成虚弱儿或发生妊娠中毒症的可能性很高，此点必须要多费心注意。

妊娠中9条应注意事项：

1.妊娠初期必须接受全身检查。

2.妊娠初期即使没有异样感也不

要过度工作。

3.妊娠中接受定期的诊查。

4.记住要摄取充足的养分。

5.寒冷的季节，要注意身体的保温，以免受寒。

6.睡眠时间一定要充足。

7.不要长期站着工作，要时时休息。

8.妊娠末期不要携带重物。

9.跟家人和睦相处以保持愉悦的心情。

十、孕期怎样洗头、洗澡

孕妇在怀孕期间由于汗腺和皮脂腺分泌旺盛，头部的油性分泌物增多，阴道的分泌物也增多，因此在孕期中应经常洗头、洗澡，勤洗外阴，勤换内衣，以保持体表的清洁，促进周身血液循环和皮肤排泄作用。

洗澡方式最好是不用盆浴，而采用淋浴。这是因为淋浴可防止盆浴中传染病细菌带入阴道，产后才不易引起产褥感染及多种传染疾病。在淋浴中要注意，尽量别弯腰，尤其是妊娠晚期更应注意；要扶着墙边站稳，以防滑倒；最好是请别人擦澡；洗澡用水不要过冷过热，应保持在34～35℃，洗澡时间不宜过长，以防出现晕厥的危险现象。洗澡时，浴室内由于通风不良、空气混浊、湿度大，特别是冬天有些人可能会生火取暖，这些都会降低空气中的氧气含量，再加上热水的刺激，使孕妇体内的血管扩张，这样血液流入躯干、四肢较多，进入大脑和胎盘的血液相对暂时减少，氧气的含量也会减少，而脑细胞对缺氧的耐受力很低，因此，有不少的孕妇就会因此而发生昏倒。若孕妇洗澡时间过长，就会造成胎儿缺氧，胎儿脑缺氧时间如果过长，则会影响神经系统的生长发育。因此，孕妇一般要控制自己洗澡时间别超过15分钟，或以孕妇本身不出现头昏、胸闷为度。

十一、怀孕后期为什么应减少食盐的摄入量

孕妇在妊娠期内，尤其是在妊娠的最后几个月里，应该尽量少吃盐。因为只有这样做才能够有效地防止妊娠中毒症的发生。那么，有没有一个既能减盐又能刺激孕妇食欲，两全其美的调味方法呢？

1.若菜肴为两种以上，切莫在每盘中均衡施盐，应把盐集中撒在一种菜内。

2.强烈的咸味感能唤起人们的食欲，所以炒菜时不宜先放盐，而应把盐直接撒在菜上。

3.充分利用酸味，如用醋拌凉菜等，因为酸味能刺激胃酸分泌，增强食欲。也可以使用山楂、柠檬、柚子、橘子、西红柿等，这些水果均有促进食欲的酸感和风味。

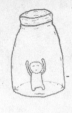

4.对于鱼和肉类，最好烧的时间稍长一些,使之色、香、味俱佳,以增进食欲。

5.用蘑菇、紫菜、玉米等有天然风味的食品，制成各种不加盐而味美诱人的膳食。

6.肉汤中含有丰富的氨基酸,可以诱发强烈的食欲,因而在制作各种菜肴时,应充分利用肉汤。

7.少用酱油,尤其是在拌凉菜时不宜用。

8.灵活运用甜食和肉汤,合理搭配,花样翻新。

十二、怀孕后哪些食品应少吃或不吃

合适的食品有助于胎儿生长发育及智力提高,相反的,饮食不当同样会

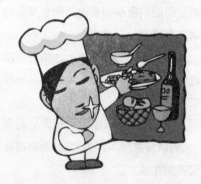

对胎儿造成不良影响。从这一点出发,要求孕妇为了腹中胎儿的安全与健康应"忌忌口",在某些食品选择上要有所牺牲,忍痛割爱。下述各类食品对胎儿不利,孕妇不宜食用。

1.油炸食品及香辣调料

油炸食品含有较多的铝及含苯环的芳香族化合物,不仅催人衰老,影响胎儿发育,而且可诱发癌肿、畸形等,故孕妇不宜选用。

2.含有酒精的饮品

含有防腐剂、色素的各种罐头食品也应尽量避免食用。

3.生制食品

生鱼、生肉、生鸡蛋以及未煮熟的肉类食品。

4.腌熏制品

香肠、腌肉、熏鱼、熏肉等含有亚硝胺可致胎儿畸形。

5.可疑的食物

不新鲜的肉、鱼、贝壳类动物、发芽的土豆、霉变的花生、不能确认的野生蘑菇以及开始变质的水果蔬菜等。

6.过高的糖类食品(或热量过高容易使人发胖的食品)以及过咸、过辣的食品

奶油、肥肉、糖果、糕点、巧克力等食品含热量较多,吃得过多将导致孕妇体重剧增,脂肪蓄积,组织弹性减弱,分娩时易造成滞产或大出血,孕妇本人也因肥胖易患妊娠中毒症、糖尿病、肾炎等病症。

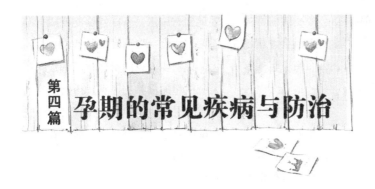

第四篇 **孕期的常见疾病与防治**

第一章　常见病的预防与治疗

第一节　怀孕后孕妇身体经常会发生的情况

一、怀孕后为什么常常会腰痛

女性在没有怀孕的时候，本来就会有很多的腰痛情形。这是因为：

人的骨盆原不是呈水平状而是略向前倾斜的。由于骨盆的上面有脊柱和身体上部的压力，使骨盆和身体上部连接的韧带和肌肉的负担增加，再加上疲劳的结果，很容易产生腰痛。

尤其是在怀孕时，子宫变大，身体的重心向前方移，因此骨盆和脊柱的弯曲度就高了，但为了保持身体的直立，不得不采取伸直的姿势，结果使得腰部的肌肉疲乏，产生腰痛。当腹壁肌肉松弛而向前方突出时，腰痛程度就会增加。

除了上述的原因以外，在妊娠6~7个月以后，由于神经痛使背部到下腹部发生疼痛的情形，亦是由于妊娠使身体姿势发生变化，刺激神经所致。

这种疼痛一般均延续很久。只要变更姿势，疼痛就会增加，并且腰部的皮肤也会产生敏感症。当然，背部和腰部的疼痛也不完全是由于妊娠的关系，有时在患有阑尾炎、脱肠、内脏扭转、急性肾盂肾炎或尿管结石的时候也会发生。因此，如果您的腰疼比较严重的话，就应该找妇产科医生检查一下。

因妊娠异常而发生的腰痛，举例如下：

1.妊娠子宫的后屈症。子宫在妊

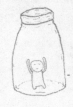

娠4个月时一般都会自然地向前方伸屈。然而若后屈度强的话，就会伸屈不过来而压迫到四周，因而使下腹部疼痛并产生腰痛

2.流、早产。

3.子宫外妊娠。

由于以上的原因，妊娠中若有强烈的腰痛时，就要接受妇产科和整形外科医生的诊查。如果腰痛的发生单单只是由于正常妊娠的关系，那么可以时常做养身的锻炼，摄取良好的营养，并做孕妇体操，另外，不妨服用一些B族维生素。

二、怀孕后为什么会尿频

在妊娠中，每一个孕妇都要比平时尿频，它的原因是妊娠时子宫逐渐变大，因而压迫到膀胱的缘故。

子宫在膀胱的正后方。没有妊娠时，子宫(深度大约7厘米)不会直接压迫到膀胱，所以不会发生尿频现象。但妊娠到了3~4个月的时候，子宫变成像鹅卵般大小而直接从后面压迫到膀胱，会使排尿的次数增多。到了妊娠5个月以上的时候，子宫上升到膀胱的上面，膀胱所受的压迫减轻许多，排尿的次数也就正常了。

然而到了妊娠末期，胎儿发育完成的头部向产道下降，由于胎儿头部会压到膀胱的关系，膀胱的宽度就比平常狭窄了，因此即使没有积尿也会

感觉到有尿意。所以妊娠初期或者是妊娠末期发生尿频现象并不是疾病。

特别要注意的是怀孕尿频跟膀胱炎所引起的尿频的区别。由膀胱炎所引起的尿频，不但会发生尿频现象且在排尿时下腹部会产生疼痛，有时只有尿意而排不出尿。而怀孕所引起的尿频不会有灼痛感。

因此，当您产生上述症状时，应立刻接受医生的诊断和尿中细菌的检查。如果依照医生的指示而服用适当的抗生物质，尿频大都可以很快治好。

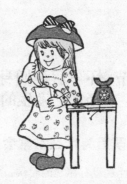

一般说来，女性的尿道比男性的尿道要短得多，所以细菌很容易侵入膀胱，产生膀胱炎。尤其是夏天流汗致使身体不清洁，或月经来潮及生产过后排泄物很多的时候，更容易发生膀胱炎。

如果由膀胱炎而引发肾盂肾炎的话，就会产生40度左右的高热，这时身体会觉得寒冷，肾脏两侧发生炎症的周围部分会感到疼痛。

相反的，妊娠大约8个月以后，尿

量便会自然减少。

总而言之，在妊娠中的尿频若不会产生疼痛的话，便不能算是一种疾病。因此不需要特别的治疗。但是睡前最好不要喝浓茶或咖啡，因为这会增加夜间如厕的次数而影响到您的睡眠。

三、怀孕后为什么会发生褐斑和色素沉淀

怀孕后即使内脏没有什么疾病，皮肤也会产生褐色斑点。

随着妊娠月数的增加，皮肤的颜色将会转浓，乳晕、外阴、肛门和肚子的中心线等的颜色，也会渐渐地浓厚；到了妊娠末期时就变成了黑褐色。另外，黑色、茶色小斑点的数目也会增加。

上述现象亦有程度上的差别。就一般孕妇来看，颜色浅黑的妇女要比白色的妇女数目来得多。

为什么妊娠中皮肤的颜色会变浓呢？详细的原因尚未查明，因此无法预防。据说这是由于妊娠期血液中促成黑色素增加的激素增加的关系。

这种皮肤色素在生产后会消失，但不会完全地恢复原状，会有薄薄的颜色残留。

另外，一旦妊娠，眉毛和眉毛之间、鼻头、眉毛上方、眼睛的下面和脸颊等处就会出现一种我们称之为肝斑的斑点。特别是肤色黑的人最容易产生肝斑。发生的时间多半在妊娠五六个月以后。生产后有的人完全消失，亦有经过数月或数年仍残留着的。通常，有肝斑的占全部孕妇的6~7%左右。据报告，进口避孕药的服用者较容易发生这种肝斑。

妊娠中的色素沉淀是不能够预防的，但可以从食物和日常若干小节上加以注意。例如夏天日光照射强烈的时期，可以使用遮阳伞和遮阳帽来避免日光对皮肤的直射。另外，可多吃一些防止色素沉淀的食物。

防止色素沉淀的食物：

含有很多蛋白质的食品——牛奶、乳制品、肉、蛋、鱼、豆腐和黄豆等大豆制品。

含有很多维生素B_1的食品——小麦胚芽、芹菜、猪肉、米糠、糙米和豆类等。

含有很多维生素C的食品——新鲜的蔬菜(特别是绿、黄色的蔬菜)、柑橘类、胡萝卜、马铃薯等。

四、怀孕后为什么会发生下肢水肿

有些孕妇，在妊娠中、晚期出现下肢水肿。轻者仅限于小腿，先是足踝部，后来慢慢向上蔓延；严重的可引起大腿、腹壁或全身水肿。经休息或睡眠时抬高下肢后能自行消退者，不需特

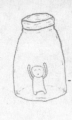

别介意;但如腹壁也水肿,或经适当休息后仍不能消肿者,应到医院去检查发生水肿的原因,不能麻痹大意。

在妊娠期,为什么会发生下肢水肿呢?第一,由于怀孕后盆腔血液回流到下腔静脉的血量增加,而增大的子宫又压迫了下腔静脉,使下身和下肢的血液回流受阻,因而下肢静脉压力升高,以致小腿水肿。第二,血液稀释。孕妇的总血容量增加了,即血浆比红细胞增加得多,而血浆中所含蛋白质的量并没有随血浆的增加而增加,所以,通常孕妇的血浆总蛋白较正常非孕妇低;再加上有些孕妇因妊娠反应,蛋白质的摄入不足或吸收障碍,以致血浆蛋白含量不足,促使血浆胶体渗透压降低而发生水肿。第三,内分泌的影响。妊娠期间内分泌功能发生一系列的改变,体内肾上腺皮质激素、抗利尿激素、雌激素等分泌增多,肾小管对钠的重吸收作用增强,造成体内水钠滞留而发生水肿。

五、怀孕后心跳为什么会加快

众所周知,妇女怀孕后随着妊娠月份的增加,子宫也不断地增大,子宫底的位置持续上升,使腹腔内的压力愈来愈高,以致把胸腔压小,心脏位置发生生理性改变,迫使心跳增快。同时,为了供给子宫内正在生长发育的胎儿以足够的养料,母体的血液循环也势必要加快。从妊娠早期起,心脏的排出量即开始增加。有人测量怀孕20~28周孕妇的心脏排出量,较未孕妇女增加30%~50%,一直持续到妊娠末期。怎样来增加心脏排出量呢?唯一的办法就是增加心脏跳动的次数。正常的心跳频率每分钟70次左右,而怀孕妇女的心跳频率可增加到每分钟80~90次。这种心跳加快属于正常的生理现象。

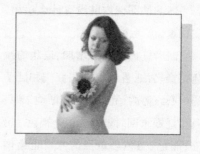

但是也有少数孕妇在临近足月时,仰卧就感到头晕,并且出现面色苍白、出冷汗、心跳加快和血压下降等现象;当其转向左侧卧位后,上述症状立即消失。这种变化,医学上称为妊娠期仰卧低血压综合征。这是由于妊娠后增大的子宫压迫腹腔大静脉(下腔静脉),回到心脏的血量突然减少,致使心脏排出量下降的缘故。

六、孕妇肚子过大是什么原因造成的

妊娠的子宫随着胎儿的发育,大都会依照一定的比例增大。若超过这个标准而子宫显得过大的话，就要考虑是否因为以下几个原因：

1.最后一次经期记忆错误

在这种情况下必须参考子宫的大小，依照初次感到孕吐的时期和胎动开始的时期而判断。

另外，月经不顺的人，有时候也不能正确地知道妊娠的时期。无论如何，若能从妊娠开始前就量基础体温，妊娠的时间便能够很清楚地知道。

2.胞状奇胎

胞状奇胎是子宫中产生胎盘的"绒毛组织"的一部分异常增殖。症状从妊娠反应8周左右开始，肚子迅速增大，但无法确认胎儿心律，并伴有少量茶色出血。

3.羊水过多

羊水比正常孕妇要多的话，腹部会变大，因此动作困难，呼吸也很痛苦。

子宫异常大的话，阵痛便发生得早，很容易造成早产。至于为什么会形成羊水过多症原因至今未明。但是患有妊娠中毒症、梅毒和胎儿畸形的时候会发生此症。如果没有上述这些疾病，在下一次的妊娠中就不会发生。

4.多胎妊娠

如果怀有双胞胎，在妊娠前半期子宫大小并不明显，到了7~8个月时才开始显得特别大。是否为双胞胎，孕妇本身并不会知道，要由医生来诊定。

七、孕妇体重异常是何原因

体重增加过多常会有异常的情形，需要接受妇产科和内科医生的检查。

胎儿的发育会使子宫增大，羊水增加，体重也会随着月数的增加而增加。不过妊娠到4个月的时候，胎儿仍然很小，有孕吐而食欲不振的情形，体重未必会增加，有时候甚至有减少的情形发生。

妊娠5个月以后，体重每1个月至少会增加1千克以上的程度。10个月末跟妊娠前比较起来的话，大约增加到10千克的程度。若增加20千克以上的情形，大都是有异常情形发生了。

身体臃肿是妊娠中异常的重要征兆。脸部肿胀、下肢用手指压时会产生凹陷，或取掉腹带时腹部会留有痕迹，这些都属于身体臃肿的情形。为了要早期发现，妊娠中应每月测量体重。如果一星期内增加了500~600克以上，就是肿胀了，最好快去看医生。

曾患过心脏病的孕妇在妊娠8个月时，身体下半部会产生水肿。到了妊娠末期，由于心脏的负荷增加，心脏病会恶化，使血液循环不良，体内会产生淤血。

有多胎妊娠(双胞胎、三胞胎)或羊水过多症情形的孕妇，腹部及体重多半比起一般孕妇大而重。

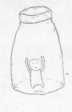

其他如果有糖尿病的情形，很容易并发妊娠中毒症，且体重比普通孕妇增加得多，很容易产生大型婴儿。

因此，妊娠中体重如果增加过多，一定要去看妇产科医生；即使不是妊娠异常的话，也要接受内科的检查。

第二节 一些常见病的防治

一、孕期呕吐怎么办

妊娠呕吐是早孕反应中的一种表现，常发生在妇女停经1~3个月间。大多在早晨起床后呕吐，所以又称为"晨吐"。多数孕妇的妊娠呕吐症状较轻，对生活、工作和健康无大影响，一般不需要特殊处理。到妊娠12周后，呕吐会逐渐消失。但也有少数孕妇，妊娠呕吐频繁加重，重者影响进食和进水，于是会发生脱水和酸中毒现象（化验小便有酮体）。当严重到影响孕妇的健康时，称为"妊娠剧吐"，中医称为"妊娠恶阻"。

一旦出现妊娠呕吐，也不必慌张，可以从以下几方面进行治疗：

1.调节饮食

应以容易消化的食物为原则。可供给充足的糖类及丰富的维生素，如面包、饼干、牛奶、藕粉、豆浆、稀粥、果汁、蜂蜜、点心及各种水果等。应少食

多餐，每次进食量不要太多，但可多吃几餐。汤类和油腻食物最易引起呕吐，故不要吃油腻、煎炸和难以消化的食物，吃饭时不要喝汤、饮料和开水。要忌酒和强烈的刺激性食物。

2.劳逸结合

适当休息，避免过度疲劳，每晚至少睡足8小时。但也不要经常躺在床上，可以适当参加户外活动，如散步等。卧室内的空气要保持流通，注意整洁和卫生。

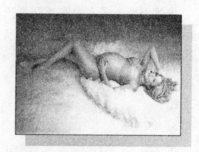

3.避免不良刺激

情绪要稳定，不要因为身体不适而烦躁不安，家人应尽量给予关心和体贴，在可能的条件下，满足孕妇的要求，使之精神愉快，这也有利于妊娠呕吐的好转。

4.适当药物治疗

如口服维生素$B_1$10毫克、$B_6$10毫克及C100毫克，每日3次；或肌肉注射维生素$B_1$100毫克、$B_6$100毫克，每日1次。也可以服用小剂量镇静剂以安神止吐，如鲁米那0.03克，每日3次；或冬眠灵12.5毫克或安定2.5毫克，每日3次。

如果通过以上治疗措施,妊娠呕吐仍然不见好转,那就需要到医院进行住院治疗。

二、孕妇贫血的原因与防治

孕妇贫血有以下几方面原因:

1.铁的需要量增加

妊娠期间由于胎儿生长发育和子宫增大需要铁,红细胞增加时,红细胞中血红蛋白的合成也需要铁。孕妇于妊娠晚期体内所需的铁量 (4毫克/日以上)比未孕妇女所需铁量(1毫克/日)高4倍。身体对铁质的需要量超过饮食摄入量时,就会引起贫血。

2.营养不足

孕妇饮食中如果缺少铁质、蛋白质、维生素B_{12}或叶酸等营养物质,都可以引起贫血。怀孕早期,常有恶心、呕吐、少食、挑食、不进肉食等早孕反应,造成摄入的营养不足,在血红蛋白合成时缺少蛋白质、铁质及维生素等营养物质,以至于影响血红蛋白的合成,使之减少而导致贫血。

3.铁质吸收障碍

孕妇原有胃肠道疾病或在妊娠期胃肠道功能减弱,则胃液分泌不足,胃酸减少,使含铁物质在胃中不能转化,吸收困难,因此体内缺铁而产生贫血。

4.急性或慢性失血

如果孕妇在怀孕前曾有急性出血而未经彻底治愈发生贫血史,或在怀孕期间有持续小量出血,如胃、十二指肠溃疡、肾盂肾炎、痔疮出血等都可以引起不同程度的贫血。

5.肠道寄生虫病

如钩虫病引起的贫血是相当多见的。肠道中的每条钩虫平均每天要吸取人体血液约0.5毫升以上。

6.生育过多

孩子生得过多、过密或哺乳期太长,由于铁质供应不足,也容易引起贫血。

孕妇患贫血后,由于血液中红细胞数目不足,或红细胞中的血红蛋白含量降低,使血液携带氧气减少,含量不够,则可使胎盘发生缺氧,以致发生胎儿在子宫内缺氧窒息的情形。在胎盘缺氧严重时,胎盘组织中的毛细血管上皮发生变性,血管的管腔阻塞,胎盘组织坏死,甚至出血而致胎儿死于子宫内或引起早产。另外,贫血的产妇在分娩时也易发生产时或产后出血,严重者还可发生休克,有的还会影响产妇的生命安全。假如产生贫血未能得到及时治疗,就会使身体抵抗力降低,也容易发生产褥感染。孕妇贫血,胎儿在母体内生长迟缓,出生时的体重比较轻;胎儿体内铁质贮备量不足,出生后不久易出现贫血现象。由于妊娠患贫血对母婴健康及生命都有一定影响,故妇女在怀孕期间应该注意预防贫血的发生,一

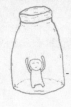
且患有贫血，则应加强营养并请医生积极治疗。

三、孕妇发生气喘气急怎么办

在怀孕早期胸部就开始发生一系列适应性生理改变，具体表现为肋膈角度增宽、肋骨向外扩张、胸廓横径加宽、周径变大，并且膈肌也见上升。由于膈肌上升，呼吸时膈肌上下活动的幅度比非孕期增大。

在怀孕后期，随着妊娠子宫的增大，膈肌活动度减小；与此同时，胸部活动相应增加，因而由不自主的腹式呼吸改变为胸式呼吸，以补偿气体交换的不足。另外，由于宫腔内的胎儿依靠母体供给氧气，孕妇必须增加肺的通气量(比非孕期增加40%左右)。这两方面的原因造成孕妇有过度通气的现象，自身感觉有气喘气急，尤其在妊娠末期，这种感觉更为明显。对此不必害怕，只要注意休息，不要过于劳累，待分娩后这种气喘气急现象就会自动消失。

四、孕妇小腿抽筋怎么办

有些孕妇到了妊娠六七个月，或八九个月时，常常发生小腿抽筋现象，因而感到十分苦恼。这是什么缘故呢？我们在前面讲过，胎儿在子宫内生长发育，是通过胎盘从母体血液中获得各种养料的。钙为胎儿生长骨质所必需，胎儿越成熟，所需要钙的量就越大。如果孕妇饮食中的钙质不足，就会引起母体血液中钙的含量降低，降低到一定程度时就会使神经系统对刺激的敏感性提高，从而引起小腿抽筋。另外，若孕妇受寒、休息不好，也可引起小腿抽筋。

因此，孕妇应该多吃些含钙的食物，譬如鱼、肉、骨头、鸡蛋、豆腐、苋菜、菠菜等，或吃些钙片(乳酸钙或葡萄糖酸钙)、鱼肝油、维生素B_1，并适当

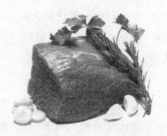

保暖和注意休息就可以恢复正常。如小腿抽筋较严重，经上述治疗效果不佳，可增服甲状旁腺素，因为甲状旁腺素能使血浆钙离子浓度保持正常水平，服后症状会好转或消失。

五、孕妇便秘怎么办

便秘是妇女怀孕期间常见的症状之一。这是因为，女性的直肠就位于子宫的后方，孕妇增大的子宫往往压迫直肠，以致大便不畅，有的孕妇甚至数天不解大便；尤其到妊娠晚期，由于增大的子宫和胎儿先露部压迫直肠，使大便秘结更为严重。也有些妇女在妊

娠早、中期就出现便秘，这往往是由于肠管平滑肌正常张力和肠蠕动减弱，腹壁肌肉收缩功能降低，加上食物过于精细或偏食，食入的粗纤维过少，或饮水太少，以及运动量减少等等因素所造成。有便秘的孕妇，轻者不思饮食，因而更加加重胃肠功能的失调；重者能诱发自身中毒，整日倦意绵绵、精神不振、腹胀等等。这是因为体内许多代谢产物不能通过大便排出体外，又从肠道内被吸收而导致中毒。因此，孕妇应重视预防和治疗便秘。

1.养成定时大便的良好习惯

早晨起床或早餐后或晚上临睡前，不管有没有便意，都应按时去厕所，久而久之就会养成按时解大便的习惯。

2.注意调理饮食

多吃一些含纤维素多的绿叶蔬菜和水果；少吃葱、蒜、辣椒、胡椒等刺激性食物。

3.适当进行一些轻体力活动

这样可促使肠管蠕动增加，缩短食物通过肠道的时间，并能增加排便量。

4.每天早晨空腹喝一杯温开水或凉开水

这样做能刺激肠道蠕动，有助于通便。

5.服用蜂蜜水

蜂蜜有润肠通便的作用，可调冲服，每日1~2次。

如采用上述方法仍发生便秘者，可服用一些缓泻剂，如中药的麻仁滋脾丸、番泻叶冲剂或果导片等。也可用开塞露或甘油栓来通便，但必须在医生指导下使用，禁用蓖麻油等重泻剂，以免引起流产或早产。

六、孕妇患痔疮怎么办

痔疮是由于肛管和直肠的静脉回流受阻所造成的，也是孕妇常见的一种合并症。由于妊娠时盆腔各器官的血管分布增加和腹压增加，或因便秘导致粪块压迫局部静脉，使循环受阻，血液积滞，引起痔静脉扩张增粗，扭曲成团，形成了"痔"(妊娠次数愈多者，形成痔疮的机会也增加，故经产妇患痔疮的要比初产妇多见)。倘若痔疮破裂，就会引起解大便时肛门疼痛和出血，常常被误认为产前阴道流血，故必须加以区别。分娩时，由于胎儿先露部压迫和因用腹压迫使胎儿娩出，或产程延长、用腹压过早，都会加重痔静脉曲张，使不少产妇在产后痔疮加重，痔核脱出，肿胀疼痛。

当这种情况发生时，用33%硫酸镁溶液湿热敷患处，有收敛消肿作用；局部涂上痔疮油膏，然后用洗净的手指将痔核推入肛门；痔疮疼痛出血时，可在便后经肛门放入一枚安钠素栓剂，或涂抹痔疮膏。口服中成药——槐角

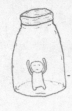

丸,它有止血、消炎和止痛作用。如需手术治疗,一定要到产后两个月方可施行。

七、孕妇皮肤瘙痒怎么办

少数孕妇在妊娠期间,尤其在妊娠早期和晚期,会出现部分或全身性皮肤瘙痒。瘙痒感有轻有重,轻者不影响生活和休息,只是皮肤有痒痒,一般不被重视;严重者痒得人坐卧不安,难以忍受。瘙痒有阵发性和持续性的,无论哪一种,都与精神因素有关。白天工作、学习紧张时,瘙痒可以减轻或不痒;而到夜深人静时,瘙痒往往加重,甚至越抓越痒,严重影响睡眠。妊娠期皮肤瘙痒,有的短期内会自行消失,有的一直持续到妊娠终止,而分娩后很快会消失。这是妊娠期间特有的症状,所以称为妊娠瘙痒症。引起妊娠瘙痒症的原因可能有下列两种:一是与孕妇血液中雌激素含量过高有关;二是与胆汁淤积有关。因孕妇胆囊排空时间延长,胆囊膨胀而张力降低,胆汁有淤积现象,胆酸和胆酸盐含量增高,于是导致皮肤瘙痒。

孕妇有了皮肤瘙痒后怎么办呢?

1.用炉甘石洗剂,或5%~20%黑豆馏油,或用10%~20%中药蛇床子溶液,或用75%酒精涂擦局部止痒。

2.要尽量避免用手去搔抓痒处,以防抓破皮肤后引起细菌感染。

3.忌用肥皂水擦洗。

4.在医生指导下可适当用些镇静药和抗过敏药,如口服安定、三溴合剂、非那根(即异丙嗪)、扑尔敏、赛庚定等。假如再加服维生素B,维生素C和静脉注射10%葡萄糖酸钙等,则止痒效果更好。

八、孕期患静脉瘤怎么办

孕期患静脉瘤请不要担心,静脉瘤在生产后一定会减轻并消失。

怀孕时本来就会有一些平时没有的身体变化和生理异常的症状,静脉瘤只是其中的一种。静脉瘤指的是膝盖的背面产生水肿、血管变青、水肿,和痔一样是由于静脉的扩张引起的。这种静脉瘤在妊娠时最容易发生,并且会随着妊娠月数的增加而愈加醒目。

静脉的扩张轻微时只是静脉曲张,扩张愈强就会愈行扩大而成为静脉瘤。它的出现以膝盖背面水肿的部分最多,另外腿部、外阴部、下腹部、腔壁等也会出现。

静脉瘤的原因和痔一样。妊娠后变大的子宫使血管受到压迫,血液循环不良,加上黄体激素的增加,使原本紧张的静脉松弛下来的缘故。

它和每个人的体质也有关系。有的人很容易得,有的人根本就不会患。妊娠的次数愈多或是妊娠的年纪愈大就愈容易患此症；从职业来看，站立工作尤其是用力工作的孕妇比一般孕妇容易患静脉瘤。

轻微的静脉瘤只是由于静脉曲张，水肿部分的静脉略有青筋而已，没有其他特别的症状。然而随着妊娠月数的增加而严重起来的话，则会扩大静脉瘤的部位，从大腿的蹊部到外阴部和膣壁等处都可能出现。静脉瘤严重时，就会感觉到膨胀，有受到压迫的感觉，患部发痒微灼，并且若静脉瘤由于血液淤积而生炎症(血酸性静脉炎)的话，该部位就会转呈红色，略微感到疼痛。

静脉瘤程度轻时不需作特别的治疗，只要注意使它不致恶化即可。也就是说，站立的时间不要太长，在一天当中偶尔地仰卧，在脚下垫上垫子，将水肿的部位抬高，并在日常生活中多注意摄取含有蛋白质、维生素B_1和维生素C多的食物。

另外，服用维生素B_1，维生素C等也是一个好法子。静脉瘤极严重而发痒疼痛时，注射药剂可以使症状减轻。通常，药剂对以后的生产不会有什么影响。

有的静脉瘤严重时常会出血，这种情形一定要入院分娩。

九、孕妇水肿的原因及治疗

妊娠中臃肿是危险的信号之一，必须立刻接受医生的诊断和检查。

臃肿的原因有的是因贫血、营养不足(特别是蛋白质、维生素的缺乏)、心脏病和肾脏病；或是因妊娠子宫压迫下腹部的静脉而产生的。尤其要加以注意的是妊娠中毒症。

妊娠中毒症对孕妇来说，为什么是如此可怕呢？首先罹患此症的孕妇比例很高，约占所有孕妇的10%~15%。妊娠中毒症多半发生在妊娠7~8个月的时候。

30岁以上的高龄初产妇，家中有高血压患者记录的妇女，患过肾炎和高血压的妇女及曾有过糖尿病、羊水过多症、双胞胎的妇女等，都极容易患上妊娠中毒症。

其次，病情若恶化的话，会形成胎盘早期剥离和肺水肿等可怕的疾病，甚至造成母体的死亡。另一方面，会造成胎儿发育不良，很容易变成早产儿或虚弱儿，死产率极高，亦是形成先天异常的原因之一。因为子宫和胎盘的血管收缩，传给胎儿的血液量因而减少，胎儿能够吸收到的营养就很少了。

这种妊娠中毒症发生的原因不明。显著的症状是臃肿、高血压、尿多等3种。其中最早出现的症状是下肢的水肿渐渐上升到腹部、面部，然后扩大到全身，往脚部一按，肉就会凹下去，上眼睑肿胀，体重急速地增加。如果在一星期内体重增加500克以上的时候，就知道臃肿已经开始了。

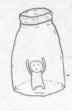

妊娠臃肿的治疗方法：

1.若下肢水肿，就应及早地接受妇产科医生的诊查，检查血压和尿蛋白。如果确认是妊娠中毒症的话，上班工作的人必须停止工作，保持安静，在寒冷季节时要注意身体的保温。

2.在臃肿极厉害时，食物中的盐分要减少并增加蛋白质的含量。尿量少的时候，要减少对水分的吸收。另外，用药物使尿量增多，减少水肿或使血压降低。但是为了避免药物对胎儿有影响，一定要依照医生的指示用药。

3.妊娠中毒症很严重的时候，必须入院接受治疗，不要随便听信妊娠中下肢水肿是正常的说法而顺其自然。

十、妊娠中毒症的预防与治疗

在怀孕后期的疾病中，最容易得的，也是最可怕的，就是妊娠中毒症。

母体不能承受怀孕的负担，引起各种各样的机能障碍，成为一种合并症表现出来，就叫做妊娠中毒症。代表性的三大症状有：水肿、高血压、蛋白尿。症状的表现因人而异，有三种症状同时表现出来的，也有只表现一种的。

1.水肿

是因为血液中的水分从毛细血管漏出，积蓄在皮下组织中引起的。下肢容易出现水肿，长时间站立更容易出现水肿。如果是正常状态，夜里睡眠时即可消失。但如果在早晨起床时水肿并不消失，而且不只是下肢，连手、脸、腹部等都看得出有水肿，就有可能是妊娠中毒症。

2.高血压

由于血液的循环障碍，会引起高血压。一般高压在140毫米水银柱以上，低压在90毫米水银柱以上时，就要注意了。有高血压时，胎盘血管容易破裂，引起早期剥离，因此必须多加注意。

3.蛋白尿

由于怀孕中肾脏的活动不充分，即使不是妊娠中毒症也会出现蛋白尿现象。如果是妊娠中毒症，尿中会排出大量的蛋白质。根据验尿可以作出明确的判断。另外，体重急骤增加的症状，也可判明是妊娠中毒症。这叫做潜在水肿，因为这多半显示出体内水分正处于积蓄的状态。

妊娠中毒症严重时，不能向胎盘输送充分的血液，阻碍胎儿的发育。因此会早产出未成熟儿，而且和平常出生的未成熟儿相比，患妊娠中毒症的未成熟儿体弱、死亡率高、脑性麻痹等后遗症的概率也高。如果症状进一步发展，在怀孕中或分娩时，会引起子痫(脑血管收缩引起的痉挛发生)。而且，常常有母子双亡的病例。因此，必须及早加以预防和治疗。

妊娠中毒症的表现：

1.手、脚水肿

早上起床时，留心一下脚的胫部和脚背。如果肿起来了，或用手指一按就出现凹陷，而且很不容易复原时，要注意，应立即接受医生的检查。

如果手背也水肿，那说明病情已相当严重了。

2.体重突然增加

在怀孕晚期，体重一般一周增加250~450克左右，在这个范围内，是正常的，但超过这个范围就稍微让人担心了。每周增加550克以上是明显的阳性信号。

3.头痛、眼花

此外还有头重感、失眠、全身无力的症状。

4.胃痛、恶心、呕吐

类似早孕反应的胃肠症状。

5.尿量及次数减少

水分积存体内，是浮肿的原因。

6.视力模糊

眼前冒金星及血压高时能见到的症状。

妊娠中毒症的治疗方法如下：

如有轻度中毒倾向，用限制摄盐和保持安静的办法，有可能好转。限制盐分的程度，安静的程度，因症状而异，应按照医生的指示，严格执行。水分也不要摄取过多。

如果症状进一步发展，就应服用利于排尿的利尿剂和降血压的降压剂，或具有两种功能的降压利尿剂。继续限制盐分和保持安静，同时服用这些药。药量要遵医嘱，正确服用。病情进一步加重时，要住院治疗。

用这些疗法不奏效时，或胎儿的发育不令人满意时，不用等40周，可使其提前分娩，但分娩时间和分娩方法，应在医生慎重的判断下进行。

另外，日常应注意的是，避免过度劳累，保证充分的睡眠和安静的时间，这就是最大的要点。还有少吃咸的和辛辣的食品。这从怀孕早期就应留意，但进入怀孕晚期则应特别注意。辛辣的佐料等刺激性强的东西也要控制。

再有，初产妇、高龄孕妇(35岁以上)，身体肥胖的人，血压偏高的人，曾经患过肾脏疾病的人，有工作的孕妇等，容易得妊娠中毒症，因此，应及早加以预防。

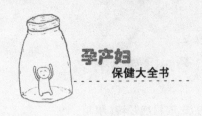

第二章 流产、难产的预防与治疗

第一节 孕期流产原因及
保胎措施

一、导致流产的原因有哪些

流产是指妊娠28周内，由于某种原因而发生妊娠中止的现象。如发生在妊娠12周以内者称为早期流产；如发生在12周以后者，称为晚期流产。流产有的是人为的中止妊娠，即人工流产，另一类属自然流产。

人工流产是避孕失败后怀孕早期所采取的一种用人工方法中止妊娠的补救措施。近年来随着人们性意识的改变，做人工流产手术的女性日趋增多，且年龄亦有逐年减少的趋势。但若是胎儿无异常情况，或其他病理性特殊理由，最好不要首次怀孕就堕胎，这是因为：

1.母婴Rh血型不合的妇女唯有第一胎产出健康胎儿的可能性大，首次怀孕后若是做人流手术，其后再怀孕，

多会发生新生儿溶血病。

2.未生育的妇女其子宫颈较紧，手术时扩张子宫口难，内口损伤多不易被发现，再次妊娠易发生宫颈口功能不全，引起早产和晚期流产。

自然流产的原因很多，大体可归纳为两个方面：

1.胚胎方面。由于父亲方面的精子和母亲方面的卵子本身的缺陷，或因早期受外界因素影响，使胚胎不能正常发育，以致死亡。或者由于胎盘绒毛异常，不能正常供应胚胎营养而致胚胎死亡。

2.母体方面。如果母体卵巢、黄体功能不足，孕卵发育受限，可致胚胎死亡；如果孕期发生急性传染病或染上各种病毒感染高烧等，毒素可通过胎盘使胎儿患病导致死亡；母亲如果患有某些全身性疾病或代谢性疾病，都可影响胚胎的发育；或是母亲子宫发育不良、畸形、子宫肌瘤、子宫颈口松弛等问题，致使胚胎或胎儿会因为子宫肌的发育不良及宫内压异常而致流产。

此外，手术外伤、药物、放射线，甚至情绪过度紧张或激动都可造成流产。

二、流产前的征兆与防治措施

流产对产妇来说身体会受到一些损失，必须用一段时间进行休息和恢复，在饮食上也要给予一定补养。也就是说，也要坐月子。有的人传统观念较强，认为没有生个活宝宝，就不能坐月子，这样势必影响产妇的身体恢复，危害身体健康。

流产的危险征兆：

1.怀孕16周以前的流产症状

有出血及下腹部疼痛的症状，其中有的胎儿及胎盘会随着出血的状况而流出来。

2.怀孕16周以后的流产症状

有出血及下腹部疼痛的症状，而且其疼痛的感觉会愈来愈强烈。不过，当胎儿、卵膜、胎盘部出来之后，出血量就会减少，疼痛也减轻许多，与平常的生产情形相类似。然而，其中也有出血量相当多的情形。

3.各种不同情形的流产

迫切流产——即流产处于迫切危险的状态。虽然有轻微出血及腹痛的症状，但是由于子宫颈尚未张开，所以只要给予治疗仍然可以继续怀孕。

不完全流产——即是有一部分胎盘留在体内，造成流血不止的情形。

完全流产——即胎盘及其附属物全部排出，出血也停止。

过期流产——胎死腹中的胎儿留在子宫内数周，而且有黑色少量的出血。

上述情形，连续三次以上的即是所谓的习惯性流产。

当孕妇有出血及下腹痛类似流产的情形发生时，一定要立刻安静地躺下来。如果是迫切流产的情形，只要安静地卧床休息，有七成左右的人都可以避免流产。

若是出血及腹痛的情形愈来愈严重，必须立刻到医院接受治疗。有流产的情形发生时，何时到医院才适当呢？一般而言，在少量出血的情形下，必须安静地卧床休息，并且以电话请教医生。出血量很多并伴有阵痛时，则必须立刻到医院就诊。

如何预防怀孕初期流产：

如果已测量基础体温，则可以从体温表的变化上知道自己已经怀孕，因而事先预防流产。由于怀孕十六周以前是最危险的时期，所以必须特别地小心。以下所叙述的各种事项，必须注意：

1.不要拿重的东西。

2.避免精神上的压力。

3.减少外出的次数。

4.不要压迫下腹部。

5.小心性生活。

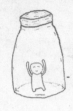

6.拿取地板上的东西时，一定要先蹲下。

7.避免激烈的运动。

8.不要让下腹部着凉。

9.上下楼梯要避免摔跤。

尤其是有过流产经验及习惯性流产的人，尽早给予一些黄体素来安胎，则可以避免流产。

三、如何进行保胎

自然流产固然给孕妇及其家人带来了痛苦，但从某种意义上来说，自然流产也是人类自身优化的一种方式，从而减少了畸形儿的产生。另外，孕期阴道出血，不一定是流产先兆，有时宫外孕或葡萄胎及其他疾病也可引起阴道出血。因而，在采取保胎措施前，一定要先到医院查明原因，不要盲目保胎。

保胎有药物保胎和保健保胎。药物保胎是指利用防止流产及早产的药物进行保胎。保健保胎是指孕妇在平日的生活起居中对自身进行饮食、修养等身心各方面的调理，从而达到养胎保胎的目的。

对于药物保胎，因为引起孕妇流产的原因不同，所采用的治疗方法也不相同，应用何种保胎药，须听从医生的指导，切不可私自购药保胎。

对于有过自然流产史的妇女来说，孕期保健显得尤其重要，这将直接影响到孕妇的身心健康和胎儿的正常发育，具体应做好以下几点：

1.生活要有规律。如早晨多吸新鲜空气，适当地活动，每日保证睡眠8小时，条件允许可午睡1~2小时，既不要太逸(如过于贪睡)亦不可太劳(如提重物或攀高等)。逸则气滞，导致难产；劳则气衰，导致伤胎流产。养成每日定时大便的习惯，保证大便通畅，但应避免用泻药。

2.饮食得当。我国民间有不少食疗方法对预防习惯性流产和先兆性流产很有效果。这里向大家介绍二则：

(1)莲子、桂圆肉各50克，文火煲汤，加山药100克煮粥。怀孕后即开始食用，每日1~2次，适用于阴道出血、小腹坠痛、腰腿酸软、苔白舌淡及有习惯性流产史者。

(2)南瓜蒂3个，莲蓬蒂6个，共焙黄为末，分3次服用，火汤送下，一日服完，适用于妊娠数月后胎动腹痛、阴道出血、颜色鲜红、面赤口干、五心烦热、小便短赤的血热型先兆性流产者。

3.保持心情舒畅。妇产科研究者认为自然流产主要是因为孕妇脑皮层下中枢兴奋亢进所致，试验证明神经系统的功能状态对流产起着决定性的作用，因此妊娠期心情要舒畅，避免各种刺激，采用多种方法消除紧张，烦闷、恐惧心理，以调和情致。

4.慎戒房事。对有自然流产史的

孕妇来说,妊娠三个月以内,七个月以后应避免房事,习惯性流产者此期应严禁房事。

5.定期做产前检查。妊娠中期就应开始定期进行产前检查,以利医生及时发现和处理异常情况,并可指导孕期保健。

值得提醒的是,有过自然流产史或习惯性流产的妇女,怀孕前应先到妇产科诊治一下有关疾病,特别是妇科疾病。若受孕后出现流产先兆,如阴道出血、下腹疼痛等更应及时就医。

四、子宫外孕的原因与防治

所谓子宫外孕是指在子宫以外的妊娠,当然在卵巢或是腹膜妊娠的情形也有。大部分的人是在输卵管的左方或右方妊娠(所谓的输卵管妊娠)。输卵管极狭窄,随着胎儿的发育,在怀孕2~3个月时会破裂,这时下腹部会突然感到强烈的痛楚,腹腔内大量地出血,产生严重的急性贫血,造成母体生命的危险。此时,需要尽早地做剖腹手术,将子宫外受孕的输卵管左方或右方切除。

如果切除后的输卵管没有什么异常的话,以后的妊娠就能够正常地生产。因一次子宫外孕的缘故使再怀孕时又产生子宫外孕的情形,概率非常小,根据统计,大约只3~5%会如此。子宫外孕,特别是输卵管妊娠之所以会

发生,主要是由于某种原因使输卵管不畅通或是流通量狭小所致。一般来说,先天性子宫外孕的情形是很少的。大多是因为从前生过结核性的疾病(结核肋膜炎、腹膜炎、痔疮)或是性病(淋病),发生过自然流产、人工堕胎等情形,而产生子宫外孕。

如果发现输卵管的左右两边变狭小时,就是由于上述的几项原因,会再产生子宫外孕症。但是,就如刚才所说,这样的病例是很少的,所以担心实在是多余的。

当然,话是这么说,曾有过手术经验的人大概都会对下一次的妊娠没有信心,但不论如何,好好地注意妊娠的经过,即使是发现一点点异常,也要保持镇静,尽可能地早期找妇产科医生诊断。

1.一直都很顺利的月经,如果一旦停止,请及早地接受医生的诊断,确定一下是否已经怀孕了。如若是子宫外孕,基础体温会增高,尿里的妊娠反应呈阳性。

2.注意出血和疼痛。子宫外孕(输卵管妊娠)很容易被当做是流产,因为两者一样都会出血和下腹部疼痛。输卵管的妊娠出血,主要是腹内出血,外出血的情形很少。但是不规则流产时没有内出血,却会向外大量出血,另外,疼痛的程度也不一样。流产的时候,子宫内的物质,大部分会向外流

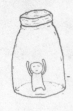

出,疼痛较轻。至于输卵管的妊娠,一旦输卵管破裂的话,下腹部左右两边会有剧烈的疼痛,甚至会因疼痛而昏厥。腹腔内发生的大量出血会造成急性的贫血,脸色突然转为苍白,呼吸困难。

五、什么是葡萄胎

每200~500名孕妇中,大约就有1人有葡萄胎。葡萄胎是异常妊娠的一种,医学上称之为胞状奇胎。但是,胞状奇胎本身并不算是恶性的。与其说因它而生子宫癌,不如说更容易造成绒毛上皮肿症。所以,我们需提高警觉。胞状奇胎是在胎盘上绒毛的部位发生变化,子宫内因积水而膨胀,是以子宫全体充满了成串似葡萄的胚胎体,这就是一般所说的葡萄胎,一般而言,葡萄胎的胎儿很早就会死亡。若为胞状奇胎孕妇,会有下列的症状。

1.强烈的孕吐状态

比正常妊娠的孕吐状态要强烈很多,而且腿肚臃肿,很早就显现出尿蛋白妊娠中毒症的症状。

2.子宫变大

用妊娠月数来比较的话,比正常妊娠子宫要大1个月,而且子宫呈球状。

3.发生不规则的出血

有时候是突然大量出血,葡萄状的粒子会流出来。妊娠3~4个月的时候

会流产。

4.没有胎儿

虽然,也有例外的情形存在,不过大部分是没有胎儿的。子宫内绒毛部分呈葡萄状,由身体外部诊查或X光拍摄,都不能发现胎儿。

葡萄胎用尿液检查就可以很清楚地诊断出来。这是因为葡萄胎比正常妊娠在胎盘中分泌出更多的激素 (亲生殖腺素),而这些激素都排泄在尿中的缘故。

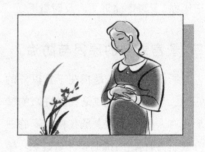

用特别的方法测定孕妇尿中的激素,可以区别出正常孕妇和葡萄胎孕妇。

倘若已经知道怀孕了葡萄胎,就要赶紧入院,接受摘除手术,把子宫内的东西除掉。有时一次手术还不能充分地把它除掉,亦有经过2次或3次手术的。

六、怀过葡萄胎的孕妇 应注意什么

怀了葡萄胎之后,并不一定会患子宫癌等癌症,倒是很容易患上比子

宫癌更吓人的恶性疾病——绒毛上皮肿症。

绒毛上皮肿大部分是在怀了葡萄胎以后，由于子宫内绒毛细胞反常的增加而发生的，并且一直向子宫以外的地方转移、增殖，使细胞组织破坏而出血，成为一种恶性肿瘍的疾病。

经过葡萄胎后，大部分人的情形都还良好，只有5%的人可能患上这种绒毛上皮肿症。

该病的根源是在子宫内。先在子宫的血管中，生出绒毛上皮肿的细胞，再向各处转移、增殖。至于转移的部位，在各处都可能发生。增殖转移最多的部位是肺、膣、脑。其他像肾脏、心脏、胃、肠、皮肤、齿根、外阴部等处亦有转移的可能。

通常，绒毛上皮肿症会有如下症状：

1.子宫发生不规则的出血

开始的时候，出血量不多，呈巧克力的颜色，而且也没有什么痛痒；其后，绒毛上皮肿的细胞往子宫外转移并破坏该部分的组织，遂产生种种的症状。

2.破坏血管而出血

如果转移到肺部，会生出类似肺结核的血痰，用X光可以拍摄到肿瘍的情形；当细胞转移到脑部的时候，就会产生像脑溢血那样的症状。

绒毛上皮肿症的治疗要在子宫内发生时，便进行子宫手术；如果细胞转移到子宫以外的话，用专治疗癌症的化学疗剂，可以完全治愈。化学疗剂用来治疗绒毛上皮肿症比治疗癌症要有效得多。

因此，绒毛上皮肿症如果早期发现，早期接受适当治疗的话，很快就可以痊愈。

怀过葡萄胎的孕妇要注意以下情况：

1.接受定期的检查。怀有葡萄胎以后1~2年间，每个月至少要接受一次检查才行。

2.注意月经的情况。如果葡萄状胚胎的一部分还残留在子宫内或是恶化的话，就不会有正常的月经。如果一切情况都正常的话，大部分的妇女在3个月内就会有月经的出现。

3.量基础体温。子宫有不规则的出血，体温很高或不安定的情况发生时，必须及早接受医生的诊断。

绒毛上皮肿症是在怀葡萄胎1年以内发生的，所以这1~2年内一定要定期接受检查。大约1年内，不要再妊娠，如果实行避孕的话那是最好不过的了。

七、发现怀了双胞胎应注意什么

双胎有两种，一个受精卵分裂成两个，各自培育出胎儿，生出来的胎儿叫做单卵双胎。另一种，由于某种因素

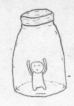

排出两个卵子,而两个卵子分别受精,两个胎儿生长后生出来,这叫做双卵双胎。

单卵双胎性别相同,脸形也相像;双卵双胎性别有的不同,有的相同,脸形有的相像,有的不像。

到怀孕五六个月时,还看不到双胎特有的症状。肚子比正常的要大些,但是因为每个人的情况不同,只靠这个还不能判断。在产前检查时也多查不出,孕妇也没有自觉症状。

但是,到了怀孕七八个月时,根据触诊能知道有两个胎儿的头,听诊时能听出两个心音,因此,可以断定是双胎。

双胎也能和单胎一样自然分娩,但要注意的是孕妇在怀孕期间容易得妊娠中毒症。而且得病的时间比单胎要早,并且容易变成重症。因此,明确是双胎以后,就要比单胎时更加小心,别得妊娠中毒症。保持安静、充分睡眠、限制盐分等注意事项,要严格遵守。

因双胎造成早期破膜和早产的可能性也高,因此要特别注意。要避免过度疲劳,抽空多休息。别光坐着,要躺下休息。此外,由于必须供给两个人的营养,母体容易贫血。所以要注意多摄取富含铁和优质蛋白质的食物。

八、早产的原因与预防

妊娠在28周以后、38周之前分娩,

胎儿体重小于2500克,身长在35厘米以下的称为早产。早产儿生命力较弱,存活率在20%~80%左右。而对于存活率的高低,喂养技术占了很大的因素,它代表着一个国家的医学水准。现在世界上有不少能把妊娠28周前出生的小婴儿养活的报道。这说明早产儿是可以养活的。

引起早产的原因是多方面的,例如,孕妇的年龄过轻,子宫、子宫颈异常或发育不良,或者孕妇营养不良、体质虚弱、伴有内分泌失调等都是发生早产的常见原因。

当孕妇得病,如发高烧、急性传染性疾病、急性感染性疾病,都可以引起早产。孕妇在妊娠晚期进行过度的体力劳动、长途旅行,或过度的精神负担、情绪激动,或有外伤、性生活过频等,也会招致早产。羊水过多、怀有多胎、胎儿畸形、胎膜早破等产科并发症,自然也是早产的原因。另外,孕妇不良的生活习惯,包括饮酒、吸烟等,都有可能造成早产。

早产儿的生命力较弱,死亡率很高,特别是体重在1000克以下的早产儿,能存活的很少,因此必须积极预防。

预防早产首先要认真做好产前检查,全面了解孕妇健康情况,纠正可能引起早产的原因。同时孕妇要注意起居饮食,适当增加营养,不吃有刺激性的食物,如浓茶、咖啡、辛辣食品及酒、烟等。平时要注意劳逸结合,既适当参加劳动,又要避免超过体力,不使身体过于疲劳,尤其要注意避免腹部撞击。到妊娠最后一两个月时,要适当增加休息时间,特别要防止妊娠高血压综合征和贫血等疾病的发生,禁止房事,不外出旅行。一旦有了先兆早产的征候,应立即去医院治疗。

第二节 纠正异常胎位的办法

一、什么是横位

横位是胎儿在母体中位置的一种异常现象。

正常的生产,婴儿是由头部先生出来。但有的却是屁股或脚先生出来,这便叫做横位。横位约占一般生产的4%~5%左右,和正常位置生产比较起来,横位在初产的时候很容易发生意外。

例如:横位时,屁股或脚等比头部还要柔软的部位先前进,致使产道花费很多的时间才张开,延长了生产的时间。因此生产时最后出来的头部压迫了脐带,此时母体供给胎儿的血液减少,往往会发生窒息的情形。

妊娠中胎儿的位置并不一定,常常会发生改变。妊娠7个月时,小小的胎儿浮在充满羊水的子宫里头,因此

胎儿的位置时时改变,横位的情形也就多了。妊娠5~6个月时横位约有一半多的机会,其后,随着妊娠月数的增加而渐渐减少;到了要生的时候,横位已减为4%~5%了。

在妊娠早期横位的胎儿很多,然后又很自然地改变到自然的位置。临产时,如果依然是横位的话,只要找妇产科医生便可安产;如果遇到骨盆狭小或是高龄初产妇产道伸张恶劣的情形时,有时需要施行剖腹生产的手术。

虽然横位胎儿在生产时曾有异常情形,但生出来后和正常生产的婴儿并没有什么严重的差别。不过由于胎儿在母体腹内位置的关系,生出来时会略有斜颈的现象,颈部不是向左就是向右倾斜。所以生产后婴儿要接受整型外科的治疗 (不需要经过手术也可以治好)。

二、什么是臀位

臀位有各种各样的形式。全臀位(蹲着,屁股和腿先出来)、单臀位(腿伸直贴着脸,屁股先出来)、膝位(跪着,膝盖先出来)、不全足位 (站着一条腿上举,另一条腿先出来)、全足位(双腿站立着出来),按这个顺序分娩一个比一个复杂。

臀位分娩的危险是脐带脱出,在婴儿生出来以前,脐带先出来,脐带夹在胎儿的足部和骨盆之间,因此不能

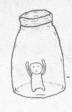
供给胎儿氧气。而且由于大脑袋最后出来，分娩时间拖长，胎儿越发缺氧。

如果确实认为是臀位，应让医生决定是自然分娩还是剖腹产。如果有可能是自然分娩，可用臀位牵引术，在胎儿的身体露出的时候，将胎儿拉出。

需要施行剖腹产的是：胎儿的位置非常不正，有合并症，大年龄的初产妇，胎儿的头部与骨盆不适合，子宫口未开时发生破膜，脐带脱出等情况时。

三、难产的原因与解决措施

一般把分娩时间长、出血过多、母体和胎儿有生命危险的情况，叫做难产。造成难产有以下原因：

1.骨盆狭窄和头盆不称

骨盆狭小，妨碍胎儿通过的叫做骨盆狭窄，即使骨盆狭小，如果胎儿也小，就不成问题。相反，骨盆正常，但胎儿过大，也不能通过，这就叫做头盆不称。

如果多少有些狭窄的话，只要没有其他异常就可以自然分娩。如被怀疑是头盆不称时，应在产前做B超检查，确认是不称的，要施行剖腹产。所以，可以说因头盆不称的难产，实际上是没有的。

2.软产道坚韧

所谓软产道，是指子宫口、阴道和外阴部。所谓软产道坚韧，说的是，分娩时间经过很长，子宫颈管始终没有

进一步开大。因为胎儿难以通过，就得用产钳分娩或吸引分娩，但现在已经很少采用这种方式，而是使用使子宫颈管部软化的药。

3.宫缩乏力和宫缩过强

推出胎儿的力量太弱的，叫做宫缩乏力。有的从一开始就弱，有的是在分娩过程中变弱的。在分娩过程中变弱的，是由于分娩时间拖长，或用劲方法不当，致使产妇疲劳造成的。

用宫缩促进剂，或使身体休息解除疲劳后再分娩，但在情况严重时，应施行剖腹产。这在高龄初产妇中较多见。

相反，子宫收缩过分强烈的，叫做宫缩过强。乱用宫缩促进剂、早期破膜、胎位异常、软产道坚韧、狭小骨盆、子宫或卵巢的肌瘤等，是造成宫缩过强的原因。

在产道的阻力不大时发生过强宫缩，分娩将迅速进行，有时就在路上或厕所里娩出，这叫做急产。像这样突然生产的情况容易引起母体产道裂伤，神志昏迷，子宫翻出，弛缓性出血，婴儿则容易发生头盖骨骨折、脐带断裂等，因此必须注意。

还有，在产道的阻力强大时发生宫缩，产妇将遭受剧烈的疼痛之苦，有出现子宫破裂的危险。由于血液循环不畅，胎儿处于假死状态，或者死亡的事例也不少。

4.胎头回转异常

胎儿从狭窄的骨盆内通过时,应该一边转换方向一边像下钻似的出来,不是这样顺利进行的叫做胎头回转异常。多半要用产钳分娩或吸引分娩。

5.胎儿的位置异常

成为难产的原因是胎儿位置异常,是横位、两腿先出来的全足位等。破膜后,脐带脱出,或分娩进行缓慢,对母子都是危险的。

再有,虽然是头位,但却是仰着脸的面先露,或是抬着下颌的额先露,或前囟先露等,都会给自然分娩造成困难。

6.前置胎盘

前置胎盘在怀孕期用超声波断层法可以诊断。有这种情况可以施行剖腹产,所以不会在生产中有异常。

7.胎盘早剥

胎盘早剥是胎儿娩出前胎盘即已剥离,因此,如不及时娩出,胎儿会因断氧而死亡。而且母体也会由于出血过多而发生危险。

如果发现胎盘早剥的症状,要立即施行剖腹产,因为抢救母亲比抢救胎儿更重要。

8.早期破膜

在分娩开始前发生破膜,则子宫口难开,胎儿不能顺利通过产道,也会成为难产。但大多数都可以自然分娩。

9.合并症

有重症妊娠中毒症时,会引起胎盘早剥,或在分娩过程中引起子痫,所以对医生来说,有必要稍微注意一下。

除此之外,有心脏病和肾脏疾病的产妇,必须在严格的监视下,与各专科医生取得联系。

关于难产,根据超声波检查和医生的经验,是能够预测出来的。如臀位、头盆不称、高龄初产等。有这些情况时,要停止自然分娩,作剖腹产手术。为防止临产时发生问题应做好一切准备。

当然,这些情况是需要医生来判断的,但是作为产妇,在怀孕期间应努力防止难产。若能做到以下几点,则可以有效地预防难产:

(1)避免得妊娠中毒症,即使得了,也要努力在怀孕期治愈;

(2)做孕妇体操和适度的运动;

(3)必须接受产前检查;

(4)掌握分娩的辅助运动。

四、分娩中的其他几种异常情况

1.子宫破裂

生产时,当娩出力和产道的阻力不一致的时候,就容易发生子宫破裂。分娩障碍中最不幸的合并症就是子宫破裂。

破裂的原因有:胎儿位置异常,悬垂腹,胎儿过大,骨盆狭小,子宫口坚

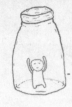
韧,子宫畸形,子宫或卵巢肌瘤,宫缩异常等。此外,还有子宫壁过度扩张引起的自然破裂和由于产科手术引起的人为破裂。

破裂往往是在宫缩的高潮时突然发生的。产妇自觉腹内像有什么被打碎了那样剧烈的疼痛,难以忍受。

如果有破裂的先兆,做剖腹产手术最适合。子宫口已经开全时,可施行胎儿缩小术。但是如果已经发生破裂,就只能做开腹手术了。这时,如有感染危险,应摘除子宫。

2.子宫颈管裂伤

和子宫破裂一样,在娩出力过强时,容易发生的是子宫颈管撕裂。高龄初产而颈管阻力过强、胎儿过大或胎儿的位置有异常时,均可使颈管遭受强力而致伤。

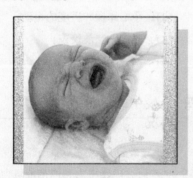

分娩后,子宫收缩良好,阴道和外阴部没有伤口,但鲜血总是不断时,可以认为是子宫颈管撕裂。由于出血容易引起急性贫血,因此必须充分注意。

如果发生颈管撕裂,要立即缝合。

救急处置办法是用纱布和消炎药条填塞阴道伤口,如果是轻伤自然会止血。

3.胎盘滞留

婴儿出生后不久,胎盘就会脱落。胎盘迟迟不脱落的,就叫做胎盘滞留。

发生胎盘滞留,可使用子宫收缩剂,或从腹部往下推,促使剥离,或用手和器具取出,但这都是医生做的事,产妇不用操心。

4.产后出血

分娩后,子宫收缩不好,胎盘剥离面的血管不闭锁,致使血流不止,叫做产后出血。

分娩免不了要出血,一般的出血量是300毫升左右,超出这个量,就是异常出血。出血500毫升以上者占10%以上,出血1000毫升以上者占3%,出血1500毫升以上者占1%。

出血多了,产妇就会觉得身上发冷,严重时会出现出汗、呕吐、呼吸和脉搏加快,甚至陷于休克状态。

产后出血的原因,大多是由于多胎或羊水过多,而使子宫过度伸张,分娩后收缩不好。以分娩次数作比较,发现分娩次数越多,出血率越高。因此,分娩多次的人,必须注意出血问题。

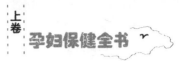
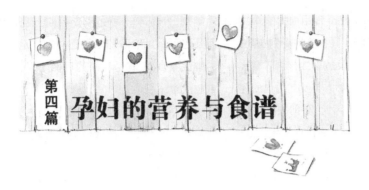

第四篇　孕妇的营养与食谱

第一章　孕妇的合理营养与摄入量

第一节　孕前及孕期的营养要求

一、孕前的饮食有哪些要求

提到优生，一般人可能认为只是要注意孕期的胎教。其实这是不够的。严格地说来，时间还应提前，要注意到怀孕前父母双方的身心健康和精、卵的健壮，为胎儿的形成和孕育提供良好的基础。这就要从加强营养，搞好饮食人手。那么，对未来父母的孕前饮食应有什么要求呢？

1.养成良好的饮食习惯

不同食物中所含的营养成分不同，含量也不等。有的含这几种，有的含那几种；有的含量多，有的含量少。

所以，应当吃得全面一些，不偏食，不忌口，养成好的饮食习惯。

2.加强营养

在饮食中注意加强营养，特别是增加对蛋白质、矿物质和维生素的摄入。各种豆类、蛋、瘦肉、鱼等都含有丰富的蛋白质；海带、紫菜、海蜇等食品含碘较多；动物性食物含锌、铜较多；芝麻酱、猪肝、黄豆、红腐乳中含有较多的铁；瓜果、蔬菜中含有丰富的维生素。孕前夫妇可以根据家庭、地区、季节等情况，有选择地科学安排好一日三餐，并注意多吃水果。这样，经过一段时间健体养神的缓冲期，双方体内储存了充分的营养，身体健康，精力充沛，为优生打下了坚实的基础。

3.避免食物污染

食物从其原料生产、加工、包装、

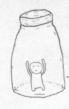
运输、贮存、销售直至食用前的整个过程中，都有可能不同程度地受到农药、金属、霉菌毒素以及放射性核素等有害物质的污染，从而对人类及其后代的健康产生严重危害，因此，孕前夫妇在日常生活中尤其应当重视饮食卫生，防止食物污染。应尽量选用新鲜天然食品，避免食用含食品添加剂、色素、防腐剂等物质的食品，如市售饮料、罐头、卤肉、糕点、香肠及"方便食品"等；蔬菜应充分清洗干净，必要时可以浸泡一下，水果应去皮后再食用，以避免农药污染；尽量饮用白开水，避免饮用各种咖啡、饮料、果汁等饮品。在家庭炊具中应尽量使用铁锅或不锈钢炊具，避免使用铝制品及彩色搪瓷制品，以防止铝元素、铅元素对人体细胞的伤害。

二、怀孕期间需要哪些营养

钙和磷的供给对孕妇来说，是相当重要的，因为胎儿骨骼和牙齿的钙化，在妊娠期已经开始。人类一生中决定牙齿整齐及坚固的关键时期，即胎儿期及婴儿期。胎儿骨骼、牙齿的钙化速度自8个月以后突然加速，胎儿势必从母亲的骨骼和牙齿中摄取大量的钙、磷以满足自己的需要，孕妇的钙代谢多为负平衡量，结果使孕妇易患骨质软化病。此时，孕妇应注意增加钙的摄入，如果从蔬菜、豆类和谷类食物中，难以满足钙的需求，可给孕妇补充

钙制剂、骨粉等。骨粉不仅可供给钙，而且还可以供给磷。同时，还应有充足的维生素D，尤其是妊娠的后两个月，更应注意。

妊娠期妇女对碘的需要量增加，缺碘地区的孕妇，应适当增加含碘高的海带等食物。

妊娠期妇女对铁的需要量也相应增加，除了胎儿本身制造血液和肌肉组织需要铁外，胎儿还要存有部分铁在肝脏内，以供出生后约6个月的消耗。如果孕妇从膳食中摄取的铁难以满足需要时，可食用硫酸亚铁等药物。最好同时进行维生素C的强化，以促进铁的吸收。

孕妇妊娠期间，由于叶酸的需要量增加，常常会引起孕妇贫血，严重时还会引起流产、死胎、新生儿死亡、妊娠毒血症、胎盘早期剥离和产后出血等情况的发生，因此，孕妇的膳食中，应多供应一些绿叶蔬菜和动物肝脏，以满足叶酸的需要量。

孕妇妊娠中、后期，胎儿生长得很快，各种营养物质需要量增大，孕妇可多吃些营养丰富的食物，如鸡蛋、瘦肉、鸡肉、鸭肉、鱼肉、虾、肝、豆类(可食用部分粗粮)、植物油等。另外，孕妇每天还可以吃些苹果、葡萄、梨、山楂、橘子等水果，以补充维生素。每周还可适当吃海带、紫菜、海米、虾皮等，以补充碘和钙。硬果类食品，如芝麻、花生、

核桃、葵花子等,其蛋白质和无机盐的含量与豆类相仿,亦可经常食用。

保证了以上的营养,不仅能使孕妇身体健康,而且可极大地减少胎儿的唇裂、腭裂等畸形及婴儿智力障碍,促使出生的婴儿聪明健康。

三、孕妇一天的合理膳食量及应摄取的种类

为达到营养供给量标准,孕妇一天的膳食组成可以是,粮食400克,豆粉或豆制品50克,淡色菜(白菜、豆角、黄瓜等)、绿叶菜(菠菜、韭菜、雪里红等)50克,土豆100克,肉或蛋50~100克,猪肝25克,虾皮10克,海带10克,油脂40克,红糖25克,水果100克。

下表是一些营养比较丰富的食品,供孕妇参考。

主要营养		食品名称
蛋白质	动物性	蛋类、瘦肉、禽类、鱼、贝类、乳类
	植物性	大豆及其制品、谷类、米、麦、玉米、高粱、小米、芝麻、甘薯、马铃薯、芋头、叶菜类
脂肪	动物性	动物油脂、肥肉、蛋黄、乳及乳脂
	植物性	植物油、大豆、花生、芝麻、葵花子等
无机盐	钙	虾米、虾皮、海带、豆制品、白菜、青菜、马铃薯、肉骨头、乳类
	铁	动物内脏、蛋类、豆类、水芹菜、荠菜
	碘	发菜、海藻、贝类、海带、紫菜
维生素	维生素A	肝、蛋类、乳类、鳗鱼、黄鳝、螺蛳、牡蛎
	胡萝卜素	胡萝卜、红心甜薯、菠菜、荠菜、豌豆苗
	维生素B₁	谷类、面粉、大豆、花生、瘦肉、肝、酵母
	维生素B₂	动物内脏、蛋类、乳类、豆类、绿叶蔬菜
		谷类、花生、酵母、肉类、动物内脏
	维生素C	绿色蔬菜、辣椒、豆芽、橘子、酸枣、山楂

四、孕妇的合理营养组合是什么

1.膳食中各种营养素和热量要能满足孕妇的营养需要。

2.膳食组成应多样化,食物感官性状良好,色、香、味俱全,并照顾孕妇的饮食习惯。

(1)菜的搭配。可使孕妇的胃口大增,在菜的搭配上,一般应该注意量、色、味、形。

(2)量的搭配。菜肴的各种原料有一定的比例,要突出主料。如炒肉丝蒜苗、青椒鱿鱼丝等应时菜肴,主要是吃蒜苗和青椒的鲜味,因此,配菜时应使蒜苗和青椒占主要地位。如果时令已过,此菜就应以肉丝、鱿鱼丝为主。另外有一种平分秋色的配菜法,即配菜时无主次之分,主辅料的数量基本相等。如什锦炒三丁、爆双脆等。

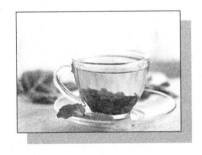

(3)色的搭配。要求原料色彩鲜明,相互映衬。如顺色菜,主料、辅料色彩基本一致。这类菜多为白色或本色,如芙蓉干贝,将蛋清和干贝调以白色油、鸡精、精盐等,给人以清淡之感;又如醋溜三白,主料鸡肉、鱼肉皆为白色,配以白色的冬笋,看起来很清爽。花色菜又叫异色菜,就是取不同颜色

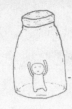
的原料相配,使颜色互相加强,使菜肴的色泽分明,如金镶白玉红嘴绿鹦哥,就是外黄里白的油豆腐,炒红茎绿叶的鲜菠菜。炒虾仁配以碧绿的青豆或豌豆,可使虾仁显得白如美玉,令人不忍下箸。西红柿炒鸡蛋,则又色彩鲜明,红黄相间,引人食欲大增。

(4)味的配合。有淡淡相配,如烧双冬(冬菇、冬笋);浓淡相配,以口味清淡的原料来配浓厚的原料,如多脂肪的肉类,味浓腻,则应加配一些适量的蔬菜,如菜心烧肘子等;异香相配,动物性原料的蛋白质,经过加温,或经酸、碱、酶的作用之后,会散发出各种鲜香的滋味,带有挥发油的洋葱头、大蒜等植物,可使鱼肉、猪肉的醇香与某些蔬菜的异样清香相融合,令人感到别有风味,如青蒜炒肉片等。对于味太浓者,只宜一味独用,不必搭配,如鳖、虾等有其独特的香味,不必加入其他配料。如烤鸭、烤乳猪、猪蹄等都是一味独用的菜。

(5)形的搭配。指的是经刀工处理后的辅料和主料的形状要相适应,辅料的形状衬托并突出主料的形状。如块块相配、片片相配、丁丁相配、丝丝相配等。如土豆烧牛肉、炒三寸、烩两丁(肉丁、海参丁)。

3.合理的膳食制度。若孕妇不偏食,食物选配得当,根据人们平时的膳食,适当再增加一些副食品的种类数量,就可以达到合理营养的要求。

第二节 孕期各阶段的不同营养要求

一、孕妇各阶段的营养需求有什么特点

1.怀孕前

怀孕前是营养需求最重要的一个阶段。在准备获孕的数周和数月中,要保证自己的血液中含有足够的矿物质、维生素和其他营养物质,以满足在一旦获孕后的怀孕初期,这个胚胎发育的重要阶段,对营养的需求。

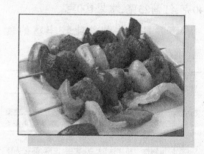

2.怀孕初期

怀孕的前三个月内,孩子的器官正在形成。这一阶段要避免偏食现象。但也要注意,饮食的变化不要太大,如一个平时吃素的人,吃一些肉,往往需要经过几个月的时间才能使身体适应。要多吃一些粗制的或未经加工的食品。

在这个阶段,可能因恶心等消化道

反应而影响正常的饮食,但胚胎会从母体的储备中获得必需的营养,直至早孕反应消失。正常饮食开始后,可以吃一些碳水化合物和蛋白质混合的小餐,但不要有刺激性的东西和精制糖果等。

3.怀孕4~6个月

怀孕4~6个月期间通常是最舒适的时期,这也是孕妇重点营养的阶段。在这个阶段里,已经适应了怀孕生活,展望怀孕后期的分娩,食欲大为增加。这恰恰也是胎儿迅速生长,需要大量营养的时候。不过,注意不要吃得太多。

4.怀孕晚期

接近分娩和哺乳的阶段,要少吃不易消化的或可能引起便秘的食物。平衡饮食,可有助于减轻过重的体重,也有助于晚上的睡眠,并能为分娩和哺乳时提供能量。

二、孕妇的日常基本食物有哪些

1.肉、鱼、家禽和蛋类

这些食物蛋白质、维生素和矿物质的含量很高。肉类中饱和脂肪的比例较高,而鱼类则较低,当这些食物经油炸后,脂肪和热量含量就会大大增加。

2.谷麦类

所有的谷麦类均有一层外壳,里面是粮食的主体,其主要成分是碳水化合物。除去壳精制成白米或白面后,同时也就把外壳中含量丰富的维生素、矿物质和纤维一起抛弃了。

3.豆类

豆类是各种干蚕豆、豌豆、小扁豆的总称。豆类富含维生素(尤其是B族维生素)、矿物质和蛋白质。仅以大豆而言(可以做豆腐、豆瓣酱等),它几乎含有平衡饮食中所有主要的氨基酸。如果你把豆类与全谷麦类(如稻米、小麦、大麦、玉米等)一起食用,就能满足孕妇对蛋白质的全部需要。

4.坚果类和植物种子

坚果和种子是很好的蛋白质类食物,尤其对于素食者。核桃、芝麻和葵花子含有大量的不饱和脂肪,对身体非常有益。坚果类及其种子也含有大量矿物质,如钙等。如果孕妇对奶制品过敏,就应多食用些坚果类。但食用过多,则可引起肥胖和消化不良。

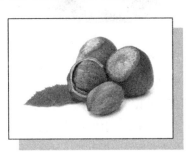

5.蔬菜类

饮食中含有大量蔬菜,意味着摄入大量的饮食纤维。这比单纯食用奶制品和肉类更为耐饥些,并能促进消化功能和预防便秘。

绿叶蔬菜类、土豆、胡萝卜等,维

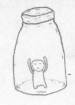

生素和矿物质的含量很高,而这些蔬菜的外层往往含量最高,所以,要尽可能少去掉外叶或剥去外皮。

为了保存蔬菜的维生素和矿物质,可以用少许油翻炒,加盖略微烧一下,通常不采用煮的方法来烹调,如果需要煮,可用煮的水来做汤,因为煮时很多矿物质和维生素会滤入水中。

6.水果类

水果的主要含量是水(约含80%~90%),其余为糖、维生素(主要是维生素C)和一些矿物质。多数水果为酸性,尤其是柑橘类水果。摄入少量水果对怀孕

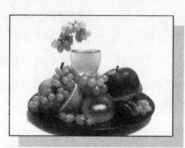

有益,吃得太多则会引起胃酸过多。水果中糖的含量也很高,尤其是葡萄、李子、桃、甜瓜等。因此,吃水果可能获得过多的热量,引起体重增加。实际上,孕妇每天吃两个水果就已经足够了。

干果比新鲜水果含糖量高,所以只宜少量食用。干果中含钾量较高,干杏中含有大量铁和铜,它们可以平衡体内的锌含量。

7.奶制品

奶制品是提供钙、蛋白质和脂肪的很便利的食品。很多孕妇非常喜欢喝牛奶、酸乳酪及其他奶制品,在饮食中占了很大比例。以往,奶制品的营养价值常常被过高地估计了。奶制品含热量和饱和脂肪量很高,也容易引起便秘,而且有些人对奶制品和黄油容易过敏。

怀孕后,并非每天都需要喝杯牛奶(约为0.5升)不可。可以从其他食品中获得所有奶制品中的营养,如坚果类、种子、豆类和蔬菜。

三、哪些食物能促进胎儿的大脑发育

1.使脑细胞数量增多

加速脑细胞的分裂、增殖即可达到目的。孕妇应在怀孕早期开始(最晚不能晚于怀孕第4周)大量食用核桃、花生、松子、板栗等,这种既可食用又可作种子的坚果具有这种作用。

2.使脑细胞体积增大

要把握好脑细胞的分裂期,及时补给营养,促其长大。怀孕后2~4个月,脑细胞分裂最活跃,数目增加最快;怀孕后7~8个月,脑细胞又一次快速分裂,数目又一次大增。在这关键时期中给予合适足量的营养物质,不仅使脑细胞数量达到最多,而且体积达到最大。为此孕妇应多吃些鱼、蛋、瘦肉、动物肝、肾等含蛋白质多的食物。

3.使脑细胞建立广泛的联系

要达此目的,就要使脑细胞的树突

增生、树突间能迅速有效地传递各种信息和刺激。孕妇要多补充一些含维生素及微量元素的食物。

因此，把握时机，给予足量、丰富的适宜营养物质，是优生学对营养方面的一个基本要求。这种全面、均衡，又有重点的营养供给应持续到孩子出生后至少三岁。

第三节 维生素与微量元素

一、各种维生素对孕妇与胎儿有什么作用

1.维生素A

参加维持皮肤黏膜健康，维持暗视觉合成视紫质，维持正常生长发育能力。缺乏维生素A可引起皮肤干燥呈鸡皮或鱼鳞状，呼吸道易于感染，眼球黏膜干燥，不能及时合成视紫质而致夜盲，生长发育迟缓。胎儿需要储备一定量的维生素A以供出生后需要，所以孕妇应增加维生素A的摄取，但过多的维生素A却能妨害正常胎儿的骨骼发育。含有丰富维生素A的食物有动物肝脏、乳类、蛋黄、红黄色蔬菜、水果及绿叶蔬菜。绿叶蔬菜中含有较多的胡萝卜素，1毫克的胡萝卜素相当于500国际单位的维生素A。

2.维生素D

对调节钙、磷的正常代谢，促进钙、磷在小肠内吸收，促进牙齿和骨骼正常生长具有十分重要的作用。孕妇缺乏维生素D，可致新生儿发生先天性佝偻病，本人患骨质软化症。因此孕妇应多补充一些维生素D，方法之一就是要多晒太阳，这是人类维生素D的主要来源。另一个方法就是要补充一些富含维生素D的食物，如动物肝脏、鱼肝油和蛋类。但应注意，妊娠期维生素D摄入量过多，则能使婴儿发生特发性高钙血症，轻者智力与生长发育不受影响，但重者会引起智力发育迟缓、骨质硬化、矮小及肾功能障碍。

3.维生素E

与维持生殖系统正常功能有重要关系，因此也有人将其称为生育酚。孕妇缺乏维生素E，可使婴儿出现多发性先天性畸形，包括无脑、脑疝、唇裂、脊柱侧弯、并指畸形等。维生素E的食物来源是粮谷类、豆类、植物油、蛋类和新鲜蔬菜。海藻和贝类食物中含量也较高。大豆、蛋类中的含量比肉类高出5~7倍。芝麻与芝麻油也含有较多的维生素E。

4.维生素B_1(硫胺素)

参与糖类代谢，可刺激胃、肠收缩蠕动，增进食欲。孕期缺乏维生素B_1可引起死胎率增高及出生体重下降，并易导致新生儿患先天性脚气病。维生素B_1的食物来源较丰富，粮谷类、豆

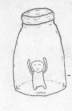
类、酵母、瘦肉、花生、干果、酸果、动物脏器、绿叶蔬菜、水果、牛奶等食物中都含有较多维生素B_1。

5.维生素B_2(核黄素)

为机体许多酶的组成部分，是构成某些重要氧化还原酶的辅基。维生素B_2缺乏可引起口角、口唇和舌炎、口角湿、角膜炎、阴囊炎、外阴炎等。孕妇缺少维生素B_2，则早产率和死胎率较高。维生素B_2在动物性食物中含量较高，如动物内脏、蛋类、奶类、肉类等。小米、大豆、酵母、绿叶菜中及蘑菇、苜蓿、野菜中含量也较多。

6.维生素B_6(吡哆醇)

缺乏维生素B_6可导致胎儿严重畸形。其主要来源有谷类、豆类、肉类、白菜等。

7.维生素C(抗坏血酸)

维生素C能促进细胞正常代谢。维生素C对胎儿的骨骼与牙齿的正常生长、发育，造血系统的健全和机体抵抗力的维持，都有良好的促进作用。缺乏维生素C的孕妇，其先天畸形儿发生率虽然未升高，但早产率升高。母亲过量服用维生素C会导致新生儿坏血病。孕妇缺乏维生素C，则牙齿松动，伤口不易愈合，牙龈肿胀，毛细血管脆性增加，皮下及黏膜下出血，肌肉、关节、腱鞘、骨膜下均可出血。所以孕妇要多吃些新鲜水果、蔬菜，尤其酸味水果如橘子、柚子、红

果、酸枣、山楂、西红柿等，以补充丰富的维生素C。

8.叶酸

叶酸对于维持人类正常胚胎发育有重要作用。缺乏叶酸的孕妇易患巨幼红细胞性贫血，贫血严重时还能引起流产、死产、新生儿死亡、妊高症、胎盘早剥或胎儿畸形。叶酸平时需要量为400微克，孕期需供给800微克。

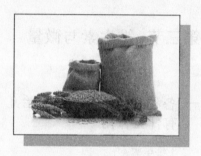

9.维生素B_{12}

对于脑细胞的发育成熟尤其重要，预防无脑儿等多与叶酸合并应用。维生素B_{12}的食物来源是动物肝、肾和肉类，植物性食物中只有发酵豆制品如酱豆腐、臭豆腐中含有维生素B_{12}。

二、各种微量元素对孕妇与胎儿有什么作用

微量元素在体内含量虽然很少，但对于生命来说却是很重要的，可以影响胎儿发育的微量元素有铁、锌、碘、镁、铜、锰等。

1.铜

铜是一种常见的微量元素，正常

成人体内的含铜总量为100~200毫克，一个足月新生儿含铜总量为16毫克。铜缺乏和铜代谢异常时，可发生MenKe氏综合征、婴儿症状性缺铜、肝豆状核变性、羊膜早破等。有人还进行过研究，发现习惯性流产与胎儿体重减轻也与孕妇缺铜有关。谷、豆、肉、蔬菜中含铜较多，孕妇可根据具体情况食用。

2.锌

锌是人体另一重要微量元素。正常成年人体内含锌2~2.5克，足月新生儿含锌约60毫克，大部分存在于肌肉和骨骼中。如果母体缺锌，容易使胚胎发育速度减慢，各组织器官的分化紊乱进而导致畸形，其中尤以中枢神经系统的畸形多见；还可导致性腺发育不全的侏儒症，同时也容易发生流产、过期妊娠以及低体重儿等现象。所以要求孕妇的锌供给量应在25毫克/天左右，最低不能低于15毫克/天。所有食物中均含锌元素，但动物性食物中的含量比植物性食物中含量多。

3.锰

人体内锰的含量为10~20毫克，它对维持骨骼正常发育、繁殖、神经系统及智力发育都有重要作用。母体缺锰，可影响胎儿脑的发育，使胎儿骨骼异常，出生后脑功能失调，容易发生癫痫病。孕妇血锰水平低者，其新生儿出生体重及身长等均低于正常值。

4.碘

碘是合成甲状腺素的重要成分，而甲状腺素则影响全身组织氧化作用。胚胎第10~18周是神经系统发育时期，此时缺碘可致甲状腺素合成不足，造成永久性的中枢神经和听神经损害，形成呆、哑、聋、痉挛性瘫痪、先天性

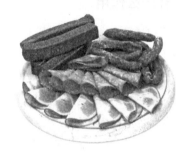

克汀病、甲状腺肿等。孕妇应有意识地多吃些含碘丰富的食物，如海带、紫菜、海蜇、海虾等。

5.镁

镁是人体重要的微量元素之一，孕妇缺镁，将不能正常妊娠。在怀孕初期，由于早孕反复呕吐或长期慢性腹泻，均可造成缺镁，导致胎儿死亡及唇裂、短舌、脑水肿等严重畸形。大豆、芝麻、海带、玉米、菠菜、黑枣、香蕉等含镁量丰富，孕妇可以多吃一些，以防止孕期体内缺乏镁元素。

6.铁

铁在人体内含量较高，具有很重要的作用。孕妇缺铁常导致分娩无力、早产、死产、低体重儿及先天性缺铁性贫血新生儿。此外还能使婴儿易发生感

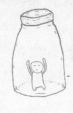
染、抵抗力下降、生长发育落后等情况。孕妇可多食用肝、虾米、蛋黄、心、肾、瘦肉、骨髓等动物性食物，瓜果里含铁也较丰富，如李子、干杏、干枣、核桃、甜瓜、葵花子、樱桃、草莓、葡萄、红果等。

三、蛋白质对孕妇与胎儿有什么作用

蛋白质是生命的基础，没有蛋白质就不能形成人体组织和器官，蛋白质有修补与生长的功能，同时也可以提供人体热能。如缺乏蛋白质，则可影响垂体促性腺激素的分泌，使雌激素及孕酮减少，而导致流产或早产，也可能影响胎儿发育，生下的婴儿常有智力发育不良，或宫内生长发育迟缓、小头或其他畸形等现象。

蛋白质存在于各种食物之中，不过所含数量与质量不同。所以摄入食物要多样化，不要偏食，尽量多食用一些杂粮，采用各种豆类与粮食合用，如红豆大米粥等，副食也混合食用，如土豆烧牛肉、肉片烧豆腐等，发挥蛋白质互补作用，提高其营养价值。

四、食用哪些食品有利于促进胎儿的智力发育

孕妇的营养状况对胎儿发育有明显的影响，尤其是胎儿大脑发育的几个关键时期，孕妇的饮食营养对胎儿的智力起着举足轻重的作用。人的大脑主要是由脂类、蛋白质、糖类、维生素B、维生素C、维生素E以及钙等7种营养成分构成的。充分保证这7种营养成分的供应，就能在一定程度上促进大脑细胞的发育，因此有人又把富含这7种营养成分的食品叫做益智食品。

根据我国人民的饮食习惯及国情，特把一些较为常见的益智食品列举如下：

1.主食类

大米、小米、玉米、红小豆、黑豆、黑米、红米等。

2.副食类

核桃、花生、板栗、松子、芝麻、黑芝麻、红枣、黑木耳、金针菜、海带、紫菜、

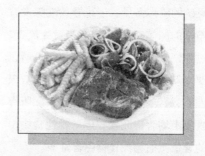

鹌鹑蛋、牛肉、兔肉、羊肉、鸡肉、鸽子肉、鱼肉、田螺肉、草莓、金橘、苹果、香蕉、猕猴桃、柠檬、芹菜、菠菜、柿子椒、莲藕、西红柿、萝卜叶、胡萝卜等。

上述这些食品各种营养成分的含量各不相同，如能搭配食用则能互相弥补不足，增加营养含量，收到更好的效果。如小米或玉米与红枣等煮粥食

用;鸡肉与柿子椒、鹌鹑蛋与黑木耳、花生与芝麻搭配等。从营养学的角度来讲,如谷类食品和动物性食品混合食用,效果会更好。

上述这些营养物质必须在小儿出生前摄入,怀孕2~8个月期间是关键时期。这是因为此期间小儿脑细胞数量已达到140亿左右,在数量上已达到顶点,出生后不会再增加了,而只能是细胞体积、质量的发展和提高。如果在迫切需要各类营养物质的脑细胞增殖分化期未给予足够的营养,出生后即使喂养得再好,脑细胞数目也不可能达到正常水平。因此,孕期补充营养是切实可行的改善胎儿生长发育条件、提高智力水平的有效途径。

第四节　孕妇补充营养应注意的问题

一、孕妇吃饭细嚼慢咽有什么好处

怀孕后,胃肠、胆囊等消化器官所有肌肉的蠕动减慢,消化腺的分泌也有所改变,导致孕妇消化功能减退。特别是在怀孕初期,由于孕期反应较强,食欲不振,食量相对减少,这就更需要在吃东西时引起注意,尽可能地多咀嚼,做到细嚼慢咽,使唾液与食物充分混合,同时也有效地刺激消化器官,促

使其进一步活跃,从而把更多的营养素吸收入体内。这对孕妇的健康和胎儿的生长发育都是有利的。

近年来还有人认为,孕妇的咀嚼与胎儿的牙齿发育有密切的关系。日本医学博士松平帮夫发表文章说:"胎儿到了3周,牙齿就发育了,而且决定胎儿一生牙齿的质量,这时要教给胎儿进行咀嚼练习,胎儿牙齿的质量与母亲咀嚼节奏和咀嚼练习的关系很大。"

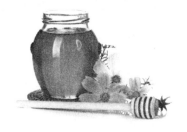

并且断言:"脑子的发达与咀嚼有很大关系。"这些说法总是有一定道理的。因此,如果孕妇吃饭时习惯于"速战速决",那么,为了孕妇和孩子的健康,最好从现在开始改一改这个习惯。

二、怎样避免孕后过于肥胖

怀孕的时候过于肥胖,往往会有许多不良的影响。一般而言,怀孕中的体重增加,应该以10千克为大致的标准。若是超过标准体重20%,即可以说是有肥胖症。

过于肥胖不但容易引起妊娠毒血症、糖尿病、慢性肝炎、心脏病等,而且

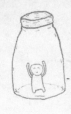

容易引起难产，在生产的时候往往会因为分娩时间过长造成阵痛微弱，或是早期破水等。

因此，孕妇的体重增加，每一个星期最好不要超过0.5千克。此外，有肥胖倾向的人减轻体重后，胎儿的发育反而变化得比较好。因此，孕妇在饮食方面一定要有所节制，并且养成定时定量的习惯。

怀孕的时候过于肥胖，生产之后往往难恢复身材。为了控制体重，必须注意下列所述的几点：

1.怀孕的时候由于体质的改变，所以有许多的人都变得喜欢吃甜的食物。但是，甜的食物吃太多往往会造成肥胖，所以最好尽量少吃糕点、饼干之类的甜食物。

2.不要养成吃零食、点心的习惯。虽然在孕吐期间，需要偶尔吃些零食、点心来补充体力。但是，有人到了怀孕中期及后期的时候，却改不掉吃零食、点心的习惯，这时，不妨多吃一些牛奶、水果、乳酪等食物。

不过，过了孕吐期食欲仍然很不好的人，不妨采取少量多餐的吃法，而且能吃得下东西的时候，就多吃一点儿东西。

3.尽量做一些家务或散步，让身体有所活动。因为食物消化得不好，对于胎儿的发育也会有不良的影响。

4.在吃肉的时候，多吃一些瘦肉，尽量避免吃脂肪多的肥肉。

三、孕妇食欲不振该怎么办

食欲的增加，通常反映了怀孕期身体对营养的需求量的上升。怀孕早期食欲下降，是因为恶心等早孕反应所致。怀孕晚期食欲减退，是因为子宫增大，压迫消化道，以致不能一餐进食很多，宜少吃多餐(可在上午和下午各加一餐)。进餐时宜细嚼慢咽，这样可避免进食过多和消化不良。

有时，食欲不振也可能是饮食中缺乏某些物质所致，尤其是维生素B和锌。为此要吃一些含维生素B和锌丰富的食物，即使不喜欢也要坚持吃几天，这样胃口可能马上就会好转。

第二章　家庭实用孕妇营养食谱

第一节　怀孕第1个月

一、营养搭配要求

怀孕头一个月由于妊娠呕吐或胃口不好容易引起食欲不振,从而造成营养不足,影响到受精卵的正常发育。

这个月孕妇营养食谱主要应以开胃,同时富含蛋白质、维生素和矿物元素的食品为主,少吃大鱼大肉等荤腻食品,或大补之物,饮食应以清淡可口的食品为佳。

注重食物的质量,多吃易消化、清淡的食品,同时配合一些略带酸味并富有营养的水果及小餐,切记不要食用有辛辣刺激性的食物和精制糖果,不要偏食。

二、营养食谱

早餐

主食:二米枣粥1碗,奶油馒头2个(50克1个)。

副食:葡萄或草莓100克。

午餐

主食:米饭2小碗(生米约100克),或挂面1碗(约干面条150克)。

副食:酸辣烩菜(小白菜150克、胡萝卜50克、青椒50克),煎焖刀鱼(新鲜刀鱼约200克、葱头50克),牛奶鲫鱼汤2小碗,苹果1个(约150克)。

晚餐

主食:米饭2小碗(量与早餐相同),或小花卷2个(量与早餐相同),清炖牛腩(牛肉约150克、土豆、胡萝卜各100克),酱香菜心(菜心200克)。

副食:鸡蛋菠菜汤2碗,香蕉2个。

三、其他可供选择的营养菜谱

瘦肉丝炒青菜

用料:青菜200克,里脊肉150克,精盐、姜末、蒜泥、豆油各适量。

制作方法:

①将青菜洗净,切成两段,猪里脊切成丝。

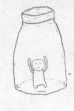
②炒锅放入豆油,加至七八成热,撒入姜末、蒜茸、肉丝爆香,倒入青菜,用大火爆炒1~2分钟,再用小火炒2分钟,调味即可。

营养作用:此道菜清香味鲜,营养丰富。青菜中含有蛋白质、脂肪、粗纤维、钙、磷、铁以及多种维生素,瘦肉营养均衡,有利于孕妇的健康及胎儿的成长。

肉片炒白菜

用料:水发木耳150克,大白菜250克,猪瘦肉75克,植物油、白糖、鸡精、精盐、米醋各适量。

制作方法:

①将木耳和大白菜洗净,白菜切成薄片,猪瘦肉洗净,切成薄片。

②炒锅用旺火烧热,放入油,待油七八成热后放入肉片烧至半熟,依次下入调料继续煸炒,炒至全熟时离火出锅。

营养作用:白菜含有丰富的维生素及钙、磷、铁、锌等微量元素,可提高人体免疫力,具有清热解毒、调和肠胃、通便等功效,适宜孕期便秘者食用。木耳中含有大量的铁和蛋白质,容易被人体所吸收,有利于胎儿的健康发育。

青椒鸡脯丁

用料:鸡脯肉150克,大青椒200克,淀粉、洋葱、番茄汁、油、盐、胡椒粉、料酒、鸡精、米醋各适量。

制作方法:

①将青椒、洋葱洗净,切成小丁。

②将鸡脯肉洗净切成小方丁,撒盐、胡椒粉、淀粉调匀稍腌片刻。

③将炒锅加入油烧热,将鸡丁放入煸炒,至半熟后,加入洋葱丁、青椒丁炒熟,淋入番茄汁,再依次加入盐、胡椒粉、鸡精、白糖等调味即可。

营养作用:鸡肉中含有蛋白质、钙、磷、铁等微量元素及维生素A,维生素D,维生素E等,具有健脾胃、温中益气之功效,适宜气血不足的孕妇食用。青椒中含有大量的维生素C,孕妇常食可预防牙龈肿痛和坏血病。

瘦肉焖豆角

用料:瘦肉200克,豆角150克,豆油20克,酱油、料酒、葱、鲜姜、淀粉、蒜头、鸡精等各适量。

制作方法:

①瘦肉洗净切成片,新鲜豆角择洗干净,撅成寸段。葱洗净切段,姜去皮切成细丝,蒜头去皮用刀拍了切成碎末,淀粉用水泡上。

②将锅烧热,放入豆油,待油烧热时,放入肉片煸炒,边炒边放入葱条、姜末、盐、酱油、料酒、豆角段,加少许清水。再用小火焖7~10分钟,然后依次淋入水淀粉,放入蒜末,再翻炒几下即可。

营养作用：豆角中含有丰富的维生素B，维生素C和植物蛋白质，具有解毒健脾、补肾益气的功效。

♨ 砂仁鲫鱼

用料：鲫鱼一条，砂仁25克，葱丝、姜丝、盐、生粉、料酒、豆油各适量。

制作方法：

①砂仁洗净舂碎。

②鲫鱼去鳞及内脏，洗净，控干水。将盐、生粉、料酒拌匀并涂匀鱼身，砂仁放在鱼身上，隔水蒸约12分钟。

③将锅烧热后，倒入豆油，爆香葱丝和姜丝，浇在鱼身上即可。

营养作用：砂仁能治疗消化不良、食欲不振、以及妊娠呕吐等症；鲫鱼有治疗脾虚胃弱、反胃的功效。

四、营养汤羹

♨ 家常海米小白菜豆腐汤

用料：新鲜小白菜500克，新鲜大豆腐1块（约400克），香油少许，鸡汤或猪骨汤1000克，鲜香菇100克，海米50克，绍酒、鸡精、姜末各适量。

制作方法：

①将小白菜择好洗净，切成两段，香菇切成细丝备用。豆腐切成0.5厘米厚、3~5厘米长的块，用沸水焯去生味，干海米洗净。

②炒锅加入备好的汤用旺火烧，放入豆腐、海米、香菇和鸡精，煮开后加入小白菜、鸡精，淋上香油，装碗即可。

营养作用：小白菜含钙量高，可补充妇女孕期所需要的钙质；小白菜中富含维生素B_1，维生素B_6、泛酸等，具有安神静气的功效。豆腐含有人体所必需的八种氨基酸，具有益气和中的作用。

♨ 猪手黄豆汤

用料：生猪手250克，泡好的黄豆100克，枸杞30克，红枣30克，盐、油、调味素适量。

制作方法：

①刮净猪手上的毛，洗净，切成大块，放进滚开的水中煮5分钟，取出用冷水冲洗后待用。

②黄豆、大枣、枸杞用清水洗净，待用。

③把适量清水加入锅中，依次放入猪手、黄豆、枸杞、大枣，用慢火煨至猪手烂熟，加入调味品即可。

营养作用：猪手含有蛋白质、脂肪和碳水化合物，并含有多种矿物质和维生素，经常食用猪手可改善微循环、保持细胞正常的生理活动，并可以治疗孕期四肢疲乏、腿部抽筋等症；黄豆营养齐全丰富，所含的卵磷脂是组成大脑细胞的重要成分。孕期常食这道菜可促进胎儿的健康发育。

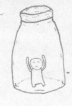
熟烂后即可食用。

菠菜鸡蛋汤

用料:新鲜菠菜500克,鸡蛋2个,紫菜、海米各少许,鸡汤约1000克,盐、鸡精、等调味品各适量。

制作方法:

①将菠菜择好洗净,切成寸段。海米用清水洗净,鸡蛋打入碗中用筷子搅散后备用。

②先将鸡汤放入汤煲中烧开,然后淋入鸡蛋,再下入菠菜、紫菜、海米及各种调味品即可饮用。

营养作用:口味清淡鲜香,铁、钙、维生素等营养成分丰富。

五、营养粥点

八宝甜粥

用料:小米50克,糯米50克,小玉米糁50克,红小豆或饭豆25克,红枣25克,核桃仁25克,葡萄干25克,枸杞、红糖各适量。

制作方法:

①将小米、糯米、小玉米糁、红小豆、红枣、核桃仁、葡萄干、枸杞淘洗干净。

②先将糯米、红小豆、小玉米糁放入锅里,加少量水,用火煮至七成熟时,向锅内加入开水,将小米、红枣、核桃仁、葡萄干、枸杞放入,再加入红糖,用勺搅匀,盖上锅盖。

③开锅后,改用小火煲约30分钟,

芸豆玉米碴粥

用料:玉米碴1000克,大芸豆250克,大枣75克,桂圆肉75克,枸杞50克,莲子50克,白糖50克。

制作方法:

①将玉米碴、芸豆、莲子提前一小时用温水浸泡(易烂),大枣、桂圆肉、枸杞洗净备用。

②一小时后,将玉米馇、芸豆、莲子一起下入温水锅中,用火烧开煨炖30分钟后,再依次下入大枣、桂圆肉、枸杞,烧开后改用小火煨炖,直至汤黏、米烂为止(注意:煮时不可放碱,否则会破坏营养)。

第二节　怀孕第2个月

一、营养搭配要求

孕妇在这一时期的饮食营养,主要应以富含维生素B_6、维生素B_1、微量元素锌,以及易于消化、蛋白质丰富的食物为主。为了使食物得到充分的消化和吸收,还可以同时服用酵母片2~3片或胃蛋白酶合剂10毫升,每日3次口服。此外,也可以开胃健脾、理气的汤水、热饮替代。

同时还应注意的是,这个月是胎儿组织分化的重要时期,孕妇的营养对胎儿的发育具有重要的影响,如果孕妇营养不良,就会影响胎儿大脑及神经系统的发育,使细胞分裂减慢等。

二、营养食谱

早餐

主食:莲子、大枣粥2小碗,小米面发糕1块(约100克)。

副食:酱牛肉75克,茶蛋1个。

午餐

主食:米饭2小碗,或金银小馒头2个(约面粉70克、玉米面30克)。

副食:红焖鲤鱼(鲤鱼约200克),杏仁炝西芹(西芹250克、杏仁30克),排骨冬瓜汤2小碗。

晚餐

主食:蔬菜挂面2小碗,或米饭2小碗(量均保持在150克左右)。

副食:虾酱炒豆腐(豆腐100克、虾酱15克),排骨炖白菜(猪排骨50克、白菜150克),小水萝卜汤2小碗(鲜水萝卜150克,香菜、紫菜等各适量)。

三、其他可供选择的营养菜谱

糖醋鲤鱼

用料:鲤鱼1条,豆腐皮2张,素清汤250克,玉米粉100克,红糖50克,香菜2棵,醋、淀粉、料酒、鸡精各适量,酱油、盐少许,花生油适量。

制作方法:

①将鲤鱼宰洗干净、刮鳞,用盐、酱油、花生油稍腌片刻。

②豆腐皮2张用清水浸泡,切成小片。

③香菜择洗干净,切成碎段,备用。

④将腌好的鲤鱼与豆腐皮入锅蒸5~10分钟,起锅。

⑤锅内加入素清汤,放入红糖、醋、鸡精、料酒、盐、玉米粉调成糊,将蒸好的鲤鱼放入其中,稍煮3~5分钟。撒入香菜碎段,淋上香油即可。

营养作用:鲫鱼是鱼类上品,不但营养丰富,还具有健胃益气、安胎止呕、治疗妊娠水肿的作用。

西红柿炒蛋

用料:西红柿400克,鸡蛋3个,白糖20克,精盐3克,水淀粉10克。

制作方法:

①西红柿洗净,去蒂,切成小丁。鸡蛋打入碗内,加盐搅匀,用热油炒

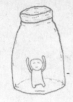
散。

②锅置于火上，待油加热后下入西红柿，倒入炒熟的鸡蛋，然后加入白糖、精盐，翻炒几下，勾芡即可。

营养作用：西红柿含有丰富的维生素A、维生素C、维生素B₁、维生素B₂、胡萝卜素、蛋白质以及矿物质等。另外，西红柿含有果酸，可减少维生素C在烹饪过程中的流失。鸡蛋所含有的蛋白质是所有食物中质量、种类组成最平衡优良的，可以养心安神，并可治疗孕期胃热呕逆。

香酥豆腐

用料：豆腐300克，桂皮、大料、花椒、葱、姜、蒜、白糖、酱油、料酒各适量。

制作方法：

①将豆腐切成5厘米长、1.5厘米厚的片，放入碗内，加酱油、桂皮、大料、花椒，蒸熟，沥汤。

②将锅加油烧热，放入豆腐片，炸至呈深黄色时捞出，沥油。

③锅留底油，下入葱、姜、蒜煸炒出香味，下鸡汤、酱油、白糖，再放入炸好的豆腐片，迅速颠翻几下，汤汁均匀即可。

营养作用：豆腐中的蛋白属完全蛋白，所含有的8种氨基酸的比例接近人体需要，孕期常食豆腐能保证孕妇及胎儿营养均衡。

糖醋瓜条

用料：黄瓜300克，白糖50克，米醋25克，精盐、香油少许。

制作方法：

①将黄瓜洗净，从中间切开，去掉内瓤，切成7厘米的长条。

②在瓜条中撒入少许精盐，拌匀后放入大盘内，腌30分钟。

③把瓜条捞出控干水分，放入糖、醋、香油拌匀。

④将拌好的瓜条放入冰箱内，凉30分钟即可。

营养作用：酸甜爽口，清脆开胃，适于止渴、解腻。

鲜蘑炒肉丝

用料：鲜蘑400克，猪瘦肉100克，葱油适量，香油、料酒、鸡精、精盐各少许。

制作方法：

①将每个鲜蘑用刀片成两片，切成细丝，然后入开水锅中焯一下捞出，沥干水分待用。

②猪肉切成5厘米长的细丝。

③将锅置于火上，下入葱油烧热，将肉丝炒至七成熟，放入蘑菇煸炒，加入高汤、料酒、鸡精、精盐，翻炒几下，淋入少许淀粉出锅，加少许香油即成。

营养作用：鲜蘑性凉，具有益脾健

胃、悦神安气的功效，可以平息孕期孕妇的烦燥情绪，有利于胎儿心理健康。

♨ 香椿焖蛋

用料：鲜香椿50克，鸡蛋4个，盐适量，鸡精少许。

制作方法：

①将鲜香椿洗净，放入开水碗里盖严烫3分钟（为了避免亚硝酸盐中毒），取出，沥干水分，切成碎末待用。

②鸡蛋打入碗内，加盐搅拌均匀。

③将锅加油烧至五成热，下入蛋液急速煸炒，趁鸡蛋没熟时将香椿放在中间，再用手勺将鸡蛋向中心折叠，使鸡蛋包住香椿，然后翻过来。

④用碗将锅里的鸡蛋盖上，移至小火上焖5分钟左右，待鸡蛋熟时，取下碗即可。

营养作用：香椿味苦、清香，营养丰富，是菜中珍品，有清热解毒、健胃理气的功效。

♨ 炒豌豆里脊丁

用料：猪里脊肉100克，豌豆200克，精盐、鸡精、米醋、姜丝、葱丝、湿淀粉、油各适量。

制作方法：

①将猪里脊剔除底筋，切成1.5厘米见方的丁待用。

②豌豆整理好后，用开水焯熟（如果是罐头豌豆可直接沥干水）。

③将锅加油烧至六成熟时，用姜、葱丝爆锅，下入里脊丁爆炒并迅速翻动，待里脊丁变色，下入豌豆，并放入精盐、鸡精、米醋，使里脊丁和豌豆入味后，装盘即可（里脊丁不可炒至过老，此菜不是熘菜，汤汁不宜过多）。

营养作用：豌豆含有丰富的维生素A原，可在人体内转化为维生素A；另外，豌豆还含有大量的蛋白质、膳食纤维、碳水化合物等，与猪里脊一起食用，可起到荤素互补的作用。

四、营养汤羹

♨ 瓜片肉丝酸鲜汤

用料：猪瘦肉50克，鸡蛋1个，香菜少许，精盐、鸡精、米醋、胡椒粉、鸡汤、水淀粉各适量。

制作方法：

①猪肉洗净，切成细丝待用；鸡蛋打入碗中，搅匀。

②黄瓜洗净后切成薄片；香菜去掉根蒂，洗净后切成4厘米长的段。

③将鸡汤放入锅内，汤沸后下入肉丝。待肉丝八成熟时，放入精盐、鸡精。

④汤滚后，淋入水淀粉勾成薄芡，再淋入鸡蛋，撒入瓜片、香菜段，滴入米醋，撒入胡椒粉即可（注意突出酸辣味）。

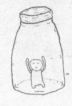
营养作用:此汤香鲜爽口,可醒脾开胃。

肉丝鸡蛋西红柿汤

用料:猪瘦肉50克,鸡蛋2个,西红柿200克,鲜香菜少许。

制作方法:

①将猪肉洗净,切成4厘米长的细丝。

②鸡蛋打入碗中,抽打均匀。

③西红柿去掉根蒂、洗净,切成两半,顺刀切成条。

④将锅置于火上,下入骨汤,兑入少量清水,汤热后放入肉丝。

⑤待肉丝七成熟时,放入精盐、鸡精,用水淀粉勾薄芡,将鸡蛋淋入汤内成为蛋花,再下入西红柿条,汤滚后滴入香油,放入香菜即可。

营养作用:此汤营养均衡、清淡解腻。

海蜇羹

用料:发透海蜇200克,鸡蛋3个,熟瘦肉末少许,盐、胡椒粉、姜各少许,水淀粉适量。

制作方法:

①将海蜇洗干净,沥干水分,切成丝。

②将鸡蛋去蛋黄,蛋白搅匀,加入少许凉开水继续搅匀,撇去泡沫,上屉蒸熟。

③在锅内加入适量清水,放入姜片。

④加入调料,用淀粉调成稀糊,用小羹匙将蛋白一勺勺放入汤内,下海蜇搅匀,撒上熟的瘦肉末即可。

营养作用:海蜇含有蛋白质、脂肪、糖类、钙、磷、铁、碘、胆碱,以及维生素B_1、维生素B_2等,具有清热解毒的功效,可治疗孕期便秘。

五、营养粥点

莲子、大枣粥

用料:净莲子15克,大米50克,大枣(7~8个),冰糖适量。

制作方法:

①将大米、大枣、莲子洗净,大枣去核,然后一起放入沙锅锅内,加水烧开,再移至小火慢煨。

②煮至粥将熟时,加入冰糖,继续煨炖,直至汁黏枣烂。

红糖糯米粥

用料:糯米100克,水800克,红糖适量。

制作方法:

①糯米淘洗干净。

②锅内放入清水烧开,再放入糯米搅散。烧开后,滚煮5分钟左右,用小火熬40~50分钟,至糯米软烂,汤汁变稠,即可食用。

第三节 怀孕第3个月

一、营养搭配要求

怀孕第三个月，根据胎儿的发育状况，孕妇的饮食安排应该以品种丰富的食谱为主。食物要富含铁、磷、钙、维生素C、蛋白质、糖、植物脂肪等，这样才可满足胎儿生长发育的营养需求，同时也补充了孕妇体内的能量。由于此间胎儿的不断增大，孕妇的负担也越来越重。在这一个月内，由于一些孕妇开始出现贫血的症状，因此要特别注意营养的调剂，进行合理的安排。

应注重饮食的质量并多增加营养，除应多吃易消化、清淡的食品外，同时也要吃些略带酸味并富有营养的水果及食品，尽量少食用有刺激性的食物和精制糖果，更不要偏食。

二、营养食谱

早餐

主食：牛奶250毫升，果酱75克，面包2个或2片（量约100克）。

副食：虾仁清炒鸡蛋（鲜虾仁100克、鸡蛋2个），其他清淡烩菜1小碟（生菜量约250克）。餐后可加苹果1个（约150克），或香蕉2个（150~200克）。

午餐

主食：米饭2小碗，或小花卷2个（量均在150克左右）。

副食：糖醋排骨（猪排骨250克、番茄酱少许、白糖250克、醋20克），芹菜拌牛肉（熟牛肉100克、焯芹菜150克），清炖香菇鸡翅（鸡翅150克、鲜香菇100克）。餐后可吃橘子（约150克）。

晚餐

主食：荷包鸡蛋挂面2小碗，或包子2~3个（面粉量均在100克以内）。

副食：鲜蘑菜心（鲜草蘑150克、菜心250克），豌豆瘦肉丁（鲜豌豆150克、猪瘦肉100克），鲫鱼清炖豆腐汤2小碗，餐后水果（约100克）。

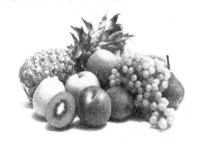

三、其他可供选择的营养菜谱

爽口白菜

用料：大白菜750克，青梅50克，山楂糕50克，白糖、米醋各适量。

制作方法：

①将大白菜去掉外层，取其嫩心，洗净控干水，切去裙叶，顺刀切成3厘米宽的长条，再斜切成菱形块，撒入糖、米醋，调拌好后装盘压实，腌制30分钟，使酸甜入味。

②青梅洗净，泡软。山楂糕切成1

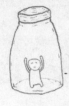

厘米宽、5厘米长的条。

③将腌好的白菜滗去水分，与青梅、山楂糕合在一起，调拌均匀即可。

营养作用：大白菜的主要成分是蛋白质和碳水化合物，并含有丰富的维生素，其锌的含量甚至高过肉类与蛋类；具有养胃解毒、安神除烦的功效。

清炒猪肝

用料：新鲜猪肝350克，葱头少许，精盐、鸡精、姜丝、葱末、米醋、豆油、香油各适量。

制作方法：

①将鲜猪肝洗净，用冷水浸泡30分钟左右(以去掉肝血)，控净水分，切成3.5厘米长、0.5厘米厚的薄片；葱头洗净切成细丝。

②锅内加入适量清水，待水滚开后，将切好的肝片入水打焯，待肝片表面不出血水时，迅速捞出，用冷水浸透后捞出沥干水分待用。

③将锅置于旺火上，倒入油烧至八成热时，先下入葱末、姜丝爆锅，熟后淋入米醋。下入焯好的肝片，急速翻炒后，加入精盐、鸡精，下入葱头丝，滴入少许香油即可（肝要始终保持软、嫩）。

营养作用：猪肝中铁质丰富，并含有多种维生素，常食猪肝可以补血明

目、增强孕妇免疫力。

软熘鸡片

用料：鸡脯肉300克，罐头芦笋150克，鸡蛋2个，精盐、鸡精、料酒、白糖、湿淀粉、米醋、姜丝、葱丝各适量，油500克(实用50克)。

制作方法：

①鸡脯肉去老筋，切成0.5厘米厚的薄片。

②将鸡蛋取蛋清，加少量湿淀粉，调匀后和鸡脯片抓匀后待用。

③将锅置于火上，倒入油烧至五成热时，将浆好的鸡片下入，同时用筷子轻轻搅动，待鸡片伸直浮起时，捞出沥干油；笋片过油后捞起。

④将炸油倒出，重新加少许底油。油热时，用葱、姜爆锅，加入米醋、料酒和少许水，再放入白糖、精盐、鸡精，然后将鸡脯、笋片放入锅内，用湿淀粉勾芡，待芡汁收拢后，淋少许热油颠炒均匀即可。

营养作用：鸡肉属于高蛋白、低脂肪的食物，含有丰富的赖氨酸，是人体摄取蛋白质的来源，鸡肉还富含维生素B_{12}，具有安神静气的功效，孕妇常食可消除孕期的烦躁不安。

荤素狮子头

用料：豆腐250克，精肉馅150克，青菜心6棵，蘑菇70克，鸡精、葱末、姜

各适量,精盐、白糖各少许,干淀粉、水淀粉、面粉各15克,香油少许。

制作方法:

①豆腐与蘑菇切成同样大小的细末,加肉馅,放入碗中,加精盐、鸡精、干淀粉、面粉、葱末、姜末拌匀,用手做成狮子头状,均匀分成4个。

②青菜洗净,根部削成橄榄状,并竖着刻成"十"字,入沸水中略烫一下,捞出控净水分。

③炒锅加油烧热,下入狮子头煎至两面呈金黄色,加入白糖、酱油、鸡精调味,勾芡,装盘中间。

④另起锅注入清汤,下青菜心,加精盐、鸡精烧热,出锅码在狮子头周围即可。

营养作用:此菜荤素搭配合理、营养均衡、味道鲜美。

♨ 牛柳三丝

用料:厚豆腐片250克,青椒、牛里脊肉各50克,酱油、鸡精、料酒、姜末、淀粉、油各适量。

制作方法:

①把厚豆腐片从中间片开,然后切成丝。青椒去蒂和子,切丝。

②里脊肉洗净切成丝。

③将锅置火上,注油烧热,下入青椒丝和里脊丝煸炒片刻,将熟时放入豆腐丝,颠翻几下,加入酱油、姜末、料酒、清汤及鸡精,再颠翻均匀,用水淀

粉勾芡即可。

营养作用:豆腐营养丰富齐全,佐以牛肉有滋养脾胃、益气中和的作用。

♨ 酸甜水果什锦

用料:苹果3个,鸭梨1个,橘子2个,山楂150克(山楂糕亦可),大红枣30克,冰糖20克。

制作方法:

①分别将苹果、鸭梨、橘子去皮剔子,分别切成象眼块。

②山楂洗净去子,大红枣用水浸泡后,去肉核。

③将锅置火上,加入清水,然后将苹果、鸭梨、山楂、大枣、冰糖用中火煮开后,用小火慢煨30分钟,待汤汁收浓时,放入橘块,再开后即可。

营养作用:苹果可清热除烦,所含硼元素可防止或减少钙与镁的丢失;梨可镇静安神、润肠通便;橘可治疗孕期胸闷呕逆。

♨ 炝花生米芹菜

用料:花生米200粒,净芹菜(去叶选最嫩部分)200克,精盐、花椒、大料、香油各适量。

制作方法:

①先将选好的花生米在温水中浸泡20分钟,泡至发涨时待用。

②芹菜洗净后控干水分用斜刀片成4厘米左右的段,用开水焯熟后,迅

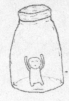

速用凉水过凉,捞出后控净水分待用。

③将锅置火上,加入适量清水,放入花椒、大料,小火煮约10分钟,待下味后,放入花生米。

④花生米全部发涨后,将锅端离火口,下入精盐,泡至入味后捞入盆中,再和芹菜拌合在一起,淋入香油即可。

营养作用:芹菜具有降压功能。花生米含较高的蛋白质、氨基酸、卵磷脂和多种维生素,具有补血健脾、润肺化痰、止血增乳、润肠通便等功效,非常适合孕妇食用。

四、营养汤羹

海米蛋花汤

用料:鸡蛋2个,海米20克,嫩菠菜叶150克,精盐、鸡精、米醋、胡椒粉、香油各适量。

制作方法:

①将鸡蛋打入碗中(从小头打开,只取蛋清,蛋黄可做他用)搅匀。

②海米提前20分钟用温水泡好,泡水留用,菠菜去掉老叶,洗净,切成3厘米长的段待用。

③将锅置火上,加少量清水及海米泡水,再将海米下入。

④汤开后,加入适量精盐、鸡精,再将蛋清糊徐徐淋入,汤滚后,下入菠菜,撒入胡椒粉,滴入米醋,淋少许香油即可。

营养作用:海米含钙量很高,并含有磷、铁等多种矿物质及微量元素。孕妇常食海米可预防缺钙抽搐症及胎儿缺钙症等。

银耳鱼丸汤

用料:净草鱼肉200克(剔出骨刺),水发银耳100克,鸡蛋1个,绿菜叶少许,精盐、鸡精、料酒、米醋、胡椒粉、香油、水淀粉各适量。

制作方法:

①将草鱼肉用刀剁成肉泥,装入大碗中,加入精盐、鸡精、湿淀粉、鸡蛋清调拌均匀。

②银耳、菜叶择洗干净待用。

③将锅置火上,加入水,待水开后,将鱼肉馅做成直径3厘米的丸子,放入滚水中,丸子漂起后捞出。

④将汤中的浮沫撇去,取其清汤,用精盐、鸡精、米醋、料酒兑好口味(突出酸味),然后下入鱼丸,银耳,菜叶,撒入胡椒粉,淋入香油即可。

营养作用:草鱼有平肝、祛风、暖胃的功效。银耳富含维生素D,能防止钙的流失,对胎儿的发育十分有利;银耳还含有硒等微量元素,可增强人体的免疫功能,减少孕妇孕期感染病毒的机会。

鱼片豆腐羹

用料:鲜活鲤鱼1条(约600克),豆

腐1块(200克),鸡蛋2个,香菜适量,精盐、鸡精、香醋、料酒、香油、油、湿淀粉各适量。

制作方法:

①将鲤鱼收拾好后,去掉鱼骨,再将净鱼肉切成薄片;豆腐切成4厘米长、0.5厘米厚的薄片;鸡蛋取出蛋清,一半装入碗中,另一半待用(蛋黄做它用);香菜洗净切成2厘米长的段;鱼片放入蛋清碗中抓匀。

②锅置火上,放入油500克,待油五成热时,放入鱼片滑透捞出,沥油。

③将锅中油倒出,重新置火上加水750克,用精盐、鸡精、香醋、料酒兑好口味,放入鱼片、豆腐片,汤滚开后,用水淀粉勾成薄芡。

④将另一半蛋清淋入汤内,使之成为蛋花,淋入香油,撒上香菜段即可。

营养作用:鲤鱼含锌量高,有增进食欲、促进血液循环的功效。鲤鱼加豆腐,美味又营养。

五、营养粥点

红枣豆沙点

用料:干枣150克,红豆沙50克,糯米粉250克,红糖约100克。

制作方法:

①将红枣洗净,一面剖开去核成片状;将糯米粉用开水烫至半熟,和成面剂,醒10分钟;红豆沙加入红糖调成

豆泥。

②将枣摊开,每块包入一小团豆沙泥,外面再包上糯米面,分别卷成橄榄形,至枣全部包完为止。

③蒸锅加水放屉,将装好糯米团的容器放入锅中,然后用旺火烧开,5分钟后即可出屉即食(如喜欢吃甜品,上面再均匀的撒上白糖)。

皮蛋瘦肉粥

用料:大米150克,皮蛋2个,瘦肉50克,胡萝卜50克,葱末、姜末、鸡精、盐、香油各适量。

制作方法:

①大米用清水浸透备用。

②瘦肉(牛肉亦可)、胡萝卜分别用清水洗净,皮蛋去皮洗净切成小丁。

③将炒锅放火上,倒入少许油,待油温至六七成热后,下入肉粒、胡萝卜粒煸炒片刻,再下入葱、姜末继续煸炒,出味后立即加入清水约6~7小碗。放入泡好的大米,用小火煨炖,直至汁浓味出,用盐、鸡精调味,再淋入香油即可。

第四节 怀孕第4个月

一、营养搭配要求

怀孕第四个月的饮食要求是,除食物保持丰富的营养外,孕妇还应有

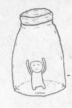
良好的食欲。此时,胎儿发育所需要的营养是多方面的,如果孕妇偏食、嗜食或乱用药物的话,就有可能造成胎儿发育所需的营养缺乏,从而导致神经系统发育不良、兔唇、先天性心脏病等,特别是对血液系统有较大的影响,因为此期胎儿开始生成成人血红蛋白。

二、营养食谱

早餐

主食:莲子糯米粥2碗,小馒头2个(量约100克)。

副食:炝菜1盘,五香蛋1个,酱瘦肉50克。餐后水果,苹果、梨均可。

午餐

主食:白米饭2小碗,或白面豆沙卷2~3个(量在100克内)。

副食:青菜、鱼、肉等各一种,鱼汤或各种高汤为主的汤羹类2小碗,餐后水果(约150克)。

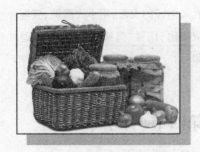

晚餐

主食:米饭2小碗,或鸡蛋挂面1碗(约干面条150克)。

副食:清炖牛腩柿子,炒西芹或炒菜花,蒸鸡蛋羹或其他汤类(如吃粥可根据自己的口味调整)。餐后水果,香蕉、苹果、梨均可(原则是能增加维生素,帮助消化)。

三、其他可供选择的营养菜谱

豇豆青椒肉片

用料:豇豆、青椒各200克,猪瘦肉100克,香油、盐、鸡精、葱、姜各适量。

制作方法:

①豇豆洗净,切成小段;青椒去蒂和籽,洗净待用。

②锅置火上,不加油,把豇豆和青椒下入煸去水分,盛出,刷净锅,待用。

③净锅置火上,放油烧热,用葱姜爆锅,放入肉片煸炒至七成熟时,下入豇豆、青椒煸炒,加入盐炒匀,撒入鸡精,淋上香油即可。

营养作用:豇豆富含膳食纤维和维生素C,可增进食欲、提高人体免疫力。

炸素千子

用料:水发香菇50克,冬笋100克,油蛋皮2张,荸荠50克,面粉、嫩姜、酱油各5克,五香粉、鸡精、香菜各适量。

制作方法:

①香菇洗净,去蒂切条。冬笋洗净切条,荸荠去皮切条,姜切丝待用。

②取碗加清水、酱油、鸡精、面粉

搅成面糊,锅放在火上,放油烧热,下香菇并加入酱油、五香粉、鸡精拌匀。

③油蛋皮切成10厘米大小块,每张蛋皮上放香菇、冬笋、荸荠、姜,卷好,用面粉粘好合口。

④锅放火上,放油烧至八成热,下卷,炸至酥脆,沥油,趁热配香菜。

营养作用:竹笋富含优质蛋白以及人体所需的8种氨基酸,具有清洁肠道、利尿消食的功效;荸荠属碱性食物,含有大量的蛋白质、钙、磷、铁、锌以及抗坏血酸等,孕妇适当吃些荸荠是大有裨益的。

酿香菇

用料:水发香菇200克,豆腐半块,冬笋、豌豆(煮熟)各40克,鸡精、料酒、淀粉、葱、姜末、盐、香油各适量。

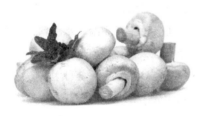

制作方法:

①将香菇择洗干净,挤去水分,加入精盐、鸡精、香油拌匀,腌5分钟待用。

②豆腐捣泥放入碗中,豌豆去皮压泥,冬笋洗净切成末。

③将豌豆泥、冬笋末和葱、姜末一起放入豆腐泥中,加入料酒、鸡精、盐调匀,放在香菇上,蒸熟后码放盘中。

④锅置火上,注油烧热,下入葱、姜炝锅,随即加入素汤,放入料酒、盐、鸡精,烧开后用淀粉勾芡,淋入香油,将汁浇在香菇上即可。

营养作用:香菇含有丰富的维生素D,有助于预防孕妇和胎儿缺钙。

热拌里脊丝

用料:猪里脊肉500克,发透兰片150克,精盐、鸡精、酱油、香油各适量。

制作方法:

①将猪里脊肉洗净后,刮去筋膜,入锅煮烂。

②兰片切成细丝,用开水烫过后待用。

③将煮烂的里脊肉捞出后稍晾(以防切散),切成1厘米粗的细条,放入盘中,加入烫好的兰片,再加精盐、鸡精、香油、酱油拌匀即可。

营养作用:里脊肉营养丰富而不肥腻,有利于孕妇补充孕期所需的大量营养。

奶油苋菜

用料:苋菜250克,火腿丝或瘦肉丝50克,奶油30克,盐、鸡精、香油、料酒、水淀粉各适量。

制作方法:

①将苋菜洗净,切段入开水锅略

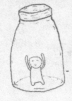

烫,捞出,投入凉水中过凉,沥干水分。

②锅置火上,放油烧热,加入清汤、奶油、盐、料酒烧开,投入苋菜、火腿丝,再烧开后,撒入鸡精,用水淀粉勾芡,颠拌均匀,盛入盘内,淋上香油即可。

营养作用:苋菜富含易于被人体吸收的钙质,可防止孕妇肌肉抽搐,并能促进胎儿的骨骼发育。另外,苋菜还含有丰富的铁和维生素K,可促进人体造血功能。

四、营养汤羹

清蒸四喜蛋

用料:鸡蛋4个,火腿200克,黑木耳少许,水发虾仁10克,香菜少许,鸡精、精盐、香油各适量。

制作方法:

①取平底汤盘一只,用熟油抹底(防止鸡蛋粘底),将鸡蛋按形打入盘中,使其四面相对。

②火腿、木耳、虾仁切成末,香菜洗净切成2厘米长的段。

③取屉上锅,将锅置火上,将蛋盘上屉。用旺火蒸熟取出盘,淋入香油,在4个蛋中间堆上香菜段即可。

营养作用:清淡不腻口,引发食欲,适合产妇食用。

虾仁冬瓜海带汤

用料:虾仁100克,冬瓜500克,海带(发透)200克,猪瘦肉100克,精盐、鸡精、骨汤各适量。

制作方法:

①将虾仁洗净,控干水分,冬瓜洗净切块。

②海带洗去咸味,切片。

③瘦肉洗净,切薄片。

④将冬瓜、海带放入汤锅,放入骨汤,煮约30分钟,加入肉片,肉片熟后,再放入虾仁,稍滚片刻,加入调料即可。

营养作用:钙质丰富,可预防孕妇缺钙抽搐症及胎儿缺钙症。

五、营养粥点

七彩营养粥

用料:玉米小碴100克,大米100克,红小豆50克,白饭豆50克,绿豆50克,枸杞少许,大枣10枚,冰糖适量。

制作方法:

①各种主料用温开水浸软,大枣洗净后去核,用清水泡好待用。

②在沙锅中放入各种主料,加清水置于火上,熬煮约45分钟,待粥汁黏稠后,加入冰糖调味,即可食用。

鸡蛋蜂糕

用料:小米面或细玉米面200克,白面300克,鸡蛋3个,蜂蜜50克,植物油20克,酵母粉、白糖适量。

制作方法:

①先将酵母粉用温水在盆中调开，然后将两种面粉、鸡蛋、蜂蜜、白糖加入和匀。盆上加盖，放在温度较高的地方醒发。

②将蒸锅加入清水，内放加好屉布的帘子待用。

③2小时后，待面粉发酵后，倒在铺好的屉布上，用铲刀抹平，大火蒸15分钟，出笼后稍晾，切成即食块扣入盘中即可。

第五节　怀孕第5个月

一、营养搭配要求

在这一个月内，由于胎儿各部位的器官组织在不断地完善和发育，因此需要大量的、各方面的营养元素。所以孕妇的饮食必须保证充足的蛋白质、糖、脂肪、水分、维生素D、钙、磷、铁等营养物质和其他微量元素。

二、营养食谱

早餐

主食：牛奶250克，奶油面包或小牛包5个（量约150克）。

副食：清淡焓菜，五香鸡腿，餐后搭配水果200克。

午餐

主食：米饭2小碗，白面豆包（量约150克）。

副食：芹菜炒牛肉（精牛肉200克、芹菜100克），瘦肉红焖香菇（猪精瘦肉150克、鲜香菇250克、木耳100克），蔬菜营养汤2小碗。餐后水果可吃葡萄。

晚餐

主食：米饭2小碗，或小花卷2~3个（量约150克）。

副食：鸡蛋炒菠菜（菠菜250克、鸡蛋120克），青椒肉丝（青椒250克、瘦猪肉100克），汤或粥2小碗。

三、其他可供选择的营养菜谱

芹菜炒牛肉

用料：嫩牛肉250克，芹菜250克，料酒25克，酱油20克，小苏打、淀粉、花生油适量，胡椒粉、姜、葱少许。

制作方法：

①将芹菜洗净，不要叶子，切成薄片。将牛肉横切成2厘米长的薄片，放入碗内，加小苏打、酱油、胡椒粉、淀粉、料酒、葱、姜末和清水，浸泡10分钟后，加入花生油，再腌1小时。

②炒锅上火，花生油烧至六成热，放入牛肉片，用勺搅拌，待牛肉色呈白时，倒入漏勺滤油。锅内留少许油复上火，放入葱、姜末、酱油、清水少许，烧沸后，用水淀粉勾芡，放入牛肉片、芹菜片，拌匀至熟即可。

营养作用：芹菜中B族维生素的含

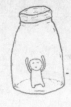
量较高,钙、磷、铁的含量也高于一般的绿色蔬菜;有醒脾健胃、静心安神、防止小儿软骨的功效。

芦笋烧蛋

用料:鸡蛋4个,罐头芦笋50克,料酒、白糖、香油、酱油、鸡精、盐各少许。

制作方法:

①芦笋切成0.3厘米的细丝,放入碗中,然后打入鸡蛋,再加入少许精盐,搅拌均匀。

②锅内注油烧热,下入调拌好的芦笋蛋液,转动几下,再用手勺搅动,待鸡蛋熟后,倒入漏勺内,凉后切成块。

③锅留底油,下入葱煸出香味,加入料酒和酱油,放入清汤、白糖、盐,然后再放入蛋块。

④用小火烧3分钟,撒上鸡精,淋入香油,拌匀装盘即可。

营养作用:芦笋含有大量的抗氧化剂、免疫细胞激活剂以及正常细胞的生长调节剂等微量物质,还含有一般蔬菜中所没有的芦丁甘露聚糖以及胆碱等成分;具有增强人体免疫力、利于人体营养均衡吸收以及避免和减轻酸性物质对人体的伤害等作用。

清炖母鸡

用料:净母鸡1只,盐、鸡精、葱段、姜片、料酒、香油各适量。

制作方法:

①净鸡开膛取出内脏,注意将粘在胸骨上的肺去掉,放入清水中将血水冲净,用刀把鸡剁成鸡蛋大小的块。葱切段,姜切块。

②炒锅置火上,加入清水,放入葱段、姜块、料酒、盐和鸡精,放入鸡块,开锅后转用小火炖制。

③大约炖60分钟,待肉烂后,即可食用。食用时可将鸡块取出放入盘中,淋少许香油,也可将鸡块和汤一同倒入碗中,淋上香油即可。

营养作用:鸡肉含有丰富的蛋白质、脂肪及多种维生素和矿物质,适于孕妇对营养的多种需求。

沙锅炖鱼头

用料:胖头鱼头1个(重约750克),猪肉75克,冬笋50克,冬菇30克,香菜30克,酱油20克,盐5克,料酒15克,胡椒粉0.5克,鸡精4克,淀粉2克,白糖10克,鸡汤750克,猪油80克。

制作方法:

①将鱼头洗净,去掉鳃,从中间剖开,放入少许酱油和料酒腌一下。

②猪肉切成片,冬笋切成片,冬菇水发后切片。

③炒锅置火上,加入油50克,待油烧热,将鱼头放入煎至呈金黄色取出。

④炒锅回火,放油15克,下肉片煸炒,加入冬笋、冬菇同炒,随即放入酱油、料酒、盐、胡椒粉、白糖、鸡汤和油

(15克),开锅后,倒入沙锅中,再将鱼头一同放入,加盖用小火焖约1小时。

⑤香菜洗净,切成3厘米长的段。待沙锅内汤汁浓时,撒入香菜即可。

营养作用:胖头鱼头内含丰富的蛋白质、磷、钙等营养成分,此种做法基本保留了鱼头中原有的各种营养。另外,胖头鱼中含有一种特别的脂肪酸,具有抗炎作用,有利于胎儿健康发育。

♨ 鸡蛋炒菠菜

用料:菠菜500克,鸡蛋3个,油、盐、葱、姜末各适量。

制作方法:

①鸡蛋加入适量的盐搅匀待用。

②菠菜择洗干净,切3厘米长条。

③锅置于火上,加入油,热后倒入鸡蛋炒熟,起出备用,再热余油,放葱、姜末爆锅,炒菠菜加盐,然后倒入炒好的鸡蛋和菠菜同炒几下即可。

营养作用:菠菜含有丰富的胡萝卜素和维生素B_6,并含有大量的水分、蛋白质、碳水化合物、铁、镁、钾以及维生素A等。孕妇多吃菠菜,可利于胎儿大脑神经的发育,防止胎儿畸形,还可以治疗孕妇贫血。

四、营养汤羹

♨ 营养牛尾汤

用料:去皮净牛尾500克,北芪、党参各10克,姜2片,大料、鸡精、盐各少许。

制作方法:

①将牛尾清洗干净后剁成段,用开水焯后捞出。

②将药材冲洗干净,稍泡几分钟。

③沙锅加适量清水,加入全部材料及药材泡水。

④用小火煨约2小时至汤浓味香时,加入调料,趁热食用。

营养作用:牛尾是上好汤料,配以北芪、党参,是营养丰富的滋补品,非常适合孕妇选用。

♨ 奶油苏伯汤

用料:鲜牛肉250克,土豆250克,胡萝卜100克,大头菜200克,葱头30克,奶油50克,番茄酱约30克,盐、胡椒粉、芹菜适量,干苏叶7~8片,酸奶50克。

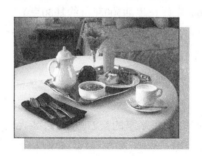

制作方法:

①鲜牛肉清洗干净切成小块,大头菜洗净切成块。

②土豆、胡萝卜刮皮、洗净,切成略大于牛肉的块。葱头去皮切成粗丝;芹菜切成寸段。

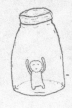
③将少许植物油放入炒锅内烧热,放入牛肉煸炒出香味,然后放入汤锅中,加约7~8小碗清汤,用大火烧开后,改用小火慢煨,直到焖至半熟。

④重将炒锅放于火上,锅热后将奶油放入熔化,加入洋葱丝爆锅,出味后加入土豆块、胡萝卜块煸炒1~2分钟,下入芹菜段煸炒几下,淋入番茄酱,一起倒入牛肉汤锅中,再将酸奶倒入锅中继续煨炖,直至牛肉煮烂为止,加入盐、胡椒粉调好口味即可。

营养作用:荤素搭配、营养均衡;味道鲜美可促进食欲。

五、营养粥点

猪肝粥

用料:大米100克,猪肝150克,水600克,花生油300克(约耗30克),料酒、淀粉、葱花各10克,姜末4克,盐7克,鸡精1.5克。

制作方法:

①将大米淘洗干净,猪肝洗净,切成约0.3厘米厚的长方形薄片,装入碗内,加入淀粉、葱花、姜末、料酒和少许盐,抓拌均匀,腌渍片刻。

②锅内放油烧至五六成热,分散投入猪肝片,轻炒约1分钟,至猪肝半熟,捞出控油。

③用另一锅加水烧开,倒入大米,再开后改用小火熬煮约30分钟,至米

涨开时,放入猪肝片,继续用小火煮10~20分钟,至米粒全部熟烂,猪肝片酥熟,汤汁变稠,加入鸡精和余下的盐,调好口味即可。

芝麻糊

用料:黑芝麻200克,白米1汤匙,冰糖适量。

制作方法:

①将黑芝麻和米洗净,浸泡2小时。

②将黑芝麻、米及4碗水放入搅拌机内,搅拌5分钟。

③将芝麻米浆倒入鱼布袋内,隔渣,令芝麻糊更滑。

④把清水及冰糖放入煲内,煮溶,再放芝麻米浆,慢火一边煮一边搅动,煮至糊状即可。

第六节 怀孕第6个月

一、营养搭配要求

这个月胎儿发育已趋向成熟,骨骼的发育需从母体摄入大量的钙质,因此孕妇的食谱应安排富含钙质的高能量饮食,同时适量增加铁质,如硫酸亚铁、富马酸铁、维生素C、钙片等。

二、营养食谱

早餐

主食:排骨面2小碗,或排骨包3个

(量均在150克左右),牛奶450克。

副食:虾仁菠菜(烩、炒皆可),酱牛肉或其他酱瘦肉100克,餐后水果橘子3个(约300克)。

午餐

主食:米饭2小碗,或小花卷2~3个(量约200克)。

副食:叉烧肉100克,清炒虾仁(鲜虾仁150克、瓜丁100克),丝瓜炒火腿(丝瓜200克、熟火腿50克),黄豆鲫鱼汤2小碗,餐后水果甜柚1个(约100克)。

晚餐

主食:米饭2小碗,或豆沙枣泥包3个(量约150克)。

副食:木耳炒肉(精瘦肉100克、水发木耳400克),青椒炒猪肚(猪肚100克、青椒100克),猪骨萝卜汤2小碗,餐后水果2个(品种可根据自己的口味选择,约200克)。

三、其他可供选择的营养菜谱

♨ 清蒸乌骨鸡

用料:乌骨鸡1只(约500克),水发香菇15克,冬笋15克,火腿片15克,盐、糖、猪油、胡椒粉少许,姜片、葱各适量。

制作方法:

①将乌骨鸡刮洗干净,去内脏、爪及头,水焯后沥干水分切成块待用。

②将鸡加入调料及香菇、冬笋、火腿、姜拌匀。

③装入蒸盆中上屉,用大火将鸡肉蒸至酥烂后拣出姜及葱,即可食用。

营养作用:乌骨鸡是滋补上品,具有滋阴、生血的功效。

♨ 鸡柳芹菜

用料:鸡胸脯肉150克,芹菜200克,笋、冬菇数片,蛋清1个、盐、胡椒粉、香油各少许,湿淀粉适量。

制作方法:

①将鸡胸脯肉洗净,控干水分,切成细丝,加调料腌约15分钟,滑油捞起,沥干油。

②芹菜、笋洗干净,切丝;冬菇浸软去蒂切丝。

③将锅置火上下油,待油热后,爆香蒜茸,下冬菇、芹菜、笋炒匀。

④将熟时加入熟鸡丝,颠炒均匀,淋入水淀粉,芡汁浓时,淋入香油即可。

营养作用:芹菜植物纤维含量较高,利于润肠通便;鸡肉营养丰富。此道菜适于孕妇及胎儿此时对各类营养的大量需求。

♨ 松仁鸡丁

用料:净鸡脯肉200克,松仁50克,鸡蛋清1个,精盐、鸡精、料酒、米醋、湿淀粉、姜丝各适量,油500克。

制作方法:

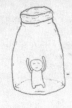

①将鸡脯肉剔去筋膜,切成2厘米大小的丁。

②将蛋清打入大碗中,抽散;将鸡丁放入大碗中抓匀。

③将锅置火上,放入油,待油五成热时,下入浆好的鸡丁,并将其拨散,鸡丁浮起时捞出沥油。

④将油再烧至七成热时,下入松仁,炸至微黄时捞出。

⑤将油倒出,留少许底油,再将锅置火上,待油热时,用姜丝爆锅,出味后,倒入料酒、米醋,加适量清水,用精盐、鸡精兑好口味,放入鸡丁、松仁,用水淀粉勾芡,颠炒均匀,淋入香油即可。

营养作用:松仁富含蛋白质、脂肪、不饱和脂肪酸、碳水化合物、挥发油、维生素E及磷和锰等多种营养成分;具有健脑益神、滋养肌肤的功效。孕妇适当吃些松仁有益于胎儿大脑及神经的发育。

♨ **清蒸鳝鱼**

用料:鳝鱼1条(约400克),猪肉馅50克,葱丝、姜丝、精盐、鸡精、料酒、米醋各少许。

制作方法:

①将鳝鱼用热水烫过,以去掉黏液,再用清水洗净后,从头至尾,每隔3厘米,横切一刀。

②取大盘一只,将切好的鳝鱼,做成盘龙状,并用牙签将鳝鱼头支起。

③将肉馅加调料调出味,抹于鳝鱼的各切口处。

④碗装葱丝、姜丝、精盐、鸡精、料酒、米醋,加少许清水,兑成料汁均匀地浇在鳝鱼身上。

⑤将锅内注入水,加屉,将做好的盘龙鳝鱼上屉用旺火蒸20分钟即可。

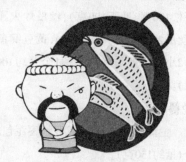

营养作用:鳝鱼属高蛋白低脂肪营养保健食品,富含人体所必需的各种氨基酸、矿物质及维生素。其中钙、铁的含量位于鱼类之首。鳝鱼具有补气养血、健脾益肾等多种作用。

♨ **八鲜上素**

用料:水发香菇、水发口蘑、水发发菜、水发腐竹、水发木耳、水发银耳各50克,冬笋、青椒、胡萝卜、油面筋、炸马铃薯各25克,油、盐等调味料适量。

制作方法:

①香菇、腐竹切丝,口蘑、冬笋切片。

②银耳、木耳撕成小朵。

③油面筋、青椒掰成小块。

④胡萝卜切花刀片。

⑤姜切细丝，下六成热油中炒出香味，再把各料下入锅内煸炒至熟，加料酒、酱油、白糖、盐、鸡精调好味后，勾芡淋上香油即可。

营养作用：香菇、口蘑、银耳、木耳均是菌类中的上品，对人体具有多种营养作用；腐竹是豆浆中的精髓之物，含有丰富的植物蛋白和磷脂以及多种矿物质和维生素，对于贫血有辅助疗效。

♨ 藕香芹菜

用料：干黑木耳10克，银耳10克，莲藕100克，红萝卜50克，粉丝15克，芹菜100克，油、酱油、醋、香油、开水、糖各适量。

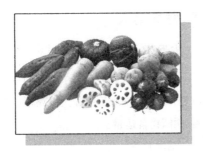

制作方法：

①粉丝用水泡软，然后滤干水分。

②黑木耳、银耳清水浸泡1小时后切成小块。

③芹菜、莲藕、红萝卜切成薄片备用。

④将以上几种材料分别用热水涮汤至熟，捞出滤干水分，摆盘。

⑤用油锅将调味品煮匀，浇到盘中菜上即可。

营养作用：藕中含有丰富的膳食纤维及维生素C，具有补脾益血的作用。芹菜富含磷、钙、铁等多种矿物质，有镇静安神的功效；另外，芹菜中的植物纤维含量较高，利于润肠通便。

♨ 当归炖羊肉

用料：带骨羊排500克，当归15克，黄酒500克，花椒、姜片、精盐、葱条、姜面、葱花各少许。

制作方法：

①将带骨羊排剁成小块，投入黄酒加水锅内烧开，撇去血沫，放入调料、盐、花椒、葱条，改用小火炖熟，将肉捞出。

②锅内放原汤，加水稀释后投入盐、花椒粉、姜粉、葱花调成汤，再放入羊排块即可。

营养作用：羊肉富含有蛋白质、脂肪、多种矿物质及维生素，营养齐全。另外，羊骨中含有丰富的磷酸钙、碳酸钙、骨胶原等多种成分，可治疗贫血。

四、营养汤羹

♨ 虫草肉鸽汤

用料：肉鸽1只(约300克)，冬虫夏草15克，猪腰盘肉200克，精盐、鸡精、姜片各适量。

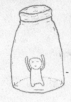
制作方法：

①冬虫夏草用清水浸至发软，洗干净，肉鸽去毛开膛洗干净，去爪，同猪肉一起水焯，沥干水分。

②将全部材料放入沙锅内，加入适量滚水，用文火煨约3小时至汤浓味香，加入调料即可食用。

营养作用：肉鸽是低脂肪、高蛋白的食物，配以中药冬虫夏草，更增加滋补功能。

蒸奶蛋羹

用料：鲜奶250克，鸡蛋2个，白糖适量。

制作方法：

①将牛奶、白糖一齐放入锅中，用慢火把糖充分溶解后，冷却备用。

②将鸡蛋打入蒸碗内，搅拌成蛋浆，加入已冷却的牛奶，再打匀，上屉将鲜奶鸡蛋蒸熟成羹即可。

营养作用：牛奶富含优质的蛋白质和容易被人体消化吸收的脂肪、钙、维生素A、维生素D，有补肺养胃、镇静安神的作用；牛奶中的乳清蛋白可提高人体吸收率及增强免疫力；牛奶中丰富的钙质可促进胎儿的骨骼发育。

胡萝卜排骨汤

用料：排骨750克，胡萝卜250克，香菜少许，精盐、鸡精、姜丝、大料、料酒各适量。

制作方法：

①把排骨洗净，剁成5厘米长的段，下入锅内煮开后捞出。

②香菜择洗干净，切成段。胡萝卜洗净切成3~5厘米宽的方块，控净水。

③将锅置火上，加入750克清水，下入大料、料酒，再下入焯过的排骨段，汤滚后，用小火慢煨。

④至七成熟时，下入胡萝卜块。

⑤当排骨煮至酥烂时，用精盐、鸡精、姜丝调好口味，撒入香菜段即可。

营养作用：排骨营养丰富，有滋阴补肌、强健筋骨的作用，佐以富含胡萝卜素及各种维生素的胡萝卜，可以提高孕妇的免疫力、增强胎儿的生长发育。

五、营养粥点

排骨粥

用料：大米100克，净排骨150克，香菜50克，水1500克左右，盐、鸡精、香油、胡椒粉各适量。

制作方法：

①大米淘洗干净，排骨洗净剁成约2厘米长的小块，用开水焯烫一下，去掉血污，捞出控干水分。

②香菜择洗干净，切成碎末。

③锅内放入清水、米和排骨块，用大火烧开，再改用中小火熬1小时，至米烂汤稠，排骨酥烂时，加入调味品，淋入香油，撒上胡椒粉和香菜末拌匀即可。

❤ 羊肉烧麦

用料:面粉250克,剔骨生羊肉100克,胡萝卜250克,葱、姜末各适量,料酒、酱油、精盐、香油、鸡精各适量。

制作方法:

①将羊肉剁成或绞成肉馅,用酱油、盐、料酒和葱、姜末搅拌均匀。

②把胡萝卜洗净,切成菜馅,挤干水,与葱末、香油、鸡精一起拌入肉馅待用。

③将面粉200克用开水搅成雪花片(松散的粉末),摊晾15分钟后搓成长剂,再分成10个小面剂,撒上干粉,用面棍擀成直径约9厘米的木耳边薄片。

④抖去面皮上的干粉,每张包入适量的馅,轻轻回旋捏拢成一棵菜形。笼屉内铺上湿布,将烧麦放笼内旺火蒸约4分钟后,取洁净竹洗帚蘸点凉水均匀地洒在烧麦上,再加盖用旺火蒸3分钟,出笼即可。

第七节 怀孕第7个月

一、营养搭配要求

此间胎儿需要大量的蛋白质,以使皮肤充满脂肪,孕妇则需要各种营养,特别是含铁丰富的食物来增加血容量和血红细胞,减轻贫血的症状。同时需要一些含碘丰富的食物,如各种海产品。此阶段,孕妇应注意保持良好的胃口。饮食最好选择富含植物纤维和有润肠作用的食物,这样可以缓解由于子宫压迫直肠而引起的便秘,如各种蔬菜、香蕉、地瓜等。其他营养如胡萝卜素、核黄素、锰、锌、铜、镁、硒等微量元素也不可忽视。

二、营养食谱

早餐

主食:营养菜粥2小碗,芹菜馅包子3~4个(量约150克)。

副食:肉片百合、西芹果,餐后水果香蕉2个(约200克)。

午餐

主食:米饭2小碗,或金银卷2~3个(玉米面、白面相掺,量约150克)。

副食:肉末烧茄子(茄子250克、瘦肉150克),麻酱菠菜(菠菜250克),鲜鱼汤2小碗,餐后水果可根据条件选择(量约200克)。

晚餐

主食:米饭2小碗,或蔬菜肉丝挂面1碗(量约150克)。

副食:黄瓜炒鸡蛋(黄瓜250克、鸡蛋120克),醋熘白菜(白菜250克),骨汤或粥2小碗,餐后水果石榴1个。

三、其他可供选择的营养菜谱

❤ 肉末烧茄子

用料:茄子500克,精瘦肉250克,

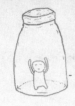

葱、姜、蒜各少许,黄豆酱约25克,糖15克,绍酒、油、盐、鸡精各适量。

制作方法:

①将茄子去皮洗净,切成约5厘米长条。葱、姜、蒜洗净,切末待用。

②将精瘦肉冲洗干净,加盐剁成肉末,黄豆酱用水调匀。

③锅内放入少许油,放入肉末略炒至变色,加入黄豆酱炒熟,盛出待用。

④锅烧热放油,待油热时放入茄子,煸炒至茄子由硬变软时放入肉末、酱油、葱末、姜末、蒜末、绍酒和少量水,盖上锅盖焖烧,剩少许汤汁时,放入适量鸡精,炒匀调味即可出锅。

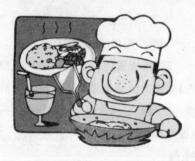

营养作用:茄子含有黄铜类化合物、脂肪、蛋白质、钙、磷、色素茄色甙、紫苏甙等多种营养成分。其中色素茄色甙、紫苏甙被医学证明具有一定的生物活性,对人体具有保键作用。

麻酱菠菜

用料:菠菜500克,麻酱50克,葱、姜、蒜、鸡精、精盐、醋、香油各适量。

制作方法:

①选择小而均匀的菠菜择去老叶,切根洗净。

②葱、姜切末,蒜去皮,捣碎成泥。

③将麻酱、葱姜末、蒜泥、精盐、鸡精、香油、醋一同放入碗内搅匀,兑成料汁。

④将锅内加水烧沸,放入整棵菠菜焯烫片刻,取出浸入凉开水中过凉,挤去水分,再一棵棵整齐的摆放在盘内,蘸兑好的调味卤汁一起食用。

营养作用:菠菜营养丰富,佐以麻酱,有利于主菜中营养素的吸收。孕妇多吃菠菜,有益于胎儿大脑神经的发育,防止胎儿畸形,还可治疗孕妇贫血。

芹菜炒五香豆腐干

用料:芹菜250克,五香豆腐干100克,香油、料酒、盐、鸡精、葱末各适量。

制作方法:

①将芹菜择洗干净,切成3厘米长的段。

②五香豆腐干一切两片,然后切成细条。

③锅置火上,注油烧热,下入葱末炝锅,随即投入芹菜煸炒均匀,然后放入五香豆腐干、料酒、盐、鸡精炒拌,淋入香油即可。

营养作用:芹菜含有多种营养成分。其中的膳食纤维,可润肠通便;芹菜苷、佛手苷内脂及挥发油有醒胃健脾、利尿等功效。豆腐干含有丰富的蛋白质,营养价值很高。

猪肝炒冬笋

用料:鲜猪肝200克,水发冬笋150克,精盐、鸡精、姜丝、白糖、料酒、水淀粉、食油各适量。

制作方法:

①将猪肝剔去筋膜,洗净用冷水泡去血水后,控干水分,切成0.3厘米厚的薄片。冬笋切成同样厚的薄片。

②将锅置火上,加入清水,水开后,将冬笋片下入,焯透后捞出控水。再将猪肝片下入,焯至变色后捞出放入冷水中,凉透后控净水。

③将锅刷净置火上,加入适量食油,待油热时,先用姜丝爆锅,出味后,下入猪肝、笋片煸炒,均匀后淋入料酒,再用精盐、白糖、鸡精兑好口味,用薄芡拢汁即可。

营养作用:猪肝含铁、锌丰富;冬笋中含有大量的优质蛋白以及人体所必需的八种氨基酸,适合孕妇食用。

蒜烧鲈鱼

用料:鲈鱼1条(约500克),蒜100克,酱油7克,料酒5克,醋3克,盐4克,鸡精4克,白糖2克,葱、姜各5克,鸡汤500克,油300克。

制作方法:

①将鱼刮鳞,去内脏,洗净,在鱼体两侧斜切数刀花刀,要求刀距1厘米、刀深0.5厘米。加入酱油2克、料酒2克、盐2克,腌10分钟。

②葱切段、姜切块,蒜去皮去根切末,待用。

③炒锅置火上放油250克,烧至八成热时将鱼放入,把两面均炸成金黄色取出。

④炒锅回火,加油50克,烧至五成热时,加入蒜(5克)用小火炒出香味,待表面呈金黄色时下葱、姜略炒,放入鱼、酱油、料酒、醋、盐、鸡精、白糖、鸡汤,待锅烧开后用小火烧制20分钟。

⑤烧制过程中将鱼翻动两次,以使鱼入味。待汁将要收净时盛盘中,蒜放在鱼的周围即可。

营养作用:鲈鱼含蛋白质、脂肪、碳水化合物、维生素B_2、磷、铁等多种营养成分。可治疗胎动不安、妊娠水肿。

葱烧鱿鱼

用料:鲜鱿鱼500克,葱头半个,精盐、鸡精、米醋、姜丝、酱油各少许,水淀粉适量,食油500克。

制作方法:

①将鱿鱼去骨、洗净、劈开,切成0.5厘米宽的丝。葱头去皮洗净切成丝。

②将锅置火上,加入清水,水开后,下入鱿鱼丝,待稍一打挺时捞出,放入冷水中过凉,再捞出控干水分。

③调料兑成汁装碗待用。

④将锅刷净后重置火上,倒入食

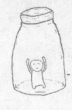
油,待油七成热时,把烫好的鱿鱼丝过油,并迅速捞出沥油。

⑤锅内留少许油,用急火烧热,下入葱丝、鱿鱼丝,急速颠炒,均匀后,倒入调料汁。料汁收拢时,即可装盘食用。

营养作用:鱿鱼属于高蛋白低脂肪的营养食品,孕妇适量食用,对健康有利。

四、营养汤羹

鸡汤卧蛋

鸡蛋4个,鸡骨架2个,菠菜100克,香菜少许,精盐、鸡精各适量。

制作方法:

①菠菜洗净,切段。香菜洗净切成碎末待用。将鸡骨架洗净,控去水分。

②将锅置火上,加入清水250克,下入鸡骨架,用大火烧开,撇去浮沫,再改用小火慢煮。煮至汤汁发白浓稠时,捞出鸡骨架撕下鸡肉。

③将鸡蛋打入汤内(保持完整),待鸡蛋凝结时,用手勺轻搅起,放入精盐、鸡精、菠菜,汤再滚时撒入香菜末放入鸡肉即可。

营养作用:此汤富含钙、铁、磷、蛋白质、氨基酸,可促进胎儿健康发育。

虾仁豆腐汤

用料:豆腐2块,鲜虾仁200克,香菜少许,西红柿200克,精盐、鸡精、骨汤、香油、食油各适量,姜丝少许。

制作方法:

①将虾仁去肠洗净后控干水分。豆腐冲净切成1.5厘米厚的片。

②西红柿洗净切成块待用。香菜洗净切成段待用。

③将锅置火上,下入骨汤,再将虾仁、豆腐、西红柿、姜丝放入汤中,然后用小火慢炖。

④待汤汁浓稠时,撒入香菜段,用精盐、鸡精兑好口味,淋入香油即可。

营养作用:虾仁钙质、蛋白质含量丰富,再加上豆腐营养齐全,可均衡补充孕期营养。另外,孕妇常食虾仁可预防抽搐症及胎儿缺钙症。

五、营养粥点

猪肚蔬菜粥

用料:熟猪肚约150克,大米、小米各150克,菠菜200克,香菜少许,其他调味料适量。

制作方法:

①熟猪肚切成小块待用。

②将菠菜、香菜洗净,控干水分,切成7厘米长的段。

③将米淘洗干净,放入锅内与猪肚同煮成粥。待粥将出锅前,下入菠菜、香菜,调好味即可。

蜜制地瓜

用料:地瓜500克,红枣、蜂蜜各

100克,冰糖50克,植物油500克。

制作方法:

①地瓜洗净去皮,先切成长条块,再削成若干鸽蛋形。

②红枣洗净去核,切成碎末。

③炒锅上炉,放油烧热,将地瓜下入炸熟,捞出滤油。

④炒锅去油置于大火上,加清水300克,放冰糖溶化,加入过油的地瓜,熬至汁黏,加入蜂蜜,撒入红枣末拌匀,再煮5分钟即可。

第八节 怀孕第8个月

一、营养搭配要求

此时如果胎儿发育正常,体长将达到40~44厘米,体重约1500克,胎儿发育大体完成。由于胎儿的推挤,孕妇内脏全部上移,胃部也有受压感,所以感到食欲不振。这段时间极易患上妊娠中毒症,因此尽量少吃含盐多的食品。除此之外,这个月的饮食安排还应以含钙质丰富的食物为主,同时应多吃含纤维素多的蔬菜、水果,少吃辛辣食物,以减轻便秘和痔疮的症状。

二、营养食谱

早餐

主食:麦片粥1小碗,蟹黄包2个(量约100克)。

副食:各类清淡烩菜,清炒鸡蛋或瘦肉类,餐后水果可吃猕猴桃2个(约200克)。

午餐

主食:米饭2小碗,两掺面小馒头2个(量约150克)。

副食:竹笋炒肉(猪瘦肉50克、鲜竹笋或水发竹笋250克),清炖羊肉(羊肉250克),萝卜大骨汤2小碗,餐后水果香蕉2个(约200克)。

晚餐

主食:米饭2小碗,或鸡蛋骨汤面2小碗(量均约150克)。

副食:肉片西兰花(西兰花150克、青椒50克、瘦肉100克),绿豆芽炒肉丝(瘦肉50克、绿豆芽100克),虾仁炒冬瓜(冬瓜200克、鲜虾仁100克),紫菜鸡汤或营养粥2小碗,餐后水果品种根据自己的口味选择(量约200克)。

三、其他可供选择的营养菜谱

竹笋炒肉

用料:猪瘦肉150克,鲜竹笋250克,粉丝15克,豆油25克,鸡蛋1个,淀粉、料酒、米醋、香油各10克,盐、鸡精少许。

制作方法:

①猪肉洗净、控干,切成细丝。

②鲜竹笋洗净切成细丝;粉丝截成约10厘米长的段,用一细绳捆在粉丝的

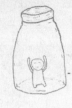
中间,用开水泡软;淀粉用水调稀。

③肉丝用蛋清、水淀粉(比例为1:1)、盐浆好待用。

④炒锅烧热,倒入豆油,待油烧至六成热时,将猪肉丝、笋丝倒入,用筷子划散,加入盐,盖上锅盖烧3~5分钟。

⑤肉丝与竹笋快熟时,放入粉丝稍煮,调味即可。

营养作用:肉丝营养丰富;竹笋中含有大量的优质蛋白以及人体所必需的八种氨基酸,两者搭配,营养均衡,适合孕妇选用。

香酥排骨

用料:猪精排骨500克,大蒜头1个,鸡蛋白2个,咖喱粉、芥末、胡椒粉、黄酒、白糖、酱油、辣酱油、盐、芝麻酱、番茄酱、醋、菱粉、香油等各适量。

制作方法:

①将排骨洗净,剁成长方形块。

②将菱粉、酒、盐、蛋白各少许调和在一个小碗里,再将芝麻酱、番茄酱、辣酱油、咖喱粉、芥末、糖、酒、盐、胡椒粉、香油、酱油、醋调和在另一个碗里。

③中火烧热油锅,将排骨放入菱粉、蛋白糊里抓一抓,再放入油锅里炸熟,然后将排骨取出,滤去油,盛在盘中,锅里的油也同时倒出。

④将大蒜头拍碎,下热油锅炒香,倒入盛有芝麻酱、蕃茄酱等调料的小碗里,一起浇在排骨上即可。

营养作用:排骨营养丰富,有滋阴补肌、强健筋骨的作用,孕妇常食排骨可利于胎儿骨骼的发育。

红烧鲑鱼(大麻哈鱼)

用料:鲑鱼约500克,香菜少许,骨汤适量,精盐、糖、料酒、米醋各适量,姜丝、淀粉少许,油500克。

制作方法:

①将鲑鱼收拾好后洗净控干水,切成四厘米左右的方块,再用干淀粉沾匀。香菜洗净切成两厘米的段。

②将锅置火上,倒入油,待油七成热时,放入鱼块,炸至金黄色时捞出。

③锅内留少许底油,油热后,用姜丝爆锅,淋入料酒、米醋,放入骨汤少许,再依次放入糖、精盐,最后放入炸好的鱼块。

④用大火将汤烧滚,再用中火将汤煨干后以不糊底为准,撒上香菜末即可。

营养作用:鲑鱼富含多种不饱和酸和脂肪酸、钠、蛋白质、维生素及DHA、EPA等。孕妇常食鲑鱼可获得丰富的DHA及EPA来降血压。另外,鲑鱼中的多元不饱和脂肪酸有益于胎儿智力的发育。

蒜苔炒蛋

用料:蒜苔100克,鸡蛋4个,盐、鸡

精、花椒粒各适量。

制作方法：

①将蒜苔择洗干净，切成4厘米长的段。

②花椒粒放入碗内，加入适量清水泡上，鸡蛋打入碗内，加入盐、鸡精少许，拌匀。

③锅置火上，注油烧热，放入拌匀的蛋液，炒熟。

④锅留底油，放入蒜苔煸炒几下，放入花椒水，加入精盐、鸡精，放入炒好的鸡蛋，翻炒均匀即可。

营养作用：蒜苔含有丰富的维生素C、维生素A、钙、铁、钾、锌等营养素。蒜苔含有的辣素，具有良好的杀毒灭菌作用，孕妇常食可预防流感。

蜜汁苹果

用料：苹果500克，鸡蛋2个，熟芝麻25克，白糖100克，蜂蜜50克，干淀粉30克，面粉20克，食油750克。

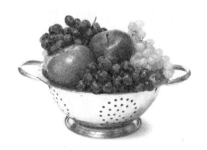

制作方法：

①将苹果洗净去皮，去掉根蒂，切开去掉内核，切成滚刀块。

②取小碗一个，将鸡蛋打入，加少许水和干淀粉、面粉抽打成糊，待用。

③将锅置火上，加入油，待油六成热时，将切好的苹果分别挂满蛋糊，放入油内，待蛋糊胀起时捞出。

④全部炸完后，将油再烧至八成热。将苹果重新入油，炸至金黄色捞出沥油。

⑤将炸油倒出，刷净锅，重置火上，放入油25克，水150克，倒入白糖蜂蜜，并用勺不断搅动，待汁熬到暗红色时，用手勺下滴成溜时，将炸好的苹果迅速倒入并不断颠翻，边翻边撒芝麻，装入盘中即可。

营养作用：苹果营养齐全，维生素C的含量较多，有益于补充孕期营养。

酱爆扁豆丝

用料：扁豆400克，猪瘦肉150克，豆瓣酱、香油、白糖各适量，鸡精少许。

制作方法：

①将扁豆洗净，择去硬筋，顺切成丝。

②锅置火上，注油烧热，放入扁豆丝炒熟时盛出。

③锅留底油，放入肉丝，将熟时，放入豆瓣酱煸炒，放入扁豆丝炒几下，放入糖、鸡精、素汤，颠翻几下，使汁挂满扁豆，淋上香油即可。

营养作用：扁豆富含蛋白质、维生素C、锌等营养成分。孕妇多食扁豆可

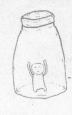

促进胎儿的智力和视力的发育，并提高自身和胎儿的免疫力。

炝拌双耳

用料：水发银耳100克，水发黑木耳100克，黄瓜50克，香菜10克，精盐、鸡精、花椒、葱、姜各适量。

制作方法：

①银耳、木耳均去杂质，洗净择开。将黄瓜洗净，切成片。香菜洗净切成段。

②将黄瓜、银耳、木耳分别用开水烫透取出，用冷水过凉，控干装盘。

③盘内放上葱丝、姜丝，浇上炸好的花椒油，略焖一会。加入鸡精、盐拌匀，撒上香菜即可。

营养作用：银耳和木耳均是菌类上品，此菜营养均衡，保留了原料中的各种营养成分，经常食用能够促进胎儿多方面的生长发育。

四、营养汤羹

紫菜黄瓜肉片汤

用料：紫菜10克，黄瓜150克，瘦肉片100克，鸡蛋1个，盐、香油各适量，姜片、鸡精各少许。

制作方法：

①将紫菜浸软去沙。

②黄瓜洗净切粒，注入适量清水入锅烧滚，放姜片及黄瓜粒，稍滚加瘦肉，

再放紫菜滚至10分钟左右，将鸡蛋抽匀，倒入汤内，加调料，滴入香油即可。

营养作用：黄瓜含有丰富的维生素C和胡萝卜素，配以高蛋白的瘦肉，可以增强人体抗病能力。

鲫鱼豆腐汤

用料：鲫鱼4条(约500克)，豆腐2块，香菜10克，精盐、鸡精、姜丝、葱丝、香油、胡椒粉、食油各适量，骨汤1000克。

制作方法：

①将鲫鱼刮鳞除鳃，取出内脏，洗净控干水分。

②豆腐切成3.5厘米的正方块，入水焯后，捞出控净水。香菜洗净切成末。

③将锅置火上，倒入约50克食油，放入鲫鱼煎至两面微黄时，放入骨汤、豆腐。汤滚10分钟后，撒入香菜末，兑入调料即可。

营养作用：鲫鱼性温，有治疗脾虚胃弱、反胃的功效。配以高蛋白、且具有解毒功效的豆腐，可治疗孕妇水肿、体虚等症。

菠菜木耳蛋花汤

用料：鲜菠菜150克，木耳25克，鸡蛋2个，精盐、鸡精、香油适量，水淀粉少许。

制作方法：

①将菠菜洗净，控去水，切成2.5厘米长的段。

②木耳用温水泡涨，拣去杂质择成片，洗净待用。

③鸡蛋打入碗内抽匀。

④将锅置火上，加汤(最好用鸡汤或骨汤)750克，待汤滚后，用水淀粉勾成薄芡，淋入鸡蛋，用精盐、鸡精兑好口味，放入菠菜、木耳，滴入香油即可。

营养作用：菠菜含有丰富的胡萝卜素和维生素B$_6$，并含有大量的蛋白质、碳水化合物、铁、镁、钾以及维生素A等。菠菜佐以滋养脾胃、益气强身的黑木耳，可增强孕妇免疫力，利于胎儿大脑神经的发育，防止胎儿畸形，还可以治疗孕妇贫血。

五、营养粥点

虾片粥

用料：大米100克，大对虾200克，花生油、酱油、葱花各15克，料酒、淀粉各10克，盐、白糖各5克，胡椒面少许。

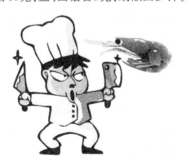

制作方法：

①将大米淘洗干净放入盆内，加盐拌匀稍腌。

②将对虾去掉壳及内脏洗干净，切成薄片，盛入碗内，放入淀粉、花生油、料酒、酱油、白糖和少许盐，拌匀上浆。

③锅内加水用大火烧开，倒入大米，开后用小火熬煮40~50分钟，至米粒开花，汤汁黏稠时，放入拌好的虾肉片，用大火烧开，食用时分碗盛出，撒上葱花、胡椒面即可。

三合面枣糕

用料：面粉500克，黄豆面250克，玉米面250克，鲜酵母20克，红枣、青梅各少许。

制作方法：

①将玉米面用约80度热的水边搅边烫，待凉后与白面粉掺在一起，加入鲜酵母，用水和成面团。

②将红枣用开水泡开，洗净去核，青梅去核，均切成小条。

③待面团发好后，掺入黄豆面揉匀，然后将红枣、青梅加入揉匀。

④锅内加水烧开，铺好屉布，倒入面团，用手蘸水拍匀，用小刀蘸水割成小方块(便于串气)，大火蒸熟即可。

第九节 怀孕第9个月

一、营养搭配要求

此间胎儿如正常，体长可达45~48厘米，而且在一个月内体重也增加了

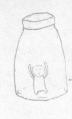
1000克左右。由于胎儿在腹内的占位，孕妇胃部的压迫感更加强烈，再加上胎儿的重量，孕妇会备感疲惫，胃口大减。因此在饮食上应以少食多餐，清淡营养为原则。由于胎儿最后发育的需要，这一时期内，孕妇的营养应以丰富的钙、磷、铁、碘、蛋白质、多种维生素（如维生素E、维生素B类）为主，同时应进食含植物纤维素较多的蔬菜和水果，以缓解便秘和痔疮。

二、营养食谱

早餐

主食：各种米粥2小碗，豆沙包1~2个（量约100克）。

副食：各种清淡拌菜1盘，鸡蛋1个，酱牛肉100克。餐后水果以开胃为首选，如桃、梨子等。

午餐

主食：米饭1小碗，或馒头2个（量均约150克）。

副食：粉丝煨牛肉丝（牛肉150克、粉丝150克），蒜苔烧肉（瘦肉50克、蒜苔150克），骨汤类的汤羹2小碗。餐后水果香蕉2个。

晚餐

主食：白米饭2小碗，或挂面1碗（量约150克）。

副食：虾子豆腐（豆腐100克、瘦肉50克、虾子20克、青蒜50克），豌豆苗炒肉（瘦肉50克、虾仁25克、豌豆苗150

克），豆腐草鱼汤2小碗。餐后水果可根据自己的口味选择。

注：在此基础上，中间可适当加餐。

三、其他可供选择的营养菜谱

茄汁苹果

用料：国光苹果350克，淀粉50克，鸡蛋3个，番茄酱30克，盐、料酒、醋各少许，白糖20克，油1500克（实耗50克）。

制作方法：

①苹果去皮，去核，切成长2厘米，宽、厚各1厘米的块，放入干淀粉中裹匀后取出。将鸡蛋和淀粉调成糊状。

②炒锅置火上，放油烧至七成热时，将苹果块裹上糊放入，炸至呈淡黄色时取出。

③炒锅内放底油20克，放入番茄酱略炒，放入料酒、盐、醋和白糖，加水150克，放入苹果，用小火烧约2~3分钟，待原料成熟后，改用大火，将水淀粉放入把汁收拢，翻炒均匀，即可装盘。

营养作用：茄子含有胡萝卜素、硫胺素、核黄素以及人体所必需的8种氨基酸，所含的维生素E为茄果类中之魁。苹果中含有一种多酚类，极易在水中溶解，因而易被人体所吸收。两者共食，可为孕妇提供全面营养。

香酥鸡腿

用料：鸡腿500克，盐、酱油、料酒、

鸡精、白糖、花椒、葱、姜、桂皮、大料各适量，油250克。

制作方法：

①将肉鸡腿用水洗净，控干水分，放盐（2.5克）、酱油、料酒、白糖、花椒（5克）、桂皮和大料，葱、姜拍碎后放入，将鸡腿不停地用手挤压搅拌，使鸡腿入味均匀后，腌2小时。

②将盛有鸡腿的器皿放入蒸锅内，用旺火蒸40分钟，取出后将上面的花椒、大料、桂皮及葱、姜去掉，放入盘中备用。

③将锅置火上，加入食油少许，油热时，放少许花椒，炸出味后捞出，再放入鸡腿炒匀，加清水（没过鸡腿为准）和大料、桂皮及少许盐，锅加盖，用小火慢煨，直至鸡腿酥烂、汤汁收拢，取出码盘即可。

营养作用：鸡肉是传统的营养佳品，含有丰富的蛋白质、脂肪、多种维生素和矿物质以及激素、酶等活性物质。孕期经常食用鸡肉，可改善孕妇贫血、乏力等症状，并可促进胎儿的生长发育。

肉末烧胡萝卜

用料：胡萝卜300克，肉馅70克，酱油、料酒、醋、盐、水淀粉、鸡精、葱、姜各适量，油30克。

制作方法：

①将胡萝卜洗净，切成长2.5厘米（宽、厚各1厘米）的条。葱、姜切成末。

②炒锅置火上，加入约20克油，烧热后将胡萝卜放入，用大火不停地翻炒，使胡萝卜渐熟、变色，油被胡萝卜吸收后放入盘中。

③将炒锅再置火上，加入油10克，烧热后放入肉馅煸炒，再加入葱、姜末、酱油、料酒、醋、盐、鸡精，并放入约80克清水。

④待锅开后将胡萝卜倒入，转入小火烧约10分钟，使胡萝卜入味，然后将水淀粉倒入把汁收浓即可。

营养作用：胡萝卜含有多种维生素、矿物质和氨基酸以及十几种酶、木质素和微量元素铜、镁、锰、钴等营养物质；具有下气补中、健脾化滞、降脂降压、降糖强心、防癌抗癌、抗炎等作用。

花生米炝黄瓜丁

用料：黄瓜350克，花生米200克，香油、花椒油、精盐、鸡精各适量。

制作方法：

①将黄瓜洗净，去掉根蒂，切成1.5厘米的丁。

②将花生米洗净，入开水锅中煮熟捞出后，入冷水中过凉，沥干水分，待用。

③把花生米和黄瓜丁放入盘中，加入精盐和鸡精、花椒油、香油，搅拌均匀即可。

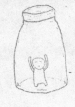
营养作用：花生米含有丰富的蛋白质、各种维生素及矿物质，与清热止渴的黄瓜一起食用，具有滋补润肺、补气养血的功效。

酿鸡蛋

用料：鸡蛋6个，猪瘦肉150克，香菜叶少许，盐、鸡精、料酒、葱末、姜末、淀粉各适量，食油50克。

制作方法：

①将瘦肉洗净剁成肉泥。

②炒锅内加油，放入肉泥煸炒至散，加盐、鸡精和葱、姜、料酒。

③将4个鸡蛋放入锅中煮熟，取出去皮，切成两半，去掉蛋黄，放入肉末。

④将另外两个鸡蛋的蛋清打入盘中，用筷子或打蛋器打成泡沫，加干淀粉，搅拌均匀。

⑤将搅好的浆汁抹在切开的鸡蛋上，将肉馅盖住，再将香菜叶点缀在上面，放入屉中蒸熟，即可。

营养作用：鸡蛋和猪瘦肉都属高蛋白营养丰富的食物，可补充孕妇和胎儿需要的多种营养素。

菠萝鸡丁

用料：菠萝半个（约250克），鸡脯肉150克，精盐、鸡精、料酒、水淀粉各少许，鸡蛋1个（只用蛋清），油及鸡汤各适量。

制作方法：

①将菠萝去掉外部老皮，切成2厘米大小的方丁。

②鸡脯肉切成边长1厘米的菱形丁，放入少许盐、料酒、鸡蛋清和1.5克淀粉上浆，抓匀。

③将盐、鸡精、料酒、淀粉和鸡汤，放入碗中调成汁。

④炒锅置火上，加油，烧热后将鸡丁放入煸炒，至八成熟时，将菠萝放入，翻炒均匀后即倒入味汁，待汁挂均匀后装盘即可。

营养作用：菠萝富含有机酸和多种维生素等营养素；具有清热解暑、开胃消食、利尿消肿的功效，与鸡肉共食，既补充了营养，又能解除油腻感。

爆炒乌贼鱼丝

用料：乌贼鱼（墨斗鱼）500克，笋60克，盐、鸡精、料酒、葱、淀粉、香油、胡椒粉各少许，油30克，鸡汤25克。

制作方法：

①将乌贼鱼洗净，去骨，划开成片，切成丝，控干水分。

②葱、姜、笋切成细丝。

③将葱、姜放碗中，放入盐、鸡精、料酒、胡椒粉、鸡汤和淀粉，调成汁。

④炒锅烧热后，将乌贼鱼丝和笋丝放入，用旺火煸炒，待成熟后，烹入味汁，翻炒均匀，淋入香油即可。

营养作用：乌贼鱼属高蛋白、低脂

肪食物；含有多肽类物质及多种维生素和矿物质；具有养血补血的作用。

红枣炖猪肘

用料：猪肘500克，红枣200克，冰糖150克，清汤（或水）1000克，酱油、姜、盐、鸡精、绍酒各适量。

制作方法：

①将猪肘除尽残毛，刮洗干净，在开水锅中烫一下，除去血水。

②将红枣洗净待用。

③取冰糖30克左右，用火炒成深黄色糖汁待用。

④沙锅中放入猪肘、清汤，旺火烧开，撇去浮沫，加入冰糖汁、红枣、酱油、姜、盐、绍酒，用小火慢炖1~2个小时，待猪肘煨至熟烂时，加入鸡精即可。

营养作用：红枣营养成分齐全，具有补中益气、养血安神、健脾和胃的功效。与同样营养丰富的猪肘共食，有增强孕妇免疫力、改善孕期疲乏等作用。

四、营养汤羹

蒸海米蛋羹

用料：鸡蛋3个，干海米25克，鸡精、香油适量。

制作方法：

①将海米洗净，放入碗中，加温水250克泡发。

②取一个大碗，将鸡蛋打入碗内，抽打均匀后，加入鸡精。

③将泡后的海米捞出放入蛋液碗中，然后把海米水徐徐倒入蛋液中，再搅打均匀，使蛋液和水充分融合。

④将锅置火上，加入足量的水，将碗放蒸屉上，用急火蒸约10分钟取出，淋入香油即可。

营养作用：海米和鸡蛋均含有丰富的蛋白质和钙。两者共食有利于孕妇和胎儿的健康。

鲜蘑里脊汤

用料：猪里脊肉100克，鲜蘑120克，精盐、鸡精、淀粉、香油、胡椒粉各适量，骨汤500克。

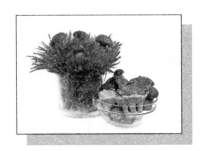

制作方法：

①将鲜蘑择洗干净，用开水焯过后，入冷水过凉，捞出挤出水，从中间片开，顺刀切成丝。

②里脊肉洗净，顶刀切片，再切成0.25厘米粗的细丝。

③将锅置火上，放入骨汤及里脊丝，汤滚后，用精盐、鸡精调好口味，放

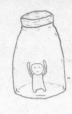

入鲜蘑丝,用水淀粉将汤勾成薄芡,滴入香油,撒入胡椒粉即可。

营养作用:鸡肉与鲜蘑荤素搭配,营养丰富均衡,具有健脾养胃,理气添髓,补虚益智的作用。

菠菜肝片汤

用料:鲜猪肝150克,嫩菠菜150克,紫菜少许,精盐、鸡精、姜丝、米醋、湿淀粉少许,香油适量,鸡汤500克。

制作方法:

①将鲜猪肝洗净,切成0.25厘米厚的薄片。

②入开水中烫至变色后捞出放入冷水中,凉透后捞出控水(注意肝片不可焯得太老,否则会失去营养成分)。

③将锅置火上,倒入鸡汤,将汤烧滚后,放入肝片、菠菜、姜丝并用精盐、鸡精兑好口味,放入少许米醋,调入少许湿淀粉,待汤稍微黏稠,淋入香油,撒入紫菜片即可。

营养作用:菠菜富含铁、锌、磷,可补血强体;猪肝可补肝养血。两者共食对孕妇贫血乏力有一定的疗效。

五、营养粥点

海带瘦肉粥

用料:水发海带100克,大米或其他米200克,瘦肉100克,糖、盐、香油、清水各适量。

制作方法:

①将海带用清水浸透,漂洗干净,切成细丝。

②将米淘洗干净,瘦肉洗净切成肉粒。

③锅置火上,放入清水,煮沸后加入粳米、海带,并不时搅动,再用小火煮至米烂,再加入白糖或盐(可根据自己的口味)调味即可。

④将香油淋入碗内即可食用。

莲子糖汁

用料:莲子20克,鸡蛋2个,清水100克,白砂糖约20克。

制作方法:

①先用凉水浸泡莲子30分钟,软化后将莲子芯取出,莲子要煮半小时至1小时,待用。

②将熟莲子、水和白砂糖放入锅中,烧开后打入鸡蛋,2~3分钟后即可。

第十节 怀孕第10个月

一、营养搭配要求

此时胎儿已达48~50厘米,体重约2900~3400克。由于临产期越来越近,胎儿进入母体的骨盆中,孕妇上腹部的挤压感明显减轻。由于胃感到比以前舒适了,因此食欲将比以前增加。这一时期,孕妇为了保证生产时的体力,饮食除注意增加营养外,仍要以富含纤维素多的蔬菜、水果为主,同时保证摄取足量的蛋白质、糖以及钠、钾、钙、铁和磷等营养元素。此外,孕妇每天要保证充足的水分,富含各种矿物质的汤水也是必不可少的。

二、营养食谱

早餐

主食:牛奶250克,奶油包2个(约150克)。

副食:各种新鲜烩菜,鸡蛋1个,肉类50克。餐后水果香蕉2个或苹果1个。

午餐

主食:米饭2小碗,或小花卷2个(量约150克)。

副食:炒三丁(鲜笋200克、胡萝卜100克、鸡肉100克),番茄里脊片(番茄酱100克、瘦猪肉100克),羊肉丸子白菜汤2小碗。餐后水果葡萄约200克。

晚餐

主食:米饭2小碗,或馒头2~3个(约面粉50克)。

副食:香菇西兰花(西兰花250克),红焖牛肉土豆(牛肉250克、土豆200克),菠菜豆腐排骨汤2小碗。餐后水果品种可根据自己的口味选择。

三、其他可供选择的营养菜谱

♨ 熘肚片

用料:猪肚150克,黄瓜30克,盐、鸡精、料酒、酱油、醋各适量,葱30克,姜20克,蒜10克,淀粉少许,油50克。

制作方法:

①将猪肚用食盐与醋反复搓洗,再用清水将盐、醋洗净。

②葱15克切段,15克剖开切成0.8厘米长的段。姜15克切厚片,5克切成0.8厘米长、宽0.1厘米厚的片。蒜顺其心的方向切成薄片。

③黄瓜斜刀切成菱形片,厚度约为0.3厘米。

④烧一锅清水,加盐、料酒葱段及姜块,将猪肚放入,用中火烧滚,待肚片可以用筷子穿透时取出,控干水分。

⑤将肚片切成宽约4厘米的条,再斜刀片成片。将葱段、姜片、蒜片放入碗中,加盐、鸡精、料酒、酱油、醋和淀粉调成汁。

⑥炒锅置火上,加油50克烧热,将肚片放入煸炒,再放黄瓜片和兑好的汁,迅速翻炒,使汁成熟并挂在原料表面,即可装盘。

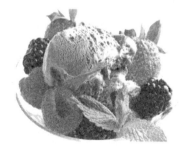

营养作用:猪肚含有蛋白质、脂肪、钙、磷、铁、多种维生素及烟酸等营

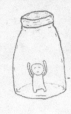

养素;具有补中益气,止渴消积,益脾胃,助消化等作用。

酱爆茄子

用料:长茄子450克,葱、姜、蒜、酱油、白糖、鸡精、料酒各适量,豆瓣酱20克,香油3克,鸡汤20克,油70克。

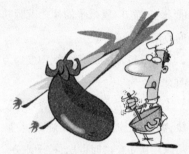

制作方法:

①将长茄子去掉头、尾和皮,顺其长度切成厚约1厘米的大片。葱、姜、蒜切成末。

②锅中放油40克,将茄子放入炒至软嫩后盛入盘中。

③炒锅内放油30克,放入葱、姜、蒜末,炒出香味,放入豆瓣酱煸炒,并放入酱油、料酒、糖、鸡精、鸡汤,随即将茄子放入翻炒,使汁均匀后,淋入香油即可。

营养作用:茄子含有丰富的蛋白质、碳水化合物及多种维生素和矿物质。它富含的维生素P等营养素能增强人体细胞的粘着力及毛细血管的弹性;有清热、解毒、活血、利尿、消肿、降低胆固醇等功效。

炒肉片青椒

用料:青椒400克,猪瘦肉100克,酱油、料酒、盐、鸡精、葱、姜各适量,鸡汤25克,淀粉少许,油30克。

制作方法:

①将青椒洗净,去掉籽及蒂,用刀斜切成片。葱、姜切成小片。

②将肉切成片,放酱油、料酒抓匀。

③将葱、姜、酱油、料酒、盐、鸡精、鸡汤、淀粉放入碗中,调成料汁。

④炒锅放油烧热后,将肉片放入煸炒至八成熟,将汁放入,加青椒一起煸炒,汁挂匀后即可。

营养作用:此菜荤素搭配,具有开胃、解腻的功效。

煎焖刀鱼

用料:刀鱼2条(约600克),鸡蛋1个,盐、料酒、米醋、白糖、蒜末、葱丝、姜丝各少许,水淀粉25克,油60克。

制作方法:

①将刀鱼收拾干净后去掉鱼头和尾尖,洗净控干,切成10厘米长的段。

②将鸡蛋打入碗中,加入水淀粉,用筷子猛力抽打成稠蛋糊。

③取煎锅置于火上,放入食油,将油烧至七成热时,将鱼块分别裹匀蛋糊,放入煎锅,煎至微黄时拣入盘中待用。

④将炒锅置于火上，加少许底油，倒入料酒、米醋,迅速摆入煎好的鱼块,分别放入姜丝、蒜末、葱丝、白糖、盐等调料,最后加入2手勺清汤,然后将锅盖严,用小火慢慢将汤炖干即可。

营养作用:鱼含钙、磷、蛋白质较丰富,具有补血、安神、健体的功效。

葱丝炒羊肝

用料:羊肝250克,葱头200克,盐、鸡精、酱油、醋、料酒各适量,淀粉30克,葱20克,姜10克,油50克。

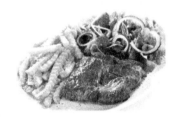

制作方法:

①将羊肝切成长4厘米、宽3厘米、厚0.2厘米的片,加入淀粉25克,搅拌均匀。

②把姜切成厚0.1厘米、长和宽均为0.8厘米的片。葱剖开,切成0.8厘米长的段。

③把葱、姜、盐、鸡精、酱油、料酒、醋、淀粉放入碗中,调成汁。

④把葱头洗净,去掉根及黄皮,从中间剖开,切成丝。

⑤炒锅加油烧至八成热,将羊肝

放入,迅速翻炒,待八成熟时倒入料汁,放入葱头,翻炒均匀后即可。

营养作用:此菜营养丰富,具有补铁、补锌等作用,有生血养目、益智强体的功效。

四、营养汤羹

羊肉丸子白菜汤

用料:精羊肉150克,白菜心400克,香菜少许,盐、鸡精、姜末、葱末、胡椒粉适量,蛋清1个,水淀粉15克。

制作方法:

①将羊肉洗净,剁碎成泥,使之成馅,装入大碗,加入盐、鸡精、蛋清、葱末、姜末、水淀粉,再加入少许清水,搅拌均匀,待用。

②将白菜心洗净,将厚帮片开,顺刀切成细丝。

③将香菜洗净,切成碎末。

④将锅置于火上,加入约750克清水,待水将滚时,把拌好的羊肉馅做成直径3.5厘米的小丸子,直接放入汤内。待丸子全部做完时,将汤烧滚,直至丸子漂起时,将丸子捞出。

⑤撇去汤中浮沫,使汤变清,汤滚时,放入白菜丝、丸子,兑好调料,撒入香菜末、胡椒粉即可。

营养作用:高蛋白的羊肉可强筋活血,与清热利水、养胃解毒的白菜荤素搭配,具有很好的调理、补虚作用。

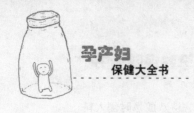
白菜粉丝大骨棒汤

用料：猪棒骨750克，嫩白菜250克，绿豆汤粉75克，盐、鸡精、花椒、大料、葱段、姜片各适量。

制作方法：

①将大骨棒用刀背砸断，放入清水锅中，水开后撇去浮沫。

②把花椒、大料、葱、姜放在一个干净布袋中，扎好口，放在汤内。

③将汤锅盖严，改用小火慢煮，直至骨肉脱离，捞出将肉拆下。

④将白菜洗净，顶刀切成细丝，绿豆粉丝泡软。

⑤将骨汤锅置于火上，加入盐、鸡精，放入粉丝、白菜丝、拆骨肉。待粉丝软烂时，汤即可。

营养作用：骨棒汤内含有钙、蛋白质及多种微量元素。孕妇常食此汤有利于营养的吸收，促进胎儿的生长发育。

水萝卜羊肉汤

用料：精羊肉150克（不带筋、膜），水萝卜250克，香菜50克，鸡汤750克，盐、鸡精、葱丝、姜丝、胡椒粉、米醋各适量。

制作方法：

①将羊肉洗净，顶刀切成0.2厘米厚的薄片。

②水萝卜去顶洗净，切成斜刀薄片，香菜洗净切成段。

③将锅置于火上，加入鸡汤，放入姜丝、葱丝。汤滚后，同时放入羊肉片、水萝卜片，再加入鸡精、盐，撒入香菜、胡椒粉、米醋即可。

营养作用：羊肉是高热量肉类，可促进血液循环；与消积清热、下气宽中的水萝卜荤素搭配食用，具有很好的补益作用。

五、营养粥点

芸豆粳米粥

用料：粳米200克，芸豆50克，桂圆肉、枸杞各50克，冰糖100克，清水1000克。

制作方法：

①将芸豆、桂圆肉、枸杞用水洗净。

②粳米淘洗干净和芸豆一起下锅，加清水，上火烧开后加入桂圆肉、枸杞、冰糖，慢火煮成粥即可。

红豆羹

用料：红小豆150克，大枣70克，枸杞、冰糖适量。

制作方法：

①将红豆、枸杞用清水洗净，大枣洗净去核。

②将冰糖放入煲内，加入适量清水，先用大火煲，再改用中火继续煲至红豆烂熟开花，滤去豆皮，继续熬煮，直至汁稠即可。

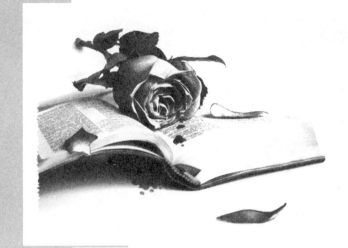

下卷　产妇保健全书

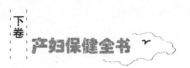
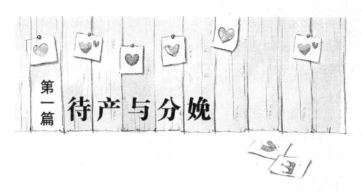

第一篇 待产与分娩

第一章 产前的各项准备工作

第一节 孕妇分娩前的身心准备

一、做好精神调整

虽然您在以前的266天中曾作过令人满意的努力，使您的胎儿获得听声音、品味道、看东西、触摸以及思维记忆能力的学习，有了一定的积累，但是在这最后的时刻，稍有不慎，您精心孕育的9个月的胎教成果就会毁于一旦，后果不堪设想。这，就是胎教的最后一课——分娩。

随着产期的临近，您的内心可能越发忐忑不安，想象分娩时的疼痛，担心分娩不顺利，忧虑胎儿是否正常以及胎儿的性别和长相是否理想等等，

存在着许多这样那样的顾虑。甚至有一些孕妇，对自己的身体过分敏感，以致将一些诸如胎儿的蠕动、不规律的宫缩引起的轻微腹痛等正常现象误认为是分娩的开始而过分紧张。这就是当今大多数孕妇的心理。由于目前每个家庭大多只生一个孩子，孕妇多受到过分保护，所以这种心理状态在孕妇中就显得十分普遍。

显然，孕妇的这种心态对于即将出世的胎儿是十分不利的。一方面，孕妇的焦虑不安将导致母体内激素的改变，对胎儿产生不良的刺激；另一方面，伴随着焦虑和恐惧而引起的神经性紧张往往会产生许多不适的感觉，使您肌肉紧张、疲惫不堪，并且会导致分娩时子宫收缩无力、产程延长及滞产等现象，以致造成难产，往往使胎儿

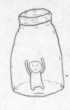

发生宫内窒息，使对缺氧敏感的大脑细胞受到伤害，进而影响胎儿智力，甚至危及胎儿生命。显然，这个结局是您所不希望的。

因此，在分娩前您应做好心理准备。阅读一些有关分娩的书刊，了解分娩的过程，做到心中有数。要想到您的情况并不特殊，全国每天约有55 000名婴儿出世，而其中一名则是由您所创造的。在您的一生中，这样的机会只有一次，这对于您是多么幸福和快乐。这种幸福和快乐的感觉将使您的身体和精神处于最佳状态。因此，您不必紧张也不必忧虑，要相信自己是完全能够胜任的。这样，当阵痛开始时，您就会意识到，这正是腹内的那个小生命冲破阻力，投奔光明世界时向您发出的求援信号："妈妈，我要出去。"于是，您会说："来吧，好孩子，别害怕，妈妈帮你！"

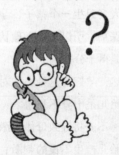

二、准备充足的产力对分娩有什么作用

产力是指产妇将胎儿从子宫中逼出的力量，它包括子宫收缩力、腹肌和提肛肌收缩时产生的排挤力和向下的压力。其中子宫收缩力发挥主要作用，它能使子宫颈口扩张、开全，迫使胎儿下降，腹肌及提肛肌收缩力能协助宫缩将胎儿及其附属物排出体外。所以，在盆腔和胎儿正常的情况下，产力是促使分娩的主要动力。

如果孕妇产力不足，则子宫收缩无力，腹肌及提肛肌收缩时产生的压力不足，难以使胎儿先露部下降，子宫颈口不能正常扩张，使整个产程延长，导致难产。

产力大小因人而异。产妇年轻、体质强健、少病痛者，产力较强，分娩较快，且少痛苦；体力劳动者或平常好活动者，其产力亦强，分娩较快；若产妇年龄较大，或体质虚弱多病，或为脑力劳动者，或素来好逸少动者，其产力较弱，分娩困难且多痛苦。此外，产妇情绪的好坏以及能否有效地同医生配合，也会直接影响产力。

产力的大小也非一时能产生的事，这要靠平时和孕期的保养。

1.加强孕期和临产时的饮食营养

孕妇宜多食用含蛋白质较高和维生素丰富的食物，如瘦肉、禽、蛋、乳、鱼类、新鲜蔬菜及水果。孕期营养丰富，不但能促进胎儿生长发育，又能增强孕妇的抗病力，保证孕妇有一个健康的身体进行分娩。临产前，孕妇必须吃饱喝足，最好食用些热能较高的食物，如米饭、白面、玉米、甘薯、红糖、鸡蛋等，以增加产力。

2.劳逸适度

孕期不可过劳，也不可过逸。有的孕妇无故整天卧床不起，生怕伤害了腹中小宝宝，或导致流产。其实，越是不动，胎儿越得不到应有的锻炼。相反，如果孕期适当劳动锻炼，能够增强体力，加强子宫和腹肌收缩力，这样才有利于安胎，有利于增加分娩时的产力。如果孕妇过于讲究安逸舒适，卧床不起，往往会引起血气运行不畅，中气虚弱，以致影响胎儿生长发育；临产时也会由于元气不足，无力推动胎儿外出，以致气血阻滞、胎儿迟滞不下而出现难产。所以，孕妇正常妊娠，应该与平时一样参加劳动，只有到临产时，才要适当休息。

孕期切不可过劳，过劳也会损失产力。

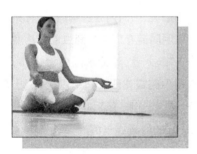

3.预防疾病

尤其是慢性消耗性疾病，如肺结核、肠胃炎、关节炎、心脏病等。疾病不但消耗营养，降低产力，还会影响胎儿生长发育，以致流产。特别是妊娠晚期，更应该注意预防疾病的发生，哪怕

是一般的感冒、咳嗽、腹泻等都有可能影响产力而导致难产。

4.保持精神愉快

产妇不可有任何紧张、忧虑情绪，因精神过度紧张，会扰乱中枢神经系统的正常功能活动，以致大脑皮层过度疲劳，因而影响子宫正常收缩，这是产力不足和子宫收缩异常的重要原因之一。临产时，要尽量设法消除紧张、恐惧情绪，排除各种精神刺激。

三、为什么应选择去医院分娩

有的妇女不愿到医院分娩，以为在家一样，还方便些。其实不然。

分娩毕竟是一个剧烈的运动过程，产妇的体力消耗极大，生理负担很重，也有受伤的可能，甚至出现难产，如果得不到及时、适当的处理，很可能使正常的生理过程转化为病理过程，甚至危及产妇和婴儿的生命。在分娩过程中，如果产道撕裂不及时缝补，则可导致产后阴道裂开或子宫脱垂，后患无穷。如果发生产前或产后大量出血，或发生败血症，则可能导致终身的后遗症，甚至危及生命。至于各种胎位异常引起的难产，其危险性更为人们所担心。

孕妇在临产前住入医院，既可得到产科医生的精心观察和护理，又可进行必要的医疗器械检查和监测。所以，孕妇应尽可能到医院去分娩。

对于有妊娠合并症或有异常情况

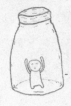

的孕妇，更应及早住院待产。在医生严格监护及护士的精心护理下，可以转化危险因素，使产妇、新生儿的安全得到保障。

四、分娩前需做哪些准备工作

1.做好心理准备

分娩时，原先狭窄的产道会被撑开以让婴儿通过，所以痛是不可避免的。但这种痛又是因人而异的。分娩时的阵痛是自然现象，与受伤、疾病的疼痛有本质上的区别。

人感受到痛是大脑皮层中枢神经的作用。如果自我感觉不安，中枢神经会有非常敏感的反应，痛感就会更厉害。所以，消除对分娩的恐惧不安，保持平静的心情，分娩时就不会感觉太痛。

对于人体来说，心情舒畅，肌肉也会放松，心情紧张，肌肉就会绷紧。分娩时，婴儿是从狭窄的产道出来的，只有肌肉和骨盆放松，婴儿才能顺利通过。如果产妇这时精神非常紧张，则肌肉也会绷得很紧，产道不容易撑开，婴儿不能顺利出来，疼痛的感觉就会更厉害。

因此，产妇产前的精神状况和产痛有很大关系，感到剧痛可以说是自身造成的。所以，要对分娩的过程作详细的了解，对出现各种不正常的因素都要想好如何配合助产人员，这种心理状况将帮助产妇克服产前的种种不适，利于产后的尽快恢复。事实证明，有心理准备的产妇比没心理准备的产妇在生孩子时要顺利得多。

2.做好卫生清洁

预产期即将来临之际，产妇宜将坐月子用的卧室打扫干净，最好用过醋酸或苏打水消毒，室内布置整齐，做到室内空气流通、光线柔和、窗明几净、床铺整齐清洁。产妇在此环境中坐月子，心情分外舒畅，不但能减轻产后痛苦，更能预防产后疾病，有利于身体恢复健康。

临近分娩，产妇要透彻地洗个澡，必须采用淋浴，不可用浴盆洗澡，以防感染真菌、滴虫或其他致病菌。预产期前几天，尤其要注意保持外阴清洁，每天早晚用肥皂、温开水反复洗涤外阴、大腿内侧和下腹部。若临产前产妇患有阴道炎、阴道内分泌物较多，化验报告表明阴道有真菌、滴虫或清洁度在"++"以上者，除请求医生治疗外，可选用中药银花藤、苦参、野菊花、土茯苓、防风、地肤子各30克煎汤熏洗，或用1:1000的新洁尔溶液，或用1:5000的高锰酸钾溶液洗涤，早晚各一次，每次洗涤后须换上干净内裤。

临产前要预先准备一包卫生纸和一定数量的消毒毛巾。还要准备高锰酸钾0.5克，以备洗涤外阴。

3.吃饱喝足

产妇吃饱喝足是为了提高产力。

生产时，子宫和腹肌的收缩运动需要食物供给热能，分娩时用力出汗，消耗体液，需要供给足够的水分。一般来说，产妇在临产时宜选食猪肉、白面、红糖、大米、红苕(又名甘薯)、禽、蛋及含糖较多的水果，如西瓜、蜜桃、梨、荔枝等。

如果产妇脾胃虚弱，或临产时进食太少，以致能量缺乏，产力不足，往往引起宫缩无力，产程进展缓慢，又容易发生感染，若胎头迟迟不出，压迫盆底软组织，可造成局部缺血水肿，甚至坏死，形成生殖道瘘管，所以，临产时必须保证吃饱喝足。如患病不能进食者，要提前住院治疗，进行输液，以保证分娩正常进行。

4.禁止同房

最好在临产前两三个月便分床睡眠，避免性生活。因为房事之时，容易将细菌带入阴道，并且房事刺激会阴，易引起阴道和子宫颈充血，给分娩时带来更多的感染机会。

5.准备好产前检查资料

如果是公费医疗，记账单及现款也应准备好。所有产前检查的资料(包括病历、各种化验报告或特殊检查报告单等)应随身带好，以便到医院待产时交给医务人员作为重要的参考材料。

五、产前怎样护理好乳头

母亲的乳房是婴儿的天然"粮库"，在孩子出生之前，母亲要为喂奶做好准备，护理好乳头。

妊娠期的乳房变化明显，首先是乳房逐渐膨大，因而胸罩不要太紧，要宽大一些，把乳房托起。到妊娠5个月以后，应经常用肥皂水擦洗乳头，再涂上保护性油脂，既使乳头清洁，又使皮肤得到保养，待喂奶时不会因孩子吸吮而破裂。

乳头长得凹陷的孕妇，应每天坚持提拉乳头，使其维持正常位置。这里介绍两种拉乳头的方法。

1.手拉法

用手指捏住乳头向外提。如不易拉出时，可先将乳晕皮肤上下、左右拉紧，使奶头突出，再向外拉。

2.抽气法

用一支针筒连接一段皮管，皮管接在眼药水瓶的小口上，把大口对准奶头，针筒抽气后，负压把奶头吸出。这样维持一段时间，每天做几次，就会使乳头恢复正常位置。

六、怎样搞好产前的个人卫生

在产前进入产房时，孕妇一定要做好外阴清洁卫生，用温开水洗净。这是因为，孕妇体内寄生着某些致病菌，尤其是厌氧链球菌，常寄生在阴道内。平时，孕妇身体健康、抵抗力强不会致病，但当因为分娩损伤产道，或失血过多、产后气血虚弱时，病菌活跃便会引

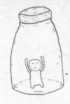

起各种产科病。

分娩时胎儿通过阴道,潜伏在阴道的病菌可顺宫颈逆行,引起子宫及附件感染,并使胎儿皮肤、眼睛受到病菌侵害。胎儿娩出后,胎盘从子宫壁剥离娩出时,子宫壁毛细血管开放,或分娩时撕伤宫颈、阴道、外阴等,病菌便从创面进入血液,可以引起外阴炎、子宫内膜炎、附件炎等病症。感染严重者,可导致高热、昏迷甚至危及生命。若病菌进入羊膜腔,污染羊水,引起宫内感染,将直接威胁到胎儿;若病菌进入胎儿血中并繁殖,就可导致新生儿败血症,这是更危险的事。因此,产前产妇必须做好外阴的清洁卫生。

有的孕妇临产前准备不足,容易憋着大小便上产床,这是极为不利的。有经验的医生总是嘱咐产妇先排尽大小便,或在宫颈扩张时,医生用肥皂灌肠,清除粪便。这是因为,排空大小便,有利于子宫收缩。

子宫的位置在膀胱之后、直肠之前。怀孕后子宫随着胎儿的生长发育而长大,足月孕妇子宫重量达1000克~1200克,容积可达5000毫升。长大的子宫,势必挤压直肠和膀胱,使直肠张力降低,蠕动减弱。

分娩时,子宫强力而有节律地收缩,以娩出胎儿,若周围挤压过紧,必然影响子宫收缩。因为子宫的正常收缩运动要求有一个宽松的环境,假如

直肠充满粪便,膀胱充满尿液,子宫的收缩运动必然很费力,胎儿先露部受阻而难于下降,以致宫口迟迟不开,胎头在盆底较长时间地压迫膀胱和肛门括约肌,以致括约肌麻痹,导致产后尿滞留和产后大便困难。排空大小便,还可避免腹压增加而造成产妇在分娩过程中不由自主地将大便溢出,污染外阴。故此,排空大小便可减少产道细菌感染的机会。

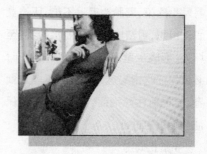

分娩前,产妇应做到定时小便,每隔2~4小时排尿一次,使膀胱随时呈现空虚状态。若产前有排尿困难的情况,应及时去产科检查,必要时要导尿。临产前应定时大便,养成晨起排便的习惯。若大便困难,宜多吃新鲜蔬菜、水果(如香蕉、柿子、西瓜)、甘薯、蜂蜜等。

七、正常情况下什么时候住院

即使有了临产先兆,也用不着惊慌,应该从容不迫地以舒畅的心情面对那些症状。还没有到马上就要分娩的时候,就没有必要住院。不过,若出现以下症状,就应该准备去医院了。

1.见红(带血的分泌物)

流出带血的颈管黏液分泌物，叫做"产兆"或"见红"。这是由于胎儿位置下降，包着胎儿的卵膜从子宫剥落时流出的血液掺在颈管黏液中。

见红后也不是马上就得住院，但离住院的时间不远了。应再核对一下准备工作做好了没有。

一般见红以后时间不长，有规则的宫缩就会开始。宫缩开始后就要立即住院了。

2.宫缩(有规则的子宫收缩)

如果不是上述那样不规则的前驱阵痛，而是感到有规则的子宫收缩，就是真正的分娩开始的信号。最初宫缩的间隔约为45分钟，不久间隔就缩短，而子宫收缩的时间延长，收缩和疼痛也更厉害了。如果宫缩的间隔每10分钟一次，就要联系住院。若是经产妇的话，因为分娩的速度快，在间隔15~20分钟时，就应住院。宫缩开始后，要看着表，计算一下间隔和持续时间。

3.胎膜早破(异常)

所谓胎膜早破，是指包着胎儿的膜过早破裂，流出羊水。这在正常情况下是子宫口开到胎儿的头部可以通过的程度时发生的，但偶尔也有在子宫口开全以前就破膜的，或在宫缩开始前就破膜的。如果破膜了，不管子宫有无收缩，也别管是深夜还是凌晨，应马上去医院。

要立刻作应急处置，垫上干净的脱脂棉，尽量抬高臀部，安静地用车送往医院，严禁洗澡。破膜有时同尿不好区别。吸到脱脂棉上看看，破膜所流出的羊水的颜色比尿的颜色浅，呈淡黄色，是滑溜的液体，有一股甜酸的味道，能够与尿区别开。

4.其他异常

除了破膜以外，如果腹痛剧烈，有月经样出血的，可怀疑是胎盘早期剥离或前置胎盘，应立即去医院。这些分娩开始的先兆，出现的顺序不是一定的。不管是哪个，只要出现就应去医院。到时应准确告诉医生以下几点：

(1)子宫收缩是何时开始的，现在的间隔和持续时间。

(2)有无见红。如有见红，其时间和量，以及前后的经过。

(3)有无破膜，如有破膜，其时间和羊水的量，以及前后的经过。

经产妇出现临产征兆后，很快就进入分娩。因此，必须密切注意身体的状况，以便提前采取措施。

八、什么情况下必须提前住院待产

经系统产前检查，发现产妇有下列情形之一的，应提前一两周住院待产，以防意外。

1.孕妇患有心脏病、肺结核、高血压病、重度贫血、慢性肾炎、糖尿病、甲

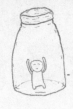

状腺机能亢进、肝内胆汁郁积症等，或有急性传染病，有不明原因发热的。

2.经医生检查确定骨盆和软产道(包括子宫和阴道)有明显异常，估计分娩过程会发生困难的。

3.血压高并有蛋白尿和水肿，或突然头痛、眼花、恶心、呕吐、胸闷或抽搐者，应立即住院待产。

4.胎位不正，如臀位、横位等。

5.多胎妊娠，即双胞胎或三胞胎等。

6.以前有过难产，尤其是曾经做过剖宫产手术的。

7.羊水过多。

8.曾经做过腹部大手术 (如肝、肾等切除术)，曾经做过膀胱阴道瘘、直肠阴道瘘或会阴Ⅲ度撕裂修补术。

9.未满20岁或超过35岁的初产妇。

10.屡次胎死于宫内或多次早产。

11.临产前有较多无痛性阴道流血。

12.以往曾经发生产后大出血或有胎盘滞留史。

13.准备分娩后施行结扎输卵管绝育术。

第二节 母亲应给即将出生的宝宝准备什么

一、该给即将出生的宝宝准备什么样的卧室

新生儿所居住的卧室最好要有充足的阳光，阳光中的紫外线可以促进体内维生素D的形成，有利于预防小儿佝偻病，但不要让阳光直射新生儿的面部。

新生儿卧室要保持较稳定的温度与湿度。新生儿体温中枢发育不完善(特别是早产儿)是其最主要特征，常随外界环境的温度而改变其体温；又因新生儿基础代谢率低，活动少，吃奶量少，产生的热量不足；新生儿皮下脂肪少，热量不易贮存，又加上表面散热面积又相对较大，故体温易下降。出生在冬天的新生儿若室内无保温设施，易导致新生儿肺炎。由于温度过低，皮下脂肪凝固形成硬块可导致硬肿症。另一方面，如果温度过高，加之衣被太厚，新生儿汗腺发育不良，不能通过出汗来蒸发散热，体温因此而上升，可高达39℃~40℃，甚至引起抽风。这就是新生儿要保持较稳定的室温的原因所在。

一般足月新生儿的室内温度应保持在18℃~22℃为宜，而早产儿为22℃~26℃为宜，室内湿度为60%~70%。

为保持一定的室温，可采取不同的方式，若在冬天室内可用炉子或红外线取暖炉，但应保持一定的湿度，可采用炉子上烧一壶水，散发蒸气，或在地上洒水。若无以上保温设施，也可在棉被外置水温为40℃左右的暖水袋保暖，但不要直接将热水袋接触新生儿皮肤，否则会引起新生儿烫伤。

夏天屋内要凉爽通风，清洁卫生，但要避免吹过堂风，不要使室内空气对流强烈，以免新生儿伤风着凉。

新生儿居室要特别注意环境卫生，应尽量少住人，不要在屋内待客吸烟，以减少空气的污染，因为新生儿对一般细菌无抵抗能力，一旦发生了传染性疾病，后果是严重的。

二、该给即将出生的宝宝准备什么样的睡床

随着人们生活水平的提高，家具不断更新换代，木板睡床被柔软舒适、造型美观的沙发软床或弹簧床代替。做父母的为了让婴儿睡得舒服，往往买上一张沙发软床或弹簧软床给婴儿，认为婴儿睡软床，不会碰伤孩子的身体。其实，这种做法是有害的，不利于小儿的生长发育。

婴儿出生后，全身各器官都在发育生长，尤其是骨骼生长更快。婴儿骨中含无机盐少，有机物多，因而具有柔软、弹性大、不容易骨折等特点。但是由于小儿脊柱周围的肌肉、韧带很弱，容易导致脊柱和肢体骨骼发生变形、弯曲，一旦脊柱或骨骼变形，往后纠正就麻烦了。

国外有的专家对500多例婴儿睡各种床的实验表明，小儿长期睡在凹陷软床上，由于各种原因发生脊柱畸形的占60%左右，睡在木板床上的婴儿，脊柱畸形只占5%左右。所以，奉劝父母不要让婴儿睡软床，不睡软床应从新生儿就开始。

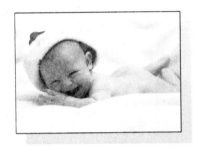

那么，小儿理想的睡床是什么呢？一般说来，家庭中木板床、竹床或榻榻米都可以，睡这类床，小儿就完全可避免脊柱畸形、骨骼变形，有利于儿童健康成长。

三、该给即将出生的宝宝准备什么样的寝具

1.床

新生儿的床至少应有50厘米高的床栏，如可能应尽量选择床栏高的床。另外床栏的间隔如果太大，新生儿容易把头夹在其中而发生危险。

如果是买新床，应该选择大一些的，至少可以用到5岁的新生儿床。这样当新生儿可以扶着站起来时就有足够的空间活动了。

2.棉被

新生儿除了哺乳时，几乎都在睡觉，卧具的好坏是很重要的。

因为新生儿骨架尚未结实，不能

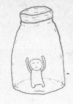
用太软的褥子当垫褥。如果用床的话，因为有床垫，再铺上薄薄的棉褥即可。

不用床的话，可用两床薄棉褥来垫。如果只有一床棉褥垫在床板上，不容易保暖。用棉布做成褥套，脏时可以整个一起洗，不用拆开来，既方便又卫生。

盖被与铺褥刚好相反，要轻而柔软，毛毯就可以。

新生儿在夏天出生，不用太厚的盖被。在冬天出生，被子要稍厚些。如果天气非常冷，不能单靠盖很多被子，而应使整个房间暖和起来。

3.床单、被单

由于新生儿好动，常常将床单踢成一团，同时床单要完全盖住垫褥，所以要选用尺寸大些的。如有绳子或扣子固定就更好。

新生儿吐奶时，被子总会弄脏，有时一天要换两三次，所以要准备3~4张被套。

盖被要有被套，毛毯更需要被套。选择棉布被套，可使新生儿感到舒服。

4.毛毯

新生儿毛毯不仅可以睡觉时盖，也可以当披风，外出时用，一年四季都可使用。应该准备两条较轻的、保暖的、质地较好的毛毯。

新毛毯会有毛絮沾在新生儿身上，一定要打上尿布包或带上大的围兜。

夏天，用毛毯嫌热，可以准备小毛巾被。

5.枕头

新生儿的枕头没有必要准备得太早，新生儿3~4个月时，可把毛巾折几次当做枕头使用。

当新生儿可以使用枕头时，也应避免太高的枕头。过高的枕头会使新生儿睡着不舒服，且容易造成头颈扭曲。枕头太硬了则会造成后脑处睡伤，要选择木棉之类的软枕头。

新生儿睡时易出汗，铺上毛巾便于吸汗。

四、该给即将出生的宝宝准备什么样的衣服

1.外衣

在准备做妈妈的时候，别忘了为宝宝多准备几件"和尚服"。这是一种采取传统大襟款式的婴儿装，新生儿穿脱方便，穿着时腹部始终受到最好的保护(双层)，是较为普遍的新生儿着装。

连脚裤也是深受大家喜欢的一种新生儿服装。它的特点是裤子和袜(鞋)连为一体，既保暖，又舒适。

2.内衣

新生儿内衣通常用两块纱布做成，但用洗衣机洗时易损坏，用表面有浆的漂白布最好。内裤的布料有漂白布、平纹白布、法兰绒或薄针织品。新生儿刚出生时采用漂白布、纱布之类较合适。大一些时可选择穿着方便的

款式。近来,比较流行纤维制品,新生儿刚生下时皮肤较嫩,合成纤维制品易湿不适用,最好在3个月后再用。

至于用来加固的绳子和纽扣,则绳子比纽扣安全,前面开襟用纽扣的话,当新生儿俯卧时会碰伤胸部,若是新生儿拿纽扣放在嘴里就更危险了。

不论是自己制作新生儿衣服用品,还是买来的,都要仔细检查是否残留有针,否则穿在身上,针插进身体是很危险的。用纱布制成的内衣,要检查是否有绽线。曾经有过这样的例子,绽线缠住新生儿的手指造成受伤。

3.围兜

新生儿在两三个星期后,用手帕般大的纱布折四次垫在下巴处,当口水弄湿后就马上换掉。

新生儿长到1个月后,就要用一块大些的可以在头、腰处固定的围兜了。如果围兜只在头部固定,围兜飞起,盖住脸,就会发生意外事故。围兜以纱布、法兰绒、毛巾等材料制作为宜。

第三节 产妇分娩前须掌握的常识

一、分娩前生殖器官及胎儿的变化

1.产道(胎儿的通道)

胎儿出生的通道叫做产道,这里有骨盆(骨产道)和子宫口、阴道、外阴部(软产道)。平时无论哪儿都没有胎儿可以通过的缝隙。可是一旦产期临近,软产道周围的肌肉和韧带就会变软伸开,而且骨盆和耻骨结合处也会松弛,并稍微张开,这是由于激素的作用。这样的变化,是为了怀孕晚期胎儿可以顺利地通过。

2.子宫收缩(把胎儿推出来的力量)

子宫反复收缩(宫缩),装有胎儿和羊水的胎膜中的压力逐渐增加,这压力就会传到子宫口,与用手压气球是相同的道理。

随着压力的增强,胎膜从子宫壁脱落,这就是胎胞,胎胞把子宫撑开。在子宫口开全的前后,胎胞不能承受压力而破裂,引起破水,胎儿就可顺利通过产道。

3.胎儿

胎儿在子宫中的位置和姿势本身,都摆出一种方便生产的样子。也就是采取让身体中最大的头部先出来的头位。下颌靠近胸部,缩肩抱团(屈曲胎势)。

通过产道时,几块颅骨合拢,头部变小或变长,这叫做变形功能。还有一点,为适应产道的曲线,胎儿自己旋转着出来,这叫做回旋。这些都是自然地进行的,婴儿就这样顺利地生出来了。

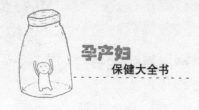
二、分娩的过程

以自然分娩的情形来说，虽然所需的时间因人而异，但一般初产需14~16小时，经产需7~8小时。

子宫口开始扩张时，就是分娩的开始，但由于无法掌握子宫口开始扩张的时刻，所以一般都以孕妇感觉子宫开始有规则地收缩时，作为分娩的开始。

另一方面，分娩的结束是指胎盘排出。在正常分娩情况下，胎盘会在婴儿出生后的20~30分钟内排出。

整个分娩过程分为下列三个时期：

第一期：从子宫口开始扩张到子宫口全开(子宫口开到可让胎儿头部通过的大小，直径约10厘米)的时期。

初产约需12小时，经产约需6小时。

第二期：胎儿出生的时期。初产约需2~4小时，经产约需1小时。

第三期：从胎儿出生到胎盘排出的时期。初产与经产都需20分钟左右。

三、分娩中第一期母体、胎儿的变化及应注意事项

1.母体的变化

子宫收缩的间隔时间逐渐缩短，而收缩时间却增长。原本是每隔20分钟约收缩10秒，慢慢变成每隔20分钟收缩20秒，每隔15分钟收缩30秒，每隔10分钟收缩40秒，每隔5分钟收缩50秒。

在分娩的过程中，第一期所花的时间最长，但这是自然生产必须花费的时间，所以不必惊慌，应以无比的耐心度过这段时间。

子宫口完全张开时，孕妇可以感觉到胎儿头部的下降。此时，带血、浓稠的分泌物会不断地流出来。

当子宫收缩增强时，颈管部就会逐渐向上滑，不久，这个被称为"颈管部"的部分就会消失。到最后，子宫口也会扩张到直径约10厘米的大小。

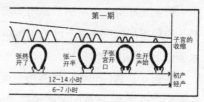

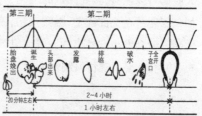

子宫口的开法，初产与经产有些许不同。初产时，首先颈管部会向上滑，然后子宫口才张开，分成两个阶段。经产时，则是两种变化同时进行。这也就是初产与经产在第一期所花时间差距颇大的原因所在。

卵膜除了子宫口的部分外，其余

都附在子宫壁上，所以当子宫口开始扩张时，卵膜的下端(子宫口周围的部分)会从子宫壁一点一点地剥落(这时的出血就是生产的征兆)。如此一来，这个部分就会像气球般地容易膨胀，于是因子宫收缩而寻求出路的羊水，就会积存在这个部分，形成胎胞。不久，胎胞因逐渐变大，无法承受子宫收缩及阴道的压力而破裂，羊水流出，这就是所谓的"破水"。但如果卵膜厚且抵抗力强，就不容易破裂。相反，如果卵膜薄弱，就可能提前破水。

2.胎儿的姿势

初产与经产多少有些差异。若是初产的话，胎儿的头部多半已进入骨盆的入口。

由于骨盆的入口宽度最长，所以胎儿会配合这种情形，朝向左或右的正侧面前进。而胎儿的头部以上下为最长，所以胎儿在这种状态下，会把下颌贴近胸口，尽量缩小头部的范围，以便快速通过骨盆。

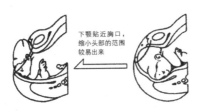

下颚贴近胸口，缩小头部的范围较易出来

但是，骨盆的中央部分又是斜幅最宽的地方，胎儿头部最长的部分为配合骨盆最宽的角度，会由正侧面转为斜向姿势。

此时，脸部可以朝向前方，也可以朝向后方。但为了使重要的后头部避开骨盆背侧坚硬骨头的压迫，脸部自然会朝向后方。

也就是说，胎儿的脸一面由正侧面逐渐朝向母体的斜后方，一面下降到骨盆的中间。

另一方面，若是经产的话，即使子宫口已全开，在破水之前胎儿的头部仍不固定，通常在骨盆腔的上方摇晃。在破水的同时，才一口气通过骨盆腔。当然，此时胎儿的头部仍会有规律地一面转动，一面下降。

胎儿的头骨是由几片骨头组合成的，由于其接合处尚属石灰化阶段，仍未固定，所以开始分娩时，头骨会自然重叠，使头部成为细长的形状，好让头部能顺利地通过骨盆。

胎儿出生后，头骨就会恢复原状，接合处也逐渐消失。但头顶部分，四片头骨的交叉点会出现一块菱形的缺口，用手去摸，会感觉瘪了一块似的。这个部分称为"前囟门"，等它完全长满大约要一年半时间。

3.注意事项

(1)不要太早上床

当子宫开始收缩时，不要太早就像病人似的躺在床上。因为躺得太久，反而会愈躺愈累，情绪也容易紧张。

除非真的很疲倦，否则应尽量站起来走动走动，或是坐在椅子上做点

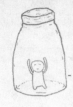
简单的手工、看电视、听音乐,以缓解紧张的情绪。

(2)用力要得法

在第一期前2/3的时间,即使子宫已规则地收缩,也不必急着用力,虽然用力会使孕妇感觉舒服些,但由于子宫口尚未开到足以让胎儿通过的宽度,所以,用力对分娩的进行毫无助益。不仅如此,由于下腹部用力促使骨盆底的肌肉收缩,反而会阻碍重要的子宫口扩张及胎儿下降。

此外,太早消耗体力,等到真正需要用力的第二期却已筋疲力尽、无力分娩那就麻烦了。

(3)子宫收缩时作腹式深呼吸

以腹式深呼吸代替用力,也可使孕妇舒服些。当收缩变得强烈时,腹式深呼吸的吐气能压迫腰骨内侧,也会感觉舒服些。

(4)医生许可才能用力

在第一期快要结束时,为了度过子宫强烈收缩的痛苦,在腹式深呼吸之间可轻微地用力,但是不可任意用力,必须获得医生或助产士的许可才行。

所谓"轻微地用力",是指能度过收缩程度的用力,而非全身使劲,真正地用力。

(5)要勤于排尿

由于行动不方便,所以对孕妇来说,上厕所是一件麻烦事。

但是,憋尿会使膀胱充满尿液,妨碍胎儿的下降,同时,尿液积存也会使下腹部感觉沉重,十分难受,所以不要嫌麻烦,一有尿意就赶紧上厕所。

(6)多摄取食物

虽然不可饮食过度,但除非是有呕吐的感觉,否则应利用收缩的空当,吃少许容易消化的食物。饿着肚子是无力分娩的。

(7)破水时切勿惊慌

有些产妇在进入产房前就已经破水,反正人在医院里,所以不必担心,只要找医生即可。

(8)借机补充睡眠

有时子宫收缩会在中途减弱,甚至消失,但不必担心,更不必失望、着急。不妨把它当成一个补足睡眠的机会,安心地睡个觉。这类型的分娩方式虽然耗费较多时间,但与其焦躁不安地胡思乱想,不如放松心情好好休息,养足精神分娩才会顺利。睡不着时,服用少许安眠药也无妨。

四、分娩中第二期母体、胎儿的变化及应注意事项

1.母体的变化

子宫的收缩大约每两三分钟收缩40~50秒,有时甚至持续1分钟或1分钟以上。

到了这个时期,由于子宫强烈的收缩使产妇会自然地用力,因而促使

变大的胎胞破裂,羊水流出,这就是胎儿即将诞生的征兆。

产妇用力后不久,就可从阴道外隐约地看到胎儿的头部。这个时期就称为"排临"。

此时,产妇会有排出某种硬物的感觉。实际上,如果仍有粪便残留在母体内,也会被推挤出来。不过,通常在分娩前产妇就已灌肠排便,所以此时只是有感觉,而非真的排便。即使真的排便,也不必不好意思,尽管安心用力即可。

此外,如果膀胱中有尿液积存,也可能会顺势排出,但一般都会用导尿管协助排尿,所以也不必担心。

子宫收缩时,从外面可以看见胎儿的头部,停止收缩时,就看不见这种状态(排临),不久后会进展到另一阶段,即使子宫停止收缩,胎儿也不会再缩进去。这个时期就称为"发露"。

从此时到头部出来的期间,随着外阴部强烈的紧张,产妇会有如同烧灼般的炙热感受。

胎儿的头部出来后,其余的部位就容易多了,按照肩膀、手、身体、脚的顺序,一一顺利地出来,同时流出温暖的羊水。

婴儿平安地诞生了,但脐带仍与残留子宫内的胎盘相连。

第二期的子宫是什么状态呢?这时的子宫口已完全挤开,整个子宫的形状也不再呈葫芦状,而变成上下一般粗的袋状。

虽然子宫口已全开,但由于产道的外侧被骨盆的骨头所包围,宽度只能让胎儿勉勉强强地通过,所以母亲必须作有效的用力,帮助胎儿顺利通过产道。

另一方面,变大的胎胞在阴道内逐渐膨胀,不久因受到阴道壁的压迫及胎胞本身的内压增加、母亲的用力等,而自然破裂。

进入分娩第二期之后,成为产道的阴道及外阴已做好充分伸展的准备,借由产道适度的用力,胎儿的头部就会从子宫口下降到阴道内。然后借着母亲用力的协助,推开阴道壁,不久后逐渐接近外阴的出口。

平常狭窄的阴道口,在分娩时由于具备充分的伸展性而能扩大,但它并非一下子扩大的,而是靠胎儿头部的挤压逐渐扩大的。因此,使得肛门与阴道口之间(会阴部),被挤成极薄的状态。

当胎儿的头部一口气滑出时,这个部分会有裂开(会阴裂伤)的危险。所以医生或助产士禁止产妇用力时,产妇就必须改作短促呼吸。

2.胎儿的姿势

若是初产的话,在第二期刚开始时,胎儿的头部约处于骨盆的中央,脸部朝向母亲的斜后方。之后逐渐朝向

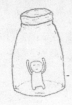
正后方,并下移至骨盆的出口。这也是骨盆出口纵向变长的原因。

由于产妇生产时采用仰卧的姿势,所以胎儿是以脸部朝下的状态出来,然后保持这种状态。在最大的头部出来之前,胎儿是以下颌贴近胸部的姿势向前进,等到头部出来,胎儿就一口气似的滑出来。

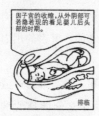
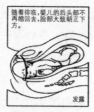

此时,助产者一面用左手防止胎儿头部急速地滑出,一面用右手预防会阴的裂开,并将胎儿朝下的脸部抬高,慢慢转向正面,使头部完全出来,以极力保护会阴部。

当胎儿的头部出来时,肩膀还在骨盆的出口处。肩膀出来的方式与头部不同,为使宽大的肩膀配合纵向较长的骨盆出口,必须顺着胎儿移动的方向,将胎儿转向侧面。

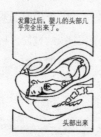
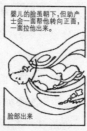

因此,助产者会将脸部朝下的胎儿的身体转向侧面,然后先让上肩出来,再让下肩出来,最后再把整个身体拉出来。

刚出生的婴儿在通过产道时,有时由于羊水、分泌物堵塞口鼻,所以不会马上哇哇地哭。

此时,只要将婴儿口、鼻中的羊水或其他分泌物用导管吸出,婴儿就会发出充满活力的哭声。

把婴儿的身体擦干净,再切断脐带,婴儿就成为"独立的个体"了。

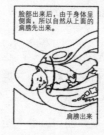
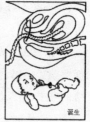

3.注意事项

(1)配合收缩用力

收缩一次约用力三次,产妇要遵照医生或助产士的指示,务必配合收缩用力,才能使用力达到最佳效果。

子宫未收缩时用力,不但无用,还会使自己筋疲力尽。

在子宫收缩的期间必须连续用力约三次。用力时,不必在意姿势的好看与否,只要采取最容易用力的姿势即可。还看不见婴儿的头部时,可采取侧卧,好像要抱住脚似的用力,如此较为容易且效果颇佳。

看得到胎儿的头部时,由助产者从两侧抱住产妇的脚部,并抬高让产妇用力,也具有很大的效果。

(2)用力之间作腹式深呼吸

当子宫收缩暂停时,可趁机作两三次的腹式深呼吸,为下次收缩时的用力作准备。

(3)短促呼吸时不可发出声音

胎儿头部最大的部分要出来时,不可用力,只要反复作短促呼吸即可。

此时,医生或助产士会告诉你怎么做,当你获得指示后,应立刻将手交叉放在胸上,无论如何都不可用力,只要"哈!哈"地作短促呼吸即可。即使是轻微地用力或发出声音,都可能使胎儿的头部迅速飞出,对会阴部造成意想不到的重大伤害。有时甚至会伤及肛门。

(4)解渴仅至于润喉的程度

产妇开始用力后,特别容易口渴,此时,可用吸饮的方式喝些不甜的红茶、果汁、茶等,但仅至于润喉的程度。

(5)开始消毒

外阴部消毒过后,产妇必须仰卧,双腿尽量张开,膝盖弯曲。

由于胎儿即将出生,为了方便医生或助产士协助分娩,即使再难受,也要保持这个姿势,与医生充分地合作。

五、分娩中第三期母体、胎儿的变化及应注意事项

1.母体的变化

婴儿出生后,原本变大的子宫会逐渐缩小,羊水也会全部流出来。这时因子宫收缩,胎盘从子宫壁剥落,由于重量的关系,会向子宫口下移。

此时,子宫会再度轻微地收缩。等助产者确定胎盘剥离时,会指示产妇再次用力,胎盘就会顺利地滑出来。

胎盘娩出后,子宫变得更小,并下降到肚脐下约两指横并的位置。

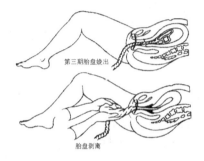

第三期胎盘娩出

胎盘剥离

此时,卵膜也同时从子宫壁剥离。胎盘出来时,通常呈现其在子宫内时的翻面状态,也就是以胎儿面为表面。当然有时也会以剥离时的状态,而非翻面的状态娩出。

胎盘娩出后,子宫会强烈地收缩,变得像石头般坚硬,胎盘、卵膜剥离面的出血现象也会停止。

2.注意事项

(1)两腿要尽量张开

胎盘娩出后,在外阴部消毒干净之前,两腿要尽量张开,以方便医生和助产士工作。

(2)不可用手碰触下腹部,以免刺激子宫

在胎盘娩出之前,如果用手碰触、刺激下腹部,尤其是子宫的部分,会造

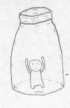

成反射性的子宫口收缩，而阻碍胎盘的娩出。

(3)缝合伤口

因分娩而使会阴部、外阴部或子宫颈管部出现伤口时，必须将伤口缝合。

此时，要继续忍耐，并采取医生所指示的姿势，与医生充分合作，以方便医生缝合阴道壁及阴道入口的伤痕，才不会妨碍到日后的性生活。

第四节 分娩中应掌握的助力与呼吸法

一、腹式深呼吸的方法与作用

腹式深呼吸具有稳定情绪的作用(镇静效果)。反复地作腹式深呼吸可减弱因子宫收缩而引起的强烈刺激。

此外，腹式深呼吸还可防止胎儿氧气补给功能的低落，借此项运动，可松弛产道周围肌肉的紧张，促进子宫口的扩张。

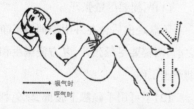

→ 吸气时
---- 呼气时

一般而言，在分娩的第一期产妇容易焦躁不安，为了稳定情绪，平安度过这一时期，腹式深呼吸是必要的动

作。如果害怕因子宫收缩，引起反射性的下腹部用力而阻碍分娩的进行时，可作腹式深呼吸，如此便能轻松、快速地度过第一期。

1.仰卧腹式深呼吸的方法

(1)两腿轻松地张开，膝盖稍微弯曲。

(2)两手的拇指张开，其余四指并拢，轻放在下腹部上，围成三角形。两手的拇指约位于肚脐的正下方。

(3)深吸气时，使下腹部膨胀般地鼓起，吐气时，使下腹部凹陷般地恢复原状。

练习秘诀：

腹式深呼吸是最重要的基本动作，要反复练习，直到能持续30分钟左右也不疲倦为止。

由于刚开始时容易感到疲倦，所以逐渐延长练习时间即可。

作腹式深呼吸时，胎动较为活跃，但不必担心。

最初即使用力也无妨，只要尽量使腹部膨胀即可。当腹部膨胀至最大极限时，再慢慢地吐气。也就是反复地"膨胀""吐气"，多练习几次，就能做得很好。反复练习时，只要一吸气，腹部就会自然鼓起。尚未习惯时，可能会做出肩膀用力、腹部稍稍鼓起，只有上腹部鼓起或胸部鼓起后腹部才鼓起等笨拙、不灵活的动作，但只要多练习几次，这些现象就会逐渐消失。

2.侧卧腹式深呼吸的方法

(1)两膝轻松地弯曲,身体下方的手肘也弯曲,手掌放在脸旁。

(2)身体上方的手,像是要抱住腹部似的向下腹部斜滑。

(3)深呼吸的方法、练习的秘诀等,与仰卧的情形相同。

3.腹式深呼吸的辅助动作

(1)按摩法

子宫收缩增强时,也就是第一期过半之后,可并用此法以缓和收缩的感觉。

腹式深呼吸的同时,可以一面用双手在下腹部做回转运动;一面轻轻地按摩,也可采用直线运动的按摩方式。

侧卧时,则以单手作同样的回转或直线按摩。

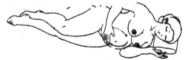

一面做腹式深呼息,一面轻轻的按摩下腹部

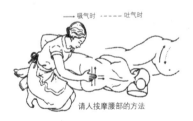

—— 吸气时 ----- 吐气时

请人按摩腰部的方法

无论是仰卧或侧卧,都不可用力按摩耻骨的正上方,如果过分刺激这个部位,可能会阻碍子宫口的扩张。另外还有按摩腰部的方法,但自己无法完成,必须借助他人。

(2)压迫法

这是在第一期过半之后,当子宫收缩逐渐增强,无法充分作腹式深呼吸的吸气及吐气时,所采用的一种辅助动作。

作腹式深呼吸的吐气时,以拇指或其余四指,压陷般地压迫腰骨内侧。

此外,还可将拳头放在腰下,以缓和腰部的沉重感,但时间不可太长。

二、分娩中正确的用力方法有哪些

当子宫口全开时,子宫收缩会使胎儿逐渐下降到骨盆的出口,此时如果加上用力的动作,可促进分娩,并缓和子宫收缩所引起的强烈刺激,使产妇轻松地度过这段时期。

所谓的"用力",与单纯的"使劲""用劲"不同,用力形成的腹压若不能顺着产道的方向,就毫无意义。

简单地说,就是必须和排便时的用力方法相同。或许有人会认为"那太容易了",但分娩时是躺着而非蹲着的,所以用力并不简单,而且容易使人焦躁不安。

1.仰卧用力

正确的用力方法:

(1)两腿充分张开,膝盖弯曲,后脚跟尽量靠近臀部。

(2)两手向后举,抓住床头的栏杆或两侧的把手。

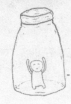

(3)先充分吸气,从鼻子吐气的同时停止呼吸,几秒钟后再慢慢地像是要排便或打开肛门似的逐渐用力。此时要紧闭嘴唇,直到最后都不要让空气漏出来。从吸气、用力到吐气完毕,大约需要25秒。

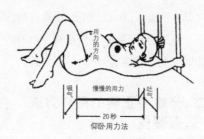

仰卧用力法

要确定用力的方法是否正确时,只要某人将手掌放在肛门附近,便可得知。方法正确时,手掌会被推向前;错误时,手掌几乎毫无感觉。

此外,正确的用力方法力量十分平均,所以只感觉手掌的前半部或后半部受推挤时,就表示方法错误。

错误的用力方法:

练习中如发现有以下的缺点时,请加以改正。

(1)只有腹部鼓起。问题在于吸满气后,在吐气之前没有暂时停止呼吸就突然开始用力,或是把停止的气送进腹部,因此造成这种情况。

(2)只有面颊鼓起。这也是停止呼吸的方法错误所造成的。与前项的情况相同,因吸、吐气间没有暂时停止呼吸,使气没有留在胸部,而跑到口中去了。

(3)身体向上滑。用力时,双手用力过度就会造成这种情形。有这种倾向时,只要双手稍微向下移,减弱手腕的力量,即可改正此项缺点。

(4)身体向下滑。与前一情形相反,当双手用力往后推或手握的地方太低时,容易发生这种情况。总之,手握的地方太高就往下移,握的地方太低就往上移,如此反复调整,就能找到适当的位置。

(5)背脊挺起。下腹部用力过度,或吸气时动用整个胸部想吸足气所造成的。

(6)臀部浮起。背脊、臀部、双脚应处在同一平面上。如果重心过分放在双脚,就会使臀部浮起。

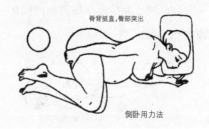

脊背挺直,臀部突出

侧卧用力法

(7)用力无法持久。吸足气后没有暂时停止就马上用力,用力自然无法持久。用力的秘诀是,吸足气后暂停几秒再开始用力。

2.侧卧用力

(1)侧卧时,身体下方的手肘轻轻弯曲,手掌放在脸旁。

(2)双脚并拢,膝盖尽量弯曲,手抱住身体上方的大腿靠近臀部的地方。用双手抱也可,只是侧卧时,在身体下方的手容易疲劳。

（3）头部不可弯得太低，背脊也不可拱起至眼睛看得到肚脐的程度。胸部先充分吸气，然后和仰卧的情形相同，暂停数秒后再用力。

（4）此时，背脊要挺直，不可拱起，臀部向后突出般地出力。头部弯得太低或不抱住臀部而抱住膝盖，都是错误的用力方法。

这种用力的姿势就好像排便时采用侧卧的姿势一样，任何人都能轻易做到。因此，当产妇采用仰卧的姿势无法有效地用力时，不妨先以侧卧的姿势做做看，等感觉较顺时，再换回仰卧的姿势做做看。

3.仰卧时抱住双脚用力

（1）举起双腿，双手从外侧抱住膝盖的内侧，双脚尽量靠近下腹部的两侧，并充分地张开。此时，大腿如果充分张开，与其说是双手抱住双脚，不如说是用双手将双脚抱起来。双手不可握在一起，而要各自握拳，双脚才能充分张开。

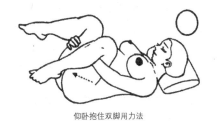

仰卧抱住双脚用力法

（2）用力的同时，使下颌贴近胸口，双腿尽量张开。

（3）如果双腿没有充分张开，反而并拢在一起，或是吸足气后马上用力，只有腹部鼓起时，用力效果自然不佳。

（4）原本应贴近胸口的下颌向上突出，或用力时支撑脚部的力量比抱住脚部的力量强，使得臀部下滑，如此都无法达到良好的效果。

三、三种用力法的练习时间与正确应用

练习用力的方法，最好从怀孕第十个月初开始。一天练习两三次，如果只是早晚试做的程度，就不必担心会引起早产或破水。但如果出现早产的征兆时，要等情况稳定后再继续练习。

在预产日的前两周，如果胎儿的发育一切正常，可稍微增加练习的次数。

练习时如果有人从旁加以指导、纠正，可使产妇早日学会正确的用力法。学会之后，只要做些轻松的练习，至于正规的练习，偶尔做做即可。

如果能练习到不必抓住任何东西，只要把手放在腰部即可，分娩时不但方便许多，也可减轻身体的疲劳。

真正需要用力的分娩第二期，初产需2~4小时，经产约需1小时。这段时期，大约每两三分钟收缩一次，一次收缩约持续1分钟。

为了轻松地度过这段收缩期，使胎儿早点儿生出来，在持续1分钟的收缩

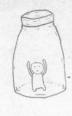

时间内,至少必须用力三次。这是由于一次的用力,如前所述,从吸气开始之后,有15~20秒的有效时间。

以1分钟收缩用力三次来计算,1小时要用力45~60次,2小时90~120次,4小时180~240次。

因此,为了避免无谓的消耗体力,必须尽量达到用力的效果。方法正确时,可使4小时的分娩缩短成两小时。方法错误时,即使经过4小时,分娩也可能只进行到两小时的程度。

分娩时,产道并非已完全扩张,等待胎儿的通过,而是要靠母亲正确的用力法,使胎儿以前进两步、后退一步的形式,逐渐向前进。如果用力的方法错误,无法产生前进两步的力量,而且又在此松一口气,变成进一步、退一步时,胎儿就会滞留在原地不进不退了。

因此,在耗时的第二期,最好以"侧卧式"为主要的用力法,并可以左右交替的姿势来做。

当分娩进行顺利、开始消毒外阴部时,为了保护会阴,助产者会要求产妇改以"仰卧式"的用力法。如果以这种姿势无法有效用力时,可以利用仰卧抱起双脚的方法,没问题后,再换回收下双脚的"仰卧式"用力法。

四、短促呼吸法的练习与作用

胎儿的头部露出外阴后不久,头部最宽的部分就会通过外阴,之后靠子宫收缩的力量就已足够,不需再用力。但是,一般产妇在这个时期仍会忍不住地用力。产妇一旦用力或发出声音,就会使胎儿头部受压迫,伸展变薄的会阴部,导致裂开。

为了防止这种情形,并方便助产者工作,可利用短促呼吸取代用力。短促呼吸只作一次(一次一分钟,有时必须反复作几次),由于时间短促无法修正,所以绝不可轻视它的重要性。

短促呼吸的正确方法是:

1.仰卧,膝盖弯曲,双脚充分张开,双手交叉握在胸前。

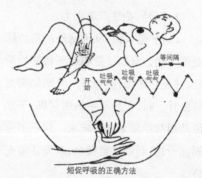
短促呼吸的正确方法

2.依平常的方式吸足气后,立刻快速地吐气,再反射性地吸气、吐气……反复作短促急速的呼吸。如同长跑后,自然而然地急促呼吸。

3.作的时候要能听得到"哈!哈"狂乱急促的呼吸声。

4.如果中途感觉呼吸困难,是把"吐气→吸气"的顺序搞错,而变成"吸

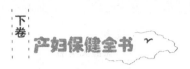

气→吐气"所造成的。

5.吐气量与吸气量必须相等,否则会感觉呼吸困难,应立刻中断。短促呼吸时,吐气量多半多于吸气量,所以吸气时要大口大口地吸。

6.进入呼吸运动前的吸气,如果吸入的量比平常多,或以全身来做运动时,下半身容易摇晃,造成助产士工作上的不便。

短促呼吸最主要的是,记住它的呼吸量与平时相同,只是速度较快而已。如果还不会的话,请捏住鼻子,张开嘴巴,暂停呼吸数秒后再吸气,然后以这种状态呼吸,再稍微加快速度即可。

从怀孕第10个月初开始练习短促呼吸,最好每晚练习一次。等熟练之后再配合用力一起做,试着练习在用力的途中突然转作短促呼吸,直到配合良好为止。

五、分娩中的其他辅助动作

第一期:以腹式深呼吸为主,必要时再加上按摩、压迫法等。从第一期结束开始,为缓和收缩的刺激,可并用侧卧的方式轻轻用力。

第二期:前半段以侧卧式用力法为主,至排临状态时,则以仰卧式或仰卧抱起双脚的用力法为主。胎儿的头部出来后,再依照助产者的指示,改作短促呼吸。

第三期:后产(胎盘)娩出时,要遵照助产者的指示,轻轻地用力。

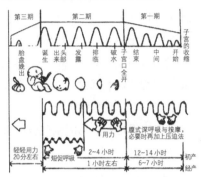

六、分娩中如何与医生配合

产妇在分娩时应当服从医嘱,听从医生指挥,正确适时地使用产力,避免盲目用力,以使分娩正常进行。

当第一产程(即开口期)开始时,产妇腹部阵阵疼痛,这时产妇应做到"睡、忍痛、慢临盆"。产妇尽量休息睡觉,即便不能入睡,也要卧床闭目养神,养得一分钟,则增加一分产力。当宫缩时,产生阵性腹痛。产妇应尽力忍住,因为阵痛是一种正常的生理现象,是排出胎儿时的挤压作用,宫缩越强,疼痛越烈。此时产妇绝不可大喊大叫。有的产妇认为大喊大叫会舒服些,其实大喊大叫会消耗体力和精力,还会使肠子胀气,不利于宫口扩张和胎儿下降。更不可翻动不休和手舞足蹈,这样消耗精力更大。

在第一产程中,尤其不可过早用力下挣,有的产妇以为早用力,胎儿会早娩出,这种做法适得其反。因为第一

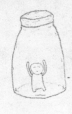
产程是开口期，其动力主要来自胎儿和胎盘中分泌的激素，促进子宫收缩，使子宫颈口开全。在颈口未开全之时，企图早些娩出胎儿，是不可能的，只能消耗精力和造成疼痛，影响产力，不利于第二产程的顺利通过。在第一产程中，只能顺其自然，忍痛待产。

第二产程是产妇与医生配合的重要时刻。当子宫口开全后，即进入第二产程。此期子宫收缩频而强，胎儿先露部压迫盆底组织和直肠，引起反射性屏气动作，腹肌和膈肌强烈收缩，腹腔内压增高，此时正是用力下挣的时机，可以按医生指导正确使用腹压和做哈气动作。当子宫收缩时，产妇双手拉住床沿两侧拉手，先深吸气，憋住一口气向下用力挣，当子宫停止收缩时，不可用力下挣，此时应做哈气动作，使膈肌和腹肌有节律地收缩。当胎头仰伸娩出的时候，应作张口呼吸，即哈气动作，不宜过于用力强迫胎儿落地，以免胎儿娩出过快而撕伤阴道与会阴。

如果产妇宫缩乏力，或产道异常，如骨盆狭窄、盆腔肿瘤或胎儿过大、胎位不正等异常情况，需要手术助产时，产妇和家属要服从医生的决定，当机立断，以保证大人、小孩安全。切不可从主观愿望出发，随意阻拦手术，或犹豫不决拖延时间。要相信和配合医生选择最恰当的手术，以保证母子安全。

第二章　分娩前后的卫生常识

第一节　产前应了解的卫生知识

一、临产前为什么会腹痛

预产期到来，意味着胎儿发育成熟，成熟的胎儿对氧和营养物质的需求量增高，胎盘供应相对不足，使胎儿肾上腺皮质激素分泌增高，促使雌激素增高、孕激素降低。雌激素促进子宫收缩，孕激素抑制宫缩。高浓度的雌激素激发子宫强烈收缩，宫缩时，子宫肌纤维缩短，挤压子宫神经末梢和血管，从而产妇感到腹痛。

子宫收缩是将胎儿向外排出的一种活动，分娩时子宫产生节律性、对称性收缩，其收缩力由弱到强，维持一个短时间后，又逐渐减弱，以至消失，两次收缩之间有一间歇时间，这就是产妇发生腹痛的原因，刚开始时，子宫收缩只有30秒钟，中间休息10~15分钟，越临近分娩，宫缩时间越长，可达1分钟，强度越来越大，这就是产生腹痛一阵紧似一阵的原因。每次子宫收缩后，胎儿先露部分都要向下降一点，胎儿下降时压迫盆底组织和直肠，反射性地引起排便感，这就是产妇产生腰骶胀痛欲便而不能出的原因。

二、自然分娩有哪些好处

1.胎儿由子宫内依赖母体生活，到出生后的独立生活，是一个巨大的转变，这一转变必须有一个适应的过程。胎儿经阴道自然分娩，子宫有节奏地使胎儿胸部受到压缩和扩张，使出生后婴儿的肺泡富有弹性，容易扩张。当胎儿经过阴道时，胸部受压，娩出后，胸腔突然扩大，有利于胎儿出生后的呼吸建立。

2.阴道分娩时，胎儿头虽然受到阴道挤压可拉长变形，但这种变形是一种适应性变化，出生后一两天即可恢复，不会损伤大脑，也不会影响胎儿的智力。

3.临床证实，阴道分娩产后感染、大出血等并发症较少，产后体力恢复

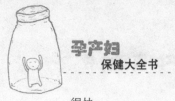
很快。

临产过后再注意真临产的到来。

三、临产前有哪些预兆

临产一般在预产期前后，孕妇必须记住预产期。当预产期即将到来时，孕妇应该时刻留意腹部有无疼痛、腰骶部有无坠胀现象以及阴道分泌物的变化情况。

在正常情况下，分娩前24小时内，产妇首先感到下腹部有稀疏的、呈节律性的阵发性疼痛，越临近分娩腹痛越密，持续时间越长，疼痛程度越重，民间称之为催生，说明已经到了临产期。

随着疼痛的加剧，子宫颈口便逐渐扩张，使宫颈内口附近的胎膜和毛细血管破裂而引起出血，阴道便有血性分泌物和宫颈黏液排出，医学上称为"破膜"，俗称"见红"，这就是胎儿即将分娩的预兆。

有一种叫"假临产"的情况，孕妇务必辨别清楚。假临产多发生在分娩前两三周内，此时子宫较敏感，由于胎头下降、子宫底下降，常引起子宫不规则收缩。这时，孕妇自觉有轻微腰部酸胀，腹部有不规则阵痛，持续时间很短，常少于30秒，并无逐渐加剧和间歇时间逐渐缩短的情况，且常在夜间出现，清晨消失，更为关键的鉴别点是阴道无血性分泌物流出，故称做"假临产"。这时产妇不要急于进医院，待假

四、剖腹产的孩子真的更聪明吗

剖腹产是近50年来发展起来的产科中最大的一种助产术，其目的在于切开产妇的腹部和子宫将胎儿直接取出来。这对于解决各种各样的难产，挽救母婴性命，确实起到了相当大的作用。然而，这却使许多人对剖腹产发生了误解。以往一提起开刀，人们往往顾虑重重，而现在却有相当多的孕妇竭力要求做剖腹产。她们认为剖腹产是分娩的捷径，甚至认为剖腹产的孩子比从阴道产的聪明。因此，宁愿自己挨一刀，也要保证孩子的智力。

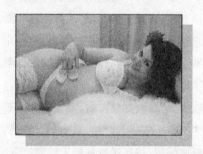

其实，这是毫无科学根据的。胎儿从阴道分娩是一种正常途径。当子宫收缩时引起的种种改变，对胎儿出生后呼吸功能的建立以及独立生活都是有益的。孩子的聪明与否，并不取决于助产方式，而是与大脑的神经系统发育有关。剖腹产绝对不可能增加孩子的智商，使孩子更聪明。

剖腹产虽然对婴儿比较安全，但

毕竟是一种手术，不但对母体有损伤，出血量比阴道要多一些，并发症也较多，而且由于手术后子宫留有疤痕，再次怀孕时还有子宫破裂的危险，因此剖腹产3年之内不允许怀孕。这样，万一胎儿有先天性畸形或胎儿夭折，则在几年内不能生育。此外，据有关方面统计，剖腹产分娩的新生儿血液中各种免疫因

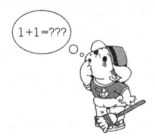

子含量明显低于正常阴道分娩的新生儿。这说明经剖腹产的孩子抗御疾病的免疫力要比从阴道分娩的差。因此，如无必要，尽量不要采用剖腹产。

第二节　须了解的几种分娩方法

一、什么是会阴切开分娩

到怀孕末期，外阴部变得又肿又软，这种变化，阴道口周围在分娩时才能很好地扩张，以便让婴儿通过。但是，如果初产妇扩张情况不好，分娩的速度快，在还未充分扩张时胎儿就出来了。这时就会出现从阴道到会阴的撕裂。医生为了不出现撕裂，用手控制

着胎儿的前进，等待着阴道口的扩张(这叫做保护会阴)。但是为了不使分娩时间拖长，要在撕裂出现前切开会阴。

比起撕裂的伤口，切开的伤口恢复得更快，而且能更好地避免感染。

施行切开手术，是在作阴部神经麻醉或阴道口周围的皮下浸润麻醉以后，从阴道到会阴切开3厘米左右，在分娩后再将刀口缝合。

二、什么是产钳与胎头吸引分娩

分娩有一个时机问题，稍微错过了，正常的分娩也会发生异常。

这样的病例并不少：在怀孕期的诊察和检查中，知道有某种程度的异常，分娩时胎儿突然紧迫假死；或产妇在怀孕过程中什么问题也没有，在分娩时却突然发生子痫；还有，就是胎盘早剥，在婴儿还不具备出生条件时，胎盘就剥离了，如果不能及时发现，胎儿会死亡，有时还会对母体产生影响。

发现这些异常时，必须尽快从体内将胎儿取出。为此要施行产科手术。例如，如果头已进到出口，可施行阴道胎头吸引分娩法或产钳分娩法。

吸引分娩是把吸杯放在胎儿的头顶而用力拉出。

还有产钳分娩，用钳子将婴儿的头，也就是将双侧颞骨夹住，用力拉出的分娩法。

过去由于产钳分娩引起颅内出

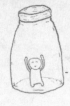
血或死亡，或发生智能障碍，或引起手脚麻痹，其后果是很成问题的，所以现在不轻易使用产钳分娩，因此不必担心。

三、什么是剖腹产分娩及应注意事项

所谓剖腹产，就是不通过产道将胎儿取出。方法有好几种，大部分采取所谓腹式剖腹产，切开产妇的下腹部和子宫。

施行剖腹产的情况有两种：一种是提前就清楚地知道不能自然分娩，能够预测出对胎儿和母体有危险时；另一种是在自然分娩过程中发生异常，必须紧急取出胎儿时。

例如，胎儿头部与骨盆不适合，骨盆狭窄；或胎儿过大，胎儿通不过骨盆时；或初产出现臀位时；高龄初产妇大多软产道坚韧，也就是产道发硬，胎儿不易通过时；前置胎盘、胎盘早剥、脐带脱出以及有子宫破裂、有合并症等情况时。

这是站在医学立场上讲施行剖腹产的理由。但最近根据本人的愿望，在没有任何障碍的情况下施行剖腹产的人多起来了。理由是不感觉疼痛就能生下(由于麻醉，分娩时不疼，但术后伤口疼痛)，而且阴道不松弛。

剖腹产，是为了将母子从危险中抢救出来必须采用的方法。然而，尽管近年来产科麻醉技术发达，输血也简单，加上抗生素的发达，手术后的情况也良好，但毕竟还是有相当的危险，不能断言绝对的安全。术后母体的恢复既慢，又在腹壁残留疤痕。

而且，据说剖腹产出生的婴儿，比自然分娩出生的婴儿，生理功能(身长、体重、智能指数)等的发育速度要慢。不管怎么说，自然分娩无论对母体还是对胎儿都是最好的。希望不要以悠闲的心情期待剖腹产。

产科医生为了母亲和孩子，日夜在研究的是怎样才能做到使孕妇自然分娩。

施行剖腹产分娩的注意事项：

1.提前就决定做剖腹产手术的人，一旦发生宫缩，应立即住院。因为必须在胎儿未进入产道时施行手术。

2.手术前六七小时开始不许进食。

3.即使第一次分娩是剖腹产，下一次分娩如医生认为是正常的，也可以自然分娩。

4.剖腹产的次数，尽管有个体差异，但不能超过三次。

5.手术后伤口疼痛，住院时间长，授乳开始得晚。

四、分娩中还会有哪些异常情况

1.子宫破裂

发生在娩出力和产道的阻力不一致的时候，分娩障碍中最不幸的合并症就是子宫破裂。

破裂的原因有:胎儿位置异常,胎儿过大,狭小骨盆,子宫口坚韧,子宫畸形,子宫或卵巢肌瘤,宫缩异常等。此外,还有子宫壁过度扩张引起的自然破裂和由于产科手术引起的人为破裂。

破裂是在宫缩的高潮时突然发生的。产妇自觉腹内像有什么被打碎了那样剧烈的疼痛,难以忍受。

如果有破裂的先兆,做剖腹产手术最适合。子宫口已经开全时,可施行胎儿缩小术。但是如果已经发生破裂,只能做开腹手术了。这时,如有感染危险,应摘除子宫。

2.子宫颈管裂伤

和子宫破裂一样,在娩出力过强时,容易发生的是子宫颈管撕裂。由于高龄初产而颈管阻力过强时,胎儿过大时,胎儿的位置有异常时,颈管遭受强力易致伤。

分娩后,子宫收缩良好,阴道和外阴部没有伤口,但鲜血总是不断时,可以认为是颈管撕裂。由于出血容易引起急性贫血,因此必须充分注意。

如果发生撕裂,要立即缝合。救急处置办法,是用纱布和消炎药条填塞阴道伤口,如果是轻伤自然会止血。

3.胎盘滞留

婴儿出生后不久,胎盘就会脱落。胎盘迟迟不脱落的,就叫做胎盘滞留。

使用子宫收缩剂,或从腹部往下推,促使剥离,或用手和器具取出,但这是医生做的事,产妇不用操心。

4.产后出血

分娩后,子宫收缩不好,胎盘剥离面的血管不闭锁,总是流血,叫做产后出血。

分娩免不了要出血,一般的出血量是300毫升左右,超出这个量,就是异常出血。出血500毫升以上者占10%以上,出血1000毫升以上者占3%,出血1500毫升以上者占1%。

出血多了,产妇就觉得身上发冷,严重时出汗、呕吐、呼吸和脉搏加快,陷于休克状态。

产后出血的原因,大多是由于多胎或羊水过多症,而使子宫伸张,分娩后收缩不好。把分娩次数作比较,发现分娩次数越多,出血率越高。因此,分娩多次的人,必须注意出血问题。

五、超过预产期仍无临产征兆怎么办

分娩不一定是在预产期那天,在预产期以后两周内分娩都是正常的,因此,就是推迟了一周左右,也没有什么,不必为此心神不宁。特别是初产妇,比预产期晚分娩的人很多,不要烦躁不安,要接受医生、助产士的诊断和指导。超过预产期两周以上还没有分娩的,要在测定孕妇尿中雌三醇(雌激素)水平以后,再决定处置方法。雌三醇值低时,可做人工宫缩,但如果是正

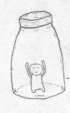

常值,应再观察一段时间。

六、什么是水中分娩

早在60年代初,苏联科学家就提出了这个主张,认为新生儿在水中出生有助于知觉和智能的发育。到了70年代,法国的一些医生也提倡水中分娩,以缩短产程并减轻产妇的阵痛。1985年,美国的一位妇产科医生正式建立了一个"水中分娩中心",受到了许多产妇的欢迎。在这个水中分娩中心有两种设备:一种是装有可调节水温的圆形分娩池;另一种是装在卧室里的大浴盆,水温都控制在37度。孕妇开始进入第一产程时,由护理人员帮助孕妇在水池(或浴盆)里自由活动,或在卧室的产床上听音乐,接生的产科大夫则利用超声听诊器监测胎心音。在这种悠然自得的环境中,产妇的骨盆和子宫口约一两个小时就会完全扩展开来,使胎儿轻松自如地分娩出来。之后,母子便可离开水中上产床等待胎盘娩出。当然,分娩中的一切设备,包括水池及浴盆中的水都是经过严格消毒的。据报道,在这个水中分娩中心分娩的1800多名产妇的产程明显缩短,阵痛也不明显,分娩都很顺利。

为什么水中分娩能减轻产妇的痛苦并对胎儿有利呢?究其原因,可能水的浮力及水温的变化能改变人体神经、血管和肌肉的反应,使产妇全身的神经和肌肉处于放松状态,消除和缓解宫口扩张不良、宫缩无力以及情绪紧张引起的肌肉痉挛等症状。对于胎儿来说,他在母腹中就生活在水中世界,出生的过程不过是由羊水转换到温水中,环境变化不大,因此更容易接受。

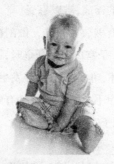

由此可见,水中的分娩不仅对新生儿有好处,而且对产妇也十分有益,使她在温水中感觉很舒服,心理和肌肉都得到放松,进而使产程明显缩短。这对于孕妇和胎儿来说,当然是个求之不得的好消息。然而,由于水中分娩有它的适应范围,因此目前在国内还很少采用。但是我们相信,随着科学技术的发展,水中分娩将不断得到发展和完善,成为最有利于产妇和胎儿的分娩方式,为越来越多的人所接受。

七、各种助产术会对婴儿 有何影响

由于目前提倡一对夫妇只生一个孩子,人们对优生的愿望十分强烈。因此,往往对分娩时实施必要的助产术有很大的顾虑，担心对孩子的智力发育造成不利的影响。

应当怎样看待这个问题呢？我们说，如果能顺利地自然生产当然是上策。但是，遇上特殊情况，胎儿不能顺利娩出，如不实施相应的助产术，就会使胎儿在宫内受阻，造成缺氧，伤害其大脑细胞，以致影响孩子的智力，这时，就只有借助于助产术了。一般情况下，正确地实施助产术，是不会对胎儿造成影响的。

常用的助产术有会阴切开术、产钳术、胎头吸引术和剖腹产术等几种。

1.会阴切开术

助产术中最普遍应用的就是会阴切开术，也就是在产妇的会阴部剪一刀，以利于胎儿娩出。遇到胎儿过大、胎位不正、产力不强、会阴肌肉紧张等情况时，胎儿可能滞留在产妇的会阴部，时间一长，可能造成缺氧、颅内出血等不良后果。因此，及时切开会阴，扩大出口，胎儿就会很快娩出，有利于优生。目前，我们多数医院对初产妇采取这项手术已成常规。国外医学界也主张对产妇一律施行这项手术。

2.胎头吸引术

胎头吸引术，也是一种常用的助产术，是用一种软质材料制成的吸引器，利用真空吸力帮助吸出胎头的方法。当产妇产力不足、胎儿宫内窘迫、胎头通过产道不顺利时，借助胎头吸引器助产是十分有效的。由于负压吸引，使一些婴儿头部出现血肿，这就使许多产妇和家属顾虑重重，担心会影响婴儿的智力。其实，这种血肿只发生在头皮和颅骨之间，并未触及颅骨内的脑组织，不会影响优生，而且几天后就会自行吸收。

3.产钳术

产钳术，就是用一种外形像钳子的器械夹住胎头两侧，顺着宫缩的力量将胎儿拉出母体外。当胎头已经降得特别低，无法自动娩出时可使用产钳。许多产妇和家属担心产钳会夹伤胎儿的大脑，影响孩子的智力。其实胎儿的颅骨虽软，却可以保护大脑，只要医务人员正确操作，是不会伤及胎儿的。相反，如果任凭胎儿滞留产道，则会使胎儿缺氧、窒息而损伤脑细胞，影响优生。

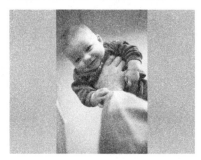

由此可见，我们每一个孕妇都应科学地认识助产术在分娩中的作用，配合医生做出最有利于胎儿的助产方式，让您的孩子得到真正的优生。而绝不能因噎废食，拒绝必要的助产术，使您的孩子受到损失。

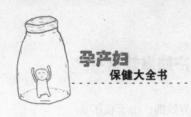

八、生双胞胎时应注意哪些问题

有双胎(孪生子)或多胎,虽不能说是病,但一般只养育一个胎儿,变成同时养育两个胎儿,对母体和胎儿都容易引起异常。

双胎有两种,一个受精卵分裂成两个,各自培育出胎儿,生出来的胎儿叫做单卵双胎。另一种,由于某种因素排出两个卵子,而两个卵子分别受精,两个胎儿生长后生出来,这叫做双卵双胎。

单卵双胎性别相同,脸形也相像;双卵双胎性别有的不同,有的相同,脸形有的相像,有的不像。

到怀孕五六个月时,还看不到双胎特有的症状。肚子也许比正常的要大些,但是因为每个人的情况不同,只靠这个还不能判断。在产前检查时也多查不出,孕妇也没有自觉症状。

但是,到了怀孕七八个月时,根据触诊能知道有两个胎儿的头,听诊时能听出两个心音,因此,此时可以断定是双胎。

双胎也能和单胎一样自然分娩,但要注意的是孕妇在怀孕期间容易得妊娠中毒症。而且得病的时间比单胎要早,并且容易变成重症。因此,明确是双胎以后,就要比单胎时更加小心,避免患上妊娠中毒症。这就要求产妇特别注意保持安静、充分睡眠、限制盐分等事项。

因双胎造成早期破膜和早产的可能性也高,因此要特别注意。要避免过度疲劳,抽空多休息。此外,由于必须供给两个人的营养,母体容易贫血。所以要注意多摄取富含铁和优质蛋白质的食物。

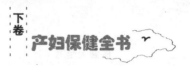

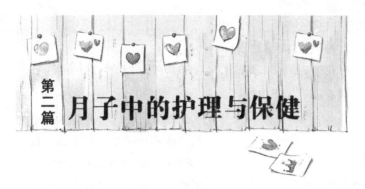

第一章 月子中的生活起居

第一节 产妇月子中的身体调养

一、产后的第一周应注意什么

1.分娩当天

刚分娩后由于放心和疲劳，产妇充分休养是必要的。

肚子饿了，可吃些清淡饭菜，但不宜吃有刺激性的。剖腹产的人36小时后才能进食。

由于子宫收缩引起的肚子疼痛，或会阴缝合处的疼痛不能忍耐时，要向医生提出，吃点药或作适当治疗。

伤口的缝合部位疼痛时，在身体移动时，双膝并拢能缓和疼痛。

2.产后第一天

没有异常情况出现的人，从分娩8小时左右在医生指导下开始下床步行。会阴切开的人，在12小时以后开始。

排尿、排便、处理恶露也可以自己做了。

乳房充血肿胀。由助产士进行授乳和乳房按摩的指导，试验初次授乳。即使不出乳汁，只让含含乳头也行。授乳后有时恶露会增多，这是刺激乳头引起子宫收缩的结果，不必多虑。

从这时起，要在床上作子宫按摩，对腹部紧张的恢复、肠道的运动、子宫收缩、盆底肌都有好处。腹带和紧腰衣对腹壁弛缓的恢复、促使子宫收缩、保暖、行动方便都是最适合的。因此腹带应使用4~6周。

施行剖腹产的人仍然需要躺着。术后36小时以后开始进流食。

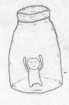
3.产后第二天

开始流出丰富的初乳，尽量让婴儿吸吮。继续进行乳房按摩。

以不疲劳为限，试着在室内步行。

没有异常情况发生的人，从这天起可以淋浴。

4.产后第三天

剖腹产的人可以开始步行，但别累着。

作贫血检查。

产后两三天，有和血一样的鲜红的恶露。有血块时，要向医生提出。

5.产后第四、五天

第四、五天时缝合的部位要拆线。

婴儿到新生儿科受诊。如发现代谢异常，可去新生儿室，有股关节脱臼和斜颈等异常时，可以接受诊治。

6.产后第六天

母子都要作出院前的诊察。如均无异常现象出现，可同时出院。领母子健康手册，申请出生证明书。

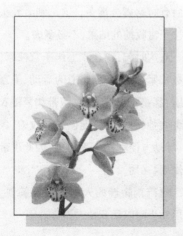

二、坐月子需要多长时间

"坐月子"在医学上称为"产褥期"，产褥期是指胎儿、胎盘娩出后的产妇身体和生殖器官复原的一段时间，需要6~8周，也就是42~56天，一般规定的产假就是按产褥期要求而来的。在这段时间里，产妇应该以卧床休息为主，休养(休息和调养)好身体，促进生殖器官和机体尽快恢复。

产前孕妇担负着胎儿生长发育所需要的营养，母体的各个系统都要发生一系列的适应性变化。尤其是子宫变化最为明显，子宫肌细胞增大、增殖、变长，到妊娠晚期子宫重量增加为非孕时的20倍，容量增加1000倍以上。心脏负担增大，血流速度加快，心率每分钟增加10~15次，心脏容量增加10%，才能供养胎儿和自身需要。同时因胎儿逐渐长大，膈肌逐渐上升，而使心脏发生移位。肺脏负担也随之加重，肺通气量增加可达40%，并出现鼻、咽、气管黏膜充血水肿。妊娠期肾脏也略有增大，输尿管增粗，肌张力减低，蠕动减弱。其他如肠胃、内分泌、皮肤、骨、关节、韧带等都要发生相应改变。以上这些变化，在分娩后都要逐渐恢复正常。特别是在分娩时，产妇身体已受到了一些损失，也需要一定时间的恢复。这些系统和器官的复原,都要经过产褥期的休息和调养才能实现。当然,产妇身体的恢复不仅是时间的问题,还决定于产褥期产妇的饮食、休息、锻炼等多方面的调养。调养得当,则恢复快,且无后患;若调养失宜,则恢复慢,往往还会留下产后疾病,俗称"月子病"。

三、月子中应从哪几方面调养

产后调养,是指产妇分娩后,由于脏腑功能暂时失调,身体虚弱,抵抗力弱,需要在产褥期内休息调养,使之恢复正常。

产妇在坐月子期间,不但要承担喂养新生儿的任务,而且要适应机体各部分的变化。虽然这些变化多属于生理范畴,但在此期间内产妇解剖生理改变较大,如子宫容积须从妊娠的5000毫升恢复到5毫升,子宫颈要从分娩时松软、充血、水肿、皱起如袖口形状,缩小成鱼口样形状,子宫内因胎盘剥离时还留有创面,外阴也还有充血、水肿的情况。若稍有疏忽,极易发生感染,引起阴道炎、外阴炎、前庭大腺炎、宫颈炎、子宫内膜炎、输卵管炎等。如果休养得当,就可以预防以上这些疾病的发生。产后身体虚弱,抵抗力弱,病菌便可乘机入侵,稍有忽视,就会得病,如月子里产妇做粗重工作,劳累过度,易患子宫下垂病。妇科医学家告诫说:"犯时微若秋毫,成病重如山岳。"说明了产后休养的重要性。如

果产后休养得好,产妇身体就能百病不生,并能很快地恢复正常,精力旺盛,身心健康。

产后调养内容很多,大体上包括5个方面。

1.产妇要注意休息,以保养和恢复元气。

2.因产后脾胃虚弱,必须注意饮食调理,不但要进食富含营养的高蛋白食物,更需多食新鲜蔬菜、水果;身体弱者,还宜搭配一些药膳,并忌食过咸、过酸、生冷及辛辣刺激性食物。

3.产后应保持精神愉快,避免各种不良的精神刺激。

4.要注意调适寒温,随时预防寒湿热侵袭。

5.产后要注意清洁卫生,勤换衣被。

四、身体哪些变化属产褥期的正常现象

产褥期间,身体内部发生了变化,有些变化也引起了外表现象的变化。只有掌握了这些正常的变化现象,孕妇才能自我判断是否有异常,是否患有疾病。正常现象主要有:

1.心情

产妇分娩以后正像剧烈运动以后一样,十分疲劳却又轻松愉快,所以往往在产后不久就熟睡。醒来除觉得全身软弱少力外,一般没有什么不适,仅有少数产妇在分娩以后发生寒战。

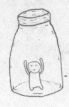
2.体温

产后24小时内，由于能量消耗过多,机体产热超过散热,体温会升高一些。不过一般不会超过38℃,属于分娩反应,而且24小时后会很快降热。

3.呼吸与脉搏

产后由于腹压减低,横膈下降,呼吸变深变慢,每分钟14~16次。又由于胎盘循环停止以及卧床休息、精神放松的缘故,脉搏也比较慢,每分钟60~70次。

4.出汗

产妇多汗,尤其睡着和初醒时汗更多。这是因为产妇皮肤排泄功能旺盛的缘故,妊娠后期体内所滞留的水分必须在产后排出体外,出汗是排泄水分的途径之一。因此产后出汗是正常现象,并非身体虚弱的表现。

5.恶露

产褥期间的阴道排出物叫做恶露。恶露中含有血液、坏死胎膜组织、细菌及黏液等等。正常情况下,产后三四天内恶露量多,且颜色鲜红(血性恶露);一周后,恶露颜色慢慢变淡(浆性恶露);两周后,恶露变淡为黄色或白色(白恶露);大约产后三周左右,恶露净止。如果产后两周,恶露仍然为血性,可能子宫复原不佳或是子宫内有胎膜或胎盘组织残留。正常恶露有血腥味,但不会发臭。如有腐臭味,时间过长,则是产生感染的征象。

6.大小便

产后24小时内,尿量可多达2000~3000毫升,以便通过肾脏排出体内滞留的水分,这是正常现象。产后常有便秘现象,这与产妇尿多、汗多有关,是一种正常的现象。

7.乳汁分泌

分娩头1~2天内,乳房仅流出少量黄色稀薄的液体,叫做初乳,一般分娩2~3天内开始,乳房胀大,变坚实,皮下静脉充盈,看起来好像一根青筋。不但乳房局部温度增高,这时体温也升高了,但不超过38℃,并且腋下出现肿胀的淋巴或副乳腺。再过1~2天,乳房逐渐变软而有乳汁分泌。这些都属于正常现象。

五、月子中应怎样卧床休息

有人认为坐月子就要完全卧床一个月,以休息来恢复怀孕期和分娩期的劳累,其实这完全是不必要的。我们知道人的生命在于运动,人的健康也来自运动,如果一个月卧床休息,那么结果将是怎样的呢?也许一个月过去,产妇根本就不能起床走路了。

医学认为,一般产后第一天,产妇疲劳,应当在24小时内充分睡眠或休息,使精神和体力得以恢复,为此,周围环境应保持安静,家人从各方面给予护理和照顾。正常产妇,如果没有手术助产、出血过多、阴道撕裂、恶露不尽、身痛、腹痛等特殊情况,24小时以后即可起床作轻微活动,这有利于加速血液循环、组织代谢和体力的恢复,也可增加食欲,并促进肠道蠕动,使大小便通畅。

早期适量活动,可促进消化功能增强,以利恶露排出,避免褥疮、皮肤汗斑、便秘等产后疾病的发生,并能防止子宫后倾等。单纯卧床休息对产妇来讲是有害无益的,只要运动不过量,就不会出现不良的副作用。

卧床休息分平卧、侧卧、仰卧、俯卧、半坐卧、随意卧倒。产妇卧床休息必须讲究姿势、方法。这是因为产后产妇身体虚弱,气血不足,产前子宫、脏器、膈肌发生位移。产后这些器官要恢复到原来位置,子宫要排除恶露,必须保证充分休息和正确的卧床、养息方法,才有利于气血恢复,有利于排除恶露,有利于膈肌、心脏、胃下降回位。

中医十分重视产后卧床休息的姿势及其养神方法。主张分娩完毕,不能立即上床睡卧,应先闭目养神,稍坐片刻,再上床背靠被褥,竖足屈膝,呈半坐卧状态,不可骤然睡倒平卧。如此半坐卧三日(指白天)后,才能平卧、侧卧或仰卧。闭目养神,目的在于消除分娩时的紧张情绪,安定神志,解除疲劳;半坐卧者,目的在于使气血下行,气机下达,有利于排除恶露,使膈肌下降,

让子宫恢复到原来的位置。在半坐卧的同时,还须用手轻轻揉按腹部,方法是以两手掌从心下按至脐部,在脐部停留作旋转式揉按片刻,再下按至小腹,又作旋转式揉按,揉按时间应比脐部稍长,如此反复下按,揉按十余次,每日2~3遍,这可使恶露、淤血不停滞在体中,还可避免产后腹痛、产后子宫出血,帮助子宫复旧。

六、月子中房间门窗紧闭 有什么不好

坐月子时门窗紧闭对产妇和婴儿都是极其不利的。

首先,房间封得严实,空气不流通,室内空气污浊,这对产妇和婴儿都很不利。产妇分娩身体虚弱,需要有新鲜的空气,以尽快改变身体虚弱状况,恢复健康。新生儿出生后,生长发育很快,不仅需要充分的营养,也需要良好的环境,应当在空气新鲜、通风良好、清洁卫生的环境中生存,否则,也容易得感冒,患肺炎等,有碍健康成长。

其次,房间封得严实,室内通风不好,必然造成室内潮湿,产生细菌,侵害人体。产妇和婴儿都处于身体虚弱时期,抵抗力差,经不起细菌的侵蚀,极易得病。

更重要的是,无论产妇还是婴儿,都需要阳光的照射。只有在阳光照射下,身体才会正常发育。如果把房间封

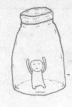

得严实，整日不见阳光，使产妇和婴儿的身体健康受损，这是极为不利的。

产妇和婴儿留在室内都是暂时的，过一段时间都要到室外活动、生活。如果室内封得过严，使他们不能接触外界环境，就会造成很大的落差。当以后到室外活动时，就形成环境变化过大，身体不适。这种不适就会出现病症，影响身体健康。如果屋内通风好，有阳光照射，那么就给以后到室外活动创造了条件。

七、产后什么时候才能过性生活

产后母体的生理变化很大，尤其是生殖器官经过妊娠和分娩，引起很多变化，也造成一些创伤，必须要经过一段时间才能恢复正常。当这些器官、组织尚未复原时，绝对禁止性生活，只有当它们恢复正常后，才能过性生活，否则，不但给产妇带来痛苦，还会因传染等造成疾病。

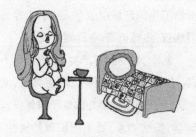

什么时间才能过性生活呢？让我们先来看一下性器官在分娩后的恢复状况。

正常分娩，子宫体要在产后42天才能恢复正常大小。妊娠及分娩时，子宫内膜（子宫内壁表面一层血管极为丰富的薄膜组织）表面创伤、剥脱，其创面要在产后56天左右才能完全愈合。阴道黏膜要待卵巢功能恢复正常后，即月经来潮以后，才能完全恢复正常。外阴水肿、充血，也要在产后10余天恢复正常。可见，最先恢复的是外阴，也需要10余天，其次恢复的是子宫大小，再次是子宫内膜，最后是阴道黏膜，都需要一个多月，最多需要56天。所以，正常分娩后56天内，不能过性生活。最好在月经恢复后再过性生活，才是最理智、最安全的做法。

对于手术助产的产妇，如剖宫产、产钳产，会阴、宫颈缝合，或产褥期中有感染、发热、出血等情况，其子宫、外阴等器官组织恢复缓慢，性生活时间则应相对推后。剖宫产最好在分娩3个月后才能过性生活，利用产钳及缝合术生产者，应在伤口愈合、疤痕形成后，约产后70天再过性生活，若有发热、宫内感染，均须等待病愈后，身体恢复健康，元气充足时才能过性生活。

有的年轻夫妇，往往不能节制，又不懂科学知识，见外阴恢复正常，恶露干净，便过起性生活，这样常常引起阴道炎、宫颈炎、子宫内膜炎等疾病，给产妇带来痛苦。我们认为，产妇最好3个月内不过性生活，最低56天内不过性生活，以免引起疾病。这个问题必须引起年轻夫妇的重视。

第二节 月子期间的饮食

一、产后应如何补充营养

产褥期的营养，每天大约需要热量2750千卡、蛋白质80克。虽然每个人的情况不完全相同，但作为标准，比怀孕前的饮食量增加30%左右为好。

不论怎样忙也要按时吃饭，菜谱内容应考虑营养的均衡，不要挑食偏食。

主食要比怀孕晚期增加些，副食多吃蛋白质和蔬菜。

特别要注意摄取与乳汁分泌有密切关系的，并含有大量维生素A，维生素B_1，维生素C的食品。牛奶一天应喝两三瓶，再吃些零食。

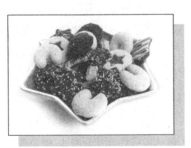

此外有后遗症的，或为预防便秘、过胖等，要注意以下几点：

1.妊娠中毒后遗症——要控制盐分的摄取。

2.贫血——要多摄取蛋白质、蔬菜、水果和含有铁分的食品。

3.便秘的预防和对策——吃含纤维多的蔬菜和水果，早晨喝冷牛奶和盐水也是有效的。

4.预防过胖——要控制糖分。

5.解除产后的疲劳——需要补充水分，喝牛奶、果汁、茶、红茶等。

6.嗜好品——继续像怀孕期那样控制香烟和酒、香辛调料和咖啡等，避免过量。

妊娠中毒后遗症或贫血严重的人，最好请教医生和营养师。

二、月子中的饮食要求

产妇在坐月子期间，同怀孕期一样，必须注意饮食，一是补充在怀孕期间及分娩时的耗损，二是补充足够的营养使母体分泌充足的乳汁来哺育婴儿。这就说明，产妇的饮食必须满足这两方面的需要。那么怎样安排才适合产妇的饮食呢？这里提出一些原则。

1.多吃营养价值高的食物

产妇需要多种营养素，尤其要吃含蛋白质、钙、铁比较丰富的食物。这些营养可从下列食物中摄取。

蛋白质：瘦肉、鱼、蛋、乳和家禽类如鸡、鸭等都含有大量的动物蛋白质；花生、豆类和豆类制品如豆腐等含有大量的植物蛋白质。

脂肪：肉类和动物油含有动物脂肪；豆类、花生仁、核桃仁、葵花子、菜籽和芝麻中含有植物脂肪。

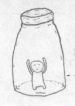

糖类:所有的谷物类、白薯、土豆、栗子、莲子、藕、菱角、蜂蜜和食糖中含有大量的糖类。

矿物质:油菜、藻菜、芹菜(尤其是芹菜叶)、雪里红、荠菜、莴苣和小白菜中含有铁和钙较多。猪肝、猪肾、鱼和豆芽菜中的含磷量较高。海带、虾、鱼和紫菜等含碘量较高。

维生素A:鱼肝油、蛋、肝、乳都含有较多的维生素A;菠菜、荠菜、胡萝卜、韭菜、苋菜和莴苣叶中含有胡萝卜素量较多。胡萝卜素在人体内可以转化成维生素A。

维生素B:小米、玉米、糙米、麦粉、豆类、肝和蛋中都含有大量维生素B,青菜和水果中也富含维生素B。

维生素C:各种新鲜蔬菜、柑橘、橙柚、草莓、柠檬、葡萄、苹果、番茄中都含有维生素C,尤其鲜枣中含量高。

维生素D:鱼肝油、蛋类和乳类中含量丰富。

2.饮食的搭配要合理

产妇的营养要全面,不可偏食,也不是吃得越精越多越好。一定要适当吃些粗粮,以满足身体各方面的需要。此外,水果、蔬菜对产妇也是十分有益的,其中所含维生素不但孕妇本身需要,还可以促进乳汁的正常分泌。

3.多吃易消化及刺激性小的食物

有些食物营养虽丰富,却不易消化,吃多了会引起肠胃不适和大便秘结,特别是产妇活动量小,消化力受到限制。所以,要多吃易消化的食物,同时要少吃刺激性食物,不吸烟,不喝酒,因为烟中的尼古丁和酒精可通过乳汁传给婴儿,引起婴儿的不适或疾病。刺激性食物易使产妇发生便秘,若产妇产期便秘,可诱发子宫脱垂。

4.不要偏食、挑食,不要盲目忌口

授乳期间,营养必须全面,才能满足产妇和婴儿自身的需要。如果产妇有挑食或偏食的习惯,授乳期必须改正。也不要道听途说,盲目忌口,否则容易导致营养不全面,影响婴儿和母亲双方的健康。

三、体弱的产妇应选择哪类食物

1.产妇阳气虚弱

若身体阳虚,常因产后伤气以致虚弱,主要表现为腰膝酸软、畏寒惧冷、下肢冷痛、头晕耳鸣、尿意频数等症状,或经医生诊断为阳气虚弱者,宜选温补壮阳的食物。

肉类:如羊肉、羊蹄、羊乳、鹿肉、狗肉、鱼、虾、猪肝、鸡肉、鲫鱼、鳝鱼等。

糖类:宜选蔗糖、蜂蜜、砂糖等。

蔬菜类:宜选韭菜、茼蒿、大蒜、蒜苔、蒜苗、洋葱、大豆、黄豆、木耳、黑豆、芝麻、油菜、白萝卜、大葱、南瓜、茴香,都有温补作用。

水果类:宜选用胡桃、桂圆、大枣、

荔枝、甘蔗、红橘、樱桃、杨梅等。

2.产妇阴虚火旺

若产妇流血过多,精血外泄,以致阴虚火旺,虚热内生,自觉头晕耳鸣、颧红、五心烦热、盗汗失眠、小便短赤、大便干燥等症,或经医生诊断为阴虚火旺者,除可以选择"精血亏虚"者的食物外,还可多选下列既有滋阴作用,又具清热作用的食物。

肉类:如兔肉、兔肝、家鸽、猪肉、牡蛎肉等。

蔬菜类:如冬葵、芹菜、黄花、冬瓜、丝瓜、黄瓜、番茄、苦瓜、紫菜、海带、莲心、荷叶、百合、白菜、茄子、青萝卜等。

水果类:如梨、西瓜、苹果、柿子等。

3.产妇精血亏虚

若产妇分娩后,发现自己有头晕眼花、心悸少眠、四肢麻木、面色发白或萎黄、肌肤无光泽、口唇指甲淡白等症,或身体血虚,或经医生诊断为阴血亏虚者,可多选用下列滋阴养血类食物。如:

肉类:猪肉、猪蹄、猪心、猪肚、牡蛎、鱼肉、乌贼鱼、黄鳝、海参、鸭。

糖类:宜用饴糖、白糖、冰糖、各类水果糖。

蔬菜类:饭豆、豌豆、豆角、蚕豆、豆腐、豆芽、木耳、藕、丝瓜、菠菜、银耳、胡萝卜、红萝卜、白萝卜、香菇、蘑菇、马铃薯、苋菜、莴苣、绿豆、黑豆等。

水果类:宜食葡萄、苹果、莲子、柚、橙、桃、菠萝、香蕉、柿子等。

四、月子中多吃鸡蛋真的好吗

有的产妇为了增加营养,就多吃鸡蛋,一天吃十几个甚至几十个鸡蛋,认为这样可以使产后的虚弱身体尽快恢复。

鸡蛋含有蛋白质、脂肪、卵磷脂、核黄素和钙、磷、铁及维生素A,维生素B,维生素D等,确实是营养素比较全的很好的营养品,但是,也不是吃得越多越好。尽管营养素比其他营养品较全,但也并不包含所有营养素,比如维生素C和纤维素就不如其他食品,甚至很贫乏。这样,鸡蛋吃多了,就会影响某些营养素的摄入。再有,吃过多鸡蛋,也不易消化,营养素也吸收不了。医学专家作过临床试验:一个产妇每天吃40个鸡蛋与每天吃3个鸡蛋,身体所吸收的营养是一样的,多吃了,身体不能消化吸收,还会增加肠胃负担,时间长了还容易引起胃病。因此,产妇每天只要吃3个鸡蛋就可以了,营养足够,又能吸收,再吃些其他的食物,营养就更完整了。

五、多吃鲤鱼、蔬菜、水果有什么好处

以前有这样的说法,坐月子不要吃蔬菜、水果,也不要吃酸的、咸的等

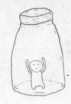
等,把产妇的饮食限制得很单调,这对母子健康是很不利的。

我们知道,产妇和婴儿都需要各种营养成分,特别是对维生素的需求必不可少。维生素多含在蔬菜、水果里边,如果在一个月内不吃蔬菜、水果,岂不使孕妇身体内缺少维生素,使乳汁也缺乏维生素?这对于母亲身体的恢复和新生儿的生长都是不利的。

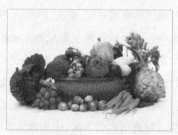

为了保证母亲的身体恢复和母乳有充足营养,产妇的饮食应当是容易消化、富于营养、水分充足,每天吃的量比平时约多1/3。这些食物中不但要含有一定量的动物蛋白质和脂肪,如肉类、牛奶和蛋类,还要补充钙,多吃些豆腐、多喝些牛奶或骨头汤。同样对维生素的需要量也增加,因此,对含维生素多的蔬菜、水果必须多吃些。蔬菜可以做熟吃,也可以适当吃些生菜。吃水果一定要注意吃新鲜的,如无新鲜水果,可以喝一些果汁或适量吃些水果罐头。

民间产妇多喜吃鲤鱼,但一般说不出吃鲤鱼的好处,有的则说"鱼能去余血"。所谓"余血",主要是指恶露,鱼为什么能帮助产妇排出恶露?恶露的排出与子宫的收缩力关系密切,当子宫收缩时,肌纤维缩短,挤压血管,将子宫剥离面的毛细血管断端余血挤压出去,排入宫腔内,子宫收缩时又将残留在宫腔内的坏死蜕膜细胞和表皮细胞,经阴道并带着阴道内的黏液,排出体外。若子宫收缩不良,则剥离面断端的血管开放以致宫腔积血,恶露增多,时间延长。

凡是有丰富营养的饮食,都能提高子宫的收缩力,帮助去"余血"。鱼类有丰富的蛋白质,当然能促进子宫收缩,而鱼中主要是鲤鱼更能促进子宫收缩,去"余血"。据中医研究,鲤鱼性平味甘,有利小便解毒的功效,能治水肿胀满、肝硬腹水、妇女血崩、产后无乳等病。有这样的单方:用活鲤鱼一尾,重约500克,黄酒煮熟吃下,或将鱼剖开,除内脏,焙干研细末,每日早晚用黄酒送下。《食疗本草》也有记载:"鲤鱼鳞烧,烟绝,研细,用酒送服,方七七(约3克),可破产妇滞血。"也就是说可以治疗妇女产后淤血留滞子宫的病变。这些记载说明,产后服用鲤鱼确有效应,鲤鱼确实有帮助子宫收缩的功效。

此外,鲤鱼还有生奶汁的作用。所以,产后适当多吃些鲤鱼是有道理的。

六、产后是否必须喝红糖水

一般产妇都喝红糖水,认为产妇

只有喝红糖水才好，是这样吗？其实红糖、白糖都有各自的作用，有时应吃红糖，有时应吃白糖。

红糖和白糖都是从甘蔗、甜菜中提取的。红糖是一种含葡萄糖、纤维素多的食糖，具有活血化淤的作用，对产后子宫收缩、恢复和恶露排出、乳汁分泌均有一定作用。由于含葡萄糖浓度较高，吸收入血后，还有利尿功能，利于产妇泌尿系统保持通畅，减少产妇卧床期间引起的膀胱尿潴留，从而防止尿路感染。在产后10日内，饮红糖水或在食物中加红糖，有益于健康。可是，红糖性温，在炎热的夏天，如果产妇过长时间食用，会使汗液增多，口渴咽干，如伴有产后感染疾病，可出现发热、头晕、心悸、阴道流血增多等病症。因而，红糖虽好，也应根据情况食用。

有不少产妇喝红糖水的时间往往过长，有的要连续喝半个月到1个月，殊不知，久喝红糖水对产妇子宫复原不利。因为产后10天，恶露逐渐减少，子宫收缩也逐渐恢复正常。如果无限期地喝红糖水，红糖的活血作用会使恶露的血量增多，造成产妇继续失血，也会使产妇身体内热量增加，使身体发胖。因此，产妇喝红糖水的时间，一般控制在产后7~10天为宜。

白糖纯度高，杂质少，性平，有润肺生津的功效。适合夏季分娩的产妇，

或产褥中、后期食用。如果有发热、出汗较多、手足心潮热、阴道流血淋漓不断、咽干口渴、干咳无痰的产妇，更应多用白糖，即使在寒冷的季节分娩，也可以食用白糖。

七、哺乳期间为什么母亲不能吸烟、饮酒、喝茶

烟酒是刺激性的物质，对母亲没有好处。吸烟可以使乳汁减少，烟中还含有有毒的尼古丁，虽然到乳汁中的尼古丁不多，但对婴儿终归有害，而且吸烟时呼出的气体直接危害婴儿的健康，这对刚刚出生的婴儿将是一种严重的吸毒现象。

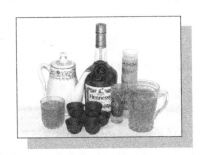

酒中含有酒精，可进入乳汁中。少量饮酒虽对婴儿无影响，但大量饮酒可引起婴儿沉睡、深呼吸、触觉迟钝、多汗等。

产妇在喂乳期不要喝茶，因为茶内含有咖啡因，咖啡因通过人乳进入婴儿体内，婴儿容易发生肠痉挛和忽然无缘无故啼哭现象，甚至使婴儿精神过于兴奋，不能很好睡眠，使其过于

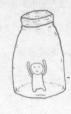

劳累,引起并发症。

八、哺乳期间为什么要控制食盐、味精

有这样一种说法:哺乳母亲要忌食盐,因为母亲吃盐婴儿会得尿布疹。所以,产妇吃的很多食物中都不放盐,使得产妇没有胃口,食欲不振,营养缺乏。

盐吃多了不好,这是人们都知道的,但也不能不吃盐或吃盐过少。成人每天食盐量约4.5~9克,这些盐食用后在消化道全部吸收。盐中含钠,钠是人体中必需的物质,如果人体缺钠就会出现低血压、头昏眼花、恶心、呕吐、无食欲、乏力等,所以,在人体内应有一定量的钠。如果母亲限制对钠的摄入,影响了体内电解质的平衡,不但影响母亲的食欲,而且对婴儿的身体发育也不利。

母亲食盐过多,会加重肾脏的负担,对肾不利,也会使血压增高。哺乳母亲不应过多食盐,也不能忌食盐。

成人食用味精是有益无害的,而婴儿,特别是12周以下的婴儿,如果乳母在摄入高蛋白饮食的同时,又食用过量味精,这样大量的谷氨酸钠就会通过乳汁进入婴儿体内。过量的谷氨酸钠对婴儿,尤其对12周以内的婴儿发育有严重的影响。谷氨酸钠能与婴儿血液中的锌发生特异性的结合,生

成不能被机体吸收的谷氨酸,而锌却随尿排出,进而导致婴儿锌的缺乏。结果,婴儿不仅出现味觉差、厌食现象,而且可造成智力减退、生长发育迟缓以及性晚熟等不良后果。因此,哺乳母亲应控制对味精的摄入量,最好在授乳期不食用味精。

九、哺乳期间可以吃冷饮、生菜吗?

有的地方禁止坐月子的母亲吃凉菜、冷饮,说吃生菜、冷饮会使乳儿着凉、泻肚。这种提法是没道理的。

有些物质是可以通过母乳进入小儿体内的,对小儿会产生一定影响。如母亲吃些营养价值高的食品,乳汁的营养成分也提高,对婴儿的生长发育是有好处的。有些药物也是通过乳汁排泄的,母亲吃药等于婴儿吃药。这些都指的是食物成分而言。吃生菜、冷饮之类的食物是不会直接被小儿吸收的,因为食物要被母体消化道吸收,变成对身体发育有用的营养物质,再通过血液循环后参与母乳成分,已被母体"热化",而不是母亲吃凉的,婴儿就吃凉的。相反,这些食物中因含有丰富的矿物质及维生素等,可以增加母亲及婴儿的健康。

当然,吃生菜、水果、冷饮时,一定要做到讲究卫生,也不要贪食过多。如果乳母吃了不卫生的生菜和冷饮,闹

出病来,当然也会影响乳汁的质量,直接关系到婴儿的健康。

第三节 产后体形的恢复

一、产后怎样尽快恢复体形

绝大多数妇女在怀孕期体形发生很大变化,身体胖了,腹部突出,臀部、大腿也都胖起来。如何在产后尽快恢复体形,是每个产妇都关心的事。如果不加注意,可能在月子里还会胖上加胖。产妇如能坚持在分娩后进行必要的身体锻炼,就可以对体质以及体形的恢复起到积极的作用。进行锻炼,可以使产妇尽早恢复全身肌肉的力量,提高腹肌及会阴部肌肉的张力,促进恶露的排出,并可预防子宫后倾、尿失禁、子宫脱垂等产后常见疾病。同时,还可将全身的肌肉锻炼得结实一些,消除腹部、臀部、大腿等处多余的脂肪,对恢复产妇怀孕前的健美身姿十分有好处。

下面介绍一些简单易学的动作,可供产妇锻炼时参考。

1.腹部锻炼

产妇仰卧床上,将手放在肩上,深吸气,使腹部膨胀,然后轻轻呼气,同时用力收缩腹部肌肉,使腹部下陷。从产后第二天坚持至第4周末。有利于恢复松弛的腹部。

2.上肢锻炼

产妇平卧床上,两腿稍稍放开,两臂平伸,与身体呈直角,然后慢慢抬起两臂,保持肘部平直。当两手接触时,慢慢放下两臂。从产后第二天做至第4周末。有利于双臂及胸部肌肉的力量。

3.下肢腰背肌锻炼

产妇平卧床上,两臂放于身体两侧,与身体稍微离开,然后轻轻抬起双膝、臀部及后背,使身体呈弓形。从产后第三天做至第4周末。有利于恢复大腿肌肉及腰背部肌肉的力量。

4.腹肌及臀部锻炼

产妇仰卧床上,两膝及臂屈曲,以两肘及两足支撑,向内翘起骨盆部,在抬头的同时,用力收缩臀部。从产后第四天做至第6周末。有利于恢复松弛的腹部及臀部,减少脂肪。

5.腹肌及股部锻炼

产妇仰卧床上,以右侧下肢支持,稍微抬高头部及左膝,但不要接触,然后恢复原位。以同样方法,再伸左手向左膝的动作。产后的第五天做至第6周末。有利于恢复腹部及大腿部正常形态。

6.背部、腹部及臀部锻炼

产妇保持前臂和小腿并拢,以肘膝为支点爬跪于床上,可在前臂下垫一枕头。然后向上弓形隆起,用力收缩臀部及腹部,接着放松,同时深呼吸。从产后第6天做至第6周末。有利于背、腹、臀部的恢复。

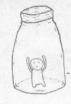

7.胸膝卧位

产妇跪于床上，并使脸及胸部尽量贴紧床面，两腿并拢，屈臂，上体向下，头转向一侧。如此动作保持每次10分钟左右，每天2~3次，可防止子宫后倾，促进恶露排出。从产后第14天再开始做，不可过早进行。若产妇身体弱，也可用俯卧30分钟代替。

8.肛门及阴道肌肉锻炼

产妇平卧床上，两脚交叉，大腿并拢，尽量将会阴及肛门肌肉收缩，提起后稍坚持一会儿再放松。如此反复进行，对会阴部及阴道肌肉扩张力的恢复和预防子宫脱垂及增强性功能都十分有益。

二、产褥操的好处与注意事项

由于怀孕期子宫增大和分娩，产后产妇的腹壁肌肉和骨盆底筋膜、肌肉肛门筋膜、阴道的肌肉都明显地松弛了。

分娩后虽然说可以慢慢地恢复原状，但听其自然的话，恢复又慢又不能完全恢复原状。因此，为早日恢复产后的身体，应该做产褥体操，它可以帮助子宫收缩，使血液循环通畅，促进性器官的复原和母乳的分泌，从产妇的美容方面考虑也是不可缺少的。只要母体没有异常，就应尽早开始做产褥操。

做产褥体操时应注意以下事项：

1.得到医生、助产士的许可后，要在他们指导下进行。

2.配合体力的恢复，从轻微的动作开始，渐渐地加大运动量。

3.高血压患者，产后并发症患者，贫血患者，五脏有病的患者不能做产褥体操。

4.发烧时不能做。

5.饭后不要马上做。

6.做体操前应排尿、排便。

7.做剖腹产的人从拆线后开始。

8.阴道和会阴切开或有裂伤的人，伤口恢复以前应避免进行促使盆底肌恢复的动作，以不过度疲劳为限。

9.腹直肌（在腹壁上的纵向肌肉，由于子宫增大而产生缝隙）分离的人，缠上腹带后再做。

10.每日坚持进行，室内空气要新鲜，心情要愉快。

三、产褥体操的锻炼部位与阶段性

产褥体操具体做法可以按产后日期进行，如第一天适合做哪项，第二天适合做哪项，逐日推延。

1.第一天

(1)胸式呼吸运动

仰卧，膝盖直立，脚心平放在床上，双手轻轻地放在胸口上；慢慢地作深吸气，再把肺里的空气排空；吸气时放在胸口上的双手要自然离开。每2~3

小时做5~6次即可(见图1)。

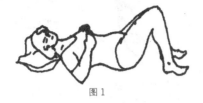

图1

(2)脚部运动

用胸式呼吸的姿势，双手放在两侧，腿伸直，后腿跟挨地，脚尖伸直；脚尖向内侧弯曲，双脚的脚心像合在一起似的；保持合在一起的姿势，脚尖向外翘。每日早、中晚3次，每次10下(见图2)。

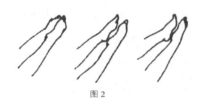

图2

2.第二天

(1)腹式呼吸运动

和胸式呼吸姿势相同，双手放在肚子上；作深呼吸，让肚子鼓起来，稍微憋会儿气，然后再慢慢地呼出，使肚子瘪下去。每日运动次数可与胸式呼吸运动一样，每2~3小时做5~6次(见图3)。

(2)躺着抬头的运动

撤掉枕头，双腿并拢伸直，一只手放在肚子上，另一只手在旁边；抬起头来，眼睛能看到肚子上的手(这期间不停止呼吸)，呼吸一次，再躺下。一天可做数次，每次要求每只手各做5次，共计10次，要在做腹式呼吸运动之后做

(见图4)。

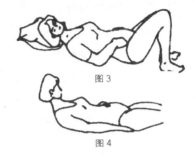

图3

图4

(3)脚部运动

双腿并拢，脚尖伸直；用力弯曲脚脖子。这时要绷紧腿部肌肉，膝盖不要突起。呼吸两次左右，恢复原状。每日早、中、晚三回，每回各10次。接着产后第一天的脚部运动做(见图5)。

左脚的脚尖伸直，右脚的脚脖子弯曲；左脚的脚脖子弯曲、左脚的脚尖伸直。接着脚部运动再做10次(见图6)。

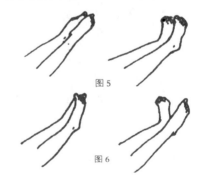

图5

图6

(4)手指的运动

伸直手臂，握拳，然后把手尽量地张开。一日可做10次。

3.第三天和第四天

(1)腹肌的运动(绷紧肚子肌肉的运动)

和呼吸运动采取相同的姿势,双手放入背下,在身体和褥子之间留个缝隙;不要停止呼吸,慢慢地像绷紧肌肉似的用力(使身体和褥子的缝隙变得很小)。一日数回,每回5次(见图7)

(2)倾斜骨盆的运动(调整产后腰身的运动)

后背平躺在床上,双手放在腰部;保持双膝伸直的状态,右腰挺起牵动左腰;坚持一两秒钟,再恢复原状。每日早、晚两回,每回双腿交替各5次(见图8)。

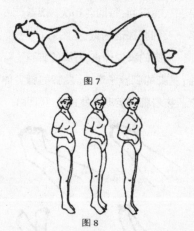

图7

图8

(3)绷紧脚的运动

这是为绷紧生产时被婴儿扩张的骨盆肌肉而做的运动。脚尖交叉,上边的脚轻轻地敲打下边的脚两三次。然后像绷紧腰部肌肉似的使大腿紧张,两腿向内侧拉,猛然绷直到脚尖。保持状态呼吸一次,再慢慢地泄掉劲儿,恢复原状,接着倾斜骨盆的运动,左右各

做5次,共计10次(见图9)。

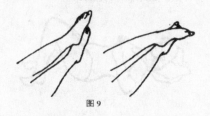

图9

(4)手部运动

手腕不要用力,上下晃动。每日可做数次,每次10下。

4.第五天和第六天

(1)下半身的运动(举腿的运动)

仰卧,双膝直立,脚心平放在床上。首先,大腿和床像成直角似的弯曲,呼吸一次;大腿更加靠近肚子;大腿和床像成直角似的恢复原状,腿伸直,呼吸一次放下。每日早、晚两回,双腿交替各做5次(见图10)。

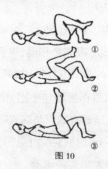

图10

(2)按摩胳膊运动

用手掌和手指从上到下揉搓胳膊的外侧,然后用相同的要领揉搓胳膊的内侧。每日可随时做,做时左右交替各10次。

(3)扭动骨盆的运动

仰卧,膝盖直立,脚心平放在床上,手掌平放在两侧;双腿并拢,先向右倒,呼吸一次,再向左倒;接着举腿运动。每日早、晚两回,左右各5次(见图11)。

(4)举落手臂的运动

该项运动主要作用:在刺激胸肌使母乳流淌通畅的同时,上半身的肌肉也得到恢复。

仰卧,双手平伸,作深吸气;一边呼气,一边把手举到胸前,手掌合拢,再吸气,胳膊恢复原状。每日可做两回,每回5次(见图12)。

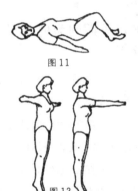

图11

图12

四、预防产后腰痛的产褥操

预防腰痛体操,最好从生产两周后逐渐开始做。

1.恢复腰功能的运动

(1)两腿稍分开,一边呼气,一边将腰部慢慢地向前弯曲,双手碰到地板。

(2)起身,一边吸气,一边将上身慢慢向后仰。交替进行上述动作(见图1)。

(3)坐在椅子上分开双膝,就像要把头部夹在里面似的慢慢地弯曲上身(见图2)。

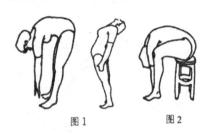

图1   图2

(4)两腿分开站立,用双手拿一块一两公斤重的东西。

(5)胳膊肘弯曲,从肩的高度向前方挥下的同时腰部也弯曲,落下手臂,腰部充分弯曲,胳膊肘不伸直。

(6)向左向右转动上半身,举过头顶,然后再回到(4),再向相反的方向转动上半身(见图3)。

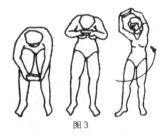

图3

(7)仰卧,抱住双膝,用反作用力,立起上半身,再回到仰卧状态,像摇椅一样,起来躺下(见图4)。

(8)在床上仰卧,双手扶住床沿,扭动腰部,把左腿伸向床铺的右侧。脸部朝向床铺的左侧,上半身尽量平放在床上。

(9)向相反的方向伸腿,要领同

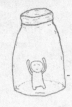
(8)(见图5)。

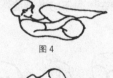

图4

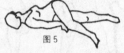

图5

2.强健腰肌的运动

(1)俯卧,手放在身体上,上半身和腿向后抬起,坚持5秒钟。

(2)站立,身体后仰,用力做5秒钟(见图6)。

3.强健腹肌的运动

(1)把膝盖立起仰卧,把手伸向身体的前方,起来再慢慢地躺下。

(2)腹肌力稍微增加后,十指交叉放在脑后,起来躺下。

(3)腹肌力充分增加后,用双手按住下颚,起来然后躺下(见图7)。

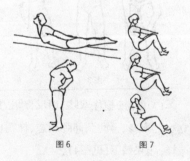

图6　　　　　图7

4.伸展腿肚的运动

手掌扶在墙壁上,把伸直的腿尽量向后拉,另一条腿放在前方,胳膊肘弯曲,上半身贴近墙壁,脚后跟不要离开地板(见图8)。

5.伸展膝盖曲肌的运动

一条腿伸直向前方站立,一边呼气一边哈腰,前方的膝平面弯曲,反复进行多次(见图9)。

6.伸展股关节的运动

将伸直的腿放在后面,另一条腿充分弯曲,手扶在低台子上,用俯卧撑的要领弯曲胳膊(见图10)。

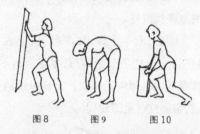

图8　　　图9　　　图10

五、坐月子期间为何不可节食减肥

妇女在生育后,体重会增加不少,体形会明显发胖。于是,有些人为了尽早恢复生育前苗条的体形,便在产后立即节食,这样做是有害身体的。因为产妇虽然身体发胖,但产后所增重量,其实含有较多的水分和脂肪,进行授乳,这些脂肪根本就不够。况且,产妇本身恢复健康也需要营养,怎么能节食呢?

据专家测定,产妇要多吃一些含钙丰富的食物,每天要从食物中获得10464千焦以上的热量,否则就不能满足自身和哺乳的需要。

为了恢复体形,可以适当增加活动量,做些健美操,以消耗多余热量,切不可盲目节食,否则,后果难以设想。

第四节　月子中的个人卫生

一、怎样清洁外阴

产后务必注意外阴清洁，因为在正常情况下，产后3周内，子宫要排除恶露，阴道、子宫颈、外阴及子宫内创面尚未愈合，外阴及肛门周围常有血迹秽浊，产妇稍不注意卫生，就会发生创面感染，引起生殖器炎症。

产后须用产妇用卫生棉，且需经常更换，并勤换内裤，勤洗涤，每日宜用温开水或1:5000的高锰酸钾溶液淋洗外阴。产妇如穿化纤物的内裤，因不吸水，不透风，易使外阴部潮湿，刺激皮肤，引起外阴瘙痒等。一旦外阴发生红、肿、痛、痒的症状，可选用中药水淋洗。配方：苦参20克，土茯苓30克，野菊花20克，用水洗净，煎水去渣或淋洗或坐浴。

二、月子中怎样洗漱

民间传说产妇在坐月子期间，不能刷牙，认为刷牙会引起将来牙痛病。这种说法恰恰与医学科学的道理相反。常人每天应至少刷牙两次，否则，牙上的污垢不及时清除会增加龋齿、牙周炎等口腔疾病，引起牙痛。

产妇在月子中进食大量的糖类、高蛋白类食物，最易坏齿，引起口臭、口腔溃疡。漱口刷牙能清除腐物、酸物，保护牙齿、口腔。所以，无论孕期还是产褥期都要特别注意口腔卫生，坚持每日早晚各刷牙一次，每次饭后漱口。

中医主张产后三天内宜用指刷，方法是：将右手食指洗净，或用干净纱布裹缠食指，再将牙膏挤于指上，犹如使用牙刷样来回上下揩拭，然后用食指按摩牙龈数遍。指刷有活血通络、牢固牙齿的作用，长期使用指刷，能治疗牙龈炎、牙龈出血、牙齿松动等。产妇素有牙疾者，应当多以指刷为佳。

漱口有盐漱、含漱、药液漱。盐漱是指每天早晨把约3克盐放进口中，用温水含之，使盐慢慢溶化，并冲洗牙齿。这样做，可以使牙齿牢固，避免松动。含漱是指每次饭后，用温水漱口几遍，清除食物残渣。药液漱是指将中草药水煎或水浸泡后，用药液水漱口。用药液漱口要根据产妇的不同需求，进行选择使用。

我国旧的传统观念认为产褥热是产妇"受风"所致，所以，就出现了产褥期不能洗澡，不能洗头，怕因此受风受凉留下病根。实际上这种认识是不合理的。

我们知道，妇女产后汗腺很活跃，容易大量出汗，乳房胀大还要尚奶水，下身还有恶露，全身发黏，几种气味混合在一起，身上的卫生状况很差，极易

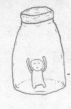
生病，这就要求产妇比平常更要多注意卫生，多洗澡、洗头、洗脚。从科学道理上讲，产后完全可以洗澡、洗头、洗脚。只有及时清洗，才可促进全身血液循环，加速新陈代谢，保持汗腺孔通畅，有利于体内代谢产物由汗液排出，还可以调节植物神经，恢复体力，解除肌肉和神经疲劳。

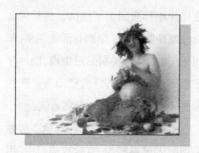

但是，产后洗澡要注意一些事项：一般产后一周可以洗澡、洗头，但必须坚持擦浴，不能洗盆浴，以免洗澡用过的脏水灌入生殖道而引起感染。6周后可以洗淋浴。洗澡时水温要保持在45℃左右，浴后要立即擦干身体，穿好衣服，防止受凉。

沐浴后若头发未干，不可结辫，不可立即就睡，否则湿邪侵袭易致头痛等。饥饿时、饱食后不可洗，洗后就吃点东西，以补充耗损的气血。

我国传统习惯中认为坐月子不可以梳头，说梳头会出现头痛、脱发，甚至留下"头痛根"，主张一个月内不梳头。

事实上，梳头与坐月子没有直接关系。医生认为，坐月子期间完全可以照常梳头。梳头不仅仅是美容的需要，它的作用可分为两个方面：一方面梳头去掉头发中的灰尘、污染，可以使头发清洁；另一方面，通过木梳子刺激头皮，提高人的精神，使人心情舒畅，促进局部皮肤血液循环，以满足头发生长所需的营养物质，防止脱发、早白、发丝断裂、分叉等。因此，产后梳头有益无害，不可能带来麻烦的后遗症。

至于剪指甲、趾甲也可以照常进行，指甲是角化了的上皮，根本不存在"剪刀风"的问题。

三、为什么产后要多观察子宫

产后观察子宫很重要，可以及时发现不正常现象，以便采取措施，确保产妇身体恢复健康。

产妇在正常情况下，产后第一天宫底平脐，以后每天下降一横指，10～14天即降入骨盆腔，一般在腹部摸不到子宫，这是产妇子宫正常恢复状况。

产妇要对产后子宫的变化进行观察，不要听其自然，以防出现问题耽误治疗。如果经过观察，子宫不是如期复原或伴有疼痛，应服用益母草膏一匙加红糖适量冲服，促其复原。如疼痛还可以按摩足三里、三阴交、合谷、中极、关元等穴位。产后每日坚持按摩子宫，一日数次，效果明显。

为使子宫尽快回位，可以在睡姿

上加以注意,选择适当的睡姿,经常变换睡卧姿势。产后如果一直平卧,多会引起子宫后倾和产后腰痛,还会影响下次受孕,故应经常变换姿势。此外,也不可久坐,也不要用手臂支撑身体喂奶,否则可引起腹痛、关节痛。

四、产后要作哪些检查

经过42天的产褥期休息和调养,一般产妇会感到自己身体基本恢复了,也就是接近坐月子的结束时间了。但究竟自己身体恢复如何,婴儿是否正常,还必须经过产后检查才能确知。所以,产后检查不是可有可无,也不能用自我感觉来代替。

那么,产后检查包括哪些内容呢?大的方面包括产妇和婴儿两个方面,各自又有其具体检查内容。

1.产妇方面

首先要量体重,如果发现体重增加过快,就应适当调整饮食,减少主食和糖类,增加含蛋白质和维生素较丰富的食物;其次要检查盆腔器官,看看子宫是否恢复正常,阴道分泌物的量和颜色是否正常,子宫颈有无糜烂,会阴和阴道的裂伤或缝伤口是否愈合等;同时还要测量血压,看看血压是否正常;对于有合并症的产妇,如患有肝病、心脏病、肾炎等,应到内科检查;对怀孕期间有妊娠高血压综合症的产妇,则要检查血和尿是否异常;对于妊娠高血压的产妇,还要检查血压是否仍在继续升高,如有异常,应积极治疗,以防转为慢性高血压;另外,对于产后无奶或奶少的产妇,医生要进行饮食指导,或给以药物治疗。

2.婴儿方面

医生对婴儿进行详细检查,了解婴儿生长发育是否正常,营养状况如何,脐带断落情况怎样以及有无其他异常等。

五、会阴切开的产妇要多注意什么

有一些产妇在分娩时会阴被切开,这对于避免分娩时造成会阴部严重撕裂和保护胎儿头部免受太大压力有利。由于会阴部增加了一个伤口,所以,要比一般产妇更注意会阴部的护理。

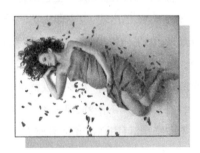

分娩后要经常注意伤口的变化情况。因为分娩时切开会阴的产妇,常可能出现下列异常情况:

1.伤口血肿

表现为在缝合1~2小时后伤口部位即出现严重疼痛,而且越来越重,甚

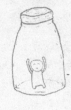
至出现肛门坠胀感。此时应立即告诉医护人员，及时进行检查，可能是医生在缝合时止血不够。对这种情况只要及时拆开缝线，清除血肿，缝扎住出血点，重新缝合伤口，则疼痛会很快消失，绝大多数可以正常愈合。

2.伤口感染

表现为在产后2~3天，伤口局部有红、肿、热、痛等炎症表现，并有硬结，挤压时有脓性分泌物。遇到这种情况，应服用合适的抗生素，并拆除缝线，以便脓液流出。同时可采用理疗来帮助消炎，或用1:5000高锰酸钾温水溶液坐浴。采取这种措施后，由于会阴部血运丰富，有较强的愈合能力，故一般1~2周后即会好转或愈合。

3.伤口拆线后裂开

有些产妇在拆线后发生会阴伤口裂开，此时如已出院，应立即去医院检查处理。如果伤口组织新鲜，裂开时间短，可以在妥善消毒后立即进行第二次缝合，5天后拆线，大多可以再次长好；如伤口组织不新鲜，且有分泌物，则不能缝合，可用高锰酸钾溶液坐浴，

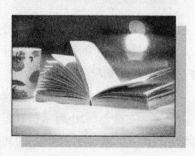

并服抗生素预防感染，待其局部形成疤痕后愈合。

分娩后要注意会阴伤口的处理，使之局部保持清洁，拆线前，每天可用1:1000新洁尔阴等消毒液冲洗两次，大便后也要冲洗一次，并应避免大便等脏物的污染；拆线后，多数产妇此时已回到家中，如恶露还没有干净，仍应坚持每天用温开水洗外阴两次。同时，应保持大便通畅，以免伤口裂开，必要时可服些轻泻剂。最好采用坐式大便，并避免上厕所时间太长。另外，拆线后伤口内部愈合尚不牢固，故不宜过多走动，也不宜进行动作太大的运动。

此外，在正常情况下，会阴伤口在拆线前会有不适感，坐时也可能疼痛，拆线后一般会减轻，但需要2~3周后才会完全恢复正常感觉。有的产妇在产后10天左右，发现阴道掉出带结的肠线头，对此不必惊慌，那是从阴道口脱落的肠线。如果在会阴部有丝线，则应找医生及时拆线，以免引起感染。

六、剖腹产的产妇要多注意 什么

剖腹产是解决难产的开腹大手术，手术后恢复是否顺利，对产妇的日后健康关系极大。也就是说，产妇在身体恢复的坐月子期间，还必须十分注

意手术后伤口的恢复。所以,剖腹产的产妇,要特别注意以下几点:

1.手术后产妇腹部伤口疼痛,但这种疼痛是可以忍受的。如果疼痛难忍,就要请医生检查,是否腹壁有血肿。

2.术后阴道会流血,其流血量不应超过月经量,过量者应报告医生,及时查找原因,进行治疗,以免失血过多。

3.术后应注意:第一天在床上坐着;第二天拔出导尿管后可下地大小便,每3小时排尿一次,因为过胀的膀胱会影响子宫的正常收缩,可能引起产后大出血;第三天可在室内扶墙练习踱步,如感觉头晕、难受应立即上床休息,谨防摔伤。

4.腹部伤口通常在手术7天后拆线,拆线后咳嗽时要用手按压伤口两侧,防止震开伤口。

5.手术后要特别注意卫生,除每日洗脸刷牙、饭前便后及哺乳前洗手外,还应保持伤口处的卫生。当然外阴部的卫生也不可忽视。

6.手术后的饮食,可根据手术情况而定。通常手术6小时后可进食米汤、蛋汤、藕粉、豆奶粉等流质软食。每日进食5~6次,每餐不可过饱,以防消化不良或肠梗阻。饮食中应补充蛋白质高的鸡蛋、鸡肉、猪瘦肉等食品,以利伤口恢复。可吃水果补充维生素,如大便干燥,可吃些香蕉通便。

七、怎样保护乳房

1.提倡母乳喂养

母乳喂养不但对婴儿的成长发育好处极大,而且也有利于乳房本身的健康。妇女分娩后,乳房就要有奶生成并溢出,这一切属于正常的生理变化,如果不能给婴儿喂奶,反倒违反了规律,使已经生产的乳汁回奶,往往会出现一些病症,对乳房是不利的。近些年来,有些妇女因为工作忙、怕麻烦和担心喂奶影响体形、加速衰老,因而不愿自己喂奶。其实,正常喂奶对体形影响不大。妇女体形是随年龄而变化的,生育过多,授乳时间过长,对体形有一定影响,但改变体形的主要因素是肥胖,而不是正常授乳。为了保持健美体形、维持婴儿正常喂奶和乳房的正常发育,只要喂乳期不超过一年即可。

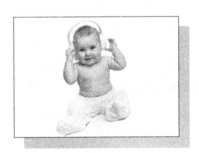

2.坚持正确的睡姿

妇女在哺乳期乳房奶胀,睡眠时要注意两点:第一不要采取俯卧方式睡眠,以免压迫乳房;第二,不要老是

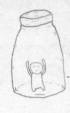

朝一个方向侧卧,左右侧卧轮流进行,避免一侧乳房受压过久。

3.预防乳腺炎

急性乳腺炎是产后常见的乳房疾病,防止乳腺炎的发生是授乳期乳房保护的首要内容。乳汁淤积是发病的重要原因,乳头破损致使细菌沿淋巴管入侵是感染的主要途径。提倡授乳卫生,防止乳汁淤积和乳头破裂,可避免乳腺炎的发生。

4.注意授乳卫生

经常保持乳头清洁,喂奶前要洗净双手,用温开水洗净乳头、乳晕,尽量不用手挤捏乳房。喂奶要定时,左右交替轮换,防止吃单边造成双侧乳房不对称。每次喂奶时间要掌握在10~15分钟,吸不完的乳汁要挤干净,或用吸乳器吸净,防止乳汁淤积。喂完奶后,还应用手顺乳腺管的方向按摩乳房。

5.预防乳头破裂

初产妇乳头娇嫩,角化层薄,容易被小儿"咬破",乳头凹陷或扁平时,小儿吸吮力强或每次哺乳时间过长、小儿含乳头而睡,乳头皮肤被唾液所泡,更容易破裂、糜烂,细菌易从破裂的乳头侵入而导致乳腺炎。因此,有乳头破裂者不要再喂奶,应把乳汁挤出或用橡皮乳头喂奶,使破裂的乳头易于愈合。

为了防止乳头裂口发炎和得到医治,可选用香油、花生油、石蜡油等三种中的一种,涂于奶头裂口。深的裂口,容易感染细菌,每次挤奶后应用盐水(开水中加点盐,以试不出咸味为准),或煮过的茶叶水,或用1:5000高锰酸钾洗净奶头,涂2%的龙胆紫、核黄素软膏,或鱼肝油软膏,或鱼腥草煨熟,捣烂用香油调成稀泥状涂敷,也可收到治疗作用。

八、月子中应怎样穿着

产妇的衣着应随着四时气候变化而进行相应的增减调配。

夏天产妇的衣着被褥皆不可过厚,穿着棉布单衣、单裤、单袜能够避风即可。被褥须用棉毛巾制品,才能吸汗去暑湿,以不寒不热为佳。若汗湿衣衫,应及时更换,以防受湿,这就是养生家所说"时当暑,必将理以凉"的方法。

冬天产妇的床铺、衣着均须柔和,床上铺厚垫褥,被盖宜软而轻,衣着宜穿棉衣、羽绒之类,脚着厚棉线袜、羊绒袜。背心和下体尤须保暖。

春秋季节产妇衣着、被褥较平常人稍厚,以无热感为好,穿薄棉线袜。

坐月子的衣着应注意以下各点:

1.衣着要宽大舒适

有些产妇怕产后发胖,体形改变,或者以瘦衣服来掩盖已经发胖的身形,便穿紧身衣,进行束胸或穿牛仔裤。这样的装束都不利于血液流畅,特别是乳房受压迫极易患乳痈(奶疖)。正确的做法应该是衣着略宽大,贴身衣服以棉布制作为好。腹部可适当用布带裹紧，以防腹壁松弛下垂，也有利于子宫复原。

2.衣着要厚薄适中

产后因抵抗力有所下降，衣着应根据季节变化注意增减。天热就不一定要穿长袖衣、长裤，不要怕暴露肢体。如觉肢体怕风，就可穿长袖衣。但夏季应注意防止长痱子或引起中暑。如果不是冬天屋子有漏风，就不要戴帽子或包头。在冬季外出时，可适当蒙一下头，但不要包得过紧。

3.衣着要常换

特别是贴身内衣更应经常换洗。短裤在产后10天内最好一天一换，上内衣也要两天一换，以保持卫生，防止感染。

4.鞋子宜软

以穿布鞋为佳，勿穿硬底鞋，更不要穿高跟皮鞋，以防产后足底、足跟痛，或下腹酸痛。此外，产后不要赤脚，赤脚会受凉，对身体不利。

九、哺乳的母亲为什么不能化妆

婴儿的感觉以嗅觉最为灵敏，在各种气味中，对婴儿影响最大的，还是母亲的气味。实验证明，绝大多数新生儿能将头部转向母亲气味的方向，对母亲的乳味尤其表现出好感和亲昵，而嗅到不是自己母亲的乳味则会哭闹，并用手乱抓，甚至不食。这证明，任何掩盖或干扰母亲气味的物质都会影响婴儿的情绪。假如母亲化妆，其浓厚的气味会使婴儿产生戒备心理，表现出不同程度的不安、哭闹，甚至拒哺、不愿入睡。因此，哺乳母亲不要化妆。

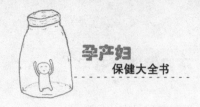
第二章 产后的常见疾病

第一节 产后易出现哪些病症

一、为什么产后有些人仍会腹痛

产后腹痛的原因也是由于子宫收缩所致。子宫收缩时,引起血管缺血,组织缺氧,神经纤维受压,所以产妇会感到腹痛。当子宫收缩停止时,血液流通,血管畅通,组织有血氧供给,神经纤维解除挤压,疼痛消失,这个过程一般在1~2天内完成。

初产妇因子宫纤维较为紧密,子宫收缩不甚强烈,易复原,且复原所需要时间也较短,疼痛不明显。经产妇由于多次妊娠,子宫肌纤维多次牵拉,复原较难,疼痛时间相对延长,且疼痛也较初产妇剧烈些。

以上所述,都是正常的生理现象,如果疼痛时间超过一周,并为连续性腹痛,或伴有恶露量多、色暗红、多血块、有秽臭气味,多属于盆腔炎症,应请医生检查治疗。

孩子出生以后,产妇腹部随即松弛,但有许多产妇在抚摸自己腹部时,还会摸到一个很大的硬块,时而还有疼痛感,为此,有的产妇感到害怕,怕是什么东西未排出来。

这个硬块就是子宫。因为子宫在孕期变化很大,由孕前50克左右增到妊娠足月时1000克左右,宫腔也由原来只能容纳12~20毫升,增大可容纳3000克的胎儿、1000~1500克重的羊水和500克左右重的胎盘。孩子和胎盘娩出后,子宫体积很快缩小到拳头样大小,而且子宫收缩越好,就会变得越硬。这样,在松软的腹壁外就能明显地被摸到。因此,产妇也可以在产后最初几小时内,经常按摸子宫,刺激它收缩,摸到宫体越硬越好。

二、分娩后有人腋下为什么会出现肿块

有相当多的产妇在分娩后2~3天内,突然发现腋下长了肿块,一般有鸡

蛋大小,在分娩之前是没有的,分娩以后与乳房膨胀同时出现。有的怀疑是淋巴结肿大,有的怕是长了肿瘤,心情十分紧张,甚至到处求医治疗。

对这种现象不要害怕,实际上肿块是一种乳腺,不过不是正常的乳房组织,而是先天发育不良的乳房组织,称为副乳房。由于平时没有乳汁分泌,才没有任何感觉。产后乳腺活跃,乳汁大量分泌,有时便淤积成硬块,产生胀痛感觉,这才引起注意,发现腋下有肿块。

对这种肿块不须求医治疗,实在胀痛难受时,可服止痛片或局部用皮硝外敷24小时疼痛就会消退。

三、产后出现恶露是怎么回事

胎儿娩出后,在一定时间内产妇阴道仍有血样分泌物流出,这就是医学上所说的恶露。正常的恶露有血腥气味,而且不臭。它包括从宫腔排出的血液、坏死的胎膜组织黏液及产道的细菌。在产后的不同时间里,恶露的内容物各不相同,可以通过不同时期的恶露内容来观察是否有异常现象。一般正常的产妇,恶露有下列三种不同的情况。

1.血腥恶露

又名红色恶露。这是产后第1~4天内排出的分泌物,呈鲜红色,含有较多的血液,量也比较多,一般可与平时月经相似,或稍多于月经量,有时还带有血块。

2.浆液性恶露

呈淡红色,其中含有少量血液、黏液和较多的阴道分泌物,还有细菌生长。在产后4~6天排出。

3.白色恶露

是在产后一周以后排出的呈白色或淡黄色的恶露。其中含有白血球、胎膜细胞、表皮细胞和细菌等成分,形状如白带,但是较平时的白带多些。

虽然每个产妇都有恶露,但每人排出的量是不同的,平均总量为500~1000毫升。各产妇持续排恶露的时间也不同,正常的产妇一般需要2~4周。

孩子吃奶时,吸吮奶头,可引起反射性子宫收缩,有利于子宫腔内的恶露排出。

少数产妇,即使在正常情况下,恶露也可以延续到产后一两个月。如果产后3个月恶露仍淋漓不净,属于恶露不净,肯定有病理因素存在。常见的原因有子宫腔感染,子宫腔内有妊娠产物如胎盘、胎膜等组织遗留,子宫复原不良,最严重的并发症是绒毛膜癌。这些都是不可忽视的病理现象。因而,如遇到产后恶露持续不净时,需要及时去医院检查治疗。

如果在一个月后,恶露不净,同时伴有臭秽气味或腐臭气味,或伴有腹痛、发热,则可能是子宫、附件(输卵管、卵巢)、阴道有感染;如果排除恶露量逐日增多,颜色逐日变红变深,或出现淤块,或有子宫出血、阴道创伤,或

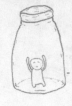

有感染发生等,都应及时引起注意,并到医院检查治疗。

四、产后乳汁不足是何原因

乳汁不足有多种原因,应根据不同情况采用不同治疗措施。

1.精神因素引起乳汁不足

产妇由于分娩和关心孩子而精神紧张,引起乳汁不下。应鼓励产妇树立授乳的信心。胎儿娩出后要让产妇有充足睡眠时间。授乳母亲要保持心情舒畅,避免情绪波动和忧郁焦虑。并及时让婴儿吸吮乳头,给乳房以正常刺激。

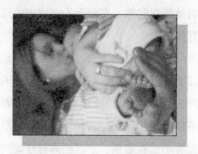

2.授乳方法不当引起缺乳

应指导母亲帮助孩子正确吸奶。授乳时让婴儿嘴巴紧接乳头,每次授乳应吸空乳房中的乳汁。两侧乳房也可交替哺乳。

3.产妇身体较差或贫血引起缺乳

应加强营养,多食流质饮食,如清淡的鸡汤、鲜鱼汤、排骨汤、猪蹄汤等都是很好的下奶营养饮食。还有鸡蛋、黄花菜煮面条也很好。有的肉汤里加些桂圆、花生也很有效。

4.血虚气弱引起乳汁少

血虚气弱乳汁少且清稀或无奶者,产妇感到气短心悸,面色无华,舌质淡,脉细弱,可采用中药医治。党参15克、生黄芪15克、当归10克、麦冬10克、木通9克(或通草6克)、桔梗9克,上药煎汤后炖猪蹄服用。

5.肝郁气滞引起乳汁不畅

乳房胀硬而痛,胸肋胀满,食欲减退,身热,舌苔黄,脉弦数。可用中药当归10克、青皮9克、天花粉15克、漏芦9克、通草6克、木通9克、王不留行9克、甘草6克、桔梗9克、白芷9克、穿山甲9克煎服。

第二节 产后一些常见病痛的应对办法

一、产妇乳房胀痛该怎么办

有的产妇在生产2~3天后出现乳房胀痛,甚至疼痛难忍。这是因为,产后乳房大量泌乳,同时乳房的血管和淋巴管亦扩张,这时,如果乳管淤塞不通,导致乳汁充盈淤积成块,婴儿吸不出奶,则会引起乳房胀痛。

乳房淤积根据程度不同,可分为四级,其治疗方法也不同。

1.正常范围

有暂时轻度胀满感,经新生儿吸吮或用手挤,乳汁容易排出。乳汁排出后,胀痛立即缓解。

2.乳房充盈

乳房胀痛，可触及硬结，用吸乳器抽取，或让新生儿吸吮即逐渐缓解。

3.乳房淤积

乳房严重膨胀，有硬块，疼痛较重，皮肤有水肿，弹性消失，表面发热，乳头低平，婴儿用力吸吮水肿的乳头，容易发生皲裂，母亲也有疼痛感。此情况需要到医院请医生治疗。

4.乳房淤积及乳管阻塞

因乳房组织明显水肿，乳管不通畅，乳汁排出受阻，导致肿胀加重，出现皮肤充血、水肿、发硬、发热，重者可见紫红色淤斑；产妇体温升高，疼痛剧烈。此时应停止喂奶，及时到医院医治，若及时处理，可在两日内逐渐平复。

乳房淤积、发热、疼痛者，可局部热敷，轻轻从四周向乳头方向按摩，使乳汁排出，也可吃中药通乳散结。怀疑有感染时，可用抗生素，切不可因疼痛而拒绝按摩或吸乳，致使乳汁不能排出，淤积加重，而导致乳腺炎。

预防乳汁淤积应采取的措施是：疏通乳腺管道，使乳汁分泌流畅。产后对乳房进行护理时可先用湿热毛巾敷乳房，然后分四步动作进行按摩。

第一步：一手扶于乳房下侧面，另一手按在乳房上缘向外侧转动乳房，并向乳头方向拨动，目的是疏松乳腺管筋膜。

第二步：双手捧住乳房，从乳房根部向外上方提拔；一手捏住乳房根部作上下左右抖动数次。

第三步：一手以虎口穴轻压乳房壁，露出乳头，围绕乳房均匀地按摩，以疏通乳腺管。

第四步：以食指、中指、大拇指将乳头作上下左右牵折数次。

以上方法目的在于使乳腺管内的乳汁集中于乳窦内，便于婴儿吮吸乳汁。

如果婴儿吸吮力不足，可用吸乳器吸出或挤出乳汁，以减轻乳汁淤积现象。其次，可选用散结通奶的中药治疗。例如：柴胡6克、当归12克、王不留行9克、漏葫9克、通草9克，煎服；或用中药鹿角粉每天9克，分2次，用少量黄酒冲服，效果很好。

二、患上乳腺炎怎么办

由于奶头出现裂口，喂奶时间变短，甚至不敢让乳儿吸吮奶头，大量乳汁淤积在乳腺内，以致乳汁在乳腺内逐渐分解，分解后的产物最适合细菌生长。此时假如外面的化脓性细菌从奶头裂口侵入，将会在乳腺内迅速大量繁殖，于是便引起了乳腺炎。

乳腺炎初发时，病人会感到突然发冷、打寒战(哆嗦)，同时发热，有的还会发高烧，局部或整个乳房有刺激或闪电样抽痛、跳痛，并逐渐加剧；乳量明显减少，乳房皮肤发红，整个乳房肿大，有触痛感。由于发炎区域乳管堵

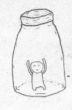

塞,乳汁排出困难,因而便形成硬块。这时如能得到有效治疗,可不致化脓。否则,会形成乳腺脓肿。经过一段肿痛后,导致化脓。化脓后,经治疗,方可逐渐消肿,恢复健康。但是,患化脓的乳腺炎后,多数会影响以后乳汁的分泌。

得了乳腺炎以后,要及时治疗,尽早控制,使其不致发展为化脓。这样不但母亲少受痛苦,婴儿的喂养也会得到保证。

治疗方法:

1.暂停喂奶

用吸奶器或手挤出奶汁,避免奶汁残存引起新的感染。

2.采取有效的验方进行治疗

这方面的验方在民间流传得比较多,有些有效,有些则缺乏科学道理,如果不慎,其采用的验方无效,就会耽误病人。这里介绍几个经过临床实验疗效较好的验方,可供使用。

(1)刚开始畏寒发烧时可用栝楼仁、花粉、黄芩、生栀子、连翘(去心)、皂角刺、金银花、甘草(生)、陈皮各10克,青皮、柴胡各5克,煎水,服时加白酒或黄酒一小杯,饭后一次服,一日1次。

(2)当乳腺炎出现硬块时,可用青皮10克、陈皮10克、栝楼仁7克、穿山甲10克、金银花15克、连翘15克、甘草10克(半生半炙)煎水内服,每天一次。同时外敷鱼石脂软膏。

(3)如果已发生跳痛,说明已经开始化脓。这时可用党参20克、穿山甲10克、白芷10克、升麻10克、甘草5克、当归15克、黄芪20克、皂角刺7克、青皮(炒)5克,煎水内服,每天1次。

3.西药治疗

可注射或口服青霉素、红霉素等,但必须在医生指导下用药。如已化脓,应到医院请医生切开乳腺排脓。

4.热敷

当发现有乳腺炎时,就要进行热敷,用干净毛巾,在净开水中泡过,试着热敷,无论乳腺炎发展到何种程度,都有消炎去肿效果。

三、产后手脚麻木或疼痛怎么办

因受凉引起的手脚麻木或疼痛可局部热敷、理疗(超短波、光疗、离子透入等)或加用维生素B_1,维生素E,维生素B_{12}等。亦可用消炎痛25毫克,一日3次;保泰松0.1克,一日3次;布洛芬0.2克,一日3次。以上任选1种。可用强的松龙25毫克加1%普鲁卡因10~20克行痛点封闭,1周1次,3次为1疗程。必要时亦可按压穴位治疗,手臂麻木者取臂穴(位于锁骨上凹内1/3与2/3交界处向上1寸),按压,手法应由轻到重,病人有电麻传导感,并向手指尖放射为有效;脚腿麻木可取足三里、三阴交位,每穴按压3~5分钟。另外,也可服用中成药,如舒筋活血丸、虎骨酒、鸡血藤浸膏片等,随症加减。

因机体钙质缺乏所致大腿抽筋及手脚麻木疼痛者，可适当补充钙剂，如钙片0.5~1.0克，一日2次，同时服鱼肝油丸1~2丸，一日2次。饮食中应多吃鱼、肝、瘦肉、木耳、蘑菇等含钙多的食物。

四、产后脱发怎么办

产后脱发现象在医学上叫做分娩性脱发。有35%~40%的妇女，在坐月子中会有不同程度的脱发现象，这是因为头发也像人体其他组织一样，需要进行新陈代谢，不必忧虑。一般说来，人的头发每隔5年就要全部更换一次，由于头发的更换是分期分批进行的，所以人们往往察觉不到。

为什么在坐月子期间头发更换人们会发现呢? 这是因为，妇女头发更换的速度与体内雌激素浓度的高低密切相关。雌激素增多，脱发的速度减慢，雌激素减少，脱发的速度加快。妇女怀孕以后，体内雌激素增多，头发的寿命延长了，部分头发便"超期服役"。分娩以后，体内雌激素恢复正常，那些"超期服役"的头发就纷纷"退役"了。另外，有的产妇分娩后精神上受到不良刺激，情绪低落、消沉，也会诱发产后脱发。还有的妇女在怀孕期间饮食单调，加上母体和胎儿对各种营养素的需要量增加，如不及时补充，在分娩后造成体内蛋白质、钙、锌、B族维生素的缺乏，影响头发的正常生长与代谢，使

头发枯黄、易断和脱落。

产后脱发是一种暂时的生理现象，旧发脱落之后，新发就会长出，脱发也就不治自愈了，不必有思想负担。如果有思想负担，反而会加重脱发的程度。为预防和减少脱发，妇女怀孕期和哺乳期应当心情舒畅，保持乐观情绪，注意合理饮食，多吃新鲜蔬菜、水果及海产品、豆类、蛋类。还可以经常用木梳梳头，或有节奏地按摩，经常洗头刺激头皮，促进头部的血液循环。一旦发生产后脱发，可在医生指导下服用谷维素、B族维生素、钙剂、养血生发胶囊等药物。

五、产后足跟痛怎么办

有的产妇生孩子后出现脚跟疼痛，每遇潮湿、寒冷则加重，这是什么原因?

足跟痛的原因是有的产妇分娩后爱穿拖鞋，或赤脚穿凉鞋，不注意避寒凉或不注意休息造成的。也就是因为产后体虚，尤以肾气亏虚未复，而感受寒冷以致足跟疼痛。

其表现症状为足跟疼痛，休息后疼痛减轻，遇热则感舒适，久站或步行稍远，或遇寒冷则疼痛明显，甚或较原来疼痛增重，日久未愈，复感寒邪，寒积于内，血遇寒则凝，脉络受阻，疼痛越重，不能行走。

产后一定要注意脚下的保护，不要

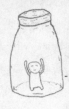
穿拖鞋或赤脚穿凉鞋,最好穿袜子和布鞋使脚下保持一定温度。一旦出现脚跟痛时,就要求医问药,及时治疗,并千万注意,不要再受寒凉。这样一般经过一段时间治疗和保健,是会痊愈的。

六、遇特殊情况需退奶怎么办

产后不久,因某种原因不能喂母乳而急需退奶时,可采用以下方法,能立即见效:

1.在乳汁未大量分泌前,服乙烯雌酚3~5毫克,每日3次,连服5天。

2.炒麦芽50~100克,水煎服,每日1剂,连服3天。

3.维生素B$_6$200毫克,每日3次,连服3天。

4.已胀痛的乳房,可用芒硝放在布袋里,局部外敷乳房。

5.乳房淤积成块的,用冰袋敷,既止疼痛又消硬块。

6.服前列腺素,在乳房开始泌乳时即可收到良好效果。

在退奶期间,母亲应减少饮水,不要挤奶或给婴儿喂奶。

七、产后漏奶怎么办

有的产妇产后不久,乳汁成天不断外流,民间俗称漏奶。漏奶是指乳房不能储存乳汁、随产随流的意思。医学上称为产后乳汁自出,属于病理性溢乳,需要治疗。这种漏乳不但使婴儿得

不到母乳喂养,而且给产妇带来很多苦恼,产妇常常穿不上干净的衣服,还容易感冒。有的产妇因气血旺盛,乳汁生化有余,乳房充满,盈溢自出,此不属病态,产妇应当分辨清楚。

产后乳汁自出的原因,多为气血虚弱、中气不足,不能摄纳乳汁而致乳汁自出;或因产后情绪不畅、过于忧愁、思虑、悲伤,使肝气抑郁,气郁化火,肝经火盛,使乳汁外溢。其防治方法应根据病因而采取不同的方法。

若因气虚不固者,宜加强食疗,可选用补气益血固摄的药膳。如芡实粥、扁豆粥、人参山药乌鸡汤、黄芪羊肉粥、黄芪当归乌鸡汤等。

若属于情绪不畅、乳汁自出者,产妇尤其应当注意调整情绪,宜慎怒,少忧思,断欲望,避免各种刺激因素等。

凡乳汁自出者,除求医治疗外,还应当注意勤换衣服,避免湿邪浸渍。冬天可用2~3层厚毛巾包扎乳房。或用煅牡蛎粉均匀地撒于两层毛巾中间,药粉厚如硬币,以之包扎乳房,可以加强吸湿的作用。

若乳汁自出,经治不愈者,应采取有效方法回乳。

乳汁自出食疗方法四例:

1.米60克,益母草12克,香附子9克,芡实18克。药用纱布包好,煎汤后去渣,入米煮粥服食,每天一次,3~5天为一疗程。

2.母鸡一只,煮成白汤,用此鸡汤,加水,入当归10克,芡实5克,煎汤饮下。

3.莲子18克,郁金、柴胡各9克,共煮汤服用,每天一次,连服数日。

4.米50克,枣20枚,党参10克,煎成米汤,饮下。适用于乳汁自出,量小清淡,乳房不胀,面白,少气懒言,心悸气短,舌淡,少苔的患者。

八、产后便秘怎么办

产妇分娩后最初几天,发生便秘,有时3~5天不解大便,或者大便困难,引起腹胀、食欲不振;严重者,还会导致脱肛、痔疮、子宫下垂等疾病。

引起产后大便困难的常见原因有以下几种:

1.由于妊娠晚期子宫胀大,腹直肌和盆底被膨胀的子宫胀松,甚至部分肌纤维断裂,产后腹肌和盆底肌肉松弛,收缩无力,腹压减弱,加之产妇体质虚弱,解大便时用不出力气,又不能依靠腹压来协助排便,解大便自然发生困难。

2.产妇在产后几天内多因卧床休息,活动减少,影响肠子蠕动,不易排便。

3.产妇在产后几天内的饮食单调,往往缺乏纤维素食物,尤其缺少粗纤维的含量,这就减少了对消化道的刺激作用,也使肠蠕动减弱,影响排便。

4.产妇在分娩前一般都经过灌肠排便,分娩时直肠受到胎头的压迫,已

使大便排空,因而也会使产后最初几天内大便减少。

预防便秘的方法如下:

1.产妇适当地活动,不能长时间卧床。产后头两天应勤翻身,吃饭时应坐起来。两天后应下床活动。

2.在饮食上,要多喝汤、饮水。每日进餐应适当配一定比例的杂粮,做到粗细粮搭配,力求主食多样化。在吃肉、蛋食物的同时,还要吃一些含纤维素多的新鲜蔬菜和水果。

3.平时应保持精神愉快,心情舒畅,避免不良的精神刺激,因为不良情绪可使胃酸分泌量下降,肠胃蠕动减慢。

4.用黑芝麻、核桃仁、蜂蜜各60克。方法:先将芝麻、核桃仁捣碎,磨成糊,煮熟后冲入蜂蜜,分2次一日服完,能润滑肠道,通利大便。也可用中药番泻叶6克,加红糖适量,开水浸泡代茶频饮。用上述方法效果不明显者,可服用养血润燥通便的"四物五仁汤":当归、熟地各15克,白芍10克,川芎5克,桃仁、杏仁、火麻仁、郁李仁、栝楼仁各10克,水煎2次分服。

九、产后排尿困难怎么办

许多产妇,尤其是初产妇,在分娩后一段时间内会出现小便困难,有的产妇膀胱里充满了尿,但想尿又尿不出来;有的产妇即使能尿,也是点点滴滴地尿不干净;还有的产妇膀胱里充

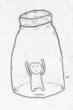
满了尿,却毫无尿意。这是怎么回事?

在怀孕期,孕妇体内的水分主要靠排尿和出汗等排出体外。但在怀孕晚期,由于增大了的子宫压迫膀胱,使膀胱肌肉的张力降低,在分娩时,胎儿的头又长时间紧紧地压迫着膀胱,使膀胱肌肉的收缩力减弱,因此,虽然分娩后子宫对膀胱的压迫减轻,但由于膀胱肌肉张力的下降和收缩功能的减弱,膀胱已无力将其中的尿液排除干净。另外,有些产妇在分娩时做了会阴侧切术,小便时尿液刺激伤口引起疼痛,导致尿道括约肌痉挛,也是产后小便困难的原因;还有些产妇不习惯在床上小便,也会引起小便困难。如果产后5~6小时仍排不出尿液,医生称之为产后尿潴留。

产后小便困难是一件很难受的事,如果产后发生了小便困难可采取以下方法处理:

1.预防产后排尿困难的方法最好在产后6~8小时主动排尿,不要等到有尿液再排。排尿时要增加信心,放松精神,平静而自然地去排尿,特别要把注意力集中在小便上。

2.如不能排出尿液,可在下腹部用热水袋热敷或用温水熏洗外阴和尿道周围,也可用滴水声诱导排尿。

3.为促进膀胱肌肉收缩,可用针刺关元、气海、三阴交等穴位,也可肌注新斯的明0.5毫克。

4.可取中药沉香、琥珀、肉桂各0.6克,用开水冲服。

若以上方法仍无效,就应该在无菌操作下行导尿术,并将导尿管留置24~48小时,使膀胱充分休息,待其水肿、充血消失后,张力自然恢复,即可自行排尿。

十、产后子宫不能复位怎么办

子宫于分娩后缩复的快慢,与产妇的年龄、分娩次数、身体健康状况、分娩的性质、是否哺乳等都有关系。凡是年龄大、分娩次数多、身体健康差的患者子宫复旧均比较慢,产程长或难产者复旧也慢。产后自己哺乳,可以反射性地促进子宫收缩复旧。

如果遇到以下情况,子宫复旧则更差:子宫蜕膜剥离不全;子宫内有胎盘或胎膜滞留;子宫肌瘤;子宫异位,如子宫后位者。

子宫复旧不全表现为腰痛、下腹坠胀、血性恶露淋漓不止,甚至大量出血。即使恶露停止,白带、黄带必定增多,子宫位置后倾。如果不及时治疗还可能导致永久性子宫改变,例如结缔组织增生、子宫增大、哺乳期后月经量多、经期延长。产褥期发生上述现象,要去看医生或采取治疗措施。

1.服用子宫收缩剂

麦角流浸膏2毫升,每日3次;或益母草流浸膏4毫升,每日3次,3天为一个疗程。需要时停药3天左右再进行一个疗程治疗。

中药益母草膏无任何副作用，可坚持常服，每日2~3次，每次一匙冲服。

2.做产妇保健操

子宫后位者，要做产妇保健操，尤其是膝胸卧式，每日2次，每次15分钟。

3.手术治疗

产后长时间出血或有大出血而怀疑有胎盘滞留者，子宫复旧肯定不好，应当手术刮宫，清除宫内滞留物。

十一、患了产后忧郁症怎么办

有些妇女在分娩后，精神状态发生了很大变化，往往表现为心情烦躁、容易激动、焦虑不安、失眠、情绪低落、忧郁爱哭，即使平时很坚强的人，此时也极易为一些小事而伤心落泪。由于这种现象发生在分娩之后，特别在分娩3~4天后最明显，因而称为产后忧郁症。产后忧郁症是近年来医生才注意到的一种现象。这种现象还是比较普遍的，有50%~70%的产妇都有这种经历。丈夫没有来探望，家属回去了，饭做得不可口，孩子不会吃奶，都会使产妇哭泣。

产妇为什么会患产后忧郁症呢？专家们认为主要是产后体内分泌激素发生剧变所致。妊娠时，胎盘或可分泌一些有助于妊娠的激素，胎儿娩出后，胎盘随之排出体外，母体内分泌激素骤然下降，从而引起产妇情绪波动，发生忧郁。此外，分娩的疲劳、惦挂孩子、夜间哺乳或对今后孩子健康、教育的忧虑等，都是导致产后忧郁症的直接因素。

产后忧郁症如能及早发现，妥善处理，可很快消除，主要是依靠心理上的安慰和真诚的关怀。但如果不认识，不重视，对产妇这些异常表现漠然处之，甚至埋怨、虐待，火上浇油，就会使忧郁症加重，有的可能导致抑郁症或产后精神病。

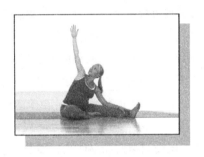

预防妇女产后忧郁症除了需医护人员精心护理外，家属要多给予产妇照顾和安慰，切忌只顾孩子而把产妇抛在一边的做法。特别是丈夫的关怀，对消除妻子产后忧郁症有着重要的作用。

第三节 产后一些常见病的防治

一、怎样预防月子病

所谓月子病，在医学上称为产褥感

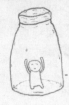
染，是由于病菌侵入阴道而引起的，是产妇产后较易患的比较严重的疾病，也是引起产妇死亡的重要原因之一。

产褥感染的原因较多，比如，接生人员的双手及接生用具消毒不严格，将病菌带入阴道；或产妇身体其他部位如呼吸道、消化道、泌尿道等存在炎症性病变，也可通过血液、淋巴或双手直接将病菌传入阴道而引起感染；另外，如果产妇在临床前进行过性生活或盆浴，均可导致产褥感染。同时，由于分娩过程中对子宫、子宫颈、阴道等的损伤，产妇在分娩过程中体力消耗很大，产后身体虚弱，抵抗力下降，也是产妇容易发生产褥感染的原因。

产妇产生产褥感染后，由于感染部位不同，表现出来的症状也不同。

1.会阴裂伤和缝线伤口感染，是一种常见的感染，表现为伤口红肿，缝线处化脓，病人自觉会阴伤处热痛，出现小便困难，但一般不会发热，只要及时治疗，炎症会很快消退。

2.阴道感染，阴道黏膜表现为红肿、溃烂且带有脓液，此时病人常会有低热。

3.子宫内膜感染，病人自觉下腹疼痛，白带增多，且多为脓性，有臭味，同时体温升高，可达38℃以上，此时如能及时治疗，感染会很快得到控制，如果不及时治疗，炎症可继续扩散，侵入子宫肌层或子宫周围组织，病人会感到下腹剧痛，全身不适，体温可升高到40℃，并打寒战，如果炎症再不能控制，便会蔓延到腹腔，引起弥漫性腹膜炎，病情表现更为严重，除高烧、寒战外，腹痛进一步加剧，出现恶心、呕吐、呼吸急促、神志不清，有少数病人会发生败血症、毒血症，如抢救不及时，则可造成死亡。

因此，一旦发生产褥感染后，一定要及时、彻底地进行治疗，以防炎症扩大蔓延和留下后遗症。特别是产妇如在产后出现体温升高等症状，不要自以为感冒而忽略，一定要及时到医院去检查。

为防止产褥感染，要注意预防。预防应从怀孕期间开始。怀孕期间要注意清洁卫生，积极治疗原有的感染病症。在怀孕的最后一个月及产后42天中，一定禁止性交，并严禁盆浴。分娩时，如果发生胎膜早破、产程延长、产道损伤、产后出血，应及时进行抗感染治疗。产妇在分娩前，要尽量多吃东西，多饮水，多休息，以增加身体抵抗力。分娩后，产妇要注意饮食营养，尽量早些下床活动，及时小便，以避免膀胱内尿液滞留，影响子宫的收缩及恶露的排出。同时要注意产后会阴部的清洁卫生，最好使用消毒过的卫生纸和卫生棉。

二、怎样预防子宫脱垂

子宫脱垂的症状是：产妇如发生

子宫脱垂,就会感到下腹、外阴及阴道有向下坠胀感,并伴有腰酸背痛,若久立、活动量大时,这种感受会更加明显,倘若病情继续加重,严重者将影响活动。如果属于早期子宫脱垂或症状较轻者,可取平卧位或稍坐一会儿,即可使阴部恢复常态;重症子宫脱垂则不易恢复。即使用手帮助回纳,但若起立后仍可向外脱出。如果子宫脱垂的同时,还伴有膀胱膨胀,往往会有频尿、排尿困难或尿失禁等。倘子宫脱垂兼有直肠膨出,还可出现排便困难。

子宫脱垂多是由急产造成的。产程从子宫正规阵缩到胎儿娩出少于3小时,就会由于骨盆底组织和阴道肌肉没有经过渐进的扩张过程,而被突然的强大胎头压迫撕破,又未能及时修补,进而造成子宫脱垂。滞产也容易造成上述情况,形成子宫脱垂。

子宫脱垂因程度不同,有轻、中、重之分。轻度子宫脱垂(Ⅰ度)者大多数没有什么感觉,有的只是在长期站立或重体力劳动后感到腰酸下坠。中度子宫脱垂(Ⅱ度)者会有部分子宫颈或子宫体露在阴道外。重度子宫脱垂(Ⅲ度)者的整个子宫颈与子宫体全部暴露于阴道口外。

子宫脱垂的预防:

1.不要生育过多、过密,以免影响母体健康。

2.产后如有组织破裂,必须及时修补。

3.产后24小时,应开始做俯卧体操,每天2~3次,每次15分钟,这样可使子宫位置尽快复原到正前倾位。

4.积极治疗易使腹压增加的慢性疾病,如便秘、咳嗽等。

5.充分休息,产后生殖器恢复正常需要42天,在此期间应充分休息,避免过早参加体力劳动,如挑重担、肩背、手提重物以及长时间下蹲等活动。

子宫脱垂的治疗:

轻度子宫脱垂病人,着重体育疗法与用补气升提药物。

1.体育疗法

(1)缩肛运动:用盆底肌肉收缩法将肛门向上收缩,就如同大便完了收缩肛门那样。每天做数次,每次收缩10~20下。

(2)臀部抬高运动:平卧床上,两脚踏床,紧贴臀部,两手臂平放在身体两侧,然后用腰部力量将臀部抬高与放下。每天2次,每次20下左右,并逐步增加次数。

(3)下蹲运动:两手扶在桌上或床边,两足并拢,做下蹲与起立动作,每日1~2回,每回5~15次。但要注意,平时要防止空蹲,如需蹲下,最好放一只凳子。

2.补气升提药物

补中益气汤,或针灸百会、关元、中极、三阴交等穴位,即可见效。

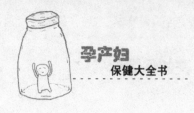
三、怎样预防产后外阴发炎

外阴部常因局部皮肤损伤和产后调养失宜，引起细菌感染而发炎。

急性外阴发炎时，严重的可引起发烧、腹股沟淋巴结肿大、压痛等。如果急性期发作较轻，未能引起重视，可能转为慢性，造成局部皮肤粗糙，外阴瘙痒，影响工作、学习和生活。

防治方法：

1.产后经常保持外阴皮肤清洁，大小便后用纸擦净，应由前向后擦，大便后最好用水冲洗外阴。每天用1:5000的高锰酸钾液冲洗一次。

2.恶露未净时应勤换卫生棉垫，勤换内裤，若局部有创伤、擦损，可用金霉素油膏(或眼膏)、红霉油膏涂擦局部。

3.如果发现外阴部有红色小点凸起，可在局部涂些2%碘酒，注意只能涂在凸起的部位，不要涂在旁边的皮肤上。少数人对碘酒过敏，不能涂擦。假如为脓点，可用消毒针头挑破，用消毒棉擦去脓液，再涂上抗生素油膏。

4.如果外阴部出现红、肿、热、痛的症状，局部可用热敷，用蒲公英50克、野菊花50克、黄柏30克、大黄10克，煎水，洗涤外阴。也可口服磺胺、螺旋霉素等抗生素。

5.如果局部化脓，除上述处理外，可用蒲公英30克、大黄15克、煅石膏30克，熬水，坐浴。

6.如果患慢性外阴炎，局部瘙痒时，可用1:5000的高锰酸钾溶液坐浴。最好不要用热水烫洗，因反复烫洗，能使局部皮肤受到损伤，过后愈来愈痒。

7.患外阴炎后应忌食辛辣食物、醪糟(米酒)等刺激性食物，宜吃清淡食物。

四、怎样预防恶露不下

如果分娩后恶露停蓄胞宫不下，或所下甚少，致使淤败血停蓄，可引起腹痛、发热等症，称为恶露不下。

防治方法：

1.注意观察恶露的性状，恶露一般可持续20天左右，若恶露始终是红色，或紫红色，有较多淤血块，其量不减，甚至增多，时间超过20天或所下极少，均属于病理情况，应引起注意。

2.若分娩时产妇感受寒邪，从而引起恶露被寒气所凝滞，产生下腹疼痛，按之更甚，痛处可触及肿块，恶露极少。可采用按摩法：产妇取半坐卧式，用手从心下擦至脐，在脐部轻轻揉按数遍，再从脐向下按摩至耻骨联合上缘，再揉按数遍，如此反复按摩10~15次，每天2次；其次可以热熨，可选艾叶、陈皮、柚子皮、生姜、小茴香、桂皮、花椒、葱、川芎、红花、乳香等，任选2~3味适量，炒热或蒸热，用纱布包扎，外熨痛处。多吃醪糟蛋、鲤鱼，卧室保暖，防止风寒外袭。

3.若分娩后产妇情绪不好，或因操劳过度，或因悲伤过度，而致恶露不下，可采用热熨。选用陈皮、生姜、花椒、乳香、小茴香等1~2味，炒热包熨下腹；也可用薄荷6克、生姜2片泡开水当茶饮。另外，产妇一定要保持精神愉快，避免各种影响情绪的因素。

五、怎样预防肛裂

肛裂一般表现为大便时疼痛，便中和便后带血，但出血量不大。产妇发生肛裂的原因较多：妇女怀孕后由于胎儿逐渐生长发育，子宫体也随之扩大，向下压迫盆腔，使血液在盆腔静脉从内淤积，血液回流受阻，造成肛门周围组织水肿，抵抗力下降。加之，有的产妇活动量很少，胃肠蠕动缓慢，粪便在肠内停留时间过长，水分吸收过多，粪便干硬，排便时容易造成肛裂。还有的妇女产后吃鸡蛋过多，胃肠道内由产前的多渣食物突然变为少渣食物，出现便秘，大便困难，易发生肛裂。一般说来，产妇肛裂在产后半个月内发病率占一半以上。

产妇预防肛裂可从以下几个方面着手：

1.产后应保持肛门清洁，每次大便后用温水轻轻擦洗肛门，养成良好的卫生习惯。

2.孕妇久坐可因腹中压力向下压迫，使肛门血管淤血，肛周组织水肿、脆弱，容易造成损伤，因此产妇不宜久坐。有空闲时可经常做提肛运动，即做连续有节奏的下蹲—站立—再下蹲动作，每次做1~2分钟，每日做2~3次，以加强肛门括约肌收缩，促使局部的血液循环，防止淤血。

3.少吃辛辣刺激的食物，以防加重肛周水肿等症。

4.产妇在怀孕和分娩过程中，消耗掉大量的热量和营养，产后作适当的补充是必要的，但要讲究正确的调节。一些农村地区，在坐月子期间以鸡蛋为主，不做别的食物来调节是不可取的。这是因为鸡蛋细腻，容易减少大便次数，出现便秘。因此，产妇在吃鸡蛋的同时，还应吃一些含维生素、纤维素高的蔬菜水果，以保持大便松软、适当的体积和水分，使大便容易排出；怀孕期间所造成的胃肠道蠕动缓慢，在产后早期还未恢复，应在产后身体适应的情况下，适当下床活动，以避免粪便在肠内停留时间过久。必要时可进行腹部按摩，以增加肠蠕动的机会。还要养成每日排便的习惯，缩短间隔时间，以免大便过多地积聚和过多水分被吸收，造成便秘。

5.便秘严重时，不要强行排便，应先由肛门注入适当的开塞露、甘油栓等润滑药物，以利大便的顺利排出，避免造成肛门裂伤。

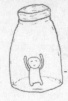

6.发生肛裂后，每日要进行局部清洗坐浴，尤其在大便后，这样可防止伤口感染，促使伤口尽快愈合。对肛裂痛者，可利用1%普鲁卡因局部封闭，久治不愈者，要去医院进行手术治疗。

六、怎样预防因失血过多引起的产后腹痛

产妇在分娩过程中由于失血过多，或者本来气血虚弱，使冲脉、任脉空虚，因而产后腹痛。

表现症状为小腹隐隐疼痛，绵绵不断，腹部喜用热手揉按，恶露量少、色淡红、清稀，或兼头昏眼花耳鸣、身倦无力，或兼大便结燥，面色萎黄。

防治方法：

1.卧床休息，保证充分睡眠，避免久站、久坐、久蹲，防止子宫下垂、脱肛等病发生。

2.加强营养，可选择食用一些药膳，如人参粥、扁豆粥、猪肾粥、红杞鲫鱼汤、当归生姜羊肉汤、黄花当归鸡汤、参枣羊肉汤等。

3.大便结燥者，可服麻仁丸，早晚服蜂蜜一匙。多吃新鲜蔬菜、水果，如香蕉、红苕、西瓜、西红柿等，以润肠通便。

4.用热毛巾热敷痛处，或用灸条灸关元穴(脐下3寸，即脐下约三横指)、中极穴(脐下4寸，即脐下四横指)，或把

盐炒热后装布袋热熨痛处，或熨关元穴、中极穴。

5.若恶露量多，或有创伤流血不止者，必须尽快请医生止血。

七、怎样预防因淤血停滞引起的产后腹痛

产妇在月子中若起居不慎，或受生冷，或腹部触冒风寒，或用冷水洗涤，使寒邪乘虚而入，使血脉凝滞、气血运行不畅就会引起产后腹痛。有的产妇产后因过悲、过忧、过怒，使肝气不舒，肝郁气滞，则血流不畅，以致气血淤阻，也会造成腹痛。也有的因产后站立、蹲下、坐、卧时间过长，持久不变换体位，引起淤血停留，而致下腹疼痛坠胀，甚至引起腰酸尾骶部疼痛。

表现症状为产后小腹疼痛喜温喜揉按，或喜温拒按，得热敷则减轻；由情绪不畅引起者；恶露量少，涩滞不畅，色紫暗常夹血块，或兼胸肋胀痛，四肢欠温。

防治方法：

1.小腹部热敷法。用热毛巾热敷痛处，或热敷脐下5厘米处的中极穴。

2.按摩法。用手按摩下腹部。方法：先从心下擦至脐，在脐周做圆形揉按数遍，再向下擦至耻骨联合(阴毛处之横骨)上方，再做圆形揉按数遍，然后将热手置于痛处片刻，又重复上述动

作，但在作圆形按摩时方向应与前次相反，如此反复按摩，每次10~15遍，早晚各1次。

3.热熨法。选用中药肉桂10克、干姜12克、小茴香10克、艾叶20克、陈皮20克、吴萸10克、木香15克等温热药适量，以水浸润炒热装袋，趁热温熨痛处，冷再加热，每次熨10~15分钟。

4.服食益母草。益母草药膏每日3次，以化淤止痛。

5.加强食疗。可选用生姜红糖汤、醪糟蛋、益母草煮醪糟、当归生姜羊肉汤、羊肉桂心汤。小腹胀痛，胸肋胀满者，可多食柚子、金橘饼、韭菜等。忌食生冷瓜果、饮料。

6.心情舒畅。产妇应保持心情愉快，避免各种精神刺激因素。

7.注意保暖。注意保暖防风，尤其要保护下腹部，忌用冷水洗浴。

8.注意休息。不可久站、蹲下、久坐。

9.适当活动。一种姿势睡卧，很容易造成盆腔淤血，因此应注意随时改变体位。

八、怎样预防产后盆腔静脉曲张

盆腔静脉曲张是指盆腔内长期淤血、血管壁弹性消失、血流不畅、静脉怒张弯曲的一种病变。此病好发于产妇和体质较差的妇女。

造成盆腔淤血的原因很多，最主要是由于妊娠期子宫胀大，压迫盆腔血管，血液回流受阻，引起淤血；或产后将息失宜，盆腔血管复旧不良。另外，产后久蹲、久站、久坐、长期便秘等，也是主要原因之一。

由于盆腔淤血，可引起下腹疼痛、恶露多、白带增多，并出现频尿、尿急等现象。

防治方法：

1.产后要注意卧床休息，随时变换体位，避免长时间地下蹲、站立、坐的姿势。

2.保持大便通畅，若有便秘发生，应早晚服蜂蜜一匙，多吃新鲜蔬菜、水果。

3.经医院确诊为盆腔淤血后，可按摩下腹部，用手掌在下腹部作正反方向圆形按摩，并同时在尾骶部进行上下来回按摩，一日两次，每次10~15遍。

4.用活血化淤、芳香理气药热熨，可选川芎、乳香、广香、小茴香、路路通、红花等各15克，炒热盛布袋中，熨下腹部、腰脊和尾骶周围。

5.缩肛运动。将肛门向上收缩，如大便完了时收缩5~6次，每天做10~20次。

6.平卧床上，两脚踏床，紧靠臀部，两手臂平放在身体的两侧，然后腰部用力，将臀部抬高、放下，每天做两次，每次20遍左右，以后可逐渐增加。

7.手扶桌边或床边，两足并拢做下

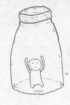
蹲、起立运动,每天两次,每次做5~10遍。

8.如果症状较严重者,除做以上运动外,还可采用膝胸卧位,即胸部紧贴床,臀部抬高,大腿必须与小腿呈直角,每天两次,每次15分钟左右,这种运动可使症状很快缓解。

9.卧床休息时,最好多采取侧卧位。

10.在可能的情况下,卧床可采取头低脚高位。

九、怎样预防产后心力衰竭

患有心脏病的妇女,在怀孕和分娩时会发生心力衰竭,要注意预防。除此之外,在产后的6~8天内,尤其是产后1~3天,仍存有发生心力衰竭的危险,还必须做好预防工作。这里提出几点预防产后发生心力衰竭的注意事项。

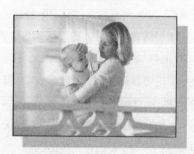

1.产妇一定要好好休息,最好请别人带孩子,以保证充足睡眠,避免劳累。可以每天在床上活动下肢,以助心脏活动,5~7天后再下地活动,下地活动也要循序渐进,先小活动,后大活动,根据身体状况来进行。

2.不要情绪激动,尤其不要动怒。

3.饮食仍要限制盐量,最好食用低钠盐,多食容易消化的食物,不可吃太油腻的食品,以防增加消化负担。一次不要吃得过饱,特别是晚餐不要吃得过饱,最好少食多餐。

4.要防止感染,垫会阴用的卫生棉、纸应消毒,内衣要经常更换,保持干爽清洁。

5.心功能为Ⅲ级以上的产妇不宜哺乳,可采取人工喂养的方法。

6.产褥期内不可同房。

十、怎样预防产后急性脑血管病

急性脑血管病分为脑出血和脑缺血两大类。人们往往认为这种疾病只是老年人的病,而与产妇无缘。而近来临床证明,在产后自然条件下,有很多急性脑血管病发生的要件和诱因,对这些所表现出的症状万万不可大意。比如:

1.如果产妇在产前患有高血压或肾脏病时,或妊娠期有高血压等妊娠中毒症的表现时,若产前或产时不给予良好合理的预防和治疗,产时或产后很容易引起头痛、呕吐、抽风,重时可导致意识障碍和肢体瘫痪。当产妇出现了这种情况时,应当想到产妇出血性脑血管疾病的可能。因此,如产妇此时仍在家中,不要随意搬动,应立即呼叫救护车将其送往医院治疗。

2.产妇在分娩前后的一段时间里，由于身体消耗较大，尤其是摄入水分的相对减少，汗液的大量流失，使产妇的血液处于高凝和高黏状态，这是发生缺血性脑猝中的非常重要的条件。年轻产妇由于血管无老化现象，出现此种病较少。那些以往有风湿性心脏病，特别是有心律失常、心房颤动者，分娩时或分娩后，由于某种因素，常会使心脏内的血栓脱落，堵塞脑动脉时，就叫脑栓塞。此时产妇会有轻微头痛，明显的半身瘫痪，有的可能会出现语言障碍，但是一般意识清楚，比出血性脑血管病轻一些。

3.产妇发生脑静脉血栓的机会较多。这是由于分娩时产妇腹压加大，子宫和阴道内的血栓很容易脱落后直接进入没有静脉瓣且和的脑内静脉窦。如产妇产前食欲太差、摄水少、脱水、血液浓缩或高凝高黏状态时，极易发生此种疾病。此时，产妇的主要表现是频繁抽搐，反复剧烈呕吐，如一侧瘫痪时以下肢为重，两侧同时瘫痪时以一侧为重。

由于人们没有把产妇与急性脑血管病联系起来，很多产妇已经出现了明显表现时，家属仍以为是月子病而不予重视，更不送医院抢救，结果贻误了时机，造成不可挽回的损失。为了预防孕产妇发生急性脑血管病，要对孕妇进行定期身体检查，尤其临产前检查更为重要。及时治疗高血压、糖尿病、心脏病或血液高凝高黏病症，消除这些发生急性脑血管病的危险因素，孕妇保持心情舒畅，避免劳累、伤风和中暑，注意饮食卫生，不吃过高脂肪食物，保持营养和水分，对预防急性脑血管病也有积极意义。

十一、怎样预防产后大出血

胎儿娩出后24小时内，阴道出血量超过400毫升时为产后大出血。这是造成产妇死亡的重要原因之一，发生率占分娩总数的1%~2%，一般多发生在产后2小时以内。如在短时间内大量失血使产妇抵抗力降低，就容易导致产褥感染，休克时间过长还可因脑垂体缺血坏死，即产后大出血后遗症。因此，产妇要和医生合作，互相配合，以预防产后大出血的发生。

1.产妇要克服精神过于紧张。有些产妇在分娩时过于紧张，导致子宫收缩力不好，是造成产后出血的主要原因。在正常情况下，胎盘从子宫蜕膜层剥离时，剥离面的血窦开放，会发生出血，但当胎盘完全剥离并排出子宫之后，流血迅速减少。但是，如果产妇精神过度紧张及其他原因，造成子宫收缩不好，血管不得闭合，即可发生大出血。

另外，如产妇精神过度紧张，产程

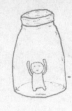
过长,使用镇静药过多,麻醉过深,也可造成胎盘收缩无力,出现大出血。

2.又如羊水过多、巨大儿、多胎妊娠。羊水过多,胎儿巨大,由于子宫过度膨胀,使子宫纤维过度伸长,产后也不能很好收复;生育过多过密,使子宫肌纤维有退行性变,结蒂组织增多,肌纤维减少而收缩无力,等等,也是造成产后大出血的原因之一。

3.胎盘滞留。包括胎盘不全、胎盘粘连等,都可造成大出血。

4.凝血功能障碍。产妇患有血液病、重症肝炎,其后果也很严重,必须高度注意。分娩时应到合格的医院,以免发生意外。

所以,产妇必须做好产前检查,对有产后出血史、患有出血倾向疾病如血液病、肝炎病以及有过多次刮宫史的产妇,应提前入院待产,查好血型,备好血,以防在分娩时发生意外。产后出血有时候很难预先估计,往往突然发生,所以做好应急保健很重要。如子宫收缩无力引起出血,应立即按摩子宫,促进子宫很快收缩,或压迫腹主动脉,以减轻出血量。

十二、母乳期须忌服哪些药物

1.西药

产妇在坐月子期间,生病用药要十分慎重。有些药物可以通过乳汁对新生儿产生影响,如损害肝功能、抑制骨髓功能、抑制呼吸、引起皮疹以及造成中毒等。对新生儿、婴儿影响较大的药物主要有以下几类:

抗生素:如红霉素、氯霉素、四环素、卡那霉素等。

镇静剂、催眠药:如鲁米那、阿米托、安定、安宁、氯丙嗪等。

镇痛药:如吗啡、可卡因、美沙酮等。

甲状腺药:如碘剂、他巴唑、硫氧嘧啶等。

抗肿瘤药:如五氟—脲啶等。

其他药物:如磺胺药、异烟肼、阿斯匹林、麦角、水杨酸钠、泻药、利血平等。总之,产妇用药一定要在医生指导下进行,打针也应注意。如果在治疗上必须使用以上药物,则应暂时停止哺乳,换用人工喂养。

2.中药

产后用药一个关键的问题是注意对乳汁分泌的影响。

在产后一定要忌用大黄,因为该药不仅会引起盆腔充血、阴道出血增加,还会进入乳汁中,使乳汁变黄,乳儿吃了此奶,还会造成泻肚。此外,炒麦芽、消遥散、薄荷有回奶作用,喂乳母亲也要忌用。即便一些对产妇服用有益的中药,也应在医生指导下服用。

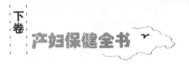

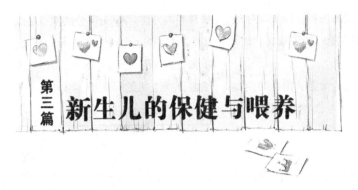

第一章 如何护理新生儿

第一节 怎样判定新生儿的健康状况

一、从各部器官判断新生儿是否正常

从新生儿出生到出生后第28天，为新生儿期。

新生儿各个器官尚未发育完善，生理功能也不健全，需要经过一个月左右时间的调整，才会正常。新生儿有其自己的特点。

凡是胎龄在37周（260天以上）、出生体重超过2500克、身长在45厘米以上的新生儿，为足月新生儿。如果胎龄已足，但体重不足2500克的，只能称为成熟不良儿或低出生体重儿。初到人间的胎儿，身上皮肤粉红、细嫩，头显得很大，呼吸微弱得听不见，四肢屈曲在胸前，似乎还像在子宫里一样，几乎整天都在熟睡之中。其特征为：

1.头部

头比较大，头发多少不一定。头部奇怪的形状，通常是由于分娩过程中压迫造成的，两周后头部的形状就会变得正常了。在头顶部有一块软的区域，称为囟门。该处的颅骨组织尚未连接在一起。

2.眼睛

两个眼球呈黑褐色，由于分娩时挤压所致，眼睑有些水肿，数天后即可消退，眼睛常定视。

3.四肢

四肢较短，取外展和屈曲的姿势；颜色略呈青紫，这是因为婴儿的循环

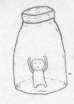
系统尚未完全发挥作用。待正常呼吸后不久，青紫即消退。指甲较长。

4.乳房

不论男婴还是女婴，出生时两侧乳房略显肿胀，甚至会渗出少量乳汁，几天后肿胀可消退。

5.生殖器

男婴和女婴出生时，其生殖器都显得比较大。男性的阴囊大小不等，睾丸可降至阴囊内，也可停留在腹股沟处或摸不着，阴茎、龟头和包茎可有松弛的黏膜。女婴的小阴唇相对较大，大阴唇发育好，能遮住小阴唇，处女膜微突出，可有少许分泌物流出。

6.皮肤

皮肤细嫩而有弹性，呈粉红，外覆有一层奶油样的胎脂。在鼻尖、两鼻翼和鼻与颊之间，常有因皮脂增积而形成的黄白色小点。胎毛于出生时已大部分脱落，但在面部、肩上、背上及骶尾骨部仍留有较少的一些胎毛。斑点及皮疹是很常见的，几天后会自动消失。

7.粪便

新生儿第一次排出的粪便为黑色、黏稠状物，几乎无臭味，称为"胎粪"。一旦开始喂奶，粪便颜色就会改变。

二、新生儿的生理评分标准是什么

经过医学家们的研究，采用Apgar评分(见下表)来衡量出生的新生儿是最理想的方法。Apgar评分法重点是以出生后1分钟以及5分钟的心率、呼吸、肌张力、喉反射及皮肤颜色5项体征为依据，对新生儿进行评析，满分为10分。

新生儿Apgar评分表

体 征	0分	1分	2分
心率(每分钟)	无	<100次	>100次
呼 吸	无	浅慢且不规则	哭声响亮
肌张力	松弛	四肢稍屈曲	四肢活动
喉反射	无	面部有些动作	咳嗽、恶心
皮肤颜色	唇青紫，全身苍白	躯干红，四脚紫	全身红润
总 评			

三、新生儿的健康生理指标是什么

1.身高

身高是反映骨骼发育的一个重要指标。新生儿出生时平均身高为50厘米，其中头长占身长的1/4。新生儿出生后前半年每月平均长2.5厘米，后半年每月平均长1.5厘米，1岁时可达75厘米。

2.体重

体重是反映生长发育的重要指标，是判断小儿营养状态、计算药量、补充液体的重要依据。

新生儿出生时平均体重为3000克。正常范围为2500~4000克。在新生儿出生后3~5天内，体重会一时下降3%~9%。一般只要哺乳得当，3~4天后体重开始回升，通常7~10天后即可逐渐恢复到出生时的体重。

3.呼吸

新生儿的肺容量较少，但新陈代

谢所需要的氧气量并不低，故只能加快每分钟呼吸的次数来满足需要。正常新生儿每分钟呼吸35~45次。因为，新生儿呼吸中枢不健全，常有呼吸深浅、速度快慢不等的现象，表现为呼吸浅快、不匀，这也是正常的表现。

4.体温

新生儿的体温中枢发育是不完善的，而且皮下脂肪薄，保温能力差，加上散热快，体温常常不稳定。特别是初生时，新生儿从温度恒定的母体来到温度较低的体外，体温往往要下降2℃左右，以后可逐渐回升，一般12~24小时内稳定在36~37℃之间。

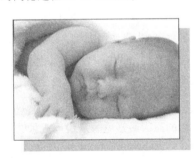

有一种情况值得注意：新生儿出生后第2~4天，体温可很快上升到39~40℃，往往可持续几个小时，多则1~2天，医学上称"脱水热"或"一次性发热"，这可能是室温过高，而新生儿只能通过增加皮肤水分来蒸发散热，如果水分不足，血液浓缩，体温就会骤然升高。

5.皮肤

刚刚出生的新生儿皮肤呈浅玫瑰色。关节的屈曲部、臀部被胎脂覆盖着，在出生的3~4天，新生儿的全身皮肤可变得干燥。这是由于以前小儿一直生活在羊水里，当他来到新的世界后，皮肤就开始干燥，表皮逐渐脱落，一周以后就可以自然落净，不要硬往下揭。由于新生儿皮肤的角质层比较薄，皮肤下的毛细血管丰富，因此，新生儿在"落屑"以后，他的皮肤呈粉红色，非常柔软、光滑。

6.头围

从枕后结节经眉间绕头一周的长度即为头围。出生时头围平均值为34厘米(32~36厘米)；出生后前半年增加8~10厘米；后半年增加2~4厘米；1岁时平均为46厘米；2岁可达48厘米；5岁时50厘米；15岁时接近成年人，为54~58厘米。

7.胸围

沿乳头下缘绕胸一周的长度为胸围。出生时胸围比头围小1~2厘米，平均为32.4厘米；1岁时胸围和头围接近相等；2岁后胸围超过头围。

四、应给新生儿作哪些检查

在婴儿出生的最初几天内，父母要请医生给婴儿进行一次详细检查，通过检查可以及时发现婴儿的疾病，以便尽早治疗，更可以解除父母一些不必要的疑虑。这种检查是指全身检查，以确定无任何异常。

1.医生测量婴儿的头围，并查看有

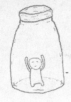
无任何异常情况,还要检查囟门,并用手指触摸口腔顶部(即腭部),以证实腭部完整,无腭裂现象。

2.医生用听诊器听婴儿的心脏和肺部以查明这些器官是否正常。在新生儿中心脏杂音是常见的,这并不表示心脏有缺陷。同时检查脉搏是否正常。

3.医生要用手触摸婴儿的肚子,以检查腹部各器官大小是否正常。

4.检查生殖器官有无异常。如果是男婴,医生要查看两侧睾丸是否下降到阴囊。

5.医生要轻轻地来回活动婴儿的四肢,并检查两小腿是否对称,两腿有无畸形。

6.医生会把婴儿的两腿向上弯起并轻轻地让两腿做兜圈活动以检查两侧髋部有无脱臼。

7.医生用拇指在婴儿的背部按由上至下的顺序触压,以确证所有的脊椎骨都沿着脊柱排列在适当的位置。

在医生对婴儿进行全面检查时,父母可以主动介绍婴儿平时的情况,以有助于检查,也可以提出自己的疑虑和担心,医生会给你满意的回答,以解除你的疑虑。

五、怎样通过囟门观察新生儿的健康状况

1岁以下的孩子,特别是新生儿,颅骨还没有发育好,每块颅骨之间没有完全连接在一起,在两块额骨和两块顶骨之间形成一个菱形的空隙,这就是囟门,又称为前门,用手摸上去,软软的,没有骨头。

平常的时候,囟门表面与头颅的表面深浅是一致的,或稍微有一定凹陷,摸上去,有时可以感到血管的脉搏,在满月时尤为明显。这都是正常的。

如果囟门的部位比头颅表面凸出来,像个小鼓包似的,用手按一按,感觉很硬,绷得很紧,这说明头颅里面压力增高。引起压力增高的原因很多,最常见的原因是感染,如各种脑炎、脑膜炎、颅内出血或脑肿瘤、脑积水都可引起颅内压增高,有时小儿吃鱼肝油过多,造成维生素A中毒也可引起。正常小儿哭时或用力时,颅内压力也可以增高,摸前囟门比较硬,不能算做异常。

颅内压力低时囟门表现为塌陷。引起的原因最常见的是腹泻或频繁的呕吐、身体丢失较大量的水分所造成的。因严重营养不良而消瘦时囟门也可以表现凹陷。

以上是通过孩子的囟门来观察孩子健康状况的一个方面,特别是新生儿,更应注意对囟门进行观察。

正常小儿1岁到1岁半时前囟门就闭合了。有佝偻病的小孩,前囟门闭合时间较晚一些,脑积水的小孩囟门闭合也晚。若闭合太早也要注意,这有碍于孩子的发育。

囟门这部位虽然重要，但也不是禁区，有的人连摸也不敢摸，给孩子洗澡时也不敢洗，这都没必要，应提倡给孩子洗囟门，以保持清洁卫生。

六、怎样判定新生儿感觉是否灵敏

新生儿出生后便用他的视、听、味、嗅、触等感觉来感触外界的各种刺激，这就促进他的感觉器官迅速发育，以最快的速度适应新环境，熟悉新环境。如出生婴儿已有光感反应，照以强光可引起瞬目，但眼的运动尚不协调，可有一时性斜视及眼球震颤，生后3~4周即消失。2个月后开始能协调地注视物体，3个月就能追寻移动的玩具。出生时由于中耳鼓室充盈空气并有部分羊水滞留，妨碍声音的传导，故听觉不太灵敏。但对大的声音有瞬目、震颤等反应。2周左右即可把头、眼转向声源。其他味、嗅、触觉也都在迅速发育。

七、怎样判定新生儿的哭声是否正常

新生儿的哭声所表示的内容不同，一定要认真鉴别。

1.新生儿出生后，开始逐渐适应外界各种生活条件，养成不同的生活习惯。当未能满足他的需要，或改变了以往的习惯时，他就会用哭的形式表达出来。如吃的量不够或浓度不够，喂奶后不到2~3小时就哭，这时伴随有饥饿的动作，如小嘴触到东西就有吸吮表示，此时尿也比较多；又如以往每天给他洗澡，偶尔不洗，他也会哭；大小便后，尿布潮湿未及时更换或因衣服、尿布包裹太紧，不舒服，他也会用哭来表示"抗议"。这些哭声都不是病态，一般哭声响亮而柔和，有节奏，时哭时停，只要满足了"需要"，哭声即停止，安静入睡。

2.有的新生儿，由于身体某处疼痛也要哭，这种哭声突然开始，哭声大而节奏快，难以用吃奶、洗澡、换尿布等方式使他停止哭闹，这时要注意检查新生儿颈部、腋下、大腿根部皮肤皱褶处有无擦伤，肚脐有无红肿，臀部有无尿布疹，尿道、肛门有无红肿，两耳有无压痛或红肿，若无以上改变，应立即到医院，请医生诊治。

3.表示疾病的哭声。如新生儿有颅内出血、颅内水肿或颅内感染，由于颅内压增高，剧烈头痛，轻者哭声发直，或哭声短；重者哭声尖吭，同时伴有其他的症状和体征，如两眼直视、两手握拳、抽搐、发烧、前囟门膨隆等，这时应马上抱孩子上医院检查、治疗。

作为新生儿父母和家人，一定要认真辨别新生儿的哭声，哪些属于生理性，哪些属于病理性。只有这样，根据不同情况及时给予处理，才能使孩子健康成长。

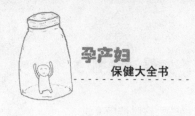
八、怎样通过笑来判定新生儿的大脑发育程度

很多人都愿意逗孩子笑,当孩子笑了以后,大人也报以微笑或拍拍手。但是,有很多大人却忽略了从孩子的笑中了解孩子,也就是不像孩子哭那样,大人会想,孩子哭了,是饿了,还是病了?其实,孩子的笑,也会告诉我们很多东西。

婴儿生下来就会笑。最早的笑是自发的,不受外界影响,主要是在睡眠中出现,没有任何外界刺激。笑的姿势为嘴角微微上翘。这种睡眠中自发的笑主要在1~2周内的婴儿中出现。

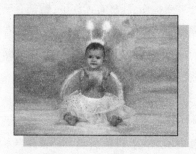

生后3周的婴儿就可诱发出微笑了。当小儿清醒时,成人用手轻轻刺激其脸颊部,或用嘴吹吹皮肤,都可以引起小儿的微笑。微笑时两侧嘴角向上,应该对称,若嘴角神经只向一侧歪,另一侧鼻唇沟也浅,就要注意有没有面部神经麻痹症。

生后4周的婴儿,听到母亲的声音就会引起微笑,甚至停止吃奶。

4~5周以后,许多其他刺激也可以引起婴儿微笑,当成人朝他连续做点头动作时,或将小儿双手相互对拍,也可引起微笑。

到出生后4个月时,小孩就可以咯咯地笑出声音。孩子的笑不仅仅反映小儿的情绪,也反映了脑子的发育程度。如果到5个月时还不会笑,孩子的脑子发育就有可能不正常。很多智力低下的小儿,早期就不会笑。

九、未成熟新生儿有哪些特征

凡是胎龄在37周以下、出生体重不足2500克的新生儿,称为未成熟儿或早产儿。其特征为:

1.一般状态

新生儿越不成熟,活动力越差,哭声越轻,对外界反应越小,经常处于抑制状态,不易觉醒,经很强烈的刺激才能引起迟钝的动作反应或很弱的哭声。

2.体格特点

身体的比例特殊,头长相当于身长的1/4~1/3,颈及下肢较短,躯干阔而较长,头围比胸围大。颅骨常重叠,前囟小,边缘软,后囟及侧囟多开着。面部有深皱纹。胎脂较多,皮下脂肪很少。全身都有胎毛,尤以面、肩、头及背部为多。耳轮软而薄,紧贴着头,指甲、趾甲薄而短,均不到指和趾端。四肢屈曲,保持宫内姿势。外生殖器发育不良,女婴大阴唇不能掩盖小阴唇,故而阴门张开，男婴睾丸大多都已降到阴囊，鞘膜积液常见。

3.生理特点

新生儿越不成熟，体温不稳定现象越严重。出生后的体温随环境温度上升或下降，甚至初生后一星期体温还不能稳定下来，波动剧烈。

呼吸浅而快，节律不正常，轻微的刺激就可引起早产儿的呼吸明显改变，有时呼吸暂停，突然出现绀紫。这种情况在喂奶时或喂奶后更易发生。

脉搏较快，力弱，节律易出现不齐。血管管壁发育不全、脆弱，易于破裂、出血等。

未成熟儿的吸吮力弱或无，吞咽反射亦不健全，易呛奶、吐奶，容易发生消化不良，进而发展为营养不良。

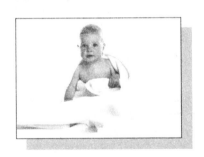

肝功能较足月儿更差，所以生理性黄疸比较重，易于出血和患营养不良性水肿。此外，早产儿比足月儿抵抗力差，适应环境能力弱，反应性小，易于受感染。因此，抚育未成熟儿比抚育成熟儿要困难得多。

但是，产妇也不要过虑，如果医疗条件比较好，再加上精心喂养、得当的护理，未成熟儿的生长发育也是很快的，不用太长的时间，即可赶上成熟儿而进入正常的发育阶段。

第二节 怎样保护好新生儿的重要器官

一、怎样保护新生儿的囟门

小儿出生以后，颅缝尚未长满，形成一个没有头骨和脑膜的菱形空间，医学上叫囟门。头顶常有两个囟门，位于头前的叫前囟门，约2.5厘米×2.5厘米，6~7个月骨化后逐渐缩小，1岁到1岁半时闭合；位于头后部的叫后囟门，约0.5厘米×0.5厘米，生后2~4个月自然闭合。

提起宝宝的囟门，很多人都认为是禁区，不能摸，也不能碰。必要的保护是应该的，但如因此连清洗都不允许，那反而会对新生儿健康有害。婴儿出生以后，皮脂腺的分泌加上脱落的头屑，常在前、后囟门部形成结痂(因为这里软，脏物易于存留)，不及时清洗使其越积越厚，影响皮肤的新陈代谢，有时还会引发脂溢性皮炎。要是结痂后用手去抠，那就更糟，很容易损伤皮肤而感染。

正确的保护是从新生儿期开始即经常清洗，清洗的动作要轻柔、敏捷，

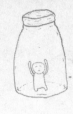

不可用手抓洗,用具要清洁卫生,室温和水温适宜,和洗澡一起进行。如果前、后囟门已经结痂,可用消毒过的植物油或0.5%金霉素膏涂敷痂上,24小时后用细梳子梳一两次即可除去。除去后要用温水、婴儿香皂洗净。

二、怎样保护新生儿的脐带

脐带是母亲与胎儿联系的唯一通道,母血通过脐静脉供给胎儿营养物质,又通过脐动脉将胎儿体内的废物运送给母亲,由母亲代替排泄。胎儿脱离母体后,脐带便完成了历史使命。

脐带是新生儿感染的易发部位,如果处理不当,细菌就会乘机通过脐带进入血液,引起全身性感染,导致新生儿败血症。

脐带一般在新生儿出生后5~7天脱落。只要保证脱落处干燥即可,不需要做任何处理。

如何保护好新生儿的脐带呢?脐带没有脱落前要保持脐带干燥,湿衣服或尿布不要捂在肚脐上,发现婴儿脐带布湿了,应该立即更换,不要用脏手或脏布去摸、擦肚脐。可用消毒过的棉花棒蘸75%酒精拭脐部消毒。擦时从脐根中心呈螺旋形向四周擦拭,不可来回乱擦,以免把周围皮肤上的细菌带入脐根部。脐带脱落后,在根部有一层痂皮,自然脱落后,局部会有潮湿或米汤样液体渗出,可用消毒棉花棒蘸

75%酒精擦净,或先用2%碘酒擦,再用75%酒精涂在脐根部及周围皮肤上,不要用龙胆紫涂脐,以免影响观察脐部感染情况。如果发现脐根有肉芽、脓性分泌物、红肿及臭味(称为脐炎)。这时需要及时到医院请医生诊治,以防病情发展恶化。

三、怎样保护新生儿的皮肤

新生儿的皮肤比较薄嫩,保护不善容易破损。保护新生儿的皮肤须注意以下几点:

1.新生儿的皮肤角化层较薄,而且易于脱落,故防御外力的能力较差,只要受到轻微的外力就会损伤。对损伤的皮肤若护理不当,就会引起感染甚至使婴儿死亡。

2.新生儿的皮肤薄,血管多,具有较强的吸收和通透能力,容易吸收药物。因此不要随便给新生儿使用药膏,必须使用时,应使用无刺激性的药物。洗澡时,应用刺激性小的"婴儿皂"。

3.新生儿的皮下脂肪薄,调节体温的能力差,因而保温非常重要。冬天保温不好,新生儿容易得硬肿症,这种病儿的死亡率较高。夏天,若保温过度或室内温度过高,如果孩子再饮水不足,就容易得脱水热。

4.新生儿的皮脂腺分泌能力比较旺盛,皮脂易溢出,因此要经常给新生儿洗澡、洗头。如不经常洗头,就容易在

头上形成"乳痂"。若有了乳痂，一定不要一块块地连头发一起往下揭，以免损伤头皮，造成感染，这时可以用棉球蘸煮沸后晾凉的花生油 (或熟的食用油)每日擦数次，数日后大部分可除去。

5.新生儿有时在颜面部、躯干出现小水疱样的疹子，这是由于新生儿的汗腺分泌功能亢进，分泌物堆积而形成的，多见于夏季，只要经常给新生儿洗澡，保持新生儿皮肤清洁，不需治疗，就会自然好转。

四、怎样保护新生儿的眼睛

婴儿出生时经过母亲阴道，常有阴道分泌物浸到眼内。如果阴道分泌物中有细菌，这些细菌就可随着分泌物侵入眼内，引起新生儿患各种眼炎。

从预防着手，新生儿出生后，接生者应给婴儿的眼睛内滴药。正常时，出生第1周，新生儿的眼睛都应用药棉浸生理盐水(或3%硼酸水)把眼洗净，头三天滴0.25%氯霉素眼药水、黄连素或磺胺醋酰钠等眼药水，每天1次。如没有眼药水，也可用鸡爪黄连蒸水涂眼，每天1次，2~3次即可。此后无异常就不要再滴药了。

五、怎样防止新生儿发生意外情况

1.防止外伤

有孩子的家中最好不要养小动物，比如狗、猫等。因为这些动物有可能抓伤、咬伤小儿，动物的某些疾病也会传染给孩子。有些家庭为防止抓伤皮肤，给小儿戴上小手套，不注意松紧程度，一根细细的线头，就可能缠绕小儿的小手指，这样会影响手指正常的血液循环，严重的还会导致局部组织坏死，落下终身残疾。

2.防止烫伤或烧伤

冬天室温过低，有些家长常常使用热水瓶或热水袋给小儿保暖。使用这些物品保暖时，注意一定不要直接接触小儿的皮肤，热水袋要用毛巾或较厚的布包好，放在孩子的小被子外面。在给孩子洗澡时，大人首先要试试水温，给孩子喂牛奶时一定要注意奶的温度要适宜，这样才可避免烫伤。

3.防止窒息

有些家长怕孩子着凉，将小儿包得严严实实，此时千万要注意不要忽略给小儿口鼻留下空间，避免窒息而死。母亲不要同小儿一个被窝搂着孩子睡觉，更不要躺着给孩子喂奶，母亲一旦睡着，乳房很容易堵塞小儿的鼻子。在人工喂养上，家长也要注意奶头不要过大，小儿吃得不能过急，每次喂完后立着抱起孩子，拍拍后背，最好让孩子打个嗝后再轻轻放下侧卧，这样一方面减少吐奶，另一方面即使吐奶也不致误吸入气管而造成窒息。

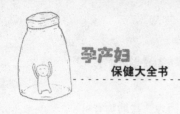

六、对于早产儿应怎样护理

只要做好以下三方面的护理工作,早产儿也完全可以正常发育。

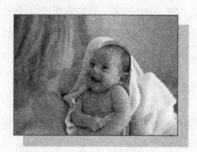

1.使早产儿有一个适宜的环境温度,并且要少移动

胎儿在母体内,子宫羊水的温度是37.2~37.7℃。早产儿的体温调节功能差,因此出生后要特别注意保暖。早产儿的居室室温应保持在24~26℃左右。早产儿所用的尿布、衣服及包被等,都应在火上烘烤后再使用;头上要戴帽子,使早产儿的体温维持在36.5~37℃之间。如早产儿体温达不到36.5℃时,可用包被包裹,以防散热,必要时可使用热水袋或热水瓶等保温。同时,还要切忌不要使早产儿的体温忽高忽低。使用热水袋或热水瓶时,水温只能在50℃左右,而且要放置在包被外,不要直接接触小儿皮肤,要常换水,保持恒温,要注意避免烫伤。另外,母亲把早产儿抱在怀里,紧贴自己的皮肤,用自己的体温来维持早产儿的体温也是

极好的办法。早产儿体温过低或升高,会造成皮肤硬化,会使小儿患肺炎、硬肿症等严重疾病,甚至死亡。如果小儿胎龄太小,成熟度太差,要让他生活在保温箱内为宜。

2.喂养要合理

早产婴儿在母奶不足的情况下,用牛奶喂养时,奶的浓度须根据体重的轻重来决定。体重1500克以下的,牛奶浓度为1份牛奶1份水。体重1500克以上者,为2份牛奶1份水。然后在100毫升奶量中加7克糖,约一满匙。

喂奶次数:体重2000克以上者,按每3小时喂1次计算,每日喂奶8次;体重在1500克以上者,每两小时喂奶1次,每日喂奶12次;体重在1000克以上者,每1.5小时喂奶1次,每日喂奶16次。体重800~1000克者,每小时喂奶1次,每日喂奶24次。

3.预防感染

早产儿免疫功能低下,很易感染,要特别注意预防,首先要避免亲友探望;家中人有感冒、皮肤感染及肠道感染的,都应与婴儿隔离;给小儿喂奶、换尿布前,都应洗手;婴儿的奶瓶、用具应天天煮沸消毒;床单、被褥应经常洗晒;居室要通风,应天天给早产儿洗澡、更换衣服,保持其皮肤清洁;喂奶应注意勿使奶吸入气管内;喂奶后要调换体位,防止发生肺炎;如发现皮肤生有脓包等感染现象,应及时到医院

检查治疗。

七、怎样为新生儿调节体温

出生后一个月的小宝宝，保持肚皮与衣服间隙之间的温度在30~34℃之间最为适宜。这时体温仅由血管的收缩舒张来进行调节，身体内各种器官处于最佳状态，代谢率最低，热量消耗减少，营养物质最大限度地用于身体生长发育。经对比试验证实，置于最适宜温度环境里的新生儿，不但可以避免可能的疾病侵扰，而且体重增长加快。

在家中可以通过触摸小儿手脚对冷暖进行粗略估计。一般说来，手脚暖而不出汗，为最适宜。如果热而出汗，体温已达37.5℃，手脚发凉，说明体温低于36℃，体温过高、过低均须处理。

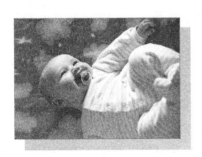

在一般家庭中，可以通过控制室温、增减衣被来帮助宝宝调节体温。夏天气温较高时，应打开门窗通风散热，也可使用电风扇或空调，注意防止让风直接吹到小儿身上。宝宝身上穿一件薄棉质单衣即可。同时，经常给他们补充水分，防止由于出汗而引起缺水，致使体温升高。冬季应使用各种取暖设施，保证新生儿生活的房间温度至少在25℃，应给宝宝穿上绒衣、棉衣，盖上被子，必要时可在衣被外放热水袋。除此之外，注意增喂母乳或葡萄糖水，提高宝宝对寒冷的耐受性。对于早产、体重不足的新生儿尤其要留心体温的变化。

如果小宝宝体温过高或过低，经一般方法处理仍无变化，要想到是否生病了，应赶快去医院医治，不能耽误。

八、为什么新生儿肚子需保暖

婴儿出生以后，肠胃就在不停地蠕动着，当新生儿腹部受到寒冷的刺激，肠蠕动就会加快，内脏肌肉呈阵发性的强烈收缩，因而发生阵发性腹痛，新生儿则表现为一阵阵哭啼，食乳减少，腹泻稀便，常常有奶瓣。由于寒冷的刺激，男孩易发生提睾肌痉挛，使睾丸缩在腹股沟或腹腔内，就是人们常说的"走肾"，这时婴儿腹部疼痛转剧，表现为烦躁啼哭不止。

发生上述情况后，只须用热水袋敷腹或下腹部，或用陈艾、小茴香炒热，用布包着热熨腹部，疼痛会逐渐缓解。因此，平时应注意给新生儿腹部保暖，即使是夏天天气炎热，也应防止新生儿腹部受凉，宜着单层三角巾护腹，冬天宜着棉围裙护腹。

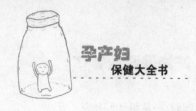

孕产妇
保健大全书

第三节 新生儿的健康生活环境

一、新生儿真的需要异常安静的环境吗

有些家长将新生儿养育在昏暗的房间内，还将可能产生声响的一切物件都用布包上，他们怕光线和声响会破坏新生儿的安静环境，甚至怕损伤他们幼小的大脑，实际上把新生儿放置在无声无响环境中的做法同样对小儿不利。

适量的环境刺激会提高新生儿视觉、触觉和听觉的灵敏性，有利于巩固和发展原始的生理反射，还会在此基础上形成新的条件反射，从而使新生儿的动作越来越复杂和高级，最终具备作为人的一切生活能力。

丰富多彩的环境刺激，不仅可促进儿童的智力发育，也会使儿童大脑本身更发达。人的神经系统是由神经元组成的，神经元之间的联系是突触。适度的环境刺激比缺少刺激的环境更能使神经纤维髓鞘化，突触联系更复杂，因而大脑也就更发达。

为了优生优育，孕妇要减少噪声污染。在日常饮食中需要有瘦肉、鱼、禽蛋、动物肝脏、豆制品、水果等，以增加人体对噪声的耐受力。孩子降生

后，也不要在嘈杂的环境中生活，但更不要把新生儿放在无声无响的环境中，可以播放一些柔和的音乐，使用音响玩具并经常和小儿进行交谈，不要怕孩子听不懂，因为你和他讲话对新生儿是一个最好的听力和语言训练。还可以让小儿的眼睛追随发亮和移动的物体，房间里张贴美丽的图画，悬吊各种颜色的彩球等。另外，还可以让小孩摸摸东西，从中让小儿体验到冷、热、硬、软等不同感觉，积极地为新生儿创造丰富的视、听、触觉环境。这样，将有利于孩子的健康成长。

二、新生儿对光亮有何要求

许多刚做父母的年轻人，夜里为便于给小儿喂奶、换尿片，总爱在房内通宵点灯，这样做对孩子的健康不利。

不久以前，英国一家医院的新生儿医疗研究小组的报告中指出，昼夜不分地经常处于明亮光照环境中的新生儿，往往出现睡眠和喂养方面的问题。研究人员将40名新生儿分成两组，分别放在夜间熄灯和不熄灯的婴儿室内进行观察，时间均为10天。结果前者睡眠时间较长，喂奶所需时间较短，体重增加较快。

专家认为，新生儿体内自发的内源性昼夜变化节律会受光照、噪声及物理因素的影响。在这种情况下，昼夜有别的环境对他们的生长发育较为有利。

三、应怎样安抚新生儿

当婴儿哭闹时，做父母的不要着急，仔细观察一下，看他是否要睡觉，如果是"闹觉"，哭一会儿就会睡觉，如果不是"闹觉"，那么大人就要采取措施，对婴儿进行安抚，使其安定下来。安抚哭闹婴儿的方法大致有以下几种：

1.喂奶

第一个月的婴儿，饥饿可能是婴儿啼哭的主要原因，而喂奶自然是最有效的安抚方法。如果婴儿是人工喂养，而且喂奶时他显出狼吞虎咽的状态，那么他哭闹往往是饥饿的原因。也有的是因为口渴而哭闹，可试着在两次喂奶之间，用消毒奶瓶喂他一点儿凉开水，也许对其有安抚效果。

2.搂抱

要经常搂抱孩子。搂抱是婴儿所需要的充满爱的身体接触，能使他安静下来，停止啼哭。当你立着抱他，让他靠在你的肩膀上，他便安静了，他可能是因为肠中有气而哭起来。如果是因为亲戚朋友抱来抱去而哭，那么爸爸妈妈抱过来，就是很大的安抚。

3.把婴儿包好

婴儿包裹不好，缺乏安全感和舒适感，往往引起他的哭闹。发现孩子哭闹时，重新包好，他得到了安抚，就会停止哭闹。

4.有节奏地拍婴儿

拍他和按摩他的背部或腹部常常会使他安静下来，而且可以帮助他排气，使其舒服。当你给他换尿布时，为了防止他哭闹，你也可用手拍打几下或用手抚摸，也可起到安抚作用。

5.给婴儿一点东西吸吮

你可以把自己干净的小手指放进正在哭的婴儿嘴里，他就会停止哭闹。也可以将经过消毒的橡皮奶头令其吸吮，都会起到安抚作用，但不可经常这样做。

6.分散婴儿的注意力

给一些东西让婴儿注视，或者用什么悦耳的响动吸引正在哭闹的婴儿，都会使他安静下来。

四、为什么不可用闪光灯给新生儿拍照

婴儿出世后，父母都想给心爱的小宝宝拍些照片作为永久纪念。由于产房或室内光线较弱，影响拍摄效果，有人便想到借助闪光灯来提高照明度，殊不知这样做是有危险的，对新生儿危害很大。

婴儿在出生前经过了9个月漫长的子宫中"暗室"生活，因此对光的刺激非常敏感。出生以后，小儿多以睡眠的方式来逐渐适应这突如其来的急剧变化，而且，人们还发现，刚出生的婴儿白天睡眠比夜间多，这是对外界环境不适应的表现。

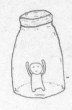
新生儿眼睛受到较强光线的刺激时还不善于调节，同时由于视网膜发育尚不完善，遇到强光可能使视网膜神经细胞发生化学变化，所以用闪光灯拍照可能引起眼底及角膜烧伤，甚至导致失明。因此，切勿用闪光灯或其他强光直接照射孩子的面部拍照。

五、什么时候能让新生儿到外面晒太阳

太阳光中的红外线温度较高，对人体主要起温热作用，可使身体发热，促进血液循环和新陈代谢，增加人体活动功能。太阳光中的紫外线能促使皮肤里的麦角胆固醇转变成维生素D。维生素D进入血液后能帮助吸收食物中的钙和磷，可以预防和治疗佝偻病；紫外线还可以刺激骨髓制造红血球，防止贫血，并可杀除皮肤上的细菌，增加皮肤的抵抗力。婴儿太小时，不能直接到室外暴晒。一般要等出生3~4周后，才能把新生儿抱到户外晒太阳，开始的时间要短，而且只能局部照射，然后再慢慢地增加时间和扩大范围。在户外，不要让新生儿吹风太久，不然容易感冒，头及脸部不要直接照射，可置于阴凉处或戴帽子。

一般说来，新生儿晒太阳可按下面的顺序进行：

1.最初的2~3天，可以从脚尖晒到膝盖，5~10分钟即可。

2.然后，可将范围从膝盖扩至大腿根部。

3.除去尿布，可连续2~3天都晒到肚脐，时间15~20分钟。

4.最后，可增加晒背部约30分钟。

新生儿如果流汗，要用毛巾擦净，再喂以白开水或果汁，以补充水分。

六、新生儿为什么不宜睡枕头

人们习惯认为，睡觉就必须睡枕头，于是就给刚刚出生的新生儿也枕一个小枕头。其实，这完全没有必要，也不利于新生儿正常发育。

刚出生的婴儿，头几乎和肩宽相等，平睡、侧睡都很自然。为了防止吐奶，婴儿上半身可略垫高1厘米。

当婴儿长到3~4个月，颈部脊柱开始向前弯曲，这时睡觉时可枕1厘米高的枕头。长到7~8个月开始学坐时，婴儿胸部脊柱开始向后弯曲，肩也发育增宽，这时孩子睡觉时应枕3厘米高左右的枕头。过高、过低都不利于睡眠和身体正常发育，常睡高枕头容易形成驼背。

在民间，人们常常给新生儿睡又硬又高的枕头，使新生儿脊椎的发育受到了影响。为了儿童的正常发育，根据新生儿的生理、发育的特点，不要给新生儿睡枕头。

七、让新生儿睡电热毯有何害处

适宜的保温对刚出生的婴儿关系很大，对早产儿尤其重要。在医院分娩的早产儿多睡在保温箱内，在家里通常采取高室温、添加衣被或用热水袋放在包被外面保温，对一般新生儿来说适宜的保温也是必须的，但不应采取睡电热毯的方法。

因为，电热毯温度无自动控制，如果忘记关掉电源，会使温度过高，而新生儿体温调节能力差，若保暖过度同寒冷一样对孩子不利。高温下孩子身体水分流失增多，若不及时补充液体会造成新生儿脱水热、高钠血症、血液浓缩，出现高胆红素血症，还会引起呼吸暂停，严重的甚至可致死。

另外，新生儿小便很多，万一淋湿了电热毯，将是非常危险的。

八、新生儿睡睡袋有什么好处

很多母亲担心小儿睡眠时把被子蹬开而受凉，常常把孩子包得很紧，还常常将包被捆上2~3道绳带，这样做虽可以让孩子免于受凉，但却不利于小儿的发育。因为包得过紧不但会妨碍孩子四肢的运动，还会使婴儿手指被捆绑后不能碰触周围的物体，不利于触觉的发展；另外，捆得紧，不易透气，

出汗容易使皱褶处皮肤糜烂，给婴儿造成不应有的痛苦。而使用婴儿睡袋则可以很好地解决这个问题。

睡袋既可给小儿提供一个舒服、宽松的活动环境，保暖性又好，不会被小儿蹬开，解除了家长的后顾之忧，而且简单易做，同时在市场上也可以买到。

九、该怎样抱新生儿

以下三种抱婴儿的方法比较科学，更适合婴儿的特点。

1.将婴儿抱于手臂中

左臂弯曲，让婴儿的头躺在左臂弯里，右手托住婴儿的背和臀部，右臂与身子夹住婴儿的双腿，同时托住婴儿的整个下肢体。左臂要比右臂略高10厘米左右。这样抱孩子，使孩子的头部及肢体比较舒服，让新生儿有安全感。

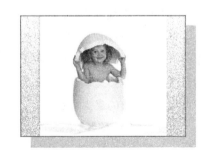

2.将婴儿面向下抱着

将左手放在婴儿的腹部托着他的下身，将右手放在身侧，托着婴儿的上身，使婴儿的下巴及脸颊靠近你的臂弯。这样可以让婴儿的手脚自由活动。

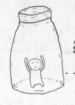

3.让婴儿靠住大人的肩膀抱着

你的一只手放在婴儿的臀下,支持其体重;另一只手扶住孩子的头部,使孩子靠住你的肩膀,竖直卧在你的胸前。这样抱孩子不但会使孩子感到安全,而且直立,无压迫感。

以上三种抱孩子的方法,均可以根据习惯向左右方向变动,既能减轻大人的疲劳,也可以使孩子变换姿势感到舒服。

第四节 怎样养成新生儿的好习惯

一、怎样为新生儿选择睡姿

新生儿从早到晚几乎都处于睡眠或半睡眠状态,采取什么样的睡姿更有利于他的健康?这个问题不可忽视。

新生儿不会翻身,他们的睡姿主要由照顾者(父母)决定,同时,新生儿整天生活在床上,即使醒着也存在睡姿问题。因此睡姿是直接影响其生长发育和身体健康的重要问题。

睡姿有仰卧、俯卧、侧卧位,那么新生儿应采用什么样的睡姿为宜呢?

仰卧这种睡姿使全身肌肉放松,对心肺和胃肠、膀胱等脏器最少压迫,但是它可能使已经放松的舌根后坠,阻塞呼吸道。成人熟睡后打呼噜,就是气流冲破阻塞的呼吸道而震动发生的响声,

新生儿的这种睡姿也可能出现呼吸费力。同时新生儿的贲门很松,胃里的食物比较容易返出来。由于吃奶时进入胃里的空气排出来(打嗝)往往会导致溢乳,仰卧时溢乳更危险,奶汁很可能呛入气管引起窒息。因此新生儿不适宜经常地采取仰卧位(尤其是喂奶后)。

俯卧这种睡眠方式对心肺、胃肠、膀胱压迫较重,而且口水也容易流出不易下咽,尤其是新生儿不会转头和翻身,被褥容易堵塞口鼻而引起窒息,绝大多数父母都不愿让小儿采用这种睡姿。不过近年来联合国世界卫生组织大力提倡新生儿采取俯卧式体位,理由是采取这种姿势可以增加新生儿头、颈及四肢的活动,内脏受压又能增进心肺等器官活跃,据统计,身体生长速度大大超过一般新生儿。但我们不敢完全相信,推广更是要慎重。因为我们有自己的国情,客观条件也达不到要求(如较高的室温以减少包裹的衣被,严密的观察、照顾以防发生意外等)。

侧卧位睡眠既对重要器官无过分压迫,又利于肌肉放松,万一婴儿溢乳也不致呛入气管,是一种应该提倡的小儿睡眠姿势。

对新生儿来说,还应该特殊矛盾特殊处理。因为这时他们的头颅骨缝还未完全闭合,如果始终或经常地向一个方向睡,可能会引起头颅变形。例如,长期仰卧会使孩子头形扁平,长期

侧卧会使孩子头形歪偏，正确的做法是经常为宝宝翻身，变换体位，一般4小时调换一次。饮食后不要仰卧，左右侧卧时要当心不要把小耳轮压向前方，否则耳轮经常受折叠也易变形。如果有时间，多抱抱孩子也有益处，既增进感情，又能帮助他全身活动，促进机体功能的发展。

二、怎样纠正新生儿睡颠倒觉的习惯

有些新生儿夜间哭闹不睡，白天反而熟睡不醒。这不仅妨碍父母休息，也使四邻不安，人们称这种小孩是"夜哭郎"，使父母大伤脑筋。其实不必着急，因为在母体内，孩子是不分昼夜的。出生后尚未适应外界环境，睡眠规律尚未形成，不会分辨白天黑夜。为了培养其正常睡眠习惯，家长可有意识地让孩子白天少睡觉或不睡觉。具体做法是：白天可少喂些奶，使孩子处在半饥饿状态，或多给孩子些刺激(捏耳垂、弹足底等)，使孩子睡不踏实。这样，白天孩子疲倦了，夜间自然就会睡得安稳。有时也可给孩子每晚服用少量镇静剂(要慎重)，经过几天适应过程，正常睡眠规律就会慢慢形成。

三、怎样纠正新生儿的"闹觉"习惯

有些新生儿出生后，睡眠规律尚未形成，该睡觉时不睡，甚至哭闹，人称"闹觉"，只有大人将其抱抱，拍拍摇摇，或者让其含着奶头才能入睡，这种不良习惯其实是大人养成的。

新生儿大脑发育还不健全，出生后几乎大部分时间都处于睡眠状态，每天有18~22小时在睡眠中，只有短时间清醒。清醒后很快就会感到疲倦，这时孩子常以"哭"表示他累了，只要环境安静、舒适，片刻后孩子就本能地自然入睡。

可是有许多家长最怕孩子哭闹，常常是孩子一哭就抱起来。其实，"哭"是新生儿的本能要求。当孩子哭时，家长要分析一下哭的原因。一般新生儿在吃饱奶后又无其他不舒适(如尿布湿了、皮肤皱褶处淹了……)时，哭闹常常是疲倦的表示。如果这时大人总是抱着孩子拍、摇、抚等，倒是破坏了孩子本能的自然睡眠的调节规律，而形成新的条件反射。这样，孩子以后则必须在大人的拍、摇情况下才能入睡，渐渐地就会养成"闹觉"的坏习惯。

所以，当新生儿确实是因疲倦而哭闹时，可采用以下方式诱导孩子自然入眠：首先，妈妈要靠近孩子，并发出单调、低弱的噢噢声；或者将孩子的单侧或双侧手臂按在他的胸前，保持在胎内的姿势，使孩子产生安全感，他就会很快入睡。这样，孩子慢慢地就能养成自然入睡的习惯。

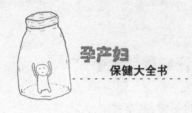
四、怎样使新生儿养成独立的习惯

孩子的出生给家庭增添了许多欢乐,父母亲千方百计地爱护着他,甚至舍不得让孩子哭一声,孩子一哭就赶紧抱起来哄一哄,即使睡觉的时候也要把孩子抱在怀里。这样,日久天长,使孩子养成了不抱不睡的习惯,这对母子健康都是不利的。

产妇的身体需要恢复一段时间,由于分娩使体力大量消耗,身体的抵抗力下降,如果经常抱着新生儿睡觉,母亲就不能充分睡眠和休息。这样一来,不仅影响体力恢复和生殖器官恢复,而且也很容易导致某些疾病的发生。

更重要的是,新生儿初到人间,从此时起就要使其养成良好的睡眠习惯,让孩子独自躺在舒适的床上睡觉,不仅睡得香甜,而且还有利于心肺、骨骼的发育。如果经常抱着孩子睡觉,既不利于孩子呼出二氧化碳和吸进新鲜氧气,影响孩子的新陈代谢,也不利于孩子养成独立生活的习惯。

五、为什么说母婴同睡一被不是好习惯

有的母亲习惯与自己的婴儿同睡一个被窝,尤其是到了冬季,母亲怕小儿冷,搂着孩子睡觉。这种现象在农村较为普遍,这是很不卫生的,害处极大。

母亲搂着小儿睡觉,大人孩子都得不到舒适的休息,不利于恢复疲劳和身体健康。一旦母亲患了感冒、肺结核或皮肤病,由于小儿的免疫力和抵抗力都很低弱,就容易通过呼吸、皮肤接触传染给婴儿。母亲活动范围广,携带各种病菌的机会就多,母亲和婴儿同睡一个被窝,容易将病菌传染给婴

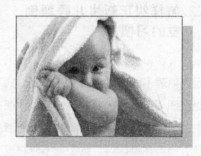

儿,小儿抵抗力弱,很容易患这样或那样的疾病。此外,因母亲熟睡,容易将手或被褥捂住小儿口鼻,导致窒息甚至死亡。母婴睡在一起,婴儿一哭,母亲就给奶吃,有时,婴儿含着奶头就睡着了,这样吃吃睡睡、睡睡吃吃,其结果不仅不利于母婴休息,而且对小儿的消化也是不利的。为了母婴的健康,孩子出生后就应分床睡。

六、怎样对新生儿实行早期教育

大家普遍认为,新生儿感受力差,既不会说话,也不会走动,如何进行教育呢?

其实,新生儿也有自己的身心特点。

1.视觉

出生后他的双眼运动很不协调，有短暂性的斜视，见了光会眨眼、闭眼和皱眉，并逐渐能对其视野内的物体产生短暂的注视，目光可跟随近距离的物体移动。

2.听觉

听到声音时能安静一下，停止啼哭，对较大声音会反应出如"吓了一跳"似的拥抱式条件反射。

3.味觉

已经发育良好，尝到酸、甜、苦、辣、咸的味道时会挤眉弄眼。

另外，新生儿嗅觉较弱，但强烈刺激性气味能引起反应，对温度变化和触觉也较敏感，痛觉则比较迟钝。

以上这些特点，说明了新生儿的早期教育应从训练五官感觉、培养敏锐的观察力开始，开发其智力和其他能力。婴儿出生两周后，父母要为他布置一个适当的环境，可在距离新生儿眼睛24~40厘米处吊一个色彩鲜艳并有声音的玩具，并慢慢摆动，吸引孩子的视线，训练孩子目光固定和眼球协调动作，并逐步训练追视活动，以此来发展孩子的视力和听力；也可以用小手铃等音响玩具，在其耳边轻轻摇动，训练听觉反应；放一些轻松愉快的乐曲，使孩子保持良好的情绪，并有利于培育孩子的听觉感受力和美感；母亲在哺乳中要经常地和孩子交谈，以发展应答反应能力和记忆力；还可以拿一件小东西让孩子摸摸，以体验冷、热、硬等不同的感觉……在月子里对新生儿进行早期教育，这对今后孩子的成长是非常有益处的。

第五节 新生儿的护理

一、怎样给新生儿测量体温

1.量体温可在3个部位，即腋下、口腔、肛门。其中以腋下最方便，最常用。口腔量体温因小儿容易将体温计咬碎而一般不用，在腋下因各种原因无法测量时，可在肛门内测量。

2.新生儿的体温在春秋冬的平均值为每天上午36.6℃，下午36.7℃；夏季上午36.9~36.95℃，下午为37℃。喂奶或饭后、运动、哭闹、衣被过厚、室温过高均可使小儿体温暂时升至37.5℃，甚至到38℃。尤其是新生儿受外界环境影响较大。三种测体温方法数值依次相差0.5℃，即腋下36~37℃、口腔36.5~37.5℃、肛门内37~38℃。

3.患儿腋下有汗时，应用干毛巾将汗擦干后再进行测量，以防不准。

4.患儿刚喝完热水或活动后不宜测试，应休息片刻，再量体温。

5.量体温之前，将体温计甩到35℃以下，将水银头一方夹于腋下，要用胳膊夹紧。

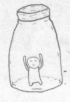

6.测量时间为5~10分钟,时间不必过长。

7.测量时,要注意看管孩子,做到既不损害温度计又能准确测量。

8.测量前最好对温度计进行酒精消毒,以防传染疾病。

二、怎样给新生儿洗澡

新生儿经常洗澡,可以促进新陈代谢,保持皮肤清洁,既可以避免细菌侵入,又可以帮助血液循环、锻炼身体,对婴儿的健康非常有益。

新生儿出生时皮肤上覆有一层白色奶油样胎脂。这层胎脂具有保护皮肤避免外伤和保温的作用,不宜在出生后立即除去,一般是在出生后6小时左右用消毒的植物油将其擦去。过晚擦掉胎脂也不好,胎脂分解时所产生的低级脂肪酸容易刺激皮肤而发生糜烂。

新生儿皮肤的防御功能不够完善,皮肤娇嫩且皮下血管丰富,往往受轻微外力就易损伤,如护理不当常会引起糜烂,酿成感染,所以给新生儿洗澡动作要轻柔、敏捷。初次洗澡可在出生后第2周,待脐带脱落之后,否则有可能引起脐带感染。洗澡时间应安排在喂奶前一两小时,以免引起吐奶。新生儿洗澡时室温最好在26~30℃(冬天如天气太冷,最好不洗,但要经常擦身更衣),洗澡水水温38~40℃,将水滴在大人手背上感觉稍热不烫即可。选用

"婴儿皂"应以油性较大而碱性小、刺激性小的香皂,患了湿疹的新生儿不宜用"婴儿皂"洗澡。使用时先将香皂抹在质地柔软的毛巾上,再涂在婴儿身上,然后用水洗净、擦干,以免刺激皮肤,但注意面部不要涂抹沐浴露。

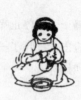

①穿着衣服时,先洗脸。准备好洗脸盆放入热水,纱布拧干后,从头部到眼睛周围、额头、下颚擦一遍。

④将纱布上的热水拧干,再将身上的沐浴露擦拭干净。

②接着洗头,抱紧宝宝,以拇指、中指、无名指轻轻托住耳后,防止水进入耳朵,用手沾取洗发液再洗。洗完之后,将洗发液冲洗干净后用干毛巾擦干。

⑤用浴巾把宝宝包住把脚放入热水中洗干净。

③脱掉衣服后,将宝宝放在大毛巾上用纱布沾上沐浴露,按脖子、肩膀、胸部、手、两腋下、肚子、后背、屁股、腿、脚的顺序轻轻擦洗。

⑥洗完脚后,再用温水冲洗身体,使其保持温暖。

⑦把宝宝放在大毛巾上,将身体上的水擦干,拍少许爽身粉,再用棉棒把肚脐擦拭干净,涂上肚脐粉。将耳朵、鼻子清理后,用梳子将头发梳好。洗完后,让宝宝喝些奶或奶,温开水或果汁等。

夏季每日给婴儿洗澡一两次,春秋季每周两三次,冬季每周一次,每次洗澡时间3~5分钟,时间过长会使小儿疲倦。洗澡后喂奶补充热量,婴儿就会安详入睡。

三、应给新生儿准备什么样的衣服和尿布

新生儿的皮肤,毛细血管丰富,角

化层薄，表皮细嫩，汗腺发育不良，排尿次数多，生长发育快。因此新生儿的衣物应以质地柔软、通透性能好、吸水性强的棉织布料为最佳。衣服宜宽松、舒适、柔软，设计要简单，不要领子和扣子，只用软布系住，穿脱方便为好。最好选用无领无扣的和尚衣，带子打结在胸前为宜，避免皮肤受压、摩擦。

尿布最好选用白色旧被单或旧衣服改制而成，既柔软，吸水性强，又无刺激性。可准备20~30块长方形和正方形两种尿布。前者长60厘米、宽40厘米，后者90厘米见方，用时将正方形折成三角形。

市面上销售的成品有一次性无纺尿布，长50厘米、宽12厘米，每包10块，优点是卫生无毒，质地柔软，使用方便，吸水性强，底层有防渗薄膜，不会污染衣被。还有一种丢弃式尿布，是在无纺尿布的基础上加尿湿显示功能，新生儿大小便后会立即发出警报，提醒大人更换。适当准备一些这类一次性的尿布，外出时使用比较方便，尤其是已患"红臀"或尿布疹的新生儿，有了尿湿显示功能，可防止宝宝被屎尿浸淹的痛苦，有利于皮肤病的痊愈。

四、新生儿的尿布该怎样清洗

每天用过的尿布一定要认真地清洗。小儿每天用过的尿布很多，如能一块一块地洗最好，集中起来清洗也可

以，但一般每天要集中洗3~4次。

如果是小便，可以在热水中浸泡后清洗干净即可；如若是大便可以先将大便清洗干净，再用肥皂洗后用水清洗干净，最后用开水烫，以达到杀菌的目的。

洗衣粉属于人工合成的化学洗涤剂，其主要成分是烷基苯磺酸钠，用它来洗涤尿布是不科学的。洗衣粉中所含的有毒化合物，对婴儿皮肤有明显刺激作用。尤其是对新生儿皮肤刺激更大。婴儿皮肤细嫩，接触化学物品后，不仅可引起过敏反应，而且有的还会出现胆囊扩大和白血球升高等病症。所以，给婴儿洗涤尿布时忌用洗衣粉。

洗净的尿布，最好能在日光照射下好好地晒晒，这也是消毒的一个必要手段。如果在梅雨天，不能日晒可用熨斗烫干，既可达到消毒的目的，又能去掉湿气，婴儿也会感到舒服。干了以后要按使用时需要的大小叠好放在一边，以备换尿布时取用方便。

五、新生儿的尿布该怎样更换

更换尿布的具体步骤是：

1.先解开弄脏的尿布，以左手将婴儿的两只腿轻轻提起，使臀部稍稍抬高，然后取出湿尿布，并将热毛巾将婴儿臀部擦拭干净，再扑上少许婴儿爽身粉。

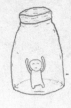
2.将长方形尿布铺平，一端平展地放置于宝宝的臀部至腰下，另一端由两腿之间拉上至下腹部。男婴应将阴茎向下压，防止小便流入脐部。

3.将正方形的尿布叠成三角形，放于婴儿腰部的长方形尿布下，三角形的两端覆盖在长方形尿布上，尖端由两腿之间拉上固定，严禁在腰背部打结，否则容易引起皮肤压伤。

4.包扎尿布时要避免过紧或过松，过紧婴儿活动受限，妨碍发育，过松粪便容易外溢，污染皮肤。

需要注意的是，换尿布时动作要轻快，防止着凉。如有大便要用温水冲洗臀部及会阴，防止患上"红臀"，忌用肥皂。

每次换完尿布之后用包布或小毛巾被将新生儿紧身包裹，外面要用系带，以婴儿自身重量将包布压实。天气冷时，外面可分别包以毛毯、夹被或小棉被，根据气候随时增减，既不能太"捂"，也不能太冷。原则上是以婴儿面色正常、四肢暖和而不出汗为宜。

用过的尿布要用热水洗烫，阳光下晒干备用。换尿布应在喂奶之前，以免婴儿身体体温变化太大，引起呕吐。新生儿大小便次数多，小便次数每日可达20~30次，换尿布要勤。

要特别注意，千万不要用塑胶布、油布或橡胶布兜裹尿布，因为这些材料不透气，易使臀部潮湿而发热，皮肤容易发红，引起婴儿"红臀"。

另外，许多父母喜欢用一根环形松紧带套在婴儿的下腹部以固定住尿布，在每次换尿布时，只需将尿布的两端往松紧带里一塞就行了，既省事又省时。但是，这有利也有弊，一旦应用不当，就会造成婴儿的两侧髂腰部软组织勒伤，轻则皮肤破损，重则造成局部溃烂疼痛等，这必定给婴儿增加痛苦。

因为每次换尿布时前抽后拉，松紧带与皮肤之间会发生强烈摩擦，产生锯齿带作用，而婴儿皮肤细嫩，很易勒伤，另外松紧带过细或勒得过紧，也会勒伤，所以，最好不要用松紧带固定尿布。

六、怎样给新生儿喂药

由于新生儿期味觉反射尚未成熟，所以对于吃进的各种饮食味道并不太敏感，可把药研成细粉溶于温水中给小儿喝。如病情较重可用滴管或塑料软管吸满药液后，将管口放在患儿口腔颊黏膜和牙床间慢慢滴入，并要按吞咽的速度进行。第一管药服后再滴第二管。如果发生呛咳应立即停止挤滴，并抱起患儿轻轻拍其后背，严防药液呛入气管。

新生儿病情较轻者，可使用乳胶奶头，让患儿自己吸吮也可服下。但要把沾在奶瓶上的药加少许开水涮净服用，否则无法保证足够的药量。

也可以将溶好的药液，用小勺紧

贴小儿嘴角慢慢灌入，等小儿把药全部咽下去再喝少量糖水。

喂汤剂中药时，煎得药量要少些，以半茶盅为宜。加糖调匀，温后倒入奶瓶服用。一日分3~6次喂完。

给新生儿服药应注意，不可将药和乳汁混在一起喂，因为两者混合后可能出现凝结现象或者降低药物的治疗作用，另外还可能影响新生儿的食欲。

七、怎样给新生儿滴眼药

孕妇分娩时，新生儿经产道产出，易受到细菌或病毒的感染而引起眼结膜发炎。其表现为两眼分泌物增多。

为避免新生儿发生眼病，产后应给孩子两眼点些氯霉素等眼药水。然而大多数父母不能把药水滴进宝宝的眼睛里，主要原因是孩子不睁眼，当家长试图用手指将孩子上下眼睑分开时，孩子反而闭得更紧。这时，首先要设法让孩子睁开眼，可将孩子背着光线水平地抱起来，上下摇动其上身和头部，这样，孩子就会自动睁开眼睛，随之可将眼药水或眼药膏点在下眼睑的穹窿部。要注意，点药时切勿触到孩子的上下眼睑，以免引起孩子闭眼，导致滴药困难。

八、捆住新生儿的手脚为什么不可取

有的父母为了使自己的孩子避免长成"罗圈腿"，在新生儿出生后，就用布条将孩子的手脚"五花大绑"地捆起来，这是一种完全错误的做法。

捆住孩子的手脚，使孩子僵硬挺直，不能活动，这不仅会严重妨碍孩子的正常发育，而且还会导致疾病的发生，如痱子、湿疹等。同时，被捆住手脚的孩子平时一动不动，不但不利于孩子的生长发育，而且容易使孩子患病，而且一旦患病，也较不容易控制。

另外，"罗圈腿"主要是由于缺钙或其他原因引起的，与新生儿的"自由活动"无关，捆住孩子的手脚并不能防止"罗圈腿"的发生。

九、怎样防止新生儿自己抓伤脸

有的新生儿边哭边闹边用手抓脸，尖尖的指甲常在脸上留下一道道伤痕，甚至流血、发炎。新生儿为什么会抓脸呢？原来不少新生儿脸上长了红色的小疹子，有时还会流水，吃奶或哭闹后疹子变得更红，这就是常见的"婴儿湿疹"。湿疹很痒，当身体发热时痒感加重，因此，很容易发生抓脸的情况。

有些妈妈为了防止孩子抓脸，常用纱布缝一个小口袋，当做手套套在婴儿的两只小手上。个别婴儿戴上这种"手套"后有时会无原因地哭闹，不爱吃奶，一两天再打开手套，就可能发现一个手指尖已经发黑、坏死了。原

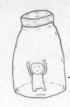
来，平时手指不停地活动，戴上手套后，手指尖可能被纱布线缠绕，因为疼痛，孩子哭闹，线越绕越紧，使血管受挤压而造成局部缺血，几小时后手指就会坏死，个别还会感染，得指骨骨髓炎。这是很危险的事，千万不可这样做。如果一旦发现手指缺血坏死后，应立即剪断纱布，解除压迫。早期可在手指根部用普鲁卡因作环形封闭。缺血手指的末端应每天用75%酒精涂擦两次。同时用抗生素，预防感染。如果已经坏死、发黑、干燥，也要用上述方法处理，待坏死部分脱落后再用凡士林纱布包扎，等待肉芽及上皮生长，自行愈合，也可到医院剪除坏死的指头，缝合断端的皮肤。

可见，戴手套并不是好办法，根本的办法是治疗湿疹。治疗湿疹可局部涂些肾上腺皮质激素软膏或湿疹药膏。流水多的还应用硼酸或呋喃西林等液体湿敷。平时应剪短婴儿指甲，并防止室温过热。还可将上肢包裹在包单内，或将衣袖加长。如用手套时也应将边内外缝合好，避免纱线外露。同时要注意经常给孩子更衣、洗脸、洗澡，从根本上减少出湿疹的机会。

十、用母乳涂擦新生儿的面部有什么不好

有的母亲喜欢用自己的乳汁涂抹在新生儿的脸上，认为这样做可以使小儿面部皮肤白嫩。其实，营养丰富的母奶是细菌生长的良好培养基。新生儿面部皮肤娇嫩，血液丰富，若将母乳涂在面部，繁殖的细菌进入毛孔后，皮肤就会产生红晕，不久会变成小疱而化脓。若不及时治疗，很快会溃破，日后形成疤痕，严重的甚至会引起全身性感染。

十一、为什么不能给满月的婴儿剃头

中国民间传说，为满月时婴儿剃光全部头发，可以使孩子长出又粗又黑又密的头发，有人连婴儿的眉毛也一起剃掉。这种做法是没有科学根据的。

人的头发的生长情况，主要受体内肾上腺皮质激素等的调节，与婴儿时期是否剃头毫无关系。给新生儿剃头，不但不会给小儿带来任何好处，反而可能会给婴儿造成不必要的麻烦，导致疾病的发生。

这是因为小儿头皮很薄，而且娇嫩，抵抗力差，剃头只要一不小心就会割破孩子的头皮，而且婴儿的头皮上存有大量的金黄色葡萄球菌，头皮有破损时，细菌会乘机而入，并经血脉流通播散到全身，引起严重的菌血症、败血症，甚至脓毒血症，严重时可危及婴儿生命。

第二章 新生儿的喂养常识

第一节 母乳喂养应注意的事项

一、母亲的初乳对新生儿有哪些好处

产后从1~5天或至7天内所分泌的乳汁，称为初乳。初乳呈黄白色，稀薄似水样，内含大量的蛋白质和矿物质、较少的糖和脂肪，最适合新生儿的消化要求。

初乳的优点：

1.免疫球蛋白含量高

根据对产后1~16天母乳成分调查结果显示，初乳中免疫球蛋白含量很多，尤其是其中的IgA，产后第一天含量最高，它能保护新生儿娇嫩的消化道和呼吸道的黏膜，使之不受微生物的侵袭。而这些免疫球蛋白在新生儿体内含量极低。如果以母乳进行喂养，可使新生儿在出生后一段时间内具有防感染的能力。

2.提高免疫力

初乳中含有中性粒细胞、巨噬细胞和淋巴球，它们有直接吞噬微生物异物、参与免疫反应的功能，能增加新生儿的免疫能力。

3.有轻泻的作用

可以使新生儿胎粪尽早排出。

可见，初乳是新生儿最理想的营养食品，所以，应该让新生儿吸初乳。

二、新生儿出生后什么时候吃母乳

新生儿出生后第一小时是敏感期，且在出生后20~30分钟，婴儿的吸吮反射最强。如果此时没能得到吸吮的体验，将会影响以后的吸吮能力。

早喂奶的好处很多，主要表现在以下几个方面：

1.产后尽早地让新生儿吸吮母亲的乳头，母亲的乳头受到有节奏的吸吮，会引起反射性的刺激乳房，使乳汁分泌增多，同时也加强了新生儿的吸吮能力。

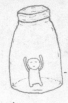
2.新生儿的吸吮动作，还可反射性地刺激母亲子宫收缩，有利于子宫的尽快复原，减少出血和产后感染的机会，更有利于产妇早日恢复。

3.早喂奶，新生儿可以得到初乳(产后头几天的奶水)中大量免疫物质，以增强新生儿防御疾病的能力。

4.早喂奶，不仅能增加乳汁分泌量，而且还可以促使奶管通畅，防止奶胀，并预防乳腺炎的发生。

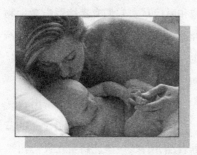

5.早喂奶还有利于建立母子亲密关系。能尽快满足母婴双方的心理需求，使婴儿感受母亲的温暖，减少了婴儿来到人间的陌生感。

三、怎样知道新生儿是否吃饱

可从以下几个方面来观察新生儿是否吃饱：

1.乳母乳量充足，乳房胀满，静脉显露，喂哺时可听到新生儿吞咽乳汁的声音，新生儿吃饱后自己会吐出乳头。

2.吃饱后的新生儿上腹部可见微微隆起。

3.吃饱后的新生儿睡眠时间稍长，可长达2~3小时，少哭闹。

4.新生儿尿量多，几乎一天排尿在6次以上，甚至更多；尿液清淡、微黄。

5.体重不断增加。新生儿能吃饱，每日平均增加体重18~30克，每星期可增长150克以上。生长发育监测图上的生长曲线，在规定的曲线范围内。

相反的，新生儿如果吃不饱，可以见到以下的表现：

1.新生儿体重长时间增长缓慢，在排除某些疾病的情况下，这是处于饥饿状态。

2.哺乳时小儿长时间不离开乳房，哺乳后不久新生儿马上就哭闹。这说明小儿吃不饱。

3.小儿吸吮时很用力地吸，但不久就不愿再吸，睡着了，不到两小时又醒来哭闹，有时拼命地吸吮乳头，有时还把乳头吐出来哭闹，这说明小儿没吃饱。

四、夜间怎样哺乳新生儿

新生儿的月龄越小，就越需要夜间哺乳。新生儿长大一点儿，晚上就可以不哺乳。因为年龄越小，新陈代谢越旺盛，需要的热能越多。年龄越小，胃的容量也越小，每次哺乳量也少，哺乳次数也随之增多，少量多餐。故新生儿年龄越小，夜间哺乳次数应该越多。新生儿期夜间哺乳要求达到3~4次。随着年龄增大，夜间的哺乳次数可逐渐减少，到3

个月时夜间可减为1次哺乳。到5个月时夜间可以不哺乳了。总的原则是根据新生儿饥饿情况以给新生儿吃饱为度。

至于夜里哺乳的姿势，最好采用坐着的姿势哺乳比较好。因为乳母晚上睡意较浓，如果躺着哺乳，充满着乳汁的乳房很容易堵住小新生儿的鼻孔，或者由于乳汁过急地流出，小新生儿来不及吞咽发生呛乳窒息，这样的意外事故，也屡见不鲜。

五、怎样分辨新生儿的哭声

新生儿哭闹往往可能因为哪儿不舒服、饥饿、疼痛、患病等。可根据日常生活中观察的现象稍稍区分。新生儿饥饿的哭声往往是平缓的，哺乳后哭声即止。如果喂哺又不吸奶仍然哭闹

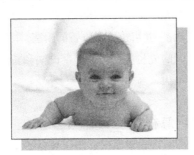

不止，那就得找原因。如果是尿布湿了，给换尿布后哭声即止；如果新生儿躯体某部有刺激性疼痛，那哭声往往是比较剧烈、持久，也较烦躁。这时应该解开衣包进行全面的检查，注意全身皮肤，特别注意外耳道有无耳疖等；如果哭声为尖叫的，称为脑性尖叫，考

虑是否为中枢神经系统疾病。所以新生儿哭闹的原因，饥饿只是其中之一，还要注意有无异常情况发生。

六、母亲应该怎样给新生儿哺乳

哺乳时，母亲应用前臂托住婴儿的肩背部，而不是后脑勺，手掌及四指托住婴儿的腰背部，使婴儿的胃部紧贴母亲的胃部，婴儿的头与双肩朝向乳房，嘴与乳头同水平位。如果需要，也可用枕头支托婴儿。注意必须使整个婴儿面向母亲胸部，而不仅仅是头部。保持婴儿头部和颈部略微伸展，以免鼻部压入弹性乳房而影响呼吸，但也要防止婴儿头部和颈部过度伸展，造成吞咽困难。将另一只手的拇指和四指分别放在乳房上、下方，托起整个乳房送给婴儿，而不是只捏乳头。

有些母亲喂哺时，新生儿嘴巴张得很大，左右摆动寻找乳头。乳母常用手指去挪小儿的面颊，试图把新生儿的脸部推向乳头侧。但新生儿的脸部却转向母亲的手指方向，反而脸朝向了乳头的相反方向。这是由于新生儿有一种先天性觅食反射。当新生儿一侧面颊部被触及时，头即反射性地转向该侧做觅食状。所以当新生儿吸不到乳头时，母亲用手挪新生儿面颊部是没有用的。

怎样使新生儿吸到母亲的乳头？

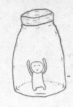
可利用新生儿的觅食反射,让新生儿的脸转向乳头方向就可以了。当新生儿由于饥饿,张开嘴巴时,乳母把乳头塞进新生儿的口腔中,把乳头放在上腭的下面和舌的上面,并要把整个乳头、大部分乳晕放入口中。用这样的方法使新生儿吸到母亲的乳头,是有效的。

新生儿吸吮乳头位置正确与否非常重要,关系到能否顺利地喂养及哺乳量的多少。正确的吸吮位置可有效地刺激乳头、乳晕上的周围感觉神经,引起泌乳和喷乳反射。不正确的吸吮是乳晕留在新生儿口腔外面。这样可引起许多不良后果,只吸吮乳头,不吸吮乳晕,不能压迫乳窦而吃不到乳汁,造成新生儿哭闹不安,不肯吸乳头,使乳母乳头得不到刺激而导致乳汁分泌减少,而新生儿由于吸不到充足的乳汁就会用力吮吸,导致乳头疼痛、破损等不良后果。

乳流过速,新生儿来不及吞咽的情况也往往发生在新生儿期。这主要由于乳母体内喷乳反射较强,不需要新生儿吸吮,乳汁就从乳房中射出来。因为新生儿一边吞咽,一边又要呼吸,所以很易把乳汁误吸入呼吸道而发生呛咳。遇到这种情况,母亲应该赶快用食指和中指夹住乳晕部,使乳窦中的乳汁慢慢流出,防止乳汁大量喷出。

七、每次哺乳多长时间好

每次喂哺需要多少时间,小儿哺多长时间能吃饱,是否要把乳头从小儿口中拔出,这些应根据新生儿的需要而决定。有的新生儿食量小,母乳量较多,新生儿只吃一侧乳房的乳汁就饱了。新生儿吃饱后会自动把乳头吐出,而不要用力强行把乳头从其口腔中拉出来。因为口腔中的负压,硬拉乳头,会引起乳头疼痛及乳头上的皮肤破损。研究证明,哺乳时间10分钟时,几乎100%的乳汁已被吸吮出来了。不过乳母哺乳过程中应该让婴儿吃空一侧后,再吃另一侧乳房,每次喂哺应该两侧乳房交替进行,并把剩余在乳房中的乳汁挤空。这样可以使乳汁分泌量增多,并可预防乳腺管的阻塞。喂哺的时间或长或短应该根据母亲和新生儿个体不同而不同。

八、怎样能使乳汁增多

乳汁的多少,既受内分泌激素的控制,也取决于乳房组织本身的发育状况。这都属于先天条件。除了先天条件之外,要维持足够的奶量,产妇还须注意以下几个方面:

1.哺乳期内要有充足的睡眠和休息,多晒太阳,多呼吸新鲜空气,起居饮食要有规律,生活节奏不要过于紧张。

2.适当增加一些含丰富营养的食物，多吃新鲜的蔬菜和水果，尤其是要喝易发奶的汤水，如鸡汤、猪蹄汤、鲫鱼汤等，都会使奶量增多。

3.保持精神愉快，消除忧虑。哺乳期妇女，遇到紧急事情以后，奶水会立即减少，所以母亲要保持心情愉快，消除各种忧虑。

4.要养成定时喂奶的习惯。只有规律地让婴儿吸吮乳头，才能反射性地促进乳腺分泌，维持充足的乳量。

5.每次喂奶一定要把乳房吸空。若奶水过多或因其他原因不能吸完，可以用吸乳器把多余的奶吸出。每次奶水吸得越干净，越有利于下次奶汁的分泌。

6.当产后初期发现乳汁分泌过多时，要及早到医院进行治疗，切不可任其发展下去。

九、新生儿哺乳后吐奶怎么办

新生儿吐奶须细心观察，然后采取不同的处理方法。区别是溢奶，还是呕吐奶汁。新生儿溢奶一般由生理性原因引起。新生儿胃呈水平状态，贲门括约肌较松弛，幽门括约肌较紧张，进入胃的食物不易通过，而在喂饱后马上睡下，随着体位的改变，乳汁即从口角溢出。新生儿呕吐，则常由于喂哺过多、吸入较多的空气、寒冷的刺激，或患新生儿消化不良、幽门痉挛、肥大性

幽门狭窄等病引起。呕吐本来是一种保护性反射，但频繁的呕吐会影响营养的吸收、水和电解质的平衡，故要引起注意。

给新生儿哺乳后，应将小儿抱起趴在母亲肩部，轻轻拍拍小儿背部，促使吃奶时吸进胃里的空气排出来。然后轻轻地让他睡下，睡的姿势以右侧卧位为好。右侧卧位时胃的贲门口位置较高，幽门口的位置在下方，乳汁较容易通过胃的幽门后进入小肠。持续右侧卧位约半小时，注意不要晃动小儿，这样可以防止溢奶。

十、新生儿睡长觉不想吃奶怎么办

有部分新生儿睡眠的时间较长，很少有哺乳的要求。一般认为这些新生儿是由于先天性的食欲不振的原因。有的母亲往往不了解其原因，较着急，认为新生儿总在睡觉，食乳少，会影响小儿健康而前来咨询。对于这样的小儿可以在他睡了一段时间后弄醒他，先弹弹他的足底，让他哭一下，觉醒了，然后把乳头送入他的口中。如果婴儿不开口可用大拇指按压新生儿的下颌，使其张口，把乳头送入口中，他就会吸起来了。如果吸了一下又慢慢停下来了，可以再刺激他的足底，只要轻轻地，或摇摇他的身子，摸摸他的面部，他就会再吸起来。如果再停止可以

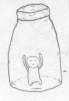
重复上述的动作,唤醒他,再次慢慢地反复几次,直到喂饱为止。只有这样经常弄醒婴儿保证喂到足够的乳量,供给足够的营养素才不至于使其生长发育落后。

第二节 人工喂养应注意的事项

一、哪些母亲不能用母乳喂养婴儿

母乳是婴儿最佳的营养品,一般都应力争母乳喂养,只有当哺乳可能危及婴儿和母亲健康时,才不得不停止母乳喂养。

1.母亲患有严重心脏病、肾脏病、重症贫血、恶性肿瘤病时,为了避免病情加重,不宜用母乳喂养新生儿。

2.母亲患有传染病,如活动性肺结核、传染性肝炎等,为了避免传染给新生儿,应采取母婴隔离,而不宜进行母乳喂养。

3.母亲患有精神病,已失去照顾婴儿的能力,为保护婴儿的健康和安全,不宜用母乳进行喂养。

4.母亲乳房患病,如乳头破裂、乳头糜烂、急性乳腺炎等,应暂停母乳喂养。

5.母亲服用抗甲状腺药时不宜给婴儿哺乳。

6.母亲轻微感冒时,应戴上口罩才可喂奶,以防止把病源传给新生儿。如果感冒发热,体温超过38.5℃时,应当停止给小儿喂奶,待感冒痊愈后一段时间,再恢复喂奶。

二、人工喂养要注意什么

1.吃牛、羊奶时,一定要加糖,因牛、羊奶中糖的含量较少,不能供给小儿足够的热量,一般在500克奶中加25克糖为宜。

2.鲜奶要煮开后再吃,这样既消毒又可使奶中的蛋白质容易吸收。

3.每次喂奶时,都要试试牛奶(羊奶、奶粉)的温度,不宜过热或过凉,可将奶汁滴几滴在手背上,以不烫手为宜。

4.奶头的开孔不宜太大或太小,太大奶汁流出太急,可引起婴儿呛奶,太小婴儿不易吸出。喂奶时,奶瓶应斜竖,使奶汁充满奶头,以免小儿吸入空气而引起吐奶。

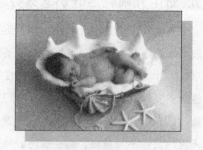

5.要注意奶具的卫生,奶瓶、奶头、汤匙等食具每天都要刷洗干净,然后煮沸消毒一次(煮沸消毒时间一般为水开后再煮10分钟,奶头煮3分钟即

可）。每次喂奶都应用清洁的奶头，喂完后马上取下，并洗净放入干净的瓶内。临用时用开水泡3~5分钟。

三、新生儿喂鲜奶应掌握的量与次数

牛奶脂肪粗大，不易消化吸收，而且容易被细菌污染，牛奶中不含预防感染的白血球和抗体，人工喂养的婴儿较易得腹泻及呼吸道感染。喂牛奶可适当补充糖水和果汁。

凡新生儿喂养牛奶，必须加水稀释后才能喂食。一般一两周内新生儿宜用2~3份牛奶加1份水。三四周小儿宜用3~4份牛奶加1份水，满月以后小儿不宜加水，可喂全奶。

喂牛奶的婴儿，要规定时间，因为牛奶要比母乳难于消化。同时，1天所需奶的总量约等于孩子的体重公斤数×（100~120毫升）。1天奶的总量不应超过1000毫升。

羊奶的营养是非常高的。它与牛奶的营养价值近似，但所含维生素B_{12}、叶酸量不足，长期喂羊奶不加辅食易发生营养性贫血（巨幼红血球型贫血）。如及早添加辅食，可以避免。

凡新生儿喂哺羊奶，必须稀释后再喂，生后不到一周的婴儿，羊奶与水的比例为1:3，也就是1份羊奶3份水；生后三四周的婴儿为1:2；生后两三个月的婴儿为1:1；以后水量可逐渐减少，

待婴儿长到7个月后就可以喝全奶了。

每日喂奶的次数为：生后一周内，每日喂7~8次；生后8~14天，每日喂7次；生后15~28天，每天喂6次；生后1~2个月，每日可喂5~6次；生后3~6个月可喂5次。

婴儿每天用羊奶量的计量（毫升）为体重（公斤数）×100。

喂羊奶时，必须将其煮沸，饮用时加入适量的糖，糖太多会使孩子腹泻。

四、可以用暖瓶保存鲜奶吗

暖瓶是用来保温开水的，但有的家长喂养小儿贪图方便，将煮好的牛奶灌入暖瓶里保温，以为可随吃随取，方便省事，殊不知经常饮用存放时间长的牛奶对人体是不利的。

牛奶营养丰富，灌入保温瓶贮放时间过长，随瓶内温度下降，细菌在适宜的温度下会大量繁殖，用不了3~4小时，瓶中牛奶就会腐败变质，小儿吃了这种牛奶，容易引起腹泻、消化不良或食物中毒。因此，牛奶应随吃随煮，如暂时不吃，可放少许砂糖和少许食盐。

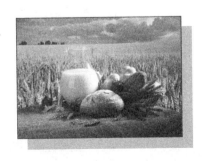

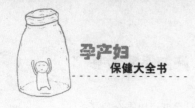
五、煮沸的牛奶该怎样保存

经煮沸过的牛奶,最好立即分装到已消毒的奶瓶内,或放在原消毒锅内不动,但要加盖,防止空气中尘埃细菌污染,然后放在冷水或冰箱、冰库保存。但在冬天,如保存时间超过了24小时,炎热天超过12小时的,食前要加热煮沸2分钟。此外,可在已消毒的牛奶中加双氧水(有杀菌作用),每100毫升牛奶加1毫升双氧水。

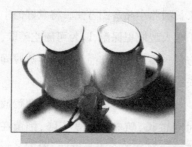

六、喝完牛奶后可以给婴儿喂橘子汁吗

用牛奶喂养的小儿,大便干结,容易造成排便困难。其实,只要酌量减少奶量,增加一些糖,使肠内发酵反应增强,大便就会变软。有些母亲为了解决小儿排便痛苦,就在喝完牛奶后给孩子饮用橘子汁,结果使婴儿面黄肌瘦。其原因是牛奶中某些蛋白质遇到弱酸饮料会形成凝块,既不利于消化,也影响其营养成分的吸收。

橘子汁的饮用,一定要注意与喝牛奶间隔一段时间,一般应在喝牛奶后一小时为宜。

七、双胞胎该怎样喂养

绝大多数双胞胎不是足月分娩的,发育不成熟。双胞胎的胃容量小,消化能力差,宜采用少量多餐的喂养方法。

双胞胎出生后12个小时,就应喂哺50%糖水25~50克。这是因为双胞胎体内不像足月单胎有那么多糖原贮备,若饥饿时间过长,可能会发生低血糖,影响大脑的发育,甚至危及生命。

第2个12小时内可喂1~3次母乳。此后,体重不足1500克的新生儿,每2小时喂奶1次,每24小时喂12次;体重1500~2000克的新生儿,夜间可减少2次,每24小时喂10次;体重2000克以上的新生儿,每24小时喂8次,3小时1次。这种喂哺法,是因为双胞胎儿瘦而轻,热量散失较多,热量需要按体重计算比单胎足月儿多,每天每千克体重需35~60千卡热量。若无母乳或母乳不够,可用牛奶和水配成1:1或2:1的稀释奶,再加5%的糖喂养。奶量和浓度可随孩子情况和月龄的增加而逐步调整。在双胞胎出生的第二周起应补充鲜橘汁、菜汁、钙片、鱼肝油等,从第五周起应增添含铁丰富的食物如肝泥糊、宝宝福等。但一次喂入量不宜多,以免引起消化不良,导致腹泻。

八、新生儿期间喂养不好是否影响智力

科学研究指出,由于妊娠后3个月的宫内营养不良或生后第一年中的营养不良,都会引起小儿智力发育受损。所以,最好从母亲怀孕期间就开始注意,除了要避免感染外,还应给孕妇以足够的营养来保证胎儿在宫内的正常发育。一般刚出生的足月新生儿的神经系统发育是不够成熟的,而在生后的第一年内,特别是第一个月,是脑子发育最快的时期,也是最容易受到影响的时期。除了一些疾病因素以外,在喂养上应注意以下三个问题:

1.新生儿时期血糖过低是会影响神经细胞代谢而引起智力低下的,特别应该注意不要使小儿处于饥饿状态,尤其是出生体重较轻、比较消瘦的小儿,更应注意及时喂养。

2.新生儿的标准体重是3000克,以后前半年中每个月增加600克,后半年中每月增加500克,到一岁时应为9000~10000克。假如体重增加很慢,达不到标准,就应注意检查是否是由于喂养不好引起的,因为较严重的营养不良是可以影响脑子发育的。

头围的测量(用皮尺自眉弓上方最突起处经枕后结节绕头一周的长度为头围)有助于判断脑发育的情况。新生儿的头围平均为34厘米,前半年增长8~10厘米,后半年增长2~4厘米,一岁时平均为46厘米,以后增长速度减慢,一直到成年时56~58厘米。若头围明显小于正常,则可能是由于脑子发育不好。

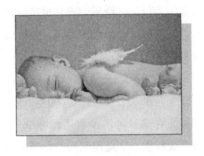

3.有些先天性代谢疾病,如苯丙酮尿症、半乳糖血症等,都是一种先天性酶缺陷的病。得这种病的小孩,刚出生时都还正常,若给予普通喂养,以后就会发生智力迟钝及肝脏病变等,所以及早诊断后,尽早开始饮食治疗。根据不同疾病给以特殊的饮食,如在出生后一个月内即开始治疗者,智力发育可不受影响。如果发现婴儿吃奶不好,容易呕吐或者黄疸不退,以及尿有"霉臭"或"鼠尿"气味时,最好能及时带到医院去详细检查一下,争取早诊断,早治疗,以免影响小儿的智力发育。

从以上所述看出,新生儿的喂养与以后的智力关系极大,不可忽视。

九、怎样判定新生儿的营养状况

婴儿健康的标准是什么?

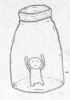
一般刚出生的足月儿，起码体重应该有2500克，若小于2500克，那可能是在母亲子宫内就因营养不良而影响了发育，这种孩子叫宫内发育迟缓儿；大于4000克的孩子叫做巨大儿，这经常是因为母亲有糖尿病或其他疾病引起的。这种过小或过大的孩子都比较容易得病，需要加以特别护理。

如果喂养合适、生长顺利，新生儿的体重在第一个月应增长600克以上。若小儿在满月时还没有达到标准，那就应该检查一下是何原因，是喂奶量不够，还是饮食量不好，还是因为有什么病影响了营养的吸收。

除了体重这个指标外，营养好的孩子皮下脂肪都比较丰富。凡是营养不良的孩子，开始表现是肋骨毕露、腹部凹陷，后来就渐渐成个小老头一样，尖下巴，抬头纹，只剩下一对无神的大眼睛；头发也较稀疏而没有光泽；哭声微弱，四肢无力；有的还出现水肿。这是严重缺乏营养的表现，需要及时送到医院治疗。

十、酸牛奶为什么不宜喂养
　　新生儿

酸奶具有较高的营养价值，但对新生儿是不合适的。这是因为酸奶中含有乳酸，这种乳酸会由于新生儿肝脏发育不成熟而不能将其处理，其结果乳酸堆积在新生儿体内，而乳酸过

多是有害的，所以新生儿不能长期用酸奶喂养，只能作为临时性喂养。

十一、如何进行混合喂养

当发现母乳喂养婴儿吃不饱时，就需加喂代乳品，如牛奶、羊奶、奶粉等，这个方法就是通常说的混合喂养法。采用此法喂养应注意以下两点：

1.每次应先喂母乳，让婴儿把乳汁吸完后，再喂代乳品。因为婴儿往往吃代乳品时吃得快、吃得香，而吃母乳时却不高兴，不是哭闹就是睡觉，使乳房不能排空，影响乳汁分泌，母乳会因此而越来越少。另外，混合喂养最好不要一顿全部吃母乳，另一顿全部吃代乳品。如果因为某些原因母亲不能按时给婴儿喂奶时，可用代乳品代替一次，但一天内用母乳喂哺不能少于3~4次。次数过少也会影响乳汁的正常分泌。

2.代乳品不能配得太甜，宝宝吃惯了比较甜的代乳品，就会觉得母乳淡而无味了，这会使之不愿吃母乳。另外，橡胶奶嘴的孔不要过大，婴儿吃惯了容易吸吮的奶头，就不愿吃母乳了。

十二、给新生儿喂糖水要注意
　　什么

新生儿期若是母乳喂养，两次哺乳间不需要给新生儿喂糖水。因为母亲奶水里含有足够小儿生理需要的糖和水分。即使是炎热的夏天，母亲的奶

水也可以为孩子解渴，而不需要再给孩子喝水。如果一定需喂水，可用小匙喂少量的白开水，切忌用奶瓶喂，尤其是在生后头几天。

新生儿若是人工喂养，也不能服用高浓度糖的乳和水。配制的牛奶、奶粉，一定要按比例放糖，千万不要放糖太多。因为新生儿吃高糖的乳和水，易患腹泻，消化不良，以致发生营养不良。另外，还会使坏死性小肠炎的发病率增加，这是因为高浓度的糖会损伤肠黏膜，糖发酵后产生大量气体造成肠腔充气，肠壁不同程度积气，产生肠黏膜与肌肉缺血坏死，重者还会引起肠穿孔。临床可见腹胀、呕吐，大便先为水样便，后出现血便。

十三、奶瓶消毒要注意什么

奶瓶的消毒方法是：

1.喂奶后立即用专用洗涤剂把奶瓶和奶嘴洗净，仔细地涮一涮。

2.在消毒用的锅里盛满水，将奶瓶、计量勺、瓶夹子放进去，点上火，在开水里煮5~6分钟。用蒸煮器需要10分钟。

3.奶嘴的消毒有3分钟就行，在停火前3分钟放进去即可。

4.如果马上就要调乳的话，不管消毒用的是锅还是蒸煮器，都应在盘上铺上擦拭布，用长筷子将器具夹出放在上面，把水控干才可使用。

十四、调配奶粉要注意什么

一般，奶粉袋或罐上部写有奶粉的使用法和比例等，要照说明去做。

1.首先用肥皂洗净双手。

2.将开水冷却至50~60℃，往消过毒的奶瓶里倒进必需量的一半。

3.将必需量的奶粉一点点地往里放，一边摇动一边就溶解了，等完全溶解后再倒进剩下的一半热水。

4.盖上奶嘴和奶嘴罩，冷却到不烫人的程度。以把奶滴在手腕的内侧感到温热为准，温度在40℃左右，夏天可再凉些。

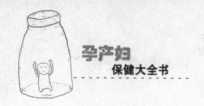

第三章 新生儿常见病症与防治

第一节 怎样通过观察判断新生儿是否健康

一、怎么判断新生儿是否生病

新生儿处于一个特殊的生理阶段，所以生病后常常症状不明显、不典型，不易被人察觉。另外，新生儿生病后的表现与成人不同，并且病情变化和进展迅速，短期内即可恶化，如不能及时发现，常可引起不良后果。所以产妇及家人应了解一些基本知识，提高警觉，以便及时发现新生儿的病态。

一般母亲及家人可以通过观察新生儿的面色、哭声、吃奶、大小便情况及精神状态等方面来判断新生儿是否生病。其中以吃奶情况和哭声这两点最为重要。

新生儿吃奶减少，吸吮无力，或拒绝吃奶，都可能是生病的早期表现。另外，要注意区别新生儿的哭声。新生儿正常的哭声，洪亮有力，且边哭边四肢伸动，一般是因饥饿引起，吃饱奶后即不再啼哭，安然入睡。如果新生儿哭的时候，两眼发直，哭声突然，短促而直嗓，或高声尖叫，常是脑部有病的表现，要及早就诊。

如果触及新生儿某一部分时哭声加剧，应将新生儿衣服及尿布等全部解开，仔细检查全身各部位是否有异常，或衣服、包被、尿布上有无异物。如果四肢有骨折，则骨折部位会有肿胀，且碰一下哭得更厉害。如果新生儿腹部、背部有严重感染，则局部会出现红肿，抱起来或换尿布时，常常会哭声加剧。

总之，如果新生儿哭声异常或较长时间不哭、吃奶情况异常或不吃奶以及睡眠异常时，就要及时寻找原因，看孩子是否生病。特别是如果吃奶、哭声、睡眠三方面情况都与往常不一样时，更应特别警惕。

二、怎样辨别婴儿尿布上的东西

在父母给婴儿换尿布时，千万不

可不注意尿布上的排泄物，因为从此可以鉴别婴儿的健康状况。

若在尿布上见到黑、绿色的焦油状物，不必惊慌，这是胎粪。这种情况仅见于婴儿出生的头2~3天。

胎粪排出前存在于肠子内，在新生儿开始消化食物之前必须排出这些胎粪。这是正常现象，不必担心。

如在尿布上出现棕绿色或绿色半流体状大便，充满凝乳状物，这说明婴儿的大便变化，婴儿的消化系统正在适应所喂的食物。

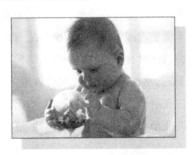

在尿布上见到橙黄色似芥末样的大便，且多少有些奶的凝块，量常常很多，这是母乳喂养的婴儿的粪便。

尿布上出现浅棕色、固体状、有臭味的东西，是人工喂养的粪便。

尿布上出现绿色或间有绿色条状物的粪便，也是正常现象。但是，若少量绿色粪便持续几天以上，则有可能是喂得不够。

以上均属正常现象，不必担心。如果出现以下情况，则需要到医院诊治。

粪便很稀，有臭味，而且伴有呕吐，不吃东西。这种腹泻对婴儿来说危险很大，甚至危及生命，不可耽误。

尿布上有血，可能有严重病症，要及时去医院检查。

或者在尿布上见到其他令你担心的东西，都要及时去医院治疗。

三、怎样辨别新生儿的大便是否正常

仔细观察粪便的次数和性质，常能了解胃肠道的功能是否正常。新生儿出生后24小时内排出黑绿色黏稠的胎便。生后三四天内转为黄绿色大便，以后转为黄色。人乳喂养儿的粪便呈金黄色，黏度均匀如膏状，有时略带绿色，呈酸性反应，无明显臭味，每天排便2~4次。如果每天大便10多次，量不太多，质呈均匀糊状，没有颗粒状物，无呕吐，精神及食欲都正常，无脱水症状，又不影响体重的增加和生长发育，一般认为是正常的。以牛、羊乳人工喂养儿的大便色呈淡黄或土灰色，质较干不匀，常带奶瓣，呈中性或碱性反应，有臭味，每天排便一两次。混合喂养儿，即乳类同时加淀粉类食物喂养的小儿，大便量多，质稍柔软，有明显臭味，一般暗褐色，食蔬菜多者大便可有菜色。

异常的大便有以下几种：

1.消化不良的粪便：为黄绿色，稀水状，或含有白色小凝块，呈蛋花汤

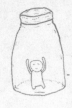
样,质不均匀,次数多。

2.肠炎性粪便:稀薄呈绿色,黏液较多,有臭味;腹泻严重时,粪块消失,呈水样或蛋花汤样,碱性反应;痢疾杆菌性肠炎,可为脓血便。

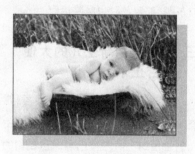

3.无胆汁性粪便:灰白色,见于阻塞性黄疸。

4.秘结性粪便:因食蛋白质偏多或小儿肠蠕动弱,水分被吸收,大便干结。

5.饥饿性粪便:由于喂养不足,大便暗褐色或暗绿色,大便次数较多,量少,有黏液。

四、新生儿48小时不排大便是否正常

正常的新生儿出生后24小时内会排出黑绿色黏稠的胎便,若出生后48小时还不排大便应到医院详细检查有无消化道畸形存在,如新生儿先天性肠道闭锁、先天性肛门闭锁、肠旋转不良及胎粪性肠梗阻,等等。此时新生儿吃了乳汁后会发生呕吐、腹胀、肠鸣音先亢进后减弱,出现肠型便秘(无大便)。若遇上这种情况,必须立即上医院进行检查。腹部在X线透视下可见闭锁肠腔的前段有液平面,闭锁后段的肠腔内无气体。必要时通过钡剂灌肠透视可确诊。手术是惟一的治疗措施。

五、新生儿身上出现黏液是否正常

所有刚出生的孩子身上都有一层白色的黏滑的油脂,这叫胎脂,是胎儿皮肤分泌出来的。

由于有胎脂,胎儿娩出时就能减少身体与产道壁的摩擦,还能保护皮肤不受细菌侵入和保暖。但头部、耳后及腋、腿、肘、膝等皮肤皱褶处,如胎脂过多时,易使脏物堆积,细菌繁殖,一旦皮肤磨破就会发生感染,因此,需用棉花或纱布蘸些香油,或花生油、豆油之类擦拭,擦完后不必全部洗净,过几小时后就会吸收。

六、新生儿打喷嚏是患了感冒吗

细心的父母会发现自己的小宝宝常常打喷嚏,父母以为他患了感冒,很是着急、不安。如果宝宝只打喷嚏,没流鼻涕,则不是感冒。这是因为在新生儿的鼻孔里沾有灰尘,并与鼻腔里的黏液混在一起形成小块。这些"异物"可以刺激上呼吸道的神经,产生痒感,进而通过打喷嚏的形式将其排出。

七、新生儿的"马牙"是否需要治疗

有些新生儿在上腭中线两旁或牙龈边缘可散见一些黄白色小点，俗称"马牙"。

它是由正常上皮细胞堆集而成的，经过数周或数月可自行消退，一般对身体没有什么影响，无须处理，对孩子吃奶以及将来长牙不会有什么影响。但有的成年人，尤其过去农村的老人认为它会影响小儿吃奶，主张用粗布沾上盐粒子用力摩擦，直至擦破流血为止。这是一种错误的、不科学的、不卫生的方法，往往给细菌打开了大门，甚至会引起口腔炎、牙龈发炎或败血症，甚至危及生命。

八、"奶秃"是否需要治疗

有的新生儿出生后，头皮光秃秃的，稀稀拉拉长着几根又黄又软的头发，被称为"奶秃"。家人不免为此担心，到处打听"治疗"方法。

其实，完全不用担心，更不用治疗，这是正常现象。

宝宝出生时的头发多少本来是有差别的。胎儿在母亲的子宫里发育到5~6个月时，全身就有了浓密的胎毛，以后再逐渐脱落。如果胎毛脱落过多，出生时就显得头发稀少，称为童秃。极少数的胎儿，胎毛不脱落，出生后不但头发浓密，全身的汗毛也像头发那样又浓又重，这就是"毛孩"现象。据研究分析，这种差异与母亲怀孕时的营养状况、是否患病、妊娠反应程度等均无关系。

"奶秃"是暂时现象，是发育中的正常变化。到1岁左右头发逐渐长出，2岁的时候，头发就和一般宝宝一样浓密，以后也不会出现反复而脱落。因此，完全没有必要采取任何治疗措施。如果涂抹各种生发水之类，这些药物对宝宝幼嫩的皮肤是不适宜的。

对童秃的新生儿，应注意保护头发和头皮，以促进毛发生长。

首先，应保持头发清洁，经常给宝宝洗头。洗的时候，轻轻按摩头皮，但不要揉搓头发，防止头发纠缠到一起。洗发时选用婴儿肥皂，再用清水轻轻冲洗干净。

梳理头发时，应选用橡胶梳子。这种梳子具有弹性、柔软的特点，不会损伤头皮。婴儿的头发顺其自然生长，不要强梳至一个方向。

此外，充足和全面的营养，经常进行阳光照射和呼吸新鲜空气对婴儿身体的发育有利，对头发的生长也有好处。

以上这些措施，不但对童秃婴儿必不可少，对头发浓密的婴儿也有好处。

九、新生儿手指掰不开是否正常

宝宝刚出世，一家人欣喜万分。一

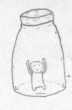
天，年轻的母亲发现孩子的双手老是握着拳头，握拳的样子又和成年人不一样，总是拇指和掌心贴在一起，而其他的四个指头压住拇指。不知是怎么回事，并且试图掰开宝宝的手，尤其是掰拇指，总要费点力气，以为宝宝有什么残疾，忙去找医生看。

其实，这是小儿脑皮质发育不成熟，手部肌肉活动调节差的缘故，造成了屈手指的肌肉收缩占优势，而伸手指的肌肉相对无力，表现出来就是紧握两只拳头。年龄越小，这种现象越明显，这叫做"握持反射"，属正常生理现象。随着婴儿的成长，待到3~4个月，这种现象逐渐好转，一般6个月时基本消失。

因此，婴儿手指掰不开是正常生理现象，做母亲的不要惊慌。

第二节 新生儿出现以下情况该怎么办

一、新生儿肚脐鼓起来该怎么办

少数新生儿脐部有圆形或卵圆形肿块突出，在孩子哭闹或咳嗽时更为明显。仔细观察肿块周围的皮肤颜色是否正常，当孩子静卧时肿块可消失，如用手指加压，可将肿块推回腹腔，此时一般不会有其他症状。这说明孩子患了脐疝。

脐疝的发生是因新生儿脐部未完

全闭合，肠管自脐环突出至皮下而致。婴儿得了脐疝一般不需治疗，绝大多数婴儿可随着年龄的增长和两侧腹直肌发育，于两岁前自行愈合。在这期间，父母应尽可能减少孩子的哭闹和咳嗽，因为哭闹和咳嗽会使腹内压增大，不利于脐疝的愈合。也可在医生指导下采用绕婴儿两周半的皮带，加上棉花包硬币围腰压紧脐疝的方法来治疗。并严格防止脐部发炎和大便干燥，尽量减少婴儿哭闹。同时还可给婴儿口服维生素B_1，每次5毫克，每天3次。

二、新生儿皮肤黄色不退怎么办

新生儿出生后2~3天，有1/2~2/3的新生儿皮肤渐渐发黄，到出生第7天发黄最明显，这叫新生儿生理性黄疸。

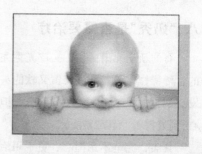

为什么会出现黄疸呢？这是因为胎儿在母亲体内时，氧气的来源要靠母体的血液提供。由于血液中氧的浓度有一定限量，而母体本身也需要氧气，胎儿为了适应这种情况，想要得到足够的氧气，就得增加红血球的数量。

出生后，新生儿建立了外呼吸，从大气中吸收氧气，不需要那么多的红血球，多余的红血球被破坏后，造成血液中胆红素增加。同时，各种正常的肠道菌群还没建立，肝脏功能又不健全，不能及时处理这些增加的胆红素。这种胆红素像黄色的染料一样，将新生儿的皮肤、黏膜和巩膜染黄，而出现黄疸。

新生儿黄疸一般很轻微，7~10天可自行消退，不需治疗，可喂些葡萄糖水即可。早产婴儿，发生黄疸较为严重，出现得早而退得晚，约3周消退。

新生儿黄疸若出现过早，即在24小时以内，并且迅速发展，或黄疸消退过迟，或消退后又再出现，多属病理变化，应及早去医院诊治。

三、新生儿的胎记是否该诊治

有些新生儿皮肤上有几块色素斑，俗称胎记。这些胎记倘若不在面部，一般家长是不太理会的。不过，从医学角度来看，却是万万不可轻视的，它们往往是孩子有某种病的反应。这些有胎记的孩子，往往伴有神经系统症状，如惊厥、智力低下、运动障碍等。有时皮肤上先有异常反应，几年以后才出现神经系统及其他系统症状。据统计，这类疾病有40多种，但常见的仅有4~5种，如神经纤维瘤病、结节性硬化症、脑三叉神经血管瘤病、色素失调症等。归纳起来，神经皮肤综合征常见

的皮肤异常色素斑有以下几种：

1.棕色胎记

这是一种棕色的色素斑，出生后就能见到。因其颜色像咖啡里加了牛奶，又称"咖啡牛奶斑"。它与周围皮肤界限清楚，不凸起，无渗出，不脱屑，不痛不痒，分布于躯干和四肢，椭圆形状且不规则。这种斑在正常人身上有时也可见到。若只是1~2块，就没有关系，倘若有5块以上，直径超过1.5厘米，则要考虑将来可能出现神经纤维瘤病。一般说，这种病不需要特殊处理，将来出现皮肤及皮下肿瘤如压迫神经时，则需要切除。

2.白色胎记

在新生儿身上发现有白色胎记(医学上称为"色素脱斑")，椭圆形，像一片尖尖的树叶，或不规则，就要注意小孩以后会不会抽风，合并癫痫病，如有抽风，往往还伴有智力低下。

3.红色胎记

大约有50%婴儿出生时可见到红色胎记，常见于两眉之间的前额部或颈背部，可突出于皮肤，有时近似圆形，有时不规则。这是一种血管瘤，只要不太大，生长得不快，又不是在重要位置，一般不需要治疗，也没有什么危险。不过有一种面部血管痣，常限于一侧颜面部，尤其容易波及眼窝、眉毛部。这是三叉神经分布的部位，又称"脑三叉神经血管瘤病"。其表面颜色

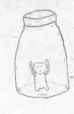

鲜红,与周围皮肤界限清楚,用力压迫不能退色。在面部血管痔的对侧的肢体会有抽搐,有些人还会合并肢体瘫痪,有些人智力低下,大约有1/4的病儿出生后有青光眼。

4.黑色胎记

有的婴儿有少数黑色胎记,没有什么关系,主要看生长的部位再决定是否治疗。有的婴儿身上出现黑斑的花纹,像大理石花纹似的,也有的是线条状或旋涡状,多分布于四肢及躯干,常常合并有抽风和智力低下,还有的出现癫痫、脑性瘫痪等,发生率女孩高于男孩。

5.蓝色胎记

多分布在背、腰、臀部。有的面积很大,有的数目很多。这种胎记与神经疾病无关,随着小儿年龄的增加,会逐渐消退,不需治疗。

四、新生儿"歪脖子"该怎么办

有的婴儿出生半个月后,发现其头总是偏向一侧,是个"歪脖子",于是父母很担心。其实有的婴儿歪脖子是可以预防的,即使出现了歪脖子,也是可以治疗的。

先天性的斜颈(歪脖子)主要分三种。第一种叫肌性斜颈,由于一侧胸锁乳突肌变硬(纤维化)和痉挛性收缩而使原来的功能丧失,使颈向该侧偏斜,是临床常见的类型。第二种是骨性斜颈,是由于颈椎骨骼畸形所致,如颈椎发育不全。第三种是代偿性斜颈,是在斜视、听力下降等基础上发生的。

一般常见的主要是肌性斜颈,是由于一侧胸锁乳突肌纤维化,失去弹性,因而不能维持正常姿势。引起先天性斜颈的原因,与下列因素有关:

1.胎位不正或子宫壁受到不正常压力

使胎儿颈部姿势异常,阻碍了一侧胸锁乳突肌的血液供应,使肌肉缺血、萎缩、营养不良。

2.难产

分娩时胎儿胸锁乳突肌受产道或产钳挤压或牵引受伤出血,血肿机化挛缩。如能及时处理难产,就可防止斜颈。

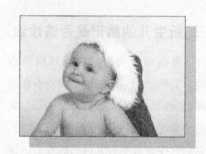

3.遗传因素

约有17%的患儿有家族遗传史。

婴儿斜颈一般在出生后2~3周就会被发现。头向病侧倾斜,下颏转向对侧,或发现胸锁乳突肌上有成人拇指大的疙瘩,坚硬如骨,硬结逐渐增大,出现斜颈。

婴幼儿的斜颈是可以治疗的,但

治疗要早。在一周岁内主要是靠家长推拿,进行手法矫治。让孩子平躺,头转向健侧,使鼻与身体的正中线一致,一人按住双肩,另一人抱住孩子的头向健侧转动。每天10次左右,每次转20下,动作要充分(但要考虑孩子的承受力)。然后用手推摩胸锁乳突肌。按摩后进行热敷,或用绷带将头及健侧肩关节作"八"字形固定。只要坚持不懈,多能矫正过来。如果矫正无效,可到医院进行手术治疗。方法是切断胸锁乳突肌,畸形就可以矫正。手术比较简单,效果良好。

五、新生儿睡觉不实该怎么办

新生儿在正常情况下每天一般有18~22小时在睡眠中,新生儿睡眠不安是一些家长常常遇到的问题。

新生儿睡眠不安,首先看发生的时间,是白天还是夜晚。有的新生儿白天睡眠,夜间哭闹不眠,即所谓"夜哭郎"。对这样的孩子尽量让其白天少睡觉,使他疲劳,晚上自然就能睡好。

另外,要找找孩子睡眠不安稳的原因,再采取相应措施。看看室内温度是否过高,或包裹得太多,孩子因太热而睡不安稳,这时孩子鼻尖上可能有汗珠,摸摸身上也潮湿,这就需要降低室温,减少或松开包被,孩子感到舒服就能入睡。如果摸孩子小脚发凉,则表示孩子是由于保暖不足而不眠,可加盖被或用热水袋在包被外保温。大小便使尿布湿了孩子不舒服也睡不踏实,应及时更换尿布。母乳不足孩子没吃饱也影响睡眠,就要勤喂几次,促进乳汁分泌,让孩子吃饱。

如果上述情形都不存在,而母亲可能在孕期有维生素D和钙剂摄入量不足的情况,新生儿可能有低钙血症,有病的早期也表现睡觉不踏实,可给孩子补充维生素D和葡萄糖酸钙即可见效。

如果除睡眠不安还伴有发热、不吃奶等其他症状时,应立即去医院检查,请大夫医治。

六、新生儿患了奶癣该怎么办

奶癣又名婴儿湿疹,是一种常见的新生儿和婴儿过敏性皮肤病,多见于有过敏体质和喂牛奶的孩子。

这种湿疹常对称地分布在婴儿的脸、眉毛之间和耳后。表现为很小的斑点状红疹,散在或密集在一起,有的还流黏黏的黄水,干燥时则结成黄色的痂。此病虽无大的危险,但病孩刺痒,常哭闹不安,不好好吃奶和睡觉,影响健康。

奶癣不传染,其发病原因除孩子体质外,食物过敏为致病的主要因素。例如人工喂养的一般食品牛奶、奶粉、鸡蛋,都有可能使新生儿过敏生病。另

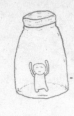

外,奶癣与宝宝的一些内在因素(如消化不良)和外界刺激(如碱性肥皂、皮肤摩擦等)也有很大关系。

新生儿患湿疹后,患处只能用消毒棉蘸些消毒过的石蜡油、花生油等油类浸润和清洗,不可用肥皂或用水清洗。局部黄水去净、痂皮浸软后,用消毒软毛巾或纱布轻轻揩拭并除去痂屑,再涂上少许蛋黄油或橄榄油。另外,过敏严重的可在医生的指导下用药。如果是由于食物过敏引起的奶癣,那就应更换乳品。

七、新生儿患鹅口疮该怎么办

鹅口疮是新生儿常见的一种口腔疾病,其主要表现为在新生儿口腔咽喉部、颊部的黏膜表面,或舌面上有乳白色豆腐渣样斑块附着,擦不掉,发展下去可蔓延至食管或下呼吸道,这是由白色念珠球菌引起的,多见于身体虚弱或营养不良的婴儿身上。特别是消化不良的婴儿,滥用或长期使用抗生素,也能促发此病,并可通过带本菌的食具引起感染。重症者可有低热、吞食困难、拒食等。

防治方法:喂乳母亲要注意卫生,哺乳前要清洗乳头,哺养用具要经过严格消毒,要做好婴儿卫生,改善营养,加强抵抗力,一般可减少发病机会。发生鹅口疮后,不要用抗生素,局部以2%~3%小苏打溶液或双氧水清

洗,再涂10%硼砂甘油或1%龙胆紫液,每日2~3次。严重者用制霉菌素甘油混悬液涂抹,可口服维生素C、维生素B,以增加对霉菌的抵抗力。

八、新生儿肛门周围发炎该怎么办

新生儿由于胃容量不大,身体需要水分又多,所以每天要吃5~6次奶,其间还要喝水。新生儿排便每天均2~5次,较稀,而且量也不多。由于他们的消化能力不够强,所以当身体受到各种因素如气温变化、奶量多少及奶温的高低,甚至吃奶速度等影响后,可以立即反应到胃肠道,表现为吐奶、腹泻等症状,如有肠道感染痢疾,也可拉脓血便。这些不正常的大便随时排出体外,并浸泡肛门处的细嫩皮肤,如果肛门周围的护理不周到,不能随时保持清洁和干燥,大便里的细菌就会通过肠壁或肛门皮肤,引起肛门周围组织发炎、红肿。触摸时,病儿会因疼痛而哭闹,严重的还会发热、不吃奶。这时如果能够得到正确的治疗,局部用温水洗净,用软毛巾擦干,再用热毛巾或用热水袋敷,炎症会逐渐得到控制,并慢慢消失。

如果炎症继续发展,肛门红肿的部位就会出脓,甚至有少量稀大便排出,这就说明已经形成肛瘘了,俗称瘘疮。大多数病儿只有一个瘘口,也有两

侧同时或先后发炎，最后发展成为两个肛瘘的。孩子得了肛瘘，首先要积极吃药，打针，继续消炎，以后瘘口慢慢缩小，只流少量黏液，有的还能封口愈合。但是，大多数肛瘘愈合后不久又因发炎而复发流脓，这时就应找外科医生缝合治疗。

有不少女婴肛门周围发炎常常影响到两侧阴唇，表现为局部红肿明显，治疗不当，大量大便和脓会由此处流出，形成直肠大阴唇瘘、直肠阴道瘘或直肠前庭瘘。这种后天性瘘只能先积极消炎，保持清洁、干燥，等到1~2岁后，孩子大些了，炎症也消失了，大便较干，次数也少了，再进行手术，方可痊愈。

所以，新生儿及婴儿的肛门护理十分重要，要经常清洗肛门和保持会阴和臀部的清洁干燥，预防臀肛处小疖肿的发生，这是防止出现肛瘘的根本办法。

九、新生儿发热该怎么办

人体正常体温平均在36~37℃之间，超过37℃就是发热，38℃以下是低热，39℃以上是高热。在一般情况下，新生儿体温下午比上午稍高（0.5℃以内），这是正常现象。

怎样知道新生儿是否发热呢？通过仔细观察，若发现孩子面红、唇干、出汗、烦恼、呼吸气粗、吃奶时口鼻出气热，再用手背扪额、背心以及手脚发烫，可判断为发热。若用体温表来测定，则更为准确。测体温的方法，应先将体温计的水银柱甩到35℃以下，把体温计有水银柱的一端夹在婴儿腋下，3~5分钟后取出。也可采取肛门测温，仍然先将体温计的水银柱甩在35℃以下，于体温计的圆头端涂点润滑剂，如油类，再缓缓插入肛门2厘米左右深，待3~5分钟后取出。读数时，应横持体温计，缓缓转动，观察水银柱所示的温度。观察后，需用75%酒精将体温计消毒。测肛门温度需减去0.5℃。每日测1~2次，发现体温升高，需密切观察，应当每隔1~2小时测试1次。

新生儿发热，应以物理降温为主，不可随便使用退热药，以防止产生毒性反应。

一般说来，体温不超过38℃，无需服药，要注意观察。可多喂些温开水，或葡萄糖水，如无其他情况，几小时以后，小儿的体温就能降至正常范围。调节新生儿居住的室温，室温应保持在15~25℃之间。若室温高于25℃，应先设法降低，减少或松开婴儿的衣服和包被，以便散热降温。室内通风时，应给病儿盖好被子，防止冷风直接吹到病儿身上。如果病儿的体温超过39℃，可用温水擦浴，通常用温湿毛巾擦浴前额、颈部、腋下、四肢和大腿根部，以促进皮肤散热，要求水温在30~34℃最佳。还可用酒精浴降温，用酒精或白酒

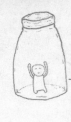

1份,加温水两份,用纱布或干净手帕浸湿,轻轻擦拭颈部、腋下、大腿根部等处大血管,随着酒精的蒸发,带走热量。这个方法降温迅速,效果好,没有什么副作用,对高热发惊的新生儿最合适。但是,要特别注意,体温一旦下降,就应立即停止降温措施,否则会导致体温不升。现有人认为新生儿不宜用酒精擦浴,以防止体温急剧下降,以致低于35℃,反而造成不良的影响。

经过上述处理仍不降温时,要及时去医院检查治疗。

十、新生儿腹泻该怎么办

腹泻对成人来说不是什么大病,但对于水分占体重80%的新生儿来说却是一个不可忽视的疾病。一般来说,母乳喂养的新生儿很少发生腹泻,这是因为母乳不仅营养成分比例恰当,适合于新生儿的需要,而且其中含有多种抗体可以防止腹泻的发生。人工喂养的新生儿,常因牛奶放置时间过长、变质或食具消毒不严而造成消化道感染,导致腹泻的发生。另外,气候骤变、牛奶或奶粉冲配不当都可造成新生儿消化道功能紊乱,发生腹泻。

轻度的腹泻,大便为黄绿色,可带有少量黏液,有酸臭味,呈薄糊状。若每天大便多达10次以上,症状就会加重,出现明显脱水、小儿哭声低微、体重锐减、尿少等。如不及时治疗还会出现水与电解质紊乱和酸中毒等严重症状。所以,新生儿发生腹泻时,切不可忽视,应及时治疗。

十一、新生儿眼屎多是何原因

眼屎,是指眼部的脓性分泌物,有眼屎的新生儿,眼睛常常有发炎的现象。当发现新生儿双眼有大量分泌物时,就应想到可能是新生儿急性结膜炎、新生儿包涵体性结膜炎。若只有一只眼流脓为单眼发病,则应注意是否合并有新生儿泪囊炎。新生儿眼屎多主要有以下几方面原因:

1.婴儿娩出过程中,产妇阴道中含有病菌的分泌物往往会流入婴儿眼中;生产后,母亲或护理人员的手、污染的毛巾也常常会将病菌带入眼中,这一切都可以引起新生儿急性结膜炎。如果是母亲的淋病病菌进入婴儿眼中,就会得"脓漏眼"。新生儿患急性结膜炎时,大量脓性分泌物可将睫毛粘住,使婴儿睁眼困难,结膜出现水肿、充血。此种情况应用抗生素溶液或磺胺溶液,治疗一周左右可痊愈。

2.母亲阴道中的包涵体是引起新生儿包涵体结膜炎(又名新生儿副沙眼)的病因。这一类型的结膜炎常在小儿生后7~10天内发病,表现为双眼睑水肿、结膜充血、水肿,眼屎很多,症状较重,但不侵犯角膜,病程较长,常常数周才能痊愈。治疗方法,可在口服磺胺类药物的同时用磺胺类滴眼剂点眼,治愈后结膜不留任何疤痕,此病与沙眼不同。

3.如果婴儿一侧眼睛流泪、流脓、内眼角下方有鼓包,应想到有新生儿泪囊炎的可能,其原因多与鼻泪管不通、下端出口被先天性膜组织封闭或上皮碎屑堵塞所致,也可能存在鼻部先天畸形。在出生时,大部分新生儿鼻泪管膜仍是完整无缺,至出生后3周半泪腺开始分泌之前自行破裂。如果这一过程未出现,当泪腺开始分泌后,则出现溢泪。分泌物聚集于鼻泪管内,刺激黏膜引起泪囊炎。其结膜充血,有脓性分泌物,常常与结膜炎混淆。但泪囊炎一般发病晚,多半是单侧,结膜充血轻,泪囊部可见隆起,压之有脓液自泪小点溢出,可与结膜炎鉴别。

慢性的新生儿泪囊炎有时可继发感染,导致急性泪囊炎。症状为泪囊局部高度红肿,严重时伴有发热,若不及时治疗,数日后可破溃流脓,炎症消退,但遗留瘘管,经久不愈。早期应用抗生素、热敷等治疗,若局部已发黄,则可切开排脓。

十二、新生儿头形不正怎样矫正

在婴儿快到一个月时,就会发现一到睡觉时婴儿的脸总是朝着一个方向躺着,当仔细看看时,就会看到婴儿头部的左侧和右侧的圆形程度不等,

总是朝右侧睡的婴儿,其右侧后部凹陷,在不知不觉中婴儿睡出一个偏头。

这时让已习惯头向右侧睡的婴儿朝左侧睡不会有很好的效果。待过一两个月后由于婴儿头部能自由活动,问题也就解决了。

想要婴儿的头部长得对称就必须在出生后一个月里,经常观察婴儿的头部,当发现哪一侧稍凹陷时就在这一侧垫起来不让其承受重量。

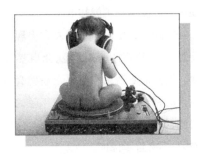

无论怎样矫正,也不能完全纠正婴儿头部的不对称。所以没有必要就婴儿的头形去花费更多的精力。

十三、新生儿便秘怎么办

一直每天大便两三次的婴儿从出生后半个月开始,如果每天只便一次,那么快一个月的时候就不会一天便一次了。而当两天或者三天便一次时,母亲就会很担心而带着婴儿去看医生。

提起担心便秘,最普通的就是怕婴儿吃不饱而陷入饥饿状态,因此才排不出来。

用牛奶喂养婴儿时,每次喂多少

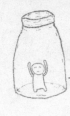

是很清楚的。每次喂100毫升,一天喂6~7次的婴儿是不会饥饿的。所以就担心是不是有别的原因而去看医生。实际上便秘的婴儿大都是吃牛奶的婴儿。

虽然两天或三天才便一次,但排便并不困难,而且大便也不硬,也不会把肛门撑破,婴儿精神很好,体重也增加的话,就没有理由把这种"便秘"说成是病。

便秘究竟对婴儿有无害处,只要在照料中注意一下就知道了。

实际上,生后一个月左右出现的便秘一般到三四个月时就会自然痊愈,等到能吃蔬菜和水果之后就会有更大的好转。因此,在此提请年轻的妈妈们,如果遇到婴儿便秘,一定要分析原因,不必过于惊慌。

第三节 新生儿常见病的预防

一、怎样防止新生儿患佝偻病

维生素D缺乏性佝偻病是小儿常见的疾病之一,它是由维生素D不足引起的全身钙、磷代谢不平衡和骨骼的改变。佝偻病虽然不直接危及小儿生命,但导致机体抵抗力降低,一旦发生骨骼改变,像鸡胸、"X"或"O"形腿,会给小儿身体、心理及精神上都带来严重痛苦。

新生儿出生时,肝脏内储存的维生素D的数量很少,而其最低需要量是每日80~130国际单位(最适宜的量是每日400~600国际单位)。一般母乳及人工喂养的食品均不能满足其需要,因为人乳每100毫升中含有维生素D0.4~10国际单位,牛乳每100毫升中含有0.3~4.0国际单位的维生素D。因此,不论是人乳喂养的还是人工喂养的新生儿,特别是双胞胎、早产儿,都应在出生后两周补充维生素D。

另外,要防止新生儿患佝偻病,除补充维生素D外,还应补充钙和磷,因为人乳中钙和磷均不足。牛乳中钙和磷虽多,但因不成比例,不易吸收。

二、怎样预防新生儿患破伤风

新生儿的破伤风,是由破伤风杆菌引起的一种疾病。破伤风杆菌广泛存在于土壤、尘埃、马牛羊和人的粪便中,它可产生毒素。新生儿感染破伤风杆菌后,毒素沿神经或经血液系统、淋巴传至中枢神经及其他组织,引起全身肌肉痉挛,死亡率相当高。患儿多数在出生后4~6天发病。主要症状为牙关紧闭,不能吃奶,全身肌肉抽动,面部肌肉抽动形成苦笑面容。严重的抽动可引起呼吸困难而导致患儿窒息死亡。

新生儿发生此病的主要原因,是医生接生时为小儿剪脐带时使用了未消毒的剪刀和敷料,或接生员的手没有消毒干净，将破伤风杆菌带入新生儿脐部。

预防此病的主要方法是到医院分娩，坚持严格消毒。破伤风杆菌是很难杀死的，需要煮沸一小时，或高压蒸气消毒，或用含碘的消毒剂，或1%升汞溶液浸泡2~3小时才能杀死。为预防新生儿破伤风的发生，孕妇应尽量去医院分娩；在家分娩者，一定要请医生或接生员，并坚持严格消毒。包括经过严格消毒的剪刀及止血钳、敷料要经过高压锅消毒；剪脐带，要先用碘酒、酒精消毒后，用止血钳夹住脐带，再用消毒剪刀剪断脐带；结扎好，断处再涂碘酒、酒精，最后用消毒纱布敷盖包扎。只要采取科学的接生方法，新生儿破伤风是能够完全消灭的。

三、怎样预防新生儿患各种耳病

新生儿常见的耳病有外耳道炎、外耳道疖肿、中耳炎等。

新生儿的耳咽管短、粗、呈水平位。当新生儿感冒、喉咙发炎时，会蔓延至中耳；有时新生儿吐奶、呛奶时奶水也容易经耳咽管进到中耳，这些都可能引起化脓性中耳炎。由于新生儿多仰卧在床，泪水、吐的奶水很容易流进耳朵里，而引起外耳道炎、外耳道疖肿。

耳朵的毛病在早期疼痛剧烈，因而小儿会哭闹不停，不吃不睡，而大人还不知什么原因，只有当看到耳道口脓汁流出时才去医院。

因此，当新生儿哭声尖锐，久哭不止时，一定不要忽视观察新生儿的耳朵，及早发现新生儿的耳朵有无症状，如有症状，应及时治疗。

四、怎样防止因剖腹产用药对新生儿的影响

剖宫产的乳母由于第1~2天禁食，或只进食少量流食，加上伤口疼痛、泌乳量相对会少点，但因静脉输液量的补充，仍然会有乳汁分泌。因第1~2天的新生儿需要量也较少，故不必担忧。剖宫产的新生儿应坚持用母乳喂养，不必添加牛奶或其他代乳品。

剖宫产的乳母在手术后第1~2日常需用些药物，如术后6小时为减轻伤口疼痛肌注杜冷丁；静脉点滴催产素以利子宫收缩；也会用一些抗感染药物，如青霉素(预防性应用，量较小)等等。一般来说，这些药物对新生儿哺乳没有影响。

若剖宫产后的母亲切口感染，凡有中毒症状的应停止给新生儿喂乳。因感染细菌的毒素可以通过乳汁进入新生儿体内，对新生儿产生有害影响。感染必须采用抗生素治疗，绝大部分的抗生素都能通过乳汁到达新生儿，使新生儿的健康受到影响。故术后要尽量避免感染的发生。

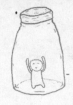

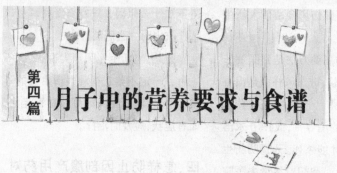

第四篇

月子中的营养要求与食谱

第一章　坐月子中的营养要求及合理饮食

产妇自胎儿及其附属物娩出，到全身器官（除乳房）恢复至妊娠前状态，一般需要6~8周，此阶段医学上称为产褥期，俗称坐月子。

这一阶段，由于产妇的生理变化很大，而且在分娩过程中又消耗了很多能量，子宫内有创面，又有血性恶露，外阴部也可能有伤口，皮肤排泄功能增强及乳汁分泌旺盛等诸多因素，因此，应及时补充营养素和水分。

虽然坐月子时间短，但如果因缺乏营养而调养不当，很容易由此而生病。

第一节　产妇所需营养素的主要来源与作用

一、蛋白质

蛋白质是构成身体细胞的基本物质，其含量在体内仅次于水分。人体生长发育、组织的更新，都必须有蛋白质做原料。蛋白质是酶、激素、抗体血红蛋白的组成部分，在人体内参与许多重要的功能如体液酸碱度调节、多种物质输送等。当人体热能供应不足时，它还可以消耗一部分来产生热量。

蛋白质含量较高的食物有肉类、蛋类、鱼类、牛奶、大豆、花生、芝麻、豌豆和五谷类。

二、脂肪

脂肪是最丰富的热量来源，其中的磷脂是胎儿大脑发育不可缺少的物质，作为载体，它可以促进脂溶性维生素A、维生素D、维生素E、维生素K等的吸收利用。脂肪中的不饱和脂肪酸(如亚油酸和亚麻油酸是合成前列腺素的前提)具有调节机体生理功能的作用，还可以降低血液中的胆固醇，防止动脉粥样硬化。制作食物时加入少量脂肪，能使食物味道鲜美，令人食欲大增。

脂肪含量较高的食物有动物油脂、植物油和硬果类食品(核桃、芝麻、花生仁等)。

三、碳水化合物

碳水化合物又称糖类。它是人类饮食中最大，最直接迅速的热量来源。按其结构可分为单糖（如葡萄糖、果糖)、双糖(如甘蔗、乳糖、麦芽糖)和多糖(如淀粉、粗纤维)三大类。糖可以与脂类结合形成糖脂，参与神经组织和细胞膜的构成；也可以与蛋白质结合形成糖蛋白，如酶、激素等；糖类还可以促进毒素排出，避免中毒症及肠癌的发生；当体内糖类充足时，可避免蛋白质的消耗。胎儿代谢(尤其是呼吸)均需葡萄糖，若供应不足，母体就会消耗脂肪和蛋白质来供能，若脂肪代谢太快，则易产生酮，引起酮中毒，从而对胎儿的脑和神经系统造成危害。

碳水化合物主要存在于五谷类食品、蔬菜和水果中。

四、各种维生素

维生素是维持生命、促进生长、增进机体抵抗力和调节人体生理功能不可缺少的营养素，虽然需要量很小，一旦缺乏却会引起疾病。根据维生素的溶解性质，通常把它们分为脂溶性维生素和水溶性维生素两类。以下介绍几种对孕妇影响较大的维生素：

1.维生素A

维生素A为脂溶性维生素。主要功能是促进生长、增强免疫力、促进视紫质的代谢、维持人体视力正常、促进生殖能力等。

孕妇和胎儿的各组织器官的生长发育均离不开维生素A。如果缺乏，有可能引起流产、胎儿发育不良，也可能引起孕妇的孕期夜盲症。但若摄入过多，又会引起胎儿畸形。因此，应合理摄入维生素A。

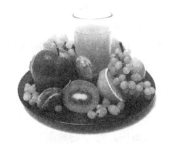

维生素A含量较多的食物有动物肝脏、牛奶、鸡蛋等。另外，胡萝卜素在人体内可还原成两分子维生素A，胡萝卜、西红柿、菠菜、豌豆苗、辣椒等有色蔬菜，含有丰富的胡萝卜素。

2.维生素D

维生素D是脂溶性维生素。其主要功效是促进骨骼和牙齿的生长，调节磷、钙的生理代谢。如果缺乏维生素

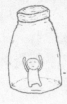

D, 孕妇会出现骨质软化,严重者可出现骨盆畸形,影响以后的分娩。表现在胎儿则会影响其骨骼钙化,严重的可致先天性佝偻病。

3.维生素C

维生素C又称抗坏血酸,呈酸性,遇热、碱和某些金属易遭破坏,因而烹调时易损失,维生素C在人体代谢中有多种功能,如促进细胞中胶原的形成,血液的再生,牙齿、骨骼的钙化等。孕妇缺乏维生素C可患有坏血病、牙龈肿痛、牙齿松动、骨骼脆弱、机体免疫力下降、胎儿发育不良、分娩时大出血等症状。

维生素C广泛存在于新鲜蔬菜和水果中。

4.维生素E

维生素E又称生育酚,是脂溶性维生素。其主要功能是维持正常的生殖功能及心肌、平滑肌、心血管系统的正常结构。维生素E有抗氧化作用,防止褐色脂质蓄积。对孕妇的主要作用是保胎、安胎、预防流产。

维生素E含量丰富的食物有菜籽油、牛奶、蛋类、五谷类、肉类、鱼类、多叶蔬菜等。

5.维生素K

维生素K是脂溶性维生素。其主要作用是促进血液凝固。孕妇缺乏维生素K会导致新生儿黑粪症。

含维生素K丰富的食物有排骨、菠菜、卷心菜等。

6.B族维生素

B族维生素是水溶性维生素。比较重要的有维生素B_1,维生素B_2,维生素B_6,维生素B_{12}等。

维生素B_1:又称硫胺素。其作用是促进人体正常代谢,增加食欲,帮助消化吸收,预防便秘,促进乳汁分泌等。维生素B_1缺乏可导致水肿、脚气、心动过速、早产等。

含维生素B_1较多的食物有五谷类(特别是糙米)、猪瘦肉、牛肉、动物肝脏、豆类、鱼类、蛋类以及新鲜蔬菜等。

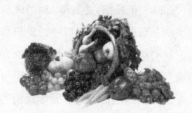

维生素B_2:又称核黄素。其作用是促进生长发育,促进乳汁分泌,维护口、舌皮肤黏膜的健康。维生素B_2缺乏时易患唇、舌口角炎,脂溢性皮炎,角膜炎和白内障,也可导致胎儿发育不良。

含维生素B_2较多的食物有五谷类、肉类、动物肝脏、蛋类、豆类及新鲜蔬菜等。

维生素B_6:是构成转氨酶的辅酶成分。具有预防脂肪肝的作用,还可以预防孕妇患牙齿疾病。维生素B_6缺乏

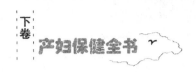

会出现皮炎、贫血、肝功能紊乱等症。

含维生素B$_6$较丰富的食物有谷类、动物肝肾、牛奶、肉类、鸡蛋、蔬菜等。

维生素B$_{12}$：又称钴胺素，其分子中含有钴。维生素B$_{12}$的作用是促进红细胞的分裂成熟，与叶酸合并应用治疗恶性贫血；参与胆碱的合成，抵抗脂肪肝；促进维生素A在肝脏中的储存。若孕产妇维生素B$_{12}$供应不足时，母体与胎儿均可能患巨幼红细胞性贫血症。

含维生素B$_{12}$较多的食物有动物肝、肾、瘦肉、牛奶、鸡蛋等。

7.叶酸

叶酸是水溶性维生素，其主要功用是促进红细胞的再生，用于治疗恶性贫血、巨幼红细胞性贫血等症。妊娠期妇女红细胞叶酸水平低下，容易导致巨幼红细胞性贫血症。若妊娠期补充叶酸，有助于缓解症状。为避免发生此症，在孕前多食富含叶酸的食物，可谓一举两得。

含叶酸较多的食物有动物肝、肾、牛肉、绿叶蔬菜、茶叶、酵母等。

五、各种矿物质

矿物质又称无机盐。是维持人体正常生理功能必不可少的营养成分。主要的矿物质有铁、钙、磷、锌、钠、铜、钼、铬等。以下介绍几种与孕产妇关系最密切的元素。

1.铁

铁主要与造血有关，是血红蛋白的组成成分。因此缺铁可引起血红蛋白的不足，导致缺铁性贫血症。孕妇由于血容量增加，对铁的需求相应增加，易形成妊娠贫血，倘在孕前注重对铁的补充，贮存一定数量的铁（铁在体内可贮存4个月），则会避免此症的发生。

含铁较多的食物有动物心、肝、肾、海带、黑木耳、芝麻、虾米、紫菜、腐竹、豆类、芹菜等。

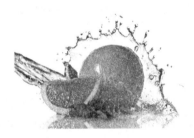

2.钙

钙是构成牙齿和骨骼的材料，胎儿骨组织的生长发育及母体自身，均需要大量的钙，钙是血液凝固的必需元素。钙参与肌肉的收缩和舒张，钙浓度高时，收缩力增加；钙还对许多酶系统有激活作用。

孕妇饮食中的钙摄入量不足时，会使母体血液中含钙水平降低，出现小腿抽筋或手足搐搦症，进而产生骨质软化症，胎儿也可能产生先天性的佝偻病。

含钙丰富的食物有动物性食物、乳类食品、贝类、鸡蛋、骨粉、绿叶蔬

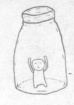
菜、豆类、硬果类、水果、榨菜、萝卜干类。

3.锌

锌是多种酶的组成成分，主要参与人体多种营养素的代谢，与性腺、胰腺、脑下垂体的活动关系密切，是生长发育不可或缺的元素；另外还可以提高人体的免疫功能。孕妇缺锌会造成新生儿先天缺陷，使胎儿发育迟缓，体重减轻，甚至导致胎儿畸形。

含锌较多的食物有海产品、动物的肝脏和胰脏、鱼类、奶类、蛋类、麸皮等。

六、水

水是人体不可缺少的重要物质，一般占体重的60%~70%。水是人体细胞的重要组成部分。人体的各种生理活动都离不开水，人体内的营养素和代谢终产物都得溶解在水中才能运输。孕产妇和婴儿对水的需求量都比常人要高，特别是哺育期妇女，由于要保证乳汁的正常分泌，应多喝一些汤。

第二节 各种食物怎样加工才合理

对食物进行烹饪，既可给人们提供美味的饭菜，又可供给人体很多营养，现实生活中，如果单单追求口味而不注重食物中营养的利用率，势必会造成营养的流失，造成浪费。为此，在烹调中掌握合理的烹调方法很有必要。

一、怎样加工米面类食品

首先在淘米时不要过分洗，最好用冷水淘，避免外层营养的损失过多。煮米饭最好采用焖饭或煲饭法，可保存较多B族维生素。吃面条或饺子时，最好连汤吃，因为汤中遗留了一部分水溶性维生素。

二、怎样烹调蔬菜

蔬菜洗净后就切，切好立即烧，不要过久放置，以防菜中水溶性维生素丧失。炒菜时要急火快炒，不要加碱，以防维生素B、维生素C被破坏，菜的外层叶比内层叶含的营养素高，吃时尽量少掐掉。另外蒸菜可减少养分的丢失。

三、怎样烹调肉类

肉类、肝脏类食品宜切成丝、丁、薄片，这样容易煮烂，有利于消化吸收。蔬菜与肉类合做时应先烧肉，再加蔬菜，以免蔬菜内营养被破坏。烧骨汤时滴些醋有利于骨中钙质的释放，增加汤的营养。煮肉时宜采取文火煮法，这样营养会慢慢溶入汤内，鲜味也愈浓。

四、怎样加工蛋类食品

做鸡蛋类食品宜小火煮煎或蒸

食，才可以保存营养，不宜用高温油煎，因为那样容易损失很多蛋白质。

五、选择什么样的烹调用具好

炒菜锅最好使用铁锅，不要使用铜锅或铝锅。因为铜和铝的氧化催化作用会造成维生素 C 的损失。

第三节　产妇应补充的营养与每天的营养量

一、产妇应补充哪些营养

产褥期营养主要补充妊娠和分娩中的消耗，促进母体组织修复和体内各器官尽快恢复到非妊娠状态，改善机体营养状况，提高机体抗病能力，预防产褥期各种并发症，提高乳汁分泌所需的营养素。

产褥期的营养主要有以下几方面要求：

1.补充热量饮食

由于孕妇在分娩过程中消耗了大量热量，因此应在这阶段由合理的饮食加以补充。此外，母体各组织器官的修复和退行性变化以及乳汁分泌也需要热量，因而产妇较常人需要的热量高，这些都必须由饮食供给。

另外，因胎儿及胎盘等分娩出去使腹压大为下降，这可能使产妇血压突然下降，出现头昏、眼花、乏力等症状，故应在分娩完毕时，予以高热量饮食。

2.补充高蛋白质饮食

蛋白质可以促进妊娠和分娩过程中身体的恢复和创伤修复，同时，又可提高乳汁分泌的质和量。一般认为，产妇饮食中的蛋白质含量应在平常饮食的30%以上，每天不得低于90克，而且应以动物性蛋白质为主。

3.补充维生素及矿物质

产褥期机休代谢旺盛，需要大量维生素和矿物质。妊娠期许多孕妇患有贫血症，加之分娩时的失血，多数产妇会有贫血的情况，故饮食中应适量补充铁元素。

另外，虽然胎儿已娩出，但产妇分泌的乳汁中含有大量的钙，所以产妇也有缺钙的危险。实际上，孕产妇常有骨质疏松和牙齿松动、腐蚀等情况存在。故饮食中还应适量补充钙。

鉴于以上情况，产妇在产褥期仅摄入肉汤、糖汁和荤腻的肉类食品肯定是不行的，还必须适当摄入蔬菜、水果等富含维生素、矿物质类的食品。

二、产褥期产妇每日营养素合理供给量是多少

热量	12970 千焦耳	核黄素	2.1 毫克
蛋白质	95 克	尼克酸	21 毫克
钙	1500 毫克	维生素 C	100 毫克
铁	28 毫克	视黄醇当量	1200 微克
锌	20 毫克	维生素 D	10 微克
硫胺素	2.1 毫克	维生素 E	12 毫克

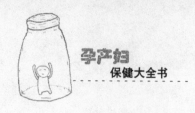

三、不同分娩方式的产妇饮食安排原则

1.正常分娩后需休息一下，产妇第一餐可进食适量比较热、易消化的流质食物，如：红糖水、藕粉、鸡蛋羹、蛋花汤、荷包蛋等。第二餐可以用正常饮食。有些产妇在分娩的前一二天会感到疲劳无力或肠胃功能较差，可选择较清淡、稀软、易消化的食物，如糕点、面片、挂面、馄饨、粥、蒸煮或卧鸡蛋及煮制的荤菜，然后再用正常膳食。

2.产妇分娩时若有会阴撕伤，Ⅰ度或Ⅱ度会阴撕伤并及时缝合者，可给普通饮食；若产妇会阴Ⅲ度撕伤缝合以后，应给无渣膳食一周左右。因为裂伤，肛门括约肌也会有撕裂，成形大便通过肛门时，会使缝合的肛门括约肌再次撕裂，不仅给产妇带来痛苦，而且影响伤口愈合。

3.做剖腹产手术的产妇，手术后24小时胃肠功能才能恢复，因此，应再给予术后流食1天，但忌用牛奶、豆浆、大量蔗糖等胀气食品，情况好转后给予半流食1~2天，再转为普通饮食。个别产妇术后有排气较慢、身体不适、无食欲等状况，可多吃1~3天流食，再给普通饮食。

第四节 产妇主要需要哪几类营养素

产妇在分娩后，分娩造成的创伤、疲劳、出血以及新生儿的哺育，都需要产妇尽快补充营养。补充营养的食物主要有以下三大类：

一、含铁丰富的食物

因为产妇在分娩时失血过多，必须补血。铁是血液中血红蛋白的主要成分，因此需要补充含铁丰富的食物。产妇每日摄入铁量不能少于15毫克，否则就会出现贫血，影响产妇身体恢复和婴儿发育。

二、蛋白质丰富的食物

产妇由于分娩时的劳累和进食少，相当一段时间仍表现为体质虚弱，为了使产妇身体尽快康复，就要多摄入蛋白质。蛋白质是保证人体正常生命活动的最基本因素。当蛋白质代谢发生异常时，生命活动也就会出现不正常，会导致各种疾病，影响人体健康。

三、含钙丰富的食物

产妇易发生骨质疏松和牙齿松动、腐蚀等情况，因此要适当补充钙。

第五节 坐月子每天的饮食搭配

一、产后为什么要增加餐次

产妇每日餐次应较一般人多，以5

~6次为宜。这是因为餐次增多有利于食物消化吸收,保证营养。产妇产后胃肠功能减弱,蠕动减慢,如一次进食过多过饱,反增加胃肠负担,从而减弱胃肠功能。如采用多餐制,则有利于胃肠功能恢复,减轻胃肠负担。

二、为什么食物应干稀搭配

每餐食物要做到干稀搭配。干性食物可保证营养的供给,稀性食物则可提供足够的水分。奶中含有大量水分,母亲哺乳则需要水分来补充,从而有利乳汁的分泌;产后失血伤津,亦需要水分来促进母体的康复;饮水较多,可防止产后便秘。食物干稀搭配来帮助产妇补充水分,是由于食物中干稀搭配较之于单纯喝水及饮料来补充水分要好得多。因为食物的汤汁既有营养,又有开胃增食的功效。而单纯饮水则会冲淡胃液,令产妇降低食欲。

三、荤素搭配有什么好处及怎样避免偏食

从营养角度来看,不同食物所含有的营养成分种类及数量不同,而人体需要的营养则是多方面的,过于偏食会导致某些营养素缺乏。产妇月子里大吃鸡、鱼、蛋,而忽略其他食物的摄入,这种做法是不科学的。

产后身体恢复及哺乳,产妇食用产热高的肉类食物是必需的,但蛋白质、脂肪及糖类的代谢必须有其他营养素的参与,过于偏食肉类食物反而会导致其他营养素的不足。从消化吸收这一角度来看,产妇过食荤腻,有碍于胃肠蠕动,不利消化,降低食欲,"肥厚滞胃"就是这个道理。

四、为什么主张食物要清淡适宜

产褥期的饮食应清淡适宜,调味料如葱、姜、大蒜、花椒、料酒等应少于一般人的食量,食盐也以少放为宜,但并不是不放或过少。

从中医学观点来看,产后宜温不宜凉,温能促进血循环,寒则凝固血液。产妇在月子里身体康复过程中,恶露需要排出体外,如食物中加用少量葱、姜、蒜、花椒及酒等性多偏温的调味料,则有利于血行,以使淤血排出体外。食盐的用量亦根据情况而定,如果产妇水肿明显,产后最初几天以少摄入食盐为宜。

第六节 产妇食物的选择与禁忌

一、哪些食物应提倡

一般情况下,凡有营养的食物,月子里均可食用。如各种肉食、鱼类、蛋类、蔬菜、水果、豆制品等均无特殊禁

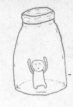

忌。具体来讲，下面一些食物不应缺少。

1.鸡蛋

鸡蛋中蛋白质及铁含量较高，并含有许多其他营养素，且容易被人体吸收利用，还无明显"滞胃"作用，对于产妇身体康复及乳汁分泌很有好处。鸡蛋的吃法可有多种方式，如蒸蛋、水煮蛋等，每日以4~6个为宜，一次吃得太多胃肠吸收不全，既不经济，对身体也无补益。

2.营养汤

汤类不仅味道鲜美，还利于胃肠吸收，能促进食欲及乳汁分泌，还有助于产妇身体的康复。因此，汤类是产妇产褥期必不可少的食物。可以经常炖猪蹄汤、鲫鱼汤、排骨汤、牛肉汤等供产妇轮换食用。

3.红糖

红糖的含铁量比白糖高1倍~3倍，妇女产后失血较多，吃红糖可以促进生血。此外，红糖性温，有活血作用，对于产后多虚多淤的产妇尤为适宜，具有促进淤血排出及子宫复原的功效。但红糖也不宜食用太久，一般以半个月为佳。

4.新鲜水果

新鲜水果色鲜味美，不但能促进食欲，还可帮助消化及排泄，产妇每日可适当吃一些。

5.米粥

稀饭或小米粥除了含有多种营养素外，还含有大量的纤维素，有利于大便排出。米粥质烂，并含有较多水分，有利于产妇的消化及吸收。

6.挂面

挂面营养较全面，在汤中加入鸡蛋，食用方便，富有营养且易于消化。

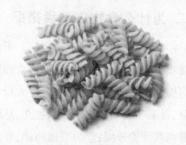

7.蔬菜

蔬菜含有多种维生素，尤其是绿叶蔬菜，产妇一定要多吃。

二、哪些食物应禁忌

1.生冷食物应禁忌

除水果外，生冷食物不易消化吸收，对产妇恢复不利。冰棍、冰淇淋等冷食、冷饮应少食或不食，因为冷的食物会促进血凝，不利于产后排淤。食用生冷食物会出现恶露不下或不尽，及产后腹痛、身痛等多种疾病。

2.辛辣食物应少食

如前面所讲的葱、大蒜、辣椒、花椒等调味料，烧菜时宜少放或不放，这类食物有生热之弊。

第二章 月子里可供选择的食谱

月子里的产妇虽然都需要"补"，但由于风俗习惯的不同，南北方地区为产妇进补的方式也各有不同。南方地区侧重于汤补，即给产妇煲各种营养汤，多数还加中药参、芪类补品；而北方地区则侧重于粥补，即热量高，易消化的小米类营养粥。无论是汤补还是粥补，对产妇都有好处。因此，不必为讲究哪类进补方式更有营养而操心，仍可遵循各自的风俗习惯为产妇进补。

第一节 产后1~3天饮食安排

产后前几天，由于产妇胃肠功能尚在恢复中，因此最好忌食油腻、生冷、不易消化的食物，应以半流食、清淡易消化、富含营养成分的食物为佳。

一、产后第一天食谱

早餐

主食：红糖小米粥。

产妇应摄入量：小米100克，红糖25克。

副食：五香猪肝，煮鸡蛋2个。

产妇应摄入量：猪肝25克，鸡蛋约120克。

中间加餐：面包、热果汁、橘子。

产妇应摄入量：面包100克，果汁150克，橘子100克。

午餐

主食：鸡丝面。

产妇应摄入量：标准粉挂面150克，鸡肉25克。

副食：虾皮扒油菜，红豆鲤鱼汤。

产妇应摄入量：油菜150克，虾皮10克，鲤鱼100克，红豆20克。

中间加餐：鸡汤荷包蛋1小碗，香蕉1个。

产妇应摄入量：老鸡汤400克，鸡蛋100克，香蕉约75克。

晚餐

主食：大米绿豆粥。

产妇应摄入量：大米60克，绿豆15克。

副食：芝麻拌菠菜，猪血炖白菜。

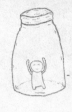
产妇应摄入量：菠菜150克，白芝麻20克，白菜150克，猪血50克。

晚间加餐：茯苓夹饼、银耳红枣羹。

产妇应摄入量：茯苓夹饼50克，银耳10克，红枣25克，红糖10克。

提示：全天植物油控制在30克左右。

二、产后第二天食谱

早餐

主食：红豆甜米粥。

产妇应摄入量：大米100克，红小豆50克，红糖25克。

副食：五香牛肉，煮鸡蛋2~3个。

产妇应摄入量：熟牛肉50克，鸡蛋约200克。

中间加餐：蛋糕1块，大枣红糖水1大碗。

产妇应摄入量：蛋糕80克，大枣50克，红糖25克。

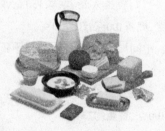

午餐

主食：鸡汤荷包蛋面。

产妇应摄入量：细挂面100克，清鸡汤500克，鸡蛋100克。

副食：海米炒菠菜，五香鸡腿。

产妇应摄入量：菠菜300克，水发海米30克，熟鸡腿150克。

中间加餐：绿豆糕两块，红糖枣泥羹1~2小碗，鲜草莓。

产妇应摄入量：绿豆糕50克，大枣50克，红糖50克，新鲜草莓150克。

晚餐

主食：银丝卷1~2个，绿豆糕两块，红豆二米甜粥两小碗。

产妇应摄入量：银丝卷100克，绿豆糕50克，红小豆20克，大米50克，小米100克，红糖50克。

副食：虾仁炒芹菜、里脊肉炒木耳白菜、大骨棒汤。

产妇应摄入量：芹菜300克，鲜虾仁150克；大白菜150克，水发木耳100克，精里脊肉100克，大骨棒200克。

晚间加餐：甜面包；绿豆汤1大碗，甜橙一个。

产妇应摄入量：面包100克，绿豆汤250克，甜橙150克。

提示：全面植物油的控制在50克左右。

三、产后第三天食谱

早餐

主食：小花卷两个，大枣红糖小米粥。

产妇应摄入量：面粉100克，小米50克，红糖50克，大枣20克。

副食:菠菜炒鸡蛋。

产妇应摄入量:菠菜300克,鸡蛋200克。

中间加餐:果酱面包,热果汁1大碗,橘子。

产妇应摄入量:面包100克,果酱50克,鲜果汁200克,橘子150克。

午餐

主食:小馒头或米饭1小碗。

产妇应摄入量:面粉100克或大米75克。

副食:牛肉炖萝卜、清蒸蛋羹。

产妇应摄入量:牛肉200克,萝卜150克,鸡蛋约200克。

中间加餐:虾仁鸡蛋挂面、香蕉。

产妇应摄入量:细挂面50克,鲜虾仁50克,鸡蛋2只,香蕉150克。

晚餐

主食:米饭1小碗。

产妇应摄入量:大米75克。

副食:清炖黄芪老母鸡,鸡汤菠菜汤2小碗。

产妇应摄入量:老母鸡1500克,大枣30克,枸杞30克,黄芪35克,菠菜100克,鸡汤500克。

晚间加餐:苏打饼干、牛奶、甜梨。

产妇应摄入量:饼干70克,牛奶250克,甜梨200克。

提示:全天植物油控制在70克左右。

第二节 产后4~6天饮食安排

产褥期到了三天以后,产妇的胃肠功能虽然基本恢复,但分娩过程中的体力消耗仍需大量营养补充。因此选择的食物需含铁、含蛋白、含钙丰富的品种。此外,由于产褥期产妇容易出现便秘情况,除通过流食补充足够的水分外,可适当吃一些植物纤维较多的蔬菜。

一、产后第四天食谱

早餐

主食:甜面包1个,枸杞红糖小米粥2小碗。

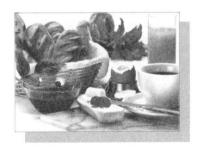

产妇应摄入量:面包100克,小米100克,枸杞30克,红糖50克。

副食:肉炒西芹,煮鸡蛋3个。

产妇应摄入量:西芹300克,猪瘦肉50克,鸡蛋200克。

中间加餐:各类糕点,苹果。

产妇应摄入量:糕点100克,苹果

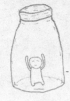

150克。

午餐

主食:小花卷两个或米饭两小碗。

产妇应摄入量:面粉或大米100克。

副食:肉片炒西葫芦、肉炖萝卜、菠菜甩袖汤。

产妇应摄入量:西葫芦300克,猪瘦肉50克,萝卜500克,牛肉300克,菠菜200克,鸡汤500克,鸡蛋1个。

中间加餐:甜酥饼1个,牛奶1袋,樱桃或香蕉。

产妇应摄入量:面粉50克,牛奶250克,樱桃或香蕉150克。

晚餐

主食:小米面蒸糕或米饭。

产妇应摄入量:面粉或大米150克。

副食:芝麻拌鸡条、鸡蛋炒木耳、鸡蛋西红柿汤。

产妇应摄入量:鸡拆骨肉150克,芝麻约30克,水发木耳150克,鸡蛋2个,鸡汤500克,西红柿100克,鸡蛋1个。

晚间加餐:苏打饼干,红枣银耳羹1小碗,应季水果(根据条件自选)。

产妇应摄入量:饼干约75克,水发银耳75克,大枣50克,冰糖30克,应季水果150克。

二、产后第五天食谱

早餐

主食:小馒头2个,鸡汤荷包蛋两小碗。

产妇应摄入量:面粉约50克,细挂面100克,老鸡汤500克,鸡蛋2~3个。

中间加餐:各类糕点、牛奶、水果。

产妇应摄入量:糕点50克,牛奶250克,各类应季水果150克。

午餐

主食:米饭2小碗或豆沙卷2个。

产妇应摄入量:大米100克或面粉100克,红豆沙50克。

副食:蚝油牛肉笋片、猪肝炒油菜心、;三鲜豆腐汤。

产妇应摄入量:青笋50克,精牛里脊肉500克,蚝油25克,油菜心300克,猪肝150克,大豆腐100克,鲜虾仁50克,水发海参50克,香菜15克。

中间加餐:各类甜点,黑芝麻糊1小碗,水果。

产妇应摄入量:甜点70克,黑芝麻糊约50克,各类应季水果150克。

晚餐

主食:牛肉包子3个,鸡汤面片2小碗。

产妇应摄入量:牛肉40克,面粉约75克,菠菜50克,鸡汤500克,鸡蛋2个。

副食:芙蓉鸡片、煎焖黄花鱼。

产妇应摄入量:鸡脯肉200克,大青椒150克,黄花鱼500克。

晚间加餐:甜点,大枣糖水2小碗,应季水果。

产妇应摄入量:甜点约50克,大枣50克,红糖50克,各种水果约150克。

三、产后第六天食谱

早餐

主食:白面豆包2个,玉米芸豆粥2
小碗。

产妇应摄入量:面粉约100克,红
小豆75克,玉米200克,红糖50克。

副食:煮鸡蛋2~3个。

产妇应摄入量：鸡蛋150克~200
克。

中间加餐：小甜面包1只,牛奶1
袋,应季水果。

产妇应摄入量:小甜面包约75克,
牛奶250克,各类水果约150克。

午餐

主食:米饭2小碗或小花卷2个。

产妇应摄入量:大米或面粉约100
克。

副食:溜大肚、锅溻豆腐、鲫鱼汤。

产妇应摄入量：熟猪肚150克,水
发竹笋100克,大豆腐100克,瘦猪肉50
克,老鸡汤500克,鲜鲫鱼约250克。

中间加餐:甜点、绿豆汤1~2小碗,
应季水果。

产妇应摄入量:各类甜点70克,绿
豆50克,大枣30克,冰糖30克,水果约
150克。

晚餐

主食:糖发面鸡蛋饼2个。

产妇应摄入量:面粉约200克,鸡
蛋2个,红糖30克,酵母少许。

副食:家常带鱼、肉丝豇豆,菠菜
丸子汤2小碗。

产妇应摄入量:带鱼200克,猪瘦
肉75克,豇豆300克,菠菜100克,猪瘦
肉馅50克,老鸡汤500克。

晚间加餐:甜点,果汁一杯,水果。

产妇应摄入量:各类甜点约50克,
果汁150克,水果150克。

第三节 产后7~30天饮食安排

产褥期到了七天以后,除非正常
分娩(如会阴撕裂、产后大出血、剖腹
产)外,产妇身体的各部功能基本恢
复,产妇可以在室内进行一些轻微活
动。由于婴儿一天比一天大,对于母乳
的需要也将逐渐增多。此间,产妇除保
证摄入正常的营养外,饮食还应选择
能通乳、含钙高的食物,为此,产妇不
应偏食。

这期间的饮食安排尽量采取多样
化的原则,以满足一日三餐的营养需
要。由于此间产妇的消化功能基本恢
复正常,而且产妇已能进行轻微活动,
因此饮食量应该有所增加。主食每日
保证550克左右,品种除各种米饭、营
养粥外,在面食上要不断变花样。副食
的品种和水果也要扩大选择范围,这
样即可使产妇乳汁分泌旺盛,使婴儿

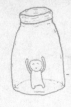

孕产妇
保健大全书

有了足够的营养，也可促进产妇的食欲。下面分别列出面食谱、菜谱、粥谱、汤谱供大家自由选择搭配。

一、面食谱（以下按家庭量）

❖ 蒸制

♨ 银丝卷

用料：面粉500克，发面250克，红糖50克，豆油200克，碱适量。

制作方法一：

①把面粉倒在案板上。加入糖，发面，适量碱液，五两温水，和成面团，揉匀，醒25分钟。

②取出约100克面团待用。

③把醒好的面团，搓成长条，两手拿住面的两头，慢慢的抖动抻拉。将面抻长后，将左右手交叉成正劲折合，使粗条上劲，拧成两股绳状，然后用右手捏住粗条的另一端，继续抖动抻拉，双手再成反劲折合。这样反复几十次，至抻到条匀，没有筋性，隐约出现面条状丝纹时止，然后把粗条置于案上，撒些干面粉。上劲后，再将两头并在一起开小条，左手握面两端，右手食指扣在转折处，然后左手掌向下，右手掌向上，进行抻拉。如此反复多次，在抻拉过程中，要撒些干面粉，以使条与条不粘连。直抻至如筷子粗细时，放于油案上刷一遍油。再抻三至四扣，即应比火柴杆略细一些（每抻，扣都要刷一遍油），抻直

放于案上，用刀把两端的手扣子切掉，再把丝条切成一尺长的细条备用。

④把事先备好的100克面团和切下来的手扣子面，合揉成面团，按线条长一尺下剂，搓成一尺长的细条，擀成约7厘米宽、3毫米厚的扁条（中间厚、边缘薄）。把切下来的丝条包好，要松紧适度，剂口朝下，醒15分钟。

⑤待屉锅上气时，用急火蒸制20分钟即熟。取出后，按2厘米长改刀，让丝条横截面朝上，摆于盘内即可。

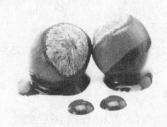

制作方法二：

①抻条的方法如上。

②把抻好的油丝条用刀切成10厘米长的小段。用100克备好的面团和切下来的手扣子面，合成面团，搓成长条，下成剂子。再搓成10厘米长的细条，擀成薄饼片，把丝条包上，成枕头状，醒10分钟。

③待屉锅上气时，将生坯上屉，用旺火蒸制15分钟。熟后取出，顺中间切断，将丝条磕开，丝条要向外，摆在盘内。

♨ 四喜卷

用料：面粉250克，发面500克，豆

362

油100克,碱适量。

制作方法:

①面粉内放入发面,用约125克温水与适量碱液,和成发酵面团。

②揉匀稍按,用走锤将面团擀成长开薄片,刷上一层豆油,上面撒一层薄面,从上、下各向中间对卷呈双筒状,靠拢后,将卷好的条上下翻个,用刀横切半两一个的小段,再用刀从小段中间顺切一刀,不要切断,下面留一层,然后向两边翻起,使带纹路的 面向上,经整形,成正方形即可。

③把生坯醒10分钟后,入屉用急火蒸制12分钟即熟。

♨ 豆沙卷

用料:面粉350克,发面300克,红豆馅350克,碱适量。

制作方法:

①把面粉倒在案板上,中间扒坑,加发面,用180克温水与适量碱液和成面团。揉匀,稍醒。

②把醒好的面团搓成长条,用走锤擀成宽度约20厘米的长方形薄片,稍刷层水,把豆沙馅均匀地铺在上面,撒层薄面,再从上、下各层向中间对卷,呈双筒状。卷靠后,用少许水将边粘信,再用双手把卷翻过来,用刀横切成约15厘米长的条即成。

③待醒10分钟后,摆入屉内,用旺火蒸制20分钟即熟。出屉后,用刀按50

克3块横切成段,摆于盘内。

♨ 金丝卷

用料:面粉800克,发面350,精盐10克,豆油250克,碱适量。

制作方法:

①把面粉倒在案板上,在面粉中间加入发面和盐,用500克温水和适量碱液和成面团。揉匀,稍醒25分钟。

②把醒好的面团取出150克备用。将其余的面搓成长条,两手抓住面的两端,悬空抖动,抻长。随后将两手交叉成正劲合拢,拧成两股绳状。再用右手抓住条的另一端,继续抻拉抖动,抻长后再反劲合拢。如此反复十几次,直到条匀、出现面条状丝纹时,再放在案板上,撒上薄面,上足劲。再开小条,抻至小拇指粗细时 (边抻边撒薄面),放于案上,刷一层油,再反复抻拉几扣。但每抻拉一次都要刷一遍油 (油要刷匀、刷透)。把条抻到比火柴杆略细时,放于案上。把两端的手扣子面切断,用刀把丝条切成2厘米长的剂。再将丝条上劲,两端用刀背各压一下(以使条粘连不散)。

③把事先备好的150克面和成手扣子面,揉成面团,分成两块,再分别擀成大薄片。

④先铺好薄片,再把生坯摆入屉中,上面盖上一层薄片,用旺火蒸制十五分钟即熟。取出后,将丝条磕开,码

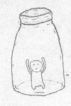
于盘内即可食用。

蒸千层饼

用料:面粉500克,发面250克,豆油50克,碱适量,精盐少许。

制作方法:

①把面粉倒在案板上,加发面,用50克温水和适量的碱液,和成发酵面团。揉匀,稍醒。

②把醒好的面团稍稍按揉,用走锤擀成长方形薄片,刷层豆油,撒上盐,薄面。从上、下向中间对卷,靠拢后,用刀顺条分开。再横过来下成25克的面剂,光面向下,从面剂的两端向里擀成长方形,对折三层,擀开。再折叠三层,横过来擀开,擀成长约12厘米宽即可。

③稍醒,摆入蒸屉内,用旺火蒸制12分钟即熟。

蜂糖糕

用料:面粉250克,发面250克,鸡蛋两个,红糖50克,蜂蜜50克,碱适量。

制作方法:

①把面粉倒在盆内,加发面、蛋液、红糖、蜂蜜,用适量温水和碱液,和成稍软一点的面团。揉至不粘手为止,醒10分钟。

②把面团摆入屉布之上,按平,用旺火蒸制20分钟即熟。出屉后,切成小块装盘即可。

豆沙包

用料:面粉500克,发面500克,豆沙250克,碱适量。豆油50克,熟芝麻50克,红糖100克,青红丝少许。

制作方法:

①把豆沙和豆油、熟芝麻、糖等拌匀成豆沙馅。

②把面粉倒在案板上,加发面,用适量碱液和350克温水和成发酵面团。揉匀,稍醒。

③把醒好的面团搓成长条,下成每个约50克重的面剂。把面剂按扁后,包入豆沙馅。

④稍醒,把生坯放入蒸屉中,用旺火蒸制12分钟即熟。

红糖包

用料:面粉300克,发面400克,红糖200克,熟面粉50克,豆油25克,熟芝麻25克,碱适量。

制作方法:

①把面粉倒入盆中,加入发面,用100克水和适量碱液,和成发酵面团。揉匀,稍醒。

②把红糖、熟面粉、芝麻、豆油和在一起拌成红糖馅。

③把醒好的面团取出放在案板上,搓成长条,下成25克重的面剂。把面剂擀成薄皮状(中间稍厚,边缘稍薄),包入糖馅,再把剂头留出来即可。

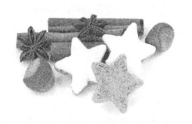

④醒五分钟后,把生坯摆入蒸屉中,用旺火蒸制12分钟即熟。

灌汤包

用料:精面粉1000克,发面250克,精瘦肉800克,猪皮冻400克,酱油50克,香油50克,水海米25克,鸡精、葱花、精盐、料酒少许,碱适量。

制作方法:

①把面粉倒在案板上,加入发面,用适量碱液和温水和成面团。揉匀,醒10分钟。

②把肉剁成细泥,倒入盆内,加入酱油、精盐、鸡精煨一会儿,再放入料酒、葱花、海米、皮冻搅拌均匀后,放入香油,调匀成馅。

③把醒好的面团搓成长条,按3个50克重量下剂。在面剂上撒上一层薄面,按扁,擀成中间厚、边缘薄的圆皮儿。将擀好的圆皮包入馅,顺边捏成16个褶以上的小圆包子。

④把生坯摆入屉内,用旺火蒸制9分钟即熟。

三鲜包

用料:精面粉1000克,发面300克,净猪肉600克,净虾150克,水发海参100克,香油25克,酱油100克,鸡汤250克,碱适量,精盐、姜末、葱花、鸡精各少许。

制作方法:

①把精面粉倒在案板上,加入发面,用适量碱液与475克温水和成发酵面团。揉匀,醒10分钟。

②把虾洗净切成丁,炒熟。把海参挤净水分,切成豆粒大小的丁备用。

③把猪肉铰碎,放于盆内,并加入酱油、姜末、精盐、鸡精搅匀备用。稍候,加入虾丁、海参丁,倒入鸡汤(要分次加入),向一个方向搅拌,一直到汤馅成浓稠状时,再加入葱花、香油搅匀。

④把醒好的面团搓成长条,下成50克3个剂子。往剂上撒上薄面,擀成圆皮(中间稍厚、边缘较薄)。左手托皮,右手打馅,并用右手边包边捏16个折褶,包成圆形小包子。

⑤包完后可把生坯摆入蒸屉中,用旺火蒸制10分钟即可。

一品蒸饺

用料:面粉500克,肉200克,鸡脯肉100克,青椒100克,水发木耳25克,鸡蛋3个,水海米、酱油、香油各50克,鸡精、姜末少许。

制作方法:

①把青椒洗净剁碎,挤去一部分

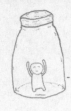
水。把鸡蛋煮熟切碎,蛋清、蛋黄分开单放。把木耳切碎,在盐水中过一下捞出备用。

②将肉铰碎,鸡脯剁碎,放于盆内,加入酱油、姜末、精盐、鸡精,调拌后入味备用。加冷水100克调拌,再加入水海米(切碎)、青椒、香油搅拌均匀成馅。

③把面粉倒在案板上,用约200克沸水边烫边搅,拌成面糊状。把面糊摊开晾凉,再揉成面团,醒10分钟。

④把醒好的面团搓成长条,下成50克7个的面剂。在面剂上撒上薄面,擀成圆饼片,用刀切成三角形。

⑤左手拿三角形面皮,右手拿匙子打肉馅。把三角形面皮的3个边从中间提起,粘合成3个三角空腔。在空腔内再分别装上蛋清、蛋黄、木耳等三种颜色的馅即成。

⑥将生坯摆入蒸屉内,用旺火蒸制7分钟即可。

素四喜蒸饺

用料:面粉500克,炒鸡蛋2个,水粉丝、绿豆芽各75克,豆油100克,香油25克,笋片、精盐、水淀粉、鸡精适量。另备鸡蛋3个,水木耳、平菇50克,菠菜150克。

制作方法:

①把木耳、平菇切碎,菠菜洗净,用开水焯一下,切碎分别在盐水中过一下,捞出后,挤去水分;把鸡蛋摊成鸡蛋皮,切细丝备用。绿豆芽改刀。

②把粉丝切碎,鲜菜洗净切碎,其他配料切成小丁,把豆油放在汤勺中;把配料下锅加酱油炒后,用水淀粉勾芡,捞出晾凉后,再加入鸡精、香油拌匀成馅。

③把面粉倒在案板上,用沸水250克(加少许盐)烫面,边烫边搅,搅匀,和成面团。把面团摊开,晾凉后再和成面团,醒10分钟。

④将醒好的面团搓成长条,下成50克4个的面剂。把面剂按扁,擀成直径为7厘米左右的圆皮,用左手托皮,右手中间打馅,两手向中间提捏成四角形(四角空腔)。在空腔内分别放入蛋皮丝、木耳末、菠菜末、平菇末等四种颜色的馅即成。

⑤稍醒,把生坯摆入蒸屉中,用旺火蒸制10分钟即熟。

❖ 煮制

三鲜汤面

用料:面条100克,熟鸡脯肉50克,净大虾50克,水发海参75克,水泡小海米、水笋共50克,菠菜100克,酱油、鸡精、鸡汤适量,葱花、姜丝、香油少许。

制作方法:

①把鸡肉、海参、笋等切片。锅内加适量水烧开。将海参、笋在开水中余

一下,捞出备用。

②锅内添水烧开,下入面条煮熟。捞出用凉水过一下,分别盛入碗内。

③将汤勺放在火上,加葱花、姜丝爆锅,添汤、酱油、精盐等佐料调味,再把配料一并加入。汤沸腾后,打浮沫,兑好口味,加鸡精、香油,出勺后,浇在面条上,即可上桌。也可直接在汤内下面、卧鸡蛋。

鸡丝馄饨

用料:精面粉200克,肥瘦猪肉100克,熟鸡肉丝100克,鸡蛋2个,干淀粉100克,兰片丝25克,水发海参25克,精盐、紫菜、鸡精、鸡汤适量,葱花、姜末、香菜、香油少许。

制作方法:

①在精面粉内倒入蛋液,再加125克温水(稍加点盐),和成温水面团。揉匀,用湿布把面团盖上,醒15分钟。

②把醒好的面团,稍加按揉,撒上干淀粉,擀至约5厘米厚的薄片为止,边擀边撒干淀粉,把面片切成5厘米见方的面皮(50克大约15个),摆在案上待用。

③把猪肉铰碎,放于盆内,加入酱油、精盐、姜末、葱花、海米(切碎),再加鲜汤、香油少许,拌匀成馅。

④面皮内加馅,并把面皮的两角捏在一起,如菱角形即成。

⑤汤勺内放适量的鸡汤,待汤沸腾时,打入鸡蛋,下入馄饨及加入各种调料,再洒上香油即可食用。

一品羊肉水饺

用料:精面粉500克,精羊肉350克,白菜200克,豆油25克,酱油、鸡精、精盐、牛羊骨汤适量,姜末少许。

制作方法:

①把精面粉用200克温水调成面团。揉匀,盖上湿布,醒15分钟。

②把白菜洗净、切碎、挤去水分,把羊肉剁成茸,用酱油、精盐、姜末、鸡精入味,再分次加入骨头汤,边加边搅,直至成糊状,再加入白菜、鸡精、豆油调成馅。

③把揉好的面团揉成长条,下成50克7个的面剂。撒上薄面,把剂按扁,擀成中间稍厚、边缘稍薄的圆皮。拿皮打入馅心,包成月牙形饺子。

④锅内水烧开后,下入饺子,用手勺轻轻地推转。饺子浮出水面时,可点二三次凉水,见饺子皮鼓起,稍候即可出锅。

鱼肉水饺

用料:精面粉500克,鲜鱼肉300克,肥瘦猪肉200克,韭菜200克,豆油25克,料酒、精盐、鸡精适量。

制作方法:

①把精面粉倒在板上,用200克温水和成面团。揉匀,盖上湿布,醒10分

钟。

②把鱼肉和猪肉放在一起铰碎,倒入盆中。加入精盐、料酒、鸡精煨一会儿。分次加入肉汤搅拌,使之由稀变稠后,再加入豆油调好馅,包馅时,再加入韭菜(洗净、切碎)。

③把醒好的面团搓成长条,下成50克7个的面剂。在上面撒上薄面,反剂按扁,擀成直径约为7厘米的圆皮(中间厚、边缘稍薄),打上馅,包成月牙形的饺子。

④水烧开时,将饺子下入锅内。用手勺轻轻地推转,饺子浮起后,可在沸腾水中点入二三次凉水。当饺子皮鼓起,稍候即可捞出食用。

♨ 汤水饺

用料:精面粉500克,猪精肉500克,熟鸡肉150克,韭菜200克,水发海米25克,鸡精、紫菜、香油、香菜、老鸡适量,姜末少许。

制作方法:

①把精粉倒在盆内,用约200克温水和成面团,揉匀,醒15分钟。

②把猪肉剁成细泥,鸡肉切成米粒大小的丁,海米切碎,倒入盆中。加入精盐、鸡精、姜末,调拌后煨一会儿。再加入骨头汤调稠,放入韭菜(洗净、切碎),拌匀,加香油成馅。

③把醒好的面团拿出放在案板上,搓成长条,下成50克7个的面剂。在剂上撒薄面,把剂口按扁,擀成中间厚、边缘稍薄的圆皮。打入馅心,包成月牙形的饺子。

④将汤勺放在火上,放入骨头汤,内加鸡精、撕碎的紫菜、香菜、剩余的海米,待汤煮沸时,把饺子下入汤勺内,待饺子浮起即可。

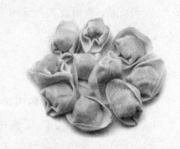

♨ 面片汤

用料:面粉200克,瘦猪肉50克,鸡蛋一个,豆油25克,水发木耳、黄瓜片、水海米、精盐、老鸡汤、青菜适量,姜丝、香油、鸡精少许。

制作方法:

①在面粉内倒入蛋液,再用温水(加少许盐),和成稍硬一些的面团。揉匀,醒10分钟。再用大擀面杖擀成大薄片,用擀面杖从边卷起至头,用刀切开,再用刀切成小菱形块,用箩筛去面粉备用。

②把猪肉切成小片,木耳改刀,鲜菜洗净,切成小片。

③把汤勺加热,放豆油烧开,用姜丝爆锅,加肉片煸炒,随即加入老鸡汤、精盐调味。再放入水海米、木耳。汤

开后,加入黄瓜片,去除浮沫,加入鸡精,把面片下入汤内,煮熟后淋入香油,盛入碗内即可。

♨ 珍珠汤

用料:面粉250克,猪肉丝25克,水发海米丁、水海参丁、熟鸡肉丁共50克,精盐、老鸡汤适量,青豆、鸡精、香菜、香油少许。

制作方法:

①把精面粉用温水和成稍硬一些的面团,醒10分钟,用大擀面杖擀成约1厘米厚的面片,用刀在擀面杖上顺长切开,再切成小丁,撒上薄面,搓成豆粒状。

②在大勺内加入底油,以葱花爆锅,放入老鸡汤,再加入精盐、海参丁、青豆熟鸡丁、肉丁、海米丁等配料,调好口味。待开锅时,撇去浮沫,把面疙瘩倒入勺内,最后放入鸡精、香油、香菜等即可出勺,盛入碗内。

♨ 猫耳朵

用料:精面粉150克,熟鸡脯肉、水发海参、熟猪肉共100克,水海米、水泡黄花菜、水发木耳适量,鸡精、香油、精盐少许。

制作方法:

①把精面粉用温水和成稍硬一些的面团,揉匀,醒15分钟。把面团上撒点薄面,搓成如筷子粗细的长条,然后

切成40多粒的均匀水块,再撒上薄面。用手把面粒按成圆形,再逐个用食指把面粒捻成扁而微卷状,似猫耳朵形状即可。

②将熟鸡脯肉、海参、木耳、熟猪肉等切成小片待用。

③将锅置火上,倒入鸡汤。再把海米、黄花菜(去根,切段)下入汤中。待汤煮沸时,下入其他配料,并加入鸡精,约2分钟,淋入香油,即可出勺。

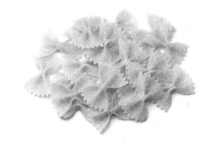

♨ 麦穗汤

用料:面粉250克,瘦肉75克,豆油25克,水发木耳25克,鸡蛋1个,水海米、菠菜、鸡汤或大骨棒汤适量,香油、鸡精、姜丝少许。

制作方法:

①把面粉倒在盆中,加70克冷水,和成面团。揉匀,醒5分钟。把面团放在案板上,擀开大薄片,顺长从底向上反复折叠起来。用刀像切面条一样,按3厘米宽切完。把面条抻开,再横切成小条。用面粉搓好后,放箩内筛去干面,备用。

②把瘦肉切成小片,菠菜洗净切

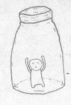
段,木耳一切两半,鸡蛋摊成蛋皮、切成丝。

③将油勺加豆油烧热,用葱丝、姜丝爆锅,下肉煸炒,加入海米、高汤。待汤煮沸时,除去浮沫,兑好口味、淋入香油,即可出勺,也可汤内卧鸡蛋。

❖ **烙制**

♨ **家常糖饼**

用料:面粉500克,豆油100克,红糖50克。

制作方法:

①把面粉用温水250克和成面团,揉匀,醒10分钟。

②把醒好的面团,擀成长方形薄片,刷一层油,对叠起来,再刷一层油后,撒一层红糖,并稍撒一些薄面,从上至下卷起、抻长,下50克1个的面剂。把面剂搓成长条后盘成饼剂,醒10分钟,再擀开成圆形饼坯。

③把平锅烧热,刷底油,放入饼坯,至饼呈浅黄色即翻个,刷一层油,见两面都烙制有如芝麻花点即可出锅。

♨ **葱花饼**

用料:面粉500克,豆油100克,葱花100克,盐、花椒面适量。

制作方法:

①把面粉倒在案板上,取四分之三面粉加250克温水和成面团,醒15分钟。

②用剩余的面粉和100克豆油,葱花,放在小盆中,先调合(以免葱花的水分丧失),再加花椒面和盐拌匀,做成葱花软酥。

③把醒好的面团搓成长条,下成100克重的面剂,按扁,并用油杖擀成长30厘米、宽25厘米左右的薄饼,把葱花油酥抹在薄饼上,从上至下卷到头,抻长后盘成饼剂,醒5分钟。

④把饼剂擀成直径约25厘米的圆饼即成。

⑤平锅烧至六七成热时,把饼放入锅内烙制,边翻个边刷油,待饼呈金黄色即出锅。

♨ **草帽饼**

用料:面粉500克,豆油200克,精盐少许。

制作方法:

①将四分之三面倒在案板上,加入10克盐及250克温水和成稍硬一些的面团,醒15分钟。

②将剩余的面盛入碗内,加精盐和一半豆油拌成软酥备用。

③将醒好的面团,搓成条,下成一个约150克的面剂,稍按,用面杖擀成薄片,并把软油酥均匀抹上。然后两手拿住上端横头,一反一正地折叠到头为止,并抻长。从左向右翻过来面朝

上,再从左向盘起饼剂(呈草帽状),醒10分钟。

④把饲养剂翻过来,稍按,用油擀面杖擀成直径约35厘米的圆饼即成。

⑤把平锅烧七至八成热时,先刷一层油,把饼用油杖托下平锅,用刀将饼铲托几下,然后用两手掌推转,见饼两面呈金黄色、并有丁字形花纹时即熟。

♨ 豆沙酥饼

用料:面粉500克,豆沙馅300克,豆油100克,红糖50克。

制作方法:

①取一半面粉倒在案板上,加一半豆油,并用适量温水擦成水油面皮,醒10分钟。

②把剩余的面粉用剩下的豆油擦成干油酥。

③把豆沙加糖拌成豆沙馅备用。

④把干油酥、水油酥分别下成6个面剂,并分别用水油面皮包入干油酥。擀成直径约15厘米的圆饼,对叠两次成三角形。再把三角向中间对折。再擀成两边薄、中间厚的圆皮,包入豆沙馅,再用面杖擀成直径为6厘米的圆饼,即成生坯。

⑤待平锅烧至七成热时,把饼坯入锅烙制,见饼呈浅黄色即翻个,稍刷油,见饼两面都烙成金黄色时即熟。

♨ 馅饼

用料:面粉500克,瘦猪肉500克,韭菜200克,葱花、精盐、鸡精、香油适量,姜末少许。

制作方法:

①把面粉倒在案板上,用沸水450克边烫边搅,搓匀和成烫面团,摊开晾凉,再揉成面团,揉粘手为佳,醒10分钟。

②把猪肉铰碎,倒入盆内,加姜末、精盐、鸡精等拌好,再加入葱花、香油拌匀,韭菜洗净后控干水切成末。包时放入韭菜。

③把面团用拉剂的方法下成25克的面剂,在手中按成锅底形的圆皮,右手用馅匙打馅,要边打馅边转皮,这样就可以多打馅,收严剂口,揪去剂头,在案板上按成圆饼形。

④待平锅烧至八成热时,刷上底油,把饼坯摆入平锅,用抢刀将饼铲托几下,两面烙制,翻个时刷油,待饼鼓起,两面呈金黄色即熟。

❖ 烤制

♨ 四喜饼

用料:面粉500克,白糖或红糖200克,豆油200克,鸡蛋3个,发粉少许。

制作方法:

①把面粉倒在案板上,将蛋液、发

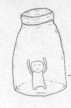

粉、糖与适量的温水(调化)和成稍硬一点的松酥面团,稍醒。

②把面团搓成长条,下成25克一个的面剂,用手按扁。用小擀面杖稍擀一下,成圆形饼,然后再在表面上粘4个花生仁。

③待烤炉烧热时,把生坯摆入烤盘,烤制成金黄色后取出即可。

♨ 糖饼

用料:面粉200克,发面600克,白糖或红糖150克,熟面粉少许,香油20克,芝麻25克,青红丝少许。

制作方法:

①把面粉倒在案板上,加发面、温水与适量碱液,和成发酵面团,揉匀,醒15分钟。

②把白糖、熟面粉、香油、青红丝、芝麻拌成糖馅。

③把醒好的面团搓成长条,下成约25克一个的面剂,按成皮,包入糖馅,剂口要封严。用擀面杖两面擀制成圆饼即可。

④待烤炉烧热时,把饼坯摆入烤盘,放入炉内烤制,呈浅黄色即熟。

♨ 发面豆沙饼

用料:面粉100克,发面400克,豆沙馅200克,香油100克。熟面粉少许,豆油80克,白糖或红糖100克,芝麻20克,碱适量,青红丝少许。

制作方法:

①把一部分糖铺撒在案板上,把芝麻、糖、熟面粉、青红丝、香油合成一起拌匀后,再倒在豆沙馅里拌匀成馅。

②把面粉倒在案板上,加发面与少许温水,豆油80克,与适量的碱液和成发酵面团,揉匀,稍醒片刻。

③把醒好的面团搓成长条,下成25克一个的面剂,按扁成皮状,包入调好的豆沙馅,封严剂口,再两面擀成圆饼即可。

④待烤炉烧热,把生坯摆入烤盘,推入炉内,烤成浅黄色即熟。

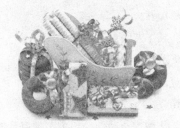

♨ 肉火烧

用料:面粉500克,猪瘦肉200克,葱花约25克,水发海米50克,豆油100克,酱油、香油、精盐适量,姜末、鸡精少许。

制作方法:

①将肉切成豆丁,放入盆内,加酱油、海米(切碎)、鸡精、姜末、精盐煨一会儿。再加入葱花香油拌匀成馅。

②把面粉倒在案板上,用200克面加75克豆油拌匀,擦成干油酥。

③将剩余的面粉和剩余的豆油调

在一起，并用100克温水和成水油酥，揉匀，稍醒片刻。

④干油酥包入水油酥内，稍按，擀成长方形后，从上至下卷成筒状。下成50克3个的面剂。用手将面剂按成锅底开的圆皮，包入馅心，并按成圆饼。

⑤待烤炉烧热，把生坯摆入烤盘，推入炉内烤制，见饼呈浅黄色即熟。

♨ 羊角酥

用料：面粉500克，豆油200克，白糖或红糖75克，发粉少许。

制作方法：

①将面粉倒在案板上，取三分之一的面粉，加75克糖、120克豆油、发粉，揉成松酥馅。

②取三分之一面粉加三分之一的豆油及少量的温水和成水油酥，揉匀，稍醒片刻。

③把剩余的面粉加剩余的豆油拌匀，擦成干油酥。

④把干油酥包入水油酥内，稍按，并擀成长方形薄片，对折，擀开。如此反复三次后，再对折包入松酥馅。再擀开成长方形，并一叠三层，擀成4厘米左右的大薄片。用刀切成长9厘米、宽6厘米的长条，再切成两底角为30度的等腰三角形。从大角向内卷起到边为止，用水粘住。再用双手把两头向中间捏成羊角式即成。

⑤待烤炉烧热，把生坯摆入烤盘，

入炉烤制。待酥羊角呈浅黄色即熟。

♨ 如意糖发饼

用料：面粉200克，发面500克，豆油150克，白糖或红糖150克，鸡蛋1个，碱适量。

制作方法：

①把面粉倒在案板上，加发面、油、糖，再加适量的碱液和温水，揉成混糖面团。揉匀，醒10分钟。

②把醒好的面团搓成长条，下成约30克2个的面剂，再把面剂搓成长约4厘米的面条。用双手握住两头，一只手往里卷，另一只手向外卷，靠拢后，用水粘住。

③待烤炉烧热，把生坯摆入烤盘，在上边刷一层蛋液，入炉烤制，呈金黄色即熟。

♨ 芝麻四喜糖发饼

用料：面粉200克，发面250克，白糖或红糖100克，熟芝麻40克，鸡蛋1个，碱适量。

制作方法：

①把面粉倒在案板上，加发面、糖、油、温水与适量的碱液，和成混糖面团，揉匀，醒15分钟。

②把醒好的面团捅成长条，下成约25克1个的面剂，把面剂捅成长约25厘米的小细条。两手捅直，同时向中间卷成对称的两个小圆圈，并顺横条中

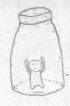
间下来,再分别向两边卷两个小圆圈,条完为止。

③待烤炉热,把生坯刷上一层蛋液,撒上芝麻,摆入烤盘,放入炉内烤制,待酥呈金黄色即熟。

☃ 蛋糕

用料:面粉300克,鸡蛋10个,白糖300克,发粉少许。

制作方法:把鸡蛋打开,将蛋清、蛋黄分放在两盆内。将蛋清蛋黄各自抽糊,在抽好的蛋黄中放入糖,待糖溶化,并与蛋清和在一起,再加入面粉、发粉少许,用筷子调起,磕下,反复多次,直到调匀为止。

②把烤盘垫上一块烤盘专用纸,在上面刷上一层油,把调好的蛋面糊倒入烤盘,上边抹平。

③待烤炉烧热,入炉后先用急火后用慢火烘烤,待呈虎皮色即可取出,切成5厘米长、2.5厘米宽的小块即可食用。

二、菜谱

☃ 四喜白蜜

用料:土豆500克,猪肉馅50克,黑木耳25克,玉兰片25克,鸡蛋1个,精盐、鸡精、香油、葱末、姜末、蒜末各适量。

制作方法:

①将土豆去泥洗净,上屉蒸熟,剥去外皮,挤压成泥。

②将黑木耳择洗净与玉兰片均切成末,与土豆泥、猪肉馅一起放入碗中,加入精盐鸡精、葱末、姜末、鸡蛋、湿淀粉,搅拌均匀后,用手挤成4个大丸子。

③把油倒入锅中,烧热后,下入丸子,炸至红色捞出,将每个丸子的一侧均切成十字刀口,放入碗内,加入适量的汤、酱油、精盐,上屉蒸透,取出后将汤滗入锅中,丸子摆入汤盘内,将原汤加入少许湿淀粉勾成茨汁,浇在丸子上即可。

营养作用:土豆营养成分齐全,并含有丰富的维生素和蛋白质,有"地下苹果"之美称。此道菜具有和胃调中、健脾益气、补血强肾等多种功效。

☃ 锅塌豆腐

用料:豆腐2块,猪肉100克,鸡蛋2个,胡萝卜、香菜、海米各5克。

制作方法:

①将豆腐用清水冲净,放入碗中上屉蒸约15分钟取出,晾凉,切成1厘米厚的大片。

②猪肉洗净,剁成馅,放入碗中,加入精盐、鸡精、海米、葱末、姜末、香油搅拌均匀。将肉馅夹入两片豆腐中间,全部夹好成合后待用。将鸡蛋打入碗内搅匀,放入豆腐合,蘸匀蛋糊,香菜洗净,去根,切成段。胡萝卜洗净切

成丝。

③将锅内放油少许，在火上烧热后，下入豆腐合煎至金黄色时，加入精盐、鸡精、白糖、葱末、姜末、蒜末、胡萝卜丝，并将豆腐整个颠翻过来，再放少许汤煨炖，当汤炖干时，淋入香油，再翻过来，盛入盘中，撒上香菜段即可。

营养作用：豆腐作为食药兼备的食品，含钙丰富，具有益气、补虚等多方面的功能，正切合产妇虚弱的体质。

♨ 溜白肚

用料：熟猪肚300克，水发竹笋50克，醋、鸡精、葱丝、蒜丝、姜末、湿淀粉、精盐、油各适量。

制作方法：

①将猪肚冲洗干净，用斜刀片成片，放入开水锅中烫一下，倒入漏勺，沥去水分。将油倒入锅中，在旺火上烧至七成热时，下入猪肚片，滑一遍捞出。笋片沥净水后，也在油中滑一下。

②锅内留油少许，放入葱丝、姜末、蒜丝爆锅，下猪肚片，加入醋烹一下，再加入适量精盐、鸡精兑好口味，用湿淀粉勾芡颠匀后即可出锅。

营养作用：猪肚具有健脾胃，补虚损，通血脉的作用，此道菜尤其适于产褥期血亏的产妇进补。

♨ 溜肝尖

用料：猪肝250克，精盐、酱油、醋、葱丝、姜丝、蒜末、湿淀粉、油各适量。

制作方法：

①将猪肝冲洗干净，放水中浸泡20分钟后，取出剔筋，切成薄片，用湿淀粉搅拌均匀。

②将油倒入锅内，在中火烧至六成热时，下入肝片，并用筷子轻轻搅动，炸至变色时，倒入漏勺沥去油(肝不能滑炸太老)。将碗内放入酱油、精盐、少许湿淀粉并用水调成味汁。

③将锅内放油少许，在火上烧热，下入葱丝、姜丝、蒜末，爆出香味时，再下入肝尖，加醋适量，煸炒几下，倒入味汁，淋上香油，颠炒均匀，即可出锅。

营养作用：猪肝含有蛋白质、铁、维生素等多种营养素，具有养肝补血的作用。

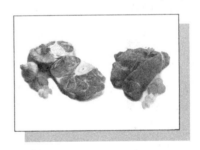

♨ 爆炒什锦

用料：里脊肉50克，冬笋30克，蘑菇、黄瓜、熟猪肚、熟鸡肉各25克，海米10克，洋葱、蹄筋各25克，酱油、精盐、鸡精、香油、醋、湿淀粉、姜末、葱丁、蒜末、植物油适量。

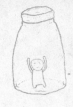
制作方法：

①将里脊肉冲净，切成丁。冬笋、蘑菇、黄瓜洗净，切成丁。熟猪肚、熟鸡肉也切成丁。

②将各种丁均用开水焯一下捞出，作为"什锦丁"。

③将锅内放熟植物油少许，烧热后，下入洋葱丁、姜丁、蒜末与什锦丁爆炒，再加入酱油、精盐、鸡精、醋，煸炒几下，加少许湿淀粉汁，淋入香油即可盛盘。

营养作用：里脊肉为猪肉中最精瘦细嫩的部分，它含有大量营养物质，如优质蛋白质高达17%，并含有各种维生素以及无机成分。另外，此道菜用料丰富，营养齐全均衡，能补充产妇在产褥期对各种营素的需求。

♨ 锅塌鱼片

用料：鲤鱼肉200克，胡萝卜、香菜各5克，鸡蛋1个，精盐、鸡精、酱油、香油、醋、面粉、湿淀粉、葱丝、姜丝、蒜丝、老汤各适量。

制作方法：

①将鱼肉冲洗净后，切成抹刀薄片，放入面粉拌匀。

②将油倒入锅中，在旺火上烧至八成热，下入鱼片，炸至焦黄色时捞出沥油。

③把胡萝卜洗净，切成丝，香菜择洗干净，切成小段。

④将锅内留少许油，放入葱丝、姜丝、蒜丝与鱼片，加入醋稍烹一下，再下入胡萝卜丝、精盐、酱油、糖、鸡精，加入适量的老汤"塌"一下。待汤炖干时，淋入香油，颠翻一下，盛入盘中，撒上香菜即可。

营养作用：鲤鱼具有健脾益气、利水消肿、通乳下气的功效。产妇常用这道菜能对产后虚弱、产后乳少有所改善。

♨ 小鸡炖蘑菇

用料：当年小母鸡1只，干元蘑(黄蘑)150克，精盐、鸡精、料酒、葱段、姜片、大料各适量。

制作方法：

①将母鸡宰杀后煺毛，冲洗干净后，自肛门下边开膛，取出内脏、鸡心、鸡肝、鸡胗留用。鸡肠丢弃或留作他用。

②将鸡膛冲洗干净，控干水，剁成排骨块。元蘑先用温水泡软，择去根蒂后，下入开水中煮开，熄火焖30分钟后捞出，放入清水中冲洗干净并挤出水分。待泥沙沉淀后，将煮蘑水留用。

③在锅内放入少许底油，置旺火上将油烧热，先用葱段、姜片爆锅，待出味后，放入鸡块，用急火爆炒，直至炒至鸡肉变色后，加入蘑菇水，待汤开后，下入洗净的元蘑，再放入精盐、鸡精、大料后，将锅盖上，直至鸡肉酥烂才成。

营养作用：鸡肉含有蛋白质、脂肪、钙、磷、铁及多种维生素,营养十分丰富。鸡肉具有健脾胃、温中益气、补虚损等功效。宜于改善产妇产褥期体虚、乳汁不通等症状。

♨ 肉片炒黑菜

用料：干木耳100克,猪肉125克,精盐、鸡精、酱油、香油、醋、湿淀粉、葱末、姜末各适量。

制作方法：

①将木耳用温水泡开,再放入凉水中择洗干净。猪肉冲净,切成薄片。

②将锅内放油少许,用旺火烧热,下入肉片煸炒至变色时,加入精盐、酱油、葱末、鸡精、木耳,煸炒约3分钟后加入醋烹一下,再加入湿淀粉勾芡,淋入香油炒匀,即可出锅。

营养作用：黑木耳含有蛋白质、脂肪、胡萝卜素、维生素B_1、维生素B_2及钙、铁、锌等多种矿物质和微量元素;具有滋养脾胃、舒筋活脉、补血止血的功效。另外,黑木耳含有的营养成分易于人体吸收。

♨ 酥煎丸子

用料：猪瘦肉150克,肥肉50克,鸡蛋1个,枣泥50克,油、白糖、湿淀粉各适量。

制作方法：

①将猪瘦肉冲净,剁成肉泥。肥肉切成碎丁与肉泥一起放入大碗中,加入湿淀粉、鸡蛋搅拌均匀,做成直径5厘米大的丸子,中间包入枣泥馅。

②将锅内放入糖适量,熬成浆,下入丸子,挂上浆,凉透后,盛入盘中即可。

营养作用：猪肉含有蛋白质、脂肪及多种脂溶性维生素,并含有少量的维生素B_6、维生素B_{12},具有补虚养血、健脾补肝等作用。

♨ 南烧白菜头

用料：生白菜250克(整只),猪肉100克,鸡蛋1个,精盐、鸡精、酱油、湿淀粉、老汤、葱片、蒜片、油各适量。

制作方法：

①将白菜头洗净,切成段。猪肉冲净,剁成泥,放入碗中,加入鸡蛋、湿淀粉拌匀成馅。

②将油倒入锅中烧热,下入肉馅,炸成红色取出,盛入碗内,加入葱片、姜片、酱油、精盐、鸡精、白菜及适量的老汤,上屉蒸约5分钟后取出。

③将蒸汤滗入锅中,将白菜扣在盘里,用湿淀粉将汤勾成芡汁,淋在白菜上即可。

营养作用：白菜含有蛋白质、脂肪、糖类、维生素及各种矿物质和微量元素。因此有"菜中之王"美称。其功效有促进生长发育、调和胃肠、通利大小便等。

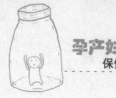

奶油扒白蘑

用料：干白蘑200克，净冬笋100克，炸花生仁(去皮)100克，精盐、鸡精、牛奶、白汤、白糖、湿淀粉、姜片、油各适量。

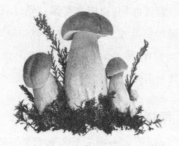

制作方法：

①将白蘑用开水泡发好，除去泥根用热水洗净，放入精盐少许拌匀，腌渍片刻后，再用热水洗净，切成5厘米宽的块，并用开水焯一下。

②将锅内放入油约25克，在旺火上烧至八成热时，下入姜片，待炸出香味后，放入白汤约25克，下入白蘑，并加入精盐、鸡精、白糖等调料。待汤烧开后，移至微火上炖2分钟，再用旺火收汁。

③将冬笋切成树叶形的薄片六片，竖着码在碗四周，再将烧好的白蘑面朝下的码在中间，上屉蒸约5分钟取出，然后去汤汁扣在盘中，并将炸花生仁放在笋片之间。

④将锅刷净后烧热，再加入芝麻油25克，用旺火烧到八成热时，下入姜

片少许，炸出香味后捞出，再将锅内加入适量白汤、牛奶、精盐、鸡精、白糖，并用湿淀粉调稀勾芡，淋上香油，浇在白蘑上即成。

营养作用：白蘑含有蛋白质及多种维生素，如胡萝卜素、B族维生素、维生素C、维生素D、维生素E、维生素K等，还含有钙、磷、铁、钾、锌、钠等矿物质和微量元素。它具有益脾健胃、安神理气等功效。

芙蓉鸡片

用料：鲜藕350克，黄瓜150克，精盐、鸡精、白糖、白汤、鸡蛋清、红油、湿淀粉、姜汁、油各适量。

制作方法：

①将鲜藕去皮洗净，切成细丝，再剁成泥，加入鸡蛋清、湿淀粉、精盐、鸡精、白汤，顺方向搅打成泡沫状的蛋清糊。

②将黄瓜洗净，切成5厘米长的象眼片。将500克油倒入锅中，在旺火上烧到四成热时，下入蛋清糊，并轻轻推搅成片状，捞出倒入漏勺中沥油，作为"芙蓉鸡片"。用精盐、姜汁、白糖、鸡精、湿淀粉、白汤调成芡汁。

③将少许油放入锅中，用旺火烧到九成热倒入芡汁，下"鸡片"和切好的瓜片，轻轻推搅使"芙蓉鸡片"全部挂上芡汁，捞出盛入盘中，淋上红油即成。

营养作用：鲜藕含有蛋白质、脂

肪、糖类、膳食纤维以及钙、磷、铁和多种维生素。熟藕具有养心生血、补益脾胃、补虚等多种功效。特别是其中含有的膳食纤维对产妇产褥期便秘、促进有害物质排出十分有益。

肉丝烧茄子

用料：茄子500克，带肥膘猪肉100克，大青椒1个，精盐、鸡精、料酒、酱油、姜丝、葱丝、蒜片、干淀粉、水淀粉各适量，食油500克。

制作方法：

①将茄子去蒂后削去皮、洗净，把表皮的水分揉干，切成大小一致的滚刀块，放入大汤碗中，上面撒匀少许盐、鸡精，腌制10余分钟。

②将大青椒洗净，去掉蒂，顺中间切开，挖去子，切成2厘米宽的条待用。

③将猪肉切成5厘米长、0.2厘米粗的丝待用。将腌制好的茄块控干水分，均匀地撒上干淀粉。

④将炒锅置于火上烧热，倒入食油，待油至七八成热时，依次下入撒匀淀粉的茄块，待茄块炸至金黄色时，捞出沥去油。

⑤将锅中炸油倒出，只留少许底油，重新置火上。当油烧至将起烟时，下入肉煸炒。肉丝炒至八分熟时，放入酱油少许，接着放入料酒、姜丝、葱丝、蒜片、青椒条，煸炒片刻后，加入半勺高汤，淋入水淀粉，用精盐、鸡精调好

口味，待芡汁收拢后，颠翻几下，即可盛盘。

营养作用：茄子不但含有蛋白质、脂肪、碳水化合物、钙、磷、铁、胡萝卜素、维生素B$_1$、维生素B$_2$等营养素，还含有其他蔬菜少有的维生素E、维生素P。茄子性凉，味甘。具有清热凉血、活血祛瘀、消肿、解毒等作用。

卤牛肝

用料：牛肝一副，精盐、鸡精、蒜末、葱段、桂皮、草果、料酒、酱油、大料、姜片、小茴香、砂仁、陈皮各适量。

制作方法：

①将牛肝去胆，剔去筋膜，洗净后刮成花纹。将牛肝放入开水中，加入料酒、大蒜煮10分钟后，捞出。用冷水清洗两遍，晾干水。

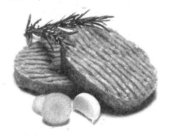

②把锅内重新加入水（水量以没过牛肝为宜），以免湿底。当水开后，改用小火煮，肝熟后继续泡在汤中，以使入味。食用时随时取出改刀即可。

营养作用：牛肝既有治疗营养不良性贫血的作用，又具有很强的补肝

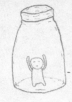

明目的功效。

酥羊肉

用料：剔骨羊前腿肉（2只），香菜20克，鸡蛋3个，甜面酱50克，精盐、鸡精、面粉、湿淀粉、姜片、料酒、草果、酱油、蒜、熟植物油各适量。

制作方法：

①把羊腿肉用冷水浸泡20分钟，清洗后放入锅中，加水后烧开焯至变色时捞出，稍晾后用刀切成10厘米见方的大块。

②用一只小盆，盛入切好的羊肉块，并在上面盖上葱段、姜片、草果、蒜末，浇上酱油、料酒，撒上鸡精、精盐，最后浇上羊肉汤少许，入屉用中火蒸30分钟后取出。

③取一大碗，打入鸡蛋，加入湿淀粉、干面粉和熟植物油，抽打成糊。

④将锅加入500克油，待油烧至四成热时，将肉块沾上蛋糊后依次下入锅中，待炸至金黄色时捞出，切成薄条码入盘中。吃时佐以甜面酱和香菜即可。

营养作用：羊肉含有丰富的蛋白质、脂肪、碳水化合物、钙、磷、铁、胡萝卜素及其他维生素等。羊肉中的胆固醇含量是肉类中最低的。羊肉性温，味甘。具有补虚祛寒、湿补气血、通乳治带的功效。可治产妇产后火虚或腹痛、产后出血、产后无乳等症状。

橘香鱼丁

用料：鲑鱼1条（600克），橘皮10克，鸡蛋1个，精盐、鸡精、蒜泥、姜末、料酒、白糖、香油、醋、水淀粉各适量。

制作方法：

①将鱼皮刮干净，取出内脏，冲洗干净，剔出鱼骨及软刺。鱼肉洗净，控干水分，切成小方丁，盛入碗中，放入料酒、精盐、鸡精、鸡蛋和水淀粉后调匀，浆好。

②将橘皮洗净，切成细末。

③将锅置火上，倒入油，待油烧至六成热时，下入浆好的鱼丁，滑熟后捞出，沥油，然后装入盘中和橘末、姜末、蒜泥、香油醋、鸡精、白糖等调拌均匀即可。

营养作用：鲑鱼中的营养成分非常丰富，不但含有能产生高热量的蛋白质和脂肪，还含有DHA和EPA，DHA可以帮助改善忧郁，EPA能加速病人伤口愈合。另外，它所含有的谷氨酸、精氨酸、磷脂对激活人体免疫系统和保护肠道黏膜也具有很重要的作用。

肉丝炒芹菜

用料：芹菜400克，猪瘦肉100克，精盐、鸡精、葱丝、姜丝、米醋、豆油各适量。

制作方法：

①将瘦肉洗净，切成细丝待用。芹

菜去根、叶,清洗干净,用刀平拍一下,再切成3厘米长的小段待用。

②将锅置火上,放入少许油。油烧至六成热后下入葱丝、姜丝爆锅。出香味后下入肉丝急火煸炒,待肉变色后,点入少许米醋,并加入芹菜。再用精盐、鸡精入味即可盛盘。

营养作用:芹菜含有蛋白质、脂肪、糖类、膳食纤维、维生素、矿物质及微量元素。具有清热平肝、健脾利尿、增进食欲等作用。

番茄里脊

用料:猪里脊150克,黄瓜50克,玉兰片50克,精盐、番茄酱、白糖、鸡蛋清、湿淀粉、植物油各适量。

制作方法:

①将里脊肉洗净,顶刀切成薄片,放入盆中,加入精盐、蛋清、湿淀粉拌匀上浆。黄瓜、玉兰片均冲洗干净,切成象眼片。

②往锅内加入适量油,在中火上烧至五成热时,下入里脊片滑散至熟,倒入漏勺中,沥去油。

③往锅内放少许油,烧至八成热时,下入黄瓜、玉兰片稍炒,加入番茄酱、精盐、白糖、清水搅匀,用湿淀粉勾芡,倒入里脊片煸炒几下,淋入少许明油即可出锅。

营养作用:里脊肉中的蛋白质含量高于肥肉,并含有人体所需的铬、钴、铜、锌、硅、氟等各种微量元素。具有补虚养血、健脾补肝、滋阴润躁等多种功效。

海米菜花

用料:大海米25克,菜花250克,精盐、鸡精、料酒、湿淀粉、鸡汤、油各适量。

制作方法:

①将大海米放入碗中,加入开水泡约15分钟捞出,挤干水分。菜花洗净,用小刀切成小瓣,放入开水锅中烫一下,再捞入清水中过凉,倒入漏勺,沥去水分。

②将油放入锅中,在火上烧热,下入菜花煸炒片刻,加入精盐、鸡精和鸡汤,将大海米沿锅边下入,加入料酒,烧约2分钟后,取出盛入盘中。

③将锅放回火上,用湿淀粉勾芡,加入热油拌匀,淋入盘中即可。

营养作用:菜花中含有蛋白质、脂肪、糖类、胡萝卜素、维生素C、维生素K及各种矿物质等微量元素。菜花性凉,味甘,具有促消化、增进食欲等功效。另外,菜花中含有较多的类黄铜物质,具有防止感染、清理血管的作用。

红烧排骨

用料:排骨1000克,精盐、鸡精、酱油、料酒、大料、葱段、姜片、湿淀粉植物油适量。

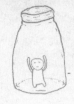

制作方法：

①将排骨清洗干净，剁成长4.5厘米的段，放入盆中，加入酱油、湿淀粉拌匀，腌制10分钟后，放入烧热的油锅内,炸至金红色时,捞出沥油。

②将排骨放入锅内，加入水、精盐、料酒、大料、葱段、姜片然后盖上锅盖，烧开后，改用微火焖至排骨酥烂后,即可出锅。

营养作用:排骨营养成分丰富,有补虚祛寒的功效。

香菇肉片

用料:水发香菇500克,猪里脊肉200克,兰片25克,海米25克,精盐、鸡精、白糖、料酒、姜丝、蒜末、水淀粉各适量。

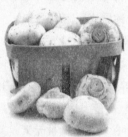

制作方法：

①将发好的香菇去根洗净后，控干水分待用。将猪里脊肉顶刀切成3厘米长的薄片，放入碗中并淋入少量水淀粉调匀。兰片切成菱形片。

②把锅中油烧至四五成热时放入里脊肉，同时用筷子向一个方向轻轻搅动,待肉变色后捞出,沥出油。香菇和兰片也用热油滑一下捞出。

③把精盐、鸡精、葱丝、白糖、料酒、姜丝、蒜末、水淀粉等调料兑成味汁。

④将锅内倒入少许底油，待油热时，将汁水倒入，待锅内芡汁收浓后，倒入香菇、肉片、兰片、翻炒均匀后,装盘即成。

营养作用:香菇是一种高蛋白低脂肪的保健食品，并含有多种维生素B_1、维生素B_2、维生素B_{12}、维生素C、维生素D,及人体所需的多种氨基酸。香菇有益气补虚、利肝益胃、健体益智的功效。另外，香菇中的麦角甾醇，可转化为维生素D_2，是理想的抗佝偻病食物。产妇食用可通过乳汁传递给婴儿,有利于婴儿健康成长。

肉丝豇豆

用料：豇豆角500克，猪瘦肉100克,大青椒少许,精盐、鸡精、白醋、糖、葱丝、姜丝、蒜末各少许。

制作方法：

①把豇豆择洗净并切成3厘米长的段。把猪瘦肉切成5厘米长的肉丝。青椒去子切成细丝。把豇豆角用开水焯过后控干水。

②将锅内加约2汤勺油，用旺火把油烧热，先将肉丝炒至七成熟，下入豇豆、青椒丝翻炒均匀后，放入精盐、鸡精、白醋、糖、葱丝、姜丝、蒜末等调料,出锅即成。

营养作用：豇豆含有蛋白质、脂肪、糖类、钙、磷、膳食纤维等营养成分，具有调中益气、健脾补肾的功效。

♨ 芝麻菠菜

用料：菠菜600克，熟芝麻5克，精盐、鸡精、香油、蒜末各适量。

制作方法：

①将菠菜去掉老叶和根洗净。

②把水烧开，把菠菜下入锅中稍烫后，即刻捞出，将水控干后，放入精盐、鸡精、香油、蒜末等调料，最后将熟芝麻撒上即可。

营养作用：菠菜含有多种营养成分，尤以维生素C和铁的含量最高，故有一定的补血和止血作用。菠菜中还含有叶酸，可利于婴儿大脑神经的发育。

♨ 糟鱼

用料：鲜鲫鱼500克，大头菜叶150克，精盐、鸡精、白醋、酱油、料酒、白糖、葱段、姜片、蒜末、大料各适量，熟油50克。

制作方法：

①把鱼鳞刮净，开膛除去内脏，摘去鱼鳃，用精盐腌30分钟。

②把大头菜叶垫在锅底，把腌好的鱼整齐码在菜的上边。把精盐、鸡精、料酒、白糖、葱段、姜片、蒜末、大料等调料用热水泡5分钟后连水放入锅内，再加入熟豆油50克，锅内添加约700克水（没入鱼上5厘米左右），盖严锅盖，先用旺火烧开后，再将锅移至微火中煨2~3小时即成。

营养作用：鲫鱼含蛋白质丰富，并含钙、磷、铁等多种矿物质，具有益气健胃、清热解毒、通脏下乳等功效。

三、汤谱

♨ 煨炖老母鸡汤

用料：三年以上农家老母鸡一只，党参、黄芪各25克（滋补类药材可按产妇需要而定），葱段、姜片、大料、精盐少许。

制作方法：

①将活鸡宰杀后，煺净鸡毛，在肛门下横切开一条约6~7厘米长的口，取出内脏。将鸡膛冲净沥干水，鸡爪窝入鸡腹中成形放入蒸锅内。药材洗净待用。

②往蒸锅内加入适量水（水能没鸡身即可），置火上烧开。然后将鸡下入水中，约烫五分钟（以去除鸡皮和膛内的油脂和异味），烫透后捞出控水。

③取大沙锅一只，放入清水，将母鸡完整放入其中，加入党参、黄芪类中药材以及葱段、姜片、大料。

④将沙锅先用中火烧开，然后改用小火慢煨。约三四个小时肉烂骨酥后，用精盐调好口味即可。

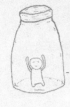

营养作用：老母鸡是民间传统的产后大补佳品，无论是汤、肉都富含产妇所需的各种营养元素。应注意的是，产后初期，产妇身体尚十分虚弱，因此不可立即进食高营养的东西进行急补。在煲煨母鸡时，可考虑暂不加滋补药材，最好清炖，然后只取其汤做各种汤类或下挂面，待身体复原后，再根据身体需要适量加入各种滋补性药材。

♨ 熬大骨棒汤

用料：猪大骨棒或牛大骨棒2~3克，葱段、姜片、大料、桂皮适量。

制作方法：

①将新鲜骨棒洗净后，用器物砸成两段（露出骨髓）。

②将断开的大骨棒放入开水中焯至变色后捞出，时间不可过长，否则会流失营养。

③取大号沙锅一只，放入骨棒及各种调料，加入清水（水要没过骨棒三分之一）。

④将沙锅先用中火烧开，然后改用小火慢煨，待汤浓味出方可。

营养作用：含钙及微量元素，营养丰富均衡，利于吸收。应注意的是，产妇早期食用此汤时，应去掉上面的浮油，只取清汤。

♨ 鸭血豆腐汤

用料：熟鸭血50克，豆腐半块，净

冬笋25克，猪瘦肉50克，木耳10克，黄花菜10克，香菜5克，精盐、味精、酱油、醋、香油、老汤、姜丝、湿淀粉各适量。

制作方法：

①将鸭血冲净，切成条。豆腐冲净，切成5厘米长、2厘米粗细的条。把猪瘦肉冲洗干净，控干水分，切成5厘米长、0.3厘米粗的细丝。将冬笋用温水泡发好后，在开水中烫一下，顺刀切成细丝。木耳用冷水泡发好后，用刀稍切几下后待用。黄花菜泡软，用刀切成两段。

②将锅置旺火上，加入鸡汤或骨汤。放入精盐、味精、酱油、姜丝调好后，将锅内汤烧开，下入鸭血、笋丝、肉丝、黄花菜段、木耳、豆腐条。待汤再开后，用湿淀粉勾成薄芡，待芡汁收好后，淋入香油，撒上香菜段即成。

营养作用：鸭血有补血、解毒的功效，能改善产妇产后血亏。

♨ 枸杞炖牛尾

用料：去皮牛尾1条，胡萝卜100克，枸杞子25克，精盐、味精、料酒、葱丝、鸡汤、胡椒粉各适量。

制作方法：

①将牛尾洗净，在每段骨节缝处断成小块。胡萝卜洗净，切成滚刀块。枸杞子用冷水冲净。

②在锅内加入鸡汤，下入牛尾，用旺火将汤烧开后，撇去浮沫，放入葱

丝、姜片、枸杞子,再改用小火慢煮,直至牛尾骨肉容易脱离时,加入精盐、味精兑好口味,撒入少许胡椒粉即成。

营养作用:枸杞子和牛尾都是传统滋补的珍品,可很快改善产后妇女体虚的症状。

番茄牛里脊汤

原料:牛里脊肉300克,番茄酱200克,奶油10克,葱头1个,精盐、鸡精、苏叶、醋、牛肉汤、料酒各适量。

制作方法:

①将牛里脊肉洗净,切成0.3厘米薄片,入开水中焯至变色捞出。番茄酱和奶油,加热后用温水调稀。葱头去皮洗净切成丝。

②往锅内加入牛肉汤、里脊片、苏叶、盐、鸡精、葱头丝、醋、料酒和番茄酱汁,用旺火将汤烧开后,改用小火慢煨,至牛肉熟烂后即成。

营养作用:此汤味道鲜美,营养丰富,有很好的滋补作用。

羊肉水萝卜片汤

用料:水萝卜750克,羊肉200克,香菜20克,酱油、香油、精盐、鸡精、葱、姜各适量。

制作方法:

①将水萝卜洗净,去头切成斜片。羊肉洗净,顺刀切成丝,加酱油、精盐、香油、葱、姜腌好。

②锅内加适量开水置火上,将汤烧开,先下入萝卜片,汤再开后,把腌好的羊肉丝余入汤内,待再开时,放精盐、香油、味精,起锅时撒上香菜即可。

营养作用:萝卜有消滞下气、健胃促食的作用,羊肉则可止血去淤,萝卜和羊肉共食可治产后血晕。

羊肉冬瓜汤

用料:冬瓜300克,羊肉200克,粉丝50克,精盐、鸡精、葱丝、姜丝、香菜各适量。

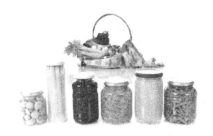

制作方法:

①将羊肉洗净控干水,切成小块放入锅中,加入清水后,用小火慢煮约2小时,待羊肉煮烂后,把切好的冬瓜片下入汤内,放入粉丝。

②待粉丝炖好后加入精盐、鸡精、葱丝、姜丝等调料,最后撒上香菜即可。

营养作用:羊肉可止血去淤,冬瓜能清废排毒,此汤有利于产妇化淤排恶。

蛋皮瓜片汤

原料:黄瓜100克,鸡蛋1个,精盐、

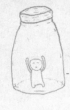
鸡精、香油、姜丝各适量。

制作方法：

①将鸡蛋打入碗中用筷子抽散。锅内放入一小汤勺油，摇动锅使油均匀地沾在锅的四壁上。

②锅热后，把鸡蛋液慢慢淋入锅中，并把锅端离火口迅速摇动，使鸡蛋液随着摇动均匀沾在锅的四壁上，待蛋浆干后即成为油蛋皮，并能自动从锅上脱开，取出平摊在案板上。

③把黄瓜切成菱形片。把高汤加入锅中，用旺火烧开后，下入调料，同时下入瓜片、蛋皮片，淋入香油即可。

营养作用：此汤清淡爽口，能促进产妇食欲。另外，黄瓜还具有清热解毒、通络活血、增强免疫力的功效。

苏伯汤

原料：卷心菜500克，西红柿200克，土豆200克，大青椒1个，精盐、鸡精、苏叶、小茴香、牛骨汤各适量。

制作方法：

①将卷心菜去掉外层老叶，洗净后控干水，切成5厘米左右的滚刀块。土豆去皮，洗净后切成滚刀块。西红柿洗净后切成滚刀块。青椒切块。

②把牛骨汤在锅内煮开，下入小茴香、苏叶等调料。再将卷心菜、西红柿、土豆、青椒一起入锅，待土豆煮熟时加入鸡精、精盐即可。

营养作用：卷心菜、西红柿、土豆都是营养丰富、均衡的蔬菜。卷心菜能补肾强骨、填髓健脑，西红柿可补虚健胃，土豆可健脾益气、润通大便。它们对改善产妇的体质有很大的作用。

龙眼银耳羹

用料：干银耳15克，龙眼肉15克，枸杞子15克，冰糖100克。

制作方法：

①将银耳用温水泡发好，洗净，放入水中余一下，再用清水冲凉，上屉蒸熟。

②将枸杞子洗净，上屉蒸熟。将龙眼切成丁。

③锅内加入清水（约1500克），烧沸后，加入冰糖，待溶化后，下入银耳、枸杞、龙眼，煮片刻即成。

营养作用：银耳、龙眼、枸杞子都是传统的滋补佳品，具有滋肝润肺、补肾祛虚的作用。

饮用此汤能改善产妇体虚的症状，以促进产妇身体恢复。

四、粥谱

小米营养粥

用料：小米200克，红糖50克，枸杞子20克，大枣50克。

制作方法：

①将小米淘洗干净，枸杞子洗净，大枣去核切成细末。

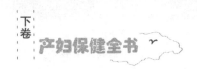

②将煮锅加入清水加热，然后依次下入小米、枸杞子、大枣。先用中火烧开，再改用小火慢熬。待汤汁黏稠时，加入红糖。

二米百合红糖粥

用料：小米150克，大米100克，百合25克，枸杞子20克，红糖50克。

制作方法：

①将小米、大米分别淘洗干净。

②百合洗净，提前用温水浸泡10分钟左右，枸杞子冲洗干净。

③在煮锅内加入清水，下入大米、百合。

④待锅水煮沸约2~3分钟后，再下入小米、枸杞子。水开后改用小火慢熬，待汤汁黏稠后，下入红糖即可食用。

玉米糁红小豆粥

用料：玉米糁(小玉米糁)400克，红小豆100克，红糖50克。

制作方法：

①将玉米糁用清水漂去糠皮淘洗干净，红小豆淘洗干净后用温水提前浸泡约1小时。

②煮锅内加清水，下入红小豆，用中火烧开。

③待红小豆胀大后下入玉米糁，再用中火烧开，然后改用小火煨炖。待豆烂汁浓后，下入红糖即可食用。

八宝营养粥

用料：玉米糁500克，大饭豆100克，糯米100克，大枣20克，枸杞子20克，莲子20克，葡萄干10克，冰糖或红糖50克。

制作方法：

①玉米糁、大饭豆、糯米淘洗干净，大枣洗净去核，莲子去心，其余配料枸杞、葡萄干等分别洗净。

②将大号沙锅加入约150克清水，然后下入玉米糁、大饭豆、糯米、莲子、大枣。

③待糁子等胀发后，再下入枸杞子、葡萄干。

④熬至汤汁黏稠，各种材料完全软烂后，加入冰糖或红糖即可。

牛奶麦片粥

用料：牛奶50克，麦片150克，红糖适量。

制作方法：

①将干麦片用冷水泡软。

②将泡好的麦片连水放入锅内，置于火上烧开，煮2~3开后放入牛奶，再煮5~6分钟，至麦片煮烂、稀稠适度，盛入碗内，加入红糖搅匀即可食用。

红小豆羹

用料：红小豆200克，红糖60克，甜果酱10克。

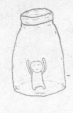
制作方法：

①将红小豆淘洗干净后倒入锅内，加清水1000克，用大火烧开后，改用小火煮1小时，直至将豆煮烂。

②将豆粥盛入碗内，分别加入红糖、甜果酱即可食用。

莲子粥

用料：大米200克，莲子60克，红糖100克。

制作方法：

①将锅内水烧开后放入莲子，用竹帚将莲子外皮全部刷洗掉，用清水洗净莲子上的外皮，用小刀将莲子的两头削去，用竹签将莲心捅出（如果是净莲子可省去此道工序）。

②将米淘洗干净，同莲子一起放入锅内，加入清水，先用旺火煮沸后，再改用小火熬煮。待米粒全部开花、米汤稠浓、莲子酥烂即成。

③食用时，将粥盛入碗内，加入红糖搅匀。

红糖薏米粥

用料：薏米200克，红糖适量。

制作方法：

①将薏米淘洗干净放入锅内，加清水适量置于火上，用手勺不断推转薏米，以免煳锅。待沸后转用微火慢熬，至薏米熟烂成粥。

②食用前加入红糖即可。

艇仔粥

用料：粳米200克，鲜鱿鱼50克，虾仁100克，生鱼片50克，葱丝、姜丝、酱油各25克，熟花生米、香油各少许。

制作方法：

①将鱿鱼、虾肉片成小薄片。

②将葱丝、姜丝、香油、酱油、花生米分别放入碗内待用。

③将粳米煮成粥后分别下入各种配料，用酱油调好口味，淋上香油即可。

生鱼粥

用料：粳米250克，草鱼肉250克，香油10克，精盐15克，鲜酱油25克，鸡精5克，黄酒8克，香菜5克，葱、姜末各7.5克。

制作方法：

①将粳米淘洗干净放入锅内，加清水用旺火煮沸，再用中火煮30分钟，加入精盐、鸡精、香油即成咸味粥。

②将鱼肉切成薄片，加黄酒拌匀待用。

③香菜洗净切成末。

④将鱼片下入粥内，调匀烧开，鱼肉熟后，撒入香菜末即成。

花生排骨粥

用料：大米250克，猪净排600克，花生米100克，精盐、鸡精、植物油、香油、香菜各少许。

制作方法：

①将米淘洗干净，花生仁用热水浸泡后剥去外皮。

②猪骨洗净并敲成约3~4厘米的小块。

③取沙锅一只下入猪排，煮熟熬成骨汤。

④将猪骨汤与米、花生仁加适量清水、植物油同煮成粥，加入精盐、鸡精、香油调匀入味，再下入排骨一同烧开。

⑤食用时撒上胡椒面、香菜末，淋上香油即成。

状元粥

用料：大米200克，猪肝60克，瘦猪肉末100克，海米50克，精盐、鸡精、香油少许。

制作方法：

①将大米淘洗干净放入锅内，加水烧开后下入海米熬煮至烂。

②把猪肉末放入碗内，加入盐、鸡精少许，搅拌至有黏性时挤成小肉丸备用。

③猪肝用水泡一下，除去血水，切成小片。

④将粥煮好后，再加入盐、鸡精调味，然后放入肉丸、猪肝同煮熟即可。

牛肉粥

用料：大米200克，新鲜牛肉100克，鸡精、黄酒、姜、盐各少许。

制作方法：

①将牛肉洗净，剁成末。大米淘洗干净。

②将锅置于火上，倒入清水烧沸，放入葱、姜、牛肉末、黄酒，然后倒入大米煮成粥，再用盐、鸡精调味即成。

肉末菜粥

用料：大米150克，胡萝卜50克，菠菜丝50克，猪瘦肉末100克，盐、鸡精、葱末各少许，植物油适量。

制作方法：

①将锅置于火上，放入植物油，下葱花炝锅，再放入肉末、胡萝卜丝和盐，煸炒入味后，加入清水或鸡汤。

②将米下入锅内煮至黏稠时，加入菠菜丝，稍煮片刻，放入少许鸡精即可。